【電子版のご案内】

■タブレット・スマートフォン（iPhone, iPad, Android）向け電子書籍閲覧アプリ「南江堂テキストビューア」より，本書の電子版をご利用いただけます．

シリアル番号：

臨床製剤学
改訂第5版増補　第1刷

■シリアル番号は南江堂テキストビューア専用サイト（下記URL）よりログインのうえ，ご登録ください．（アプリからは登録できません．）

https://e-viewer.nankodo.co.jp

※初回ご利用時は会員登録が必要です．登録用サイトよりお手続きください．
　詳しい手順は同サイトの「ヘルプ」をご参照ください．

■シリアル番号ご登録後，アプリにて本電子版がご利用いただけます．

■注意事項
・シリアル番号登録・本電子版のダウンロードに伴う通信費などはご自身でご負担ください．
・本電子版の利用は購入者本人に限定いたします．図書館・図書施設など複数人の利用を前提とした利用はできません．
・本電子版は，1つのシリアル番号に対し，1ユーザー・1端末の提供となります．一度登録されたシリアル番号は再登録できません．権利者以外が登録した場合，権利者は登録できなくなります．
・シリアル番号を他人に提供または転売すること，またはこれらに類似する行為を禁止しております．
・南江堂テキストビューアは事前予告なくサービスを終了することがあります．

■本件についてのお問い合わせは南江堂ホームページよりお寄せください．

［臨床製剤学　改訂第5版増補　第1刷］

JN218791

臨床製剤学

CLINICAL PHARMACEUTICS

改訂第5版増補

編集 内田享弘　鈴木豊史　四方敬介

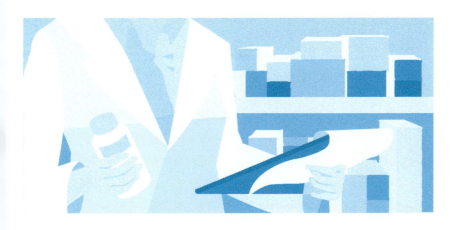
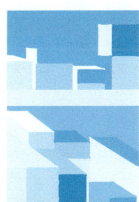

南江堂

編　集

内田　享弘	うちだ　たかひろ	中村学園大学フード&ヘルスイノベーションセンター／元武庫川女子大学薬学部教授
鈴木　豊史	すずき　とよふみ	日本大学薬学部教授
四方　敬介	しかた　けいすけ	京都薬科大学特命教授

執筆者（執筆順）

大塚　誠	おおつか　まこと	静岡大学電子工学研究所特任教授
内田　享弘	うちだ　たかひろ	中村学園大学フード&ヘルスイノベーションセンター／元武庫川女子大学薬学部教授
吉田　都	よしだ　みやこ	武庫川女子大学薬学部教授
小島穂菜美	こじま　ほなみ	元武庫川女子大学薬学部助教
鈴木　彰人	すずき　あきと	九州医療科学大学薬学部教授
村山　惠子	むらやま　けいこ	第一薬科大学薬学部教授
鈴木　豊史	すずき　とよふみ	日本大学薬学部教授
芝田　信人	しばた　のぶひと	同志社女子大学薬学部教授
近藤　啓	こんどう　ひろむ	静岡県立大学薬学部教授
長井　紀章	ながい　のりあき	近畿大学薬学部教授
大竹　裕子	おおたけ　ひろこ	近畿大学薬学部講師
渡邉　享平	わたなべ　きょうへい	福井大学医学部附属病院医学研究支援センター／薬剤部講師
日高　宗明	ひだか　むねあき	九州医療科学大学薬学部准教授
米澤　淳	よねざわ　あつし	慶應義塾大学薬学部教授
池見　泰明	いけみ　やすあき	京都大学医学部附属病院薬剤部副薬剤部長
深津　祥央	ふかつ　さちお	りんくう総合医療センター薬剤部門長

改訂第 5 版増補の序

　本書は薬学 6 年制導入初年度の 2006 年に発刊された初版をスタートに，改訂モデル・コアカリキュラム導入後の薬学生の教育に使用されてきた．この間改訂を重ね，この度改訂第 5 版増補となった．

　初版の序でも述べているように，本書は，医療現場において新しい医薬品（製剤）が次々と登場し承認審査体制も変化するなかで，薬の専門家として責任をもってチーム医療や医薬品開発に参画できる薬学生の育成を目的に刊行された．

　第 I 章「製剤の基礎物理化学」，第 II 章「医薬品の開発と品質・安全性の確保」，第 III 章「各種医薬品製剤」，第 IV 章「臨床製剤」という 4 部構成となっており，製剤の基礎から，医薬品の開発・承認，各種剤形，臨床現場での製剤（医薬品）の実際について順序だてて学習できるようになっているが，オムニバス的な各章の学習も可能である．

　改訂第 5 版においては，第十八改正日本薬局方への対応の必要性，新しい臨床製剤登場等を考慮し，大幅な改訂を行い，かつ薬学生に使用しやすいよう工夫をした．以下にその変更内容について記す．

- 全章を通じて学生がイメージしにくい特殊な剤形や製剤機械等のイラスト，写真を多数追加した．
- 第 II 章ではバイオ医薬品やバイオ後続品（バイオシミラー）の解説を拡充した．
- 第 III 章のドラッグデリバリーシステム（DDS）の内容を一新し，第 IV 章の臨床製剤の大部分についても内容を一新した．
- ユニークな製剤や最新技術を用いた製剤学的工夫，高額医薬品の薬価など読み物的な内容を新たにコラムとして追加した．
- 章末の練習問題については関連する本文参照頁を極力挿入した．また，図や表を見て考えさせる演習問題を新たに追加した．

　改訂第 5 版増補では，改訂第 5 版の内容に一部手を加えた上で，電子版付きとした．

　本書を有効活用していただくことで，臨床薬剤師として，あるいは製薬分野で活躍するための基盤の醸成に繋がるものと考える．薬学生のみならず，現職の薬剤師の方々，製薬企業の方々にも，本書を活用いただきたい．

　最後に，今回の改訂作業に格別なご尽力をいただいた南江堂出版部の諸氏に深謝する．

2024 年 12 月

編集者一同

初版の序

　平成 18 年という薬学 6 年制導入の節目に，本書「臨床製剤学」を刊行することを真に喜ばしいことと思う．薬学教育については，すでにその内容を標準化し到達点を明瞭化した薬学教育モデル・コアカリキュラムが提示されている．薬学教育の最終目標は，薬学の基礎学問を十分に習得し，それを基盤として医療現場や製薬など幅広い分野で活躍するために必要な知識・技能・態度を兼ね備えた学生を育て上げることであろう．近年，介護者や高齢者などの QOL 改善を目的とした口腔内崩壊錠剤の開発・導入が盛んである．医薬品(製剤)の承認審査の体制も大きく変革した．遺伝子製剤や新たな病院製剤やキット製品も登場しつつある．かかる中，本書はそのような新しい医薬品(製剤)の登場に対応し，薬の専門家として責任をもってチーム医療や医薬品開発に参画できる薬学生の育成を目標に刊行された．

　本書は，Ⅰ．製剤の基礎物理化学，Ⅱ．医薬品の開発，Ⅲ．各種医薬品製剤，Ⅳ．臨床製剤の 4 部構成で，製剤の基礎である物理化学から，医薬品(製剤)の開発，局方医薬品，さらに医療現場で実際に使用されている臨床製剤を網羅した．すなわち，薬物が製剤化され，審査・承認され，現場で使用されるすべての部分に言及している．Ⅰ章の「製剤の基礎物理化学」は，粒子・粉体，溶液・溶解，界面現象，レオロジー，反応速度，医薬品の修飾など物理薬剤の基本的内容から成る．第Ⅱ章の「医薬品の開発」では，最近大きく変化した承認審査体制等について記述されている．Ⅲ章の「各種医薬品製剤」では，日本薬局方，固形製剤，半固形製剤，エアゾール剤，液状製剤，その他の製剤，無菌製剤，単位操作，日本薬局方一般試験法のほか，遺伝子を含めたドラッグデリバリーシステムや包装など品質確保の項目について詳述している．Ⅳ章の「臨床製剤」は，病院・薬局製剤，注射剤の無菌調製，注射剤の配合変化，抗悪性腫瘍剤の取扱い，キット製剤・使用法，院内感染・消毒剤の意義の各項目について現場薬剤師の目線からまとめたものである．

　各項目の冒頭に薬学教育モデル・コアカリキュラムの到達目標を明示して学習のポイントを明らかにするとともに各章末に過去の国家試験やその類題を掲載し学生自身が学習の到達度を確認できるように工夫した．

　本書では，製剤の基礎から最新の製剤に及ぶ広範囲の事項について平易に解説した．薬剤師，製薬など医療分野での活躍を目指す薬学生のみならず，現場薬剤師や製薬企業で活躍する薬学人にも座右の書にしていただきたい．

　最後に校正などに多大なご尽力をいただいた南江堂出版部の諸氏に深謝する．

2006 年 3 月

編集者一同

目　次

I　製剤の基礎物理化学　1

1　粒子・粉体　……………大塚　誠　2

a　粒　子　2
1) 粒子の構成要素　2
2) 結　晶　2
3) 結晶多形　2
4) 溶媒和物　4
5) 非晶質固体　4

b　粉体粒子としての性質　6
1) 粒子密度　6
2) 粒子形状　6
3) 粉体の粒子径の測定法　6
4) 比表面積　8

c　粉体としての性質　9
1) 粒度分布と平均粒子径　9
2) 付着・凝集性　9
3) 充てん性　10
4) 流動性　11
5) ぬ　れ　12
6) 吸湿性　13

2　溶液・溶解　……………大塚　誠　15

a　溶　液　15
1) 溶液の状態　15
2) 溶解度　16
3) 非電解質の溶解度　16
4) 強電解質の溶解度　17
5) 弱電解質の溶解度　17
6) 溶解度に影響する因子　18

b　溶解現象　20
1) 溶解の律速過程　20
2) 表面積が一定のときの拡散律速溶解速度式　21
3) 安定形結晶の析出を伴う拡散律速の溶解速度式　22
4) 粉末の溶解速度式　23

3　界面現象　………内田享弘・吉田　都　25

a　界面張力（表面張力）とその測定　25
1) 表面張力　25
2) 吸着と表面張力　25
3) 液-液における界面張力　26
4) 表面張力の測定法　27

b　界面活性剤　28
1) 陰イオン（アニオン）性界面活性剤　28
2) 陽イオン（カチオン）性界面活性剤　29
3) 両性界面活性剤　29
4) 非イオン性界面活性剤　29
5) 界面活性剤の性質　30
6) ミセル形成　31
7) クラフト点　31
8) 曇　点　32
9) 可溶化　32
10) 界面活性剤の用途　33

c　分散系　33
1) コロイドの種類　33
2) 分散系の安定性　34

d　乳　剤　36
1) 乳化剤　36
2) 乳剤の型の判別法　36
3) 乳剤の安定性　37
4) 転　相　37

e　懸濁剤　38
1) 懸濁剤の安定性　38

f　分散した粒子の安定性と分離現象　39

g　分散安定性を高める代表的な製剤学的手法　39

4　レオロジー　……内田享弘・吉田　都　40

a　粘　性　40
1) ニュートンの粘性法則　40

b　流　動　41

viii　目　次

1) ニュートン流動 ……………… 41
2) 非ニュートン流動 …………… 41
3) 塑性流動(ビンガム流動) …… 41
4) 準塑性流動 …………………… 42
5) 準粘性流動 …………………… 42
6) ダイラタント流動 …………… 42
7) チキソトロピー ……………… 42

c 弾　性 …………………………… 43

d 粘弾性 …………………………… 43
1) マクスウェルモデル ………… 44
2) フォークトモデル …………… 44

e レオロジー特性値の測定 ……… 45
1) 毛細管粘度計 ………………… 45
2) 回転粘度計 …………………… 46

f 製剤のレオロジーの評価 ……… 47

g 高分子 …………………………… 48
1) 高分子の分類 ………………… 48
2) 高分子の構造 ………………… 48
3) 高分子溶液の性質 …………… 48
4) 高分子の溶解 ………………… 49
5) 高分子電解質溶液の性質 …… 50
6) 高分子ゲル …………………… 50

5 反応速度 ……内田享弘・小島穂菜美 52

a 化学反応速度論 ………………… 52
1) 反応速度と反応次数 ………… 52
2) 半減期 ………………………… 55
3) 反応次数の決定法 …………… 55
4) 複合反応 ……………………… 57

b 安定性に影響する要因 ………… 58

1) pH の影響 …………………… 58
2) 温度の影響(アレニウス式) … 60
3) イオン強度 …………………… 60
4) 誘電率 ………………………… 61

c 衝突説・遷移状態理論 ………… 62
1) 衝突説(衝突理論) …………… 62
2) 遷移状態理論 ………………… 62

d 薬物と製剤材料の安定性に影響する要因と安定化法 …………… 62
1) 用時溶解 ……………………… 62
2) 抗酸化剤 ……………………… 62
3) 遮光保存 ……………………… 63
4) 保存条件,溶液条件の安定化 … 63
5) 難溶性塩の形成 ……………… 63
6) 複合体の形成 ………………… 63

6 医薬品の修飾 ……………吉田　都 64

a 代表的なプロドラッグとそのメカニズム・有用性 …………………… 64
1) 吸収性の改善・経口投与可能 … 67
2) 体内移行の改善 ……………… 67
3) 副作用の軽減 ………………… 67
4) 溶解性の改善 ………………… 68
5) 作用の持続化 ………………… 68
6) 苦味の改善 …………………… 68

b 吸収に影響をおよぼす薬物・製剤側の因子 … 68
1) 薬物側の因子 ………………… 68
2) 製剤側の因子 ………………… 69

練習問題 …………………………… 71

II 医薬品の開発と品質・安全性の確保 鈴木彰人 **77**

a 医薬品とは ……………………… 78

b 新医薬品等の開発 ……………… 79
1) 医薬品開発における国際的ハーモナイゼーション(ICH) ……… 79
2) 非臨床試験 …………………… 79
3) 臨床試験 ……………………… 79
4) 新医薬品の製造販売承認申請 … 82
5) 後発医薬品の開発 …………… 84
6) バイオ医薬品 ………………… 86

7) バイオ後続品(バイオシミラー) … 90

c 医薬品の品質および安全性の確保 … 92
1) 医薬品の品質管理・安全管理 … 92
2) 製造販売後の安全監視体制 … 93

Coffee Break 「毒」と「薬」の関係はココにもある⁉ ………………………… 98

練習問題 …………………………… 99

III 各種医薬品製剤 … 101

1 日本薬局方 … 村山惠子 102
- a 日本薬局方の構成と概要 … 102
- b 製剤総則 … 109

2 経口投与する製剤 … 村山惠子 111
- a 即放性製剤と放出制御型製剤 … 112
- b 錠剤 … 112
  - 錠剤の中で小分類される剤形（特殊錠剤） … 114
  - 1) 口腔内崩壊錠 … 114
  - 2) チュアブル錠（咀嚼錠） … 114
  - 3) 発泡錠 … 115
  - 4) 分散錠 … 115
  - 5) 溶解錠 … 115
- *Coffee Break* ミニタブレット … 115
- c カプセル剤 … 115
- d 顆粒剤 … 117
  - 顆粒剤の中で小分類される剤形 … 118
  - 1) 発泡顆粒剤 … 118
- e 散剤 … 119
- *Coffee Break* TRF（Tamper Resistant Formulation）改変防止技術，タンパレジスタント包装 … 120
- f 経口液剤 … 120
  - 経口液剤の中で小分類される剤形 … 121
  - 1) エリキシル剤 … 121
  - 2) 懸濁剤 … 121
  - 3) 乳剤 … 122
  - 4) リモナーデ剤 … 122
- g シロップ剤 … 123
  - シロップ剤の中で小分類される剤形 … 123
  - 1) シロップ用剤 … 123
- h 経口ゼリー剤 … 124
- i 経口フィルム剤 … 125
  - 経口フィルム剤の中で小分類される剤形 … 125
  - 1) 口腔内崩壊フィルム剤 … 125
- j 添加剤 … 126
  - 1) 固形製剤に用いられる添加剤 … 126
  - 2) 半固形製剤，液状製剤の添加剤 … 130

3 口腔内に適用する製剤 … 鈴木豊史 132
- a 口腔用錠剤 … 132
  - 1) トローチ剤 … 133
  - 2) 舌下錠 … 133
  - 3) バッカル錠 … 133
  - 4) 付着錠 … 133
  - 5) ガム剤 … 134
- b 口腔用液剤 … 135
- *Coffee Break* プレフィルドシリンジ型頬粘膜投与製剤 … 135
  - 1) 含嗽剤 … 136
- c 口腔用スプレー剤 … 136
- d 口腔用半固形剤 … 137

4 注射により投与する製剤 … 芝田信人 138
- a 注射剤 … 138
  - 注射剤の中で小分類される剤形 … 145
  - 1) 輸液剤 … 145
  - 2) 埋め込み注射剤 … 147
  - 3) 持続性注射剤 … 147
  - 4) リポソーム注射剤 … 148
- b 無菌製剤の等張化 … 148
  - 1) 浸透圧とオスモル濃度（Osm, osmol/L）の関係 … 148
  - 2) 浸透圧調整のための計算法 … 149

5 透析に用いる製剤 … 芝田信人 153
- a 透析用剤 … 153
  - 1) 腹膜透析用剤 … 153
  - 2) 血液透析用剤 … 154

6 気管支・肺に適用する製剤 … 鈴木豊史 156
- a 吸入剤 … 156
- b 吸入粉末剤 … 159
- c 吸入液剤 … 164
- d 吸入エアゾール剤 … 164

7 目に投与する製剤 … 芝田信人 167
- a 点眼剤 … 167

x　目　次

　　b 眼軟膏剤 ………………………………… 169
Coffee Break　国内唯一のマクロライド系抗生物質
　　　　　　　点眼剤 …………………………… 170

⑧ 耳に投与する製剤 ……… 芝田信人　171
　a 点耳剤 …………………………………… 171
Coffee Break　手術がいらない⁉ 鼓膜穿孔を対象
　　　　　　　とした初の治療薬 …………… 172

⑨ 鼻に適用する製剤 ……… 芝田信人　173
　a 点鼻剤 …………………………………… 173
　　1）点鼻粉末剤 …………………………… 173
　　2）点鼻液剤 ……………………………… 174
Coffee Break　注射剤以外で初の治療薬！ 低血糖時
　　　　　　　救急治療のための点鼻粉末製剤 … 175

⑩ 直腸に適用する製剤 …… 鈴木豊史　176
　a 坐　剤 …………………………………… 176
　　1）坐剤の併用順序と間隔 ……………… 179
　b 直腸用半固形剤 ………………………… 181
　c 注腸剤 …………………………………… 182
Coffee Break　日本初の注腸フォーム製剤（泡状製剤）
　　　　　　　…………………………………… 183

⑪ 腟に適用する製剤 ……… 鈴木豊史　184
　a 腟　錠 …………………………………… 184
　b 腟用坐剤 ………………………………… 185

⑫ 皮膚などに適用する製剤 … 鈴木豊史　187
　a 外用固形剤 ……………………………… 187
　　1）外用散剤 ……………………………… 188
　b 外用液剤 ………………………………… 188
　　1）リニメント剤 ………………………… 188
　　2）ローション剤 ………………………… 188
　c スプレー剤 ……………………………… 190
　　1）外用エアゾール剤 …………………… 190
　　2）ポンプスプレー剤 …………………… 190
　d 軟膏剤 …………………………………… 192
　e クリーム剤 ……………………………… 193
　f ゲル剤 …………………………………… 194
　g 貼付剤 …………………………………… 195
　　1）テープ剤 ……………………………… 195
　　2）パップ剤 ……………………………… 197

Coffee Break　日本初のシャンプー製剤（シャンプー様
　　　　　　　外用液剤）……………………… 199

⑬ その他の製剤 …………… 芝田信人　200
　a 生物関連医薬品 ………………………… 200
　　1）ワクチン，トキソイド，抗毒素 …… 201
　　2）生物医薬品 …………………………… 202
　　3）再生医療等製品 ……………………… 202
Coffee Break　非常に高額ながん免疫細胞療法薬 … 203
Coffee Break　国内最高額の脊髄性筋萎縮症治療薬
　　　　　　　…………………………………… 203
　　4）血液製剤 ……………………………… 203
　b 放射性医薬品 …………………………… 206
　　1）治療用医薬品 ………………………… 206
　　2）診断用医薬品 ………………………… 206
　　3）体外診断用医薬品 …………………… 207
　c 生薬関連製剤 …………………………… 208
　　1）エキス剤 ……………………………… 208
　　2）丸　剤 ………………………………… 209
　　3）酒精剤 ………………………………… 210
　　4）浸剤・煎剤 …………………………… 210
　　5）茶　剤 ………………………………… 210
　　6）チンキ剤 ……………………………… 211
　　7）芳香水剤 ……………………………… 211
　　8）流エキス剤 …………………………… 211

⑭ 単位操作 ………………… 村山惠子　213
　a 粉　砕 …………………………………… 213
　b 分　級 …………………………………… 214
　c 混合，混練・捏和，撹拌 ……………… 215
　d 造　粒 …………………………………… 217
　e 乾　燥 …………………………………… 219
　f 打　錠 …………………………………… 220
　g コーティング …………………………… 223
　h 乳化・懸濁化 …………………………… 223
　i カプセル充てん ………………………… 225

⑮ 日本薬局方一般試験法 … 鈴木彰人　227
　a 一般試験法 ……………………………… 227
　　1）製剤均一性試験法 …………………… 228
　　2）溶出試験法 …………………………… 231
　　3）崩壊試験法 …………………………… 234
　　4）製剤の粒度の試験法 ………………… 236
　　5）無菌試験法 …………………………… 236

| 6) | エンドトキシン試験法 | 237 |

6) エンドトキシン試験法 ……………… 237
7) 発熱性物質試験法 …………………… 239
8) 鉱油試験法 …………………………… 240
9) 注射剤用ガラス容器試験法 ………… 241
10) プラスチック製医薬品容器試験法 … 241
11) 輸液用ゴム栓試験法 ………………… 243
12) 注射剤の不溶性異物検査法 ………… 244
13) 注射剤の不溶性微粒子試験法 ……… 244
14) タンパク質医薬品注射剤の不溶性微粒子
試験法 ………………………………… 245
15) 注射剤の採取容量試験法 …………… 246
16) 吸入剤の送達量均一性試験法 ……… 246
17) 吸入剤の空気力学的粒度測定法 …… 249
18) 点眼剤の不溶性異物検査法 ………… 250
19) 点眼剤の不溶性微粒子試験法 ……… 250
20) 眼軟膏剤の金属性異物試験法 ……… 251
21) 粘着力試験法 ………………………… 252
22) 皮膚に適用する製剤の放出試験法 … 253
23) アルコール数測定法 ………………… 254
24) 半固形製剤の流動学的測定法 ……… 255
25) 微生物限度試験法 …………………… 256
b **滅菌法および無菌操作法** ……………… 258
1) 滅菌 …………………………………… 258
2) 最終滅菌法 …………………………… 258
3) 無菌操作法 …………………………… 258
4) 滅菌指標体(インジケーター) …… 258

⑯ 製剤の品質確保 ………… 近藤 啓 260

a **製剤の安定性** …………………………… 260
1) 製剤の変化,分解 …………………… 260
b **安定性の評価** …………………………… 261
1) 安定性試験 …………………………… 261
c **容器・包装** ……………………………… 263
1) 容器 …………………………………… 264
2) 製剤の容器・包装 …………………… 264
Coffee Break チャイルドレジスタント包装 ……… 270

⑰ ドラッグデリバリーシステム
 ………………… 長井紀章・大竹裕子 272

a **DDS の概念と代表的な DDS 技術** ……… 272
b **コントロールドリリース** ……………… 273
1) コントロールドリリース(放出制御)の
概要と意義 …………………………… 273
2) 代表的なコントロールドリリース技術と
その特性 ……………………………… 273
3) コントロールドリリース技術を適用した
代表的な医薬品 ……………………… 279
c **ターゲティング(標的指向化)** ……… 282
1) ターゲティング(標的指向化)の概要と意義
………………………………………… 282
2) 代表的なターゲティング技術とその特性
………………………………………… 283
3) ターゲティング技術を適用した代表的な
医薬品 ………………………………… 285
d **吸収改善** ………………………………… 285
1) 吸収改善の概要と意義 ……………… 285
2) 代表的な吸収改善技術とその特性 … 285
3) 吸収改善技術を適用した代表的な
プロドラッグ ………………………… 288
4) 溶解性を改善したその他の製剤 …… 289
e **アンテドラッグ** ………………………… 289
1) アンテドラッグの概要と意義 ……… 289
2) 代表的なアンテドラッグ …………… 290
f **インスリン製剤** ………………………… 290
1) インスリン製剤の概要と種類 ……… 290
g **分子標的医薬品** ………………………… 291
1) 分子標的医薬品の概要と意義 ……… 291
2) 代表的な分子標的医薬品とその特性 … 291
3) 代表的な分子標的医薬品 …………… 292
h **核酸医薬品** ……………………………… 294
1) 核酸医薬品の概要と意義 …………… 294
2) 代表的な核酸医薬品とその特性 …… 294
3) 代表的な核酸医薬品 ………………… 295

練習問題 ……………………………………… 296

IV 臨床製剤 305

1 病院・薬局製剤 ……… 渡邉享平 306

A 院内製剤（病院薬局製剤） …… 306
- a 院内製剤の定義，分類，意義 …… 306
  - 1) 定義 …… 306
  - 2) 分類 …… 306
  - 3) 意義 …… 307
- b 院内製剤を調製する環境 …… 308
  - 1) 設備 …… 308
  - 2) 機器，器具 …… 309
- c 院内製剤における手続きと薬剤師の役割 …… 309
  - 1) 院内製剤の調製および使用に関する指針 …… 309
  - 2) 院内製剤の調製の流れ …… 310
- d 院内製剤の調製における病院内の手続き …… 311
  - 1) 治療・診断等を目的とする場合 …… 311
  - 2) 特定機能病院における手続き …… 311
  - 3) 臨床研究の場合 …… 313
- e 院内製剤の品質確保，品質保証 …… 313
  - 1) GMP対応 …… 313
  - 2) 院内調製時の品質確保 …… 313
  - 3) 院内製剤の品質試験 …… 315
  - 4) 院内製剤の安定性試験 …… 315
- f 院内製剤の実際 …… 315
  - 1) わが国における院内製剤使用の現状 …… 315
  - 2) 事例紹介（福井大学医学部附属病院の場合） …… 316
  - 3) 院内手続き …… 317
- g 院内製剤における問題点 …… 319
- h 院内製剤の市販化について …… 320
  - 1) 院内製剤の市販化の意義 …… 320
  - 2) 市販化が望まれる院内製剤 …… 320
  - 3) 院内製剤の市販化を要望して実際に達成された事例 …… 321

B 薬局製剤（薬局製造販売医薬品） …… 324
- a 薬局製剤の定義 …… 324
- b 薬局製剤の製造と販売 …… 325
  - 1) 法的手続き …… 325
  - 2) 製造販売における遵守事項 …… 325
- c 代表的な薬局製剤 …… 327

2 注射剤の無菌調製 ……… 日高宗明 329

A 無菌調製に必要な環境 …… 329
- 1) 清浄度区分 …… 329
- 2) 空調システム …… 329
- 3) 無菌室とクリーンベンチ …… 332

B 中心静脈栄養と末梢静脈栄養 …… 335
- a 投与経路，投与速度 …… 336
- b 静脈栄養剤の種類と組成 …… 338
  - 1) 高カロリー輸液製剤 …… 338
  - 2) 末梢静脈栄養輸液製剤 …… 341
- c 静脈栄養における各種栄養素の代謝と役割 …… 343
  - 1) 糖の代謝 …… 343
  - 2) アミノ酸の代謝 …… 344
  - 3) 脂肪の代謝 …… 344
  - 4) ビタミンの役割 …… 345
  - 5) 微量元素の役割 …… 345
- d 電解質濃度とカロリー量の計算 …… 346
  - 1) 電解質の投与量 …… 346
  - 2) カロリー量の計算 …… 348
  - 3) 投与計画の実際 …… 348
  - 4) 栄養評価 …… 349
- e 水分バランスの考え方 …… 350
  - 1) 水分バランスの実際 …… 351
- f 器材と取り扱い …… 351
  - 1) 輸液ライン …… 352
  - 2) 輸液ポンプ …… 352
- g 合併症と対策 …… 353

3 注射剤の配合変化 ……… 米澤 淳 355

a pHの変動による物理的配合変化 …… 355
- 1) pHの変動による溶解性の変化 …… 355
- 2) pH変動試験とpH変動スケール …… 355

Coffee Break プロドラッグ化による配合変化の回避 …… 356

- 3) pH変動スケールを用いた配合変化の予測 …… 356
- 4) 緩衝能 …… 357

b 溶解度の変動による物理的配合変化 …… 358

目 次　*xiii*

1）　溶媒の変化による配合変化 ……………… 358
2）　温度の変化による溶解度変化 …………… 358

c **化学的配合変化** ……………………………………… 359
1）　難溶性塩の形成 ………………………………… 359
2）　メイラード反応 ………………………………… 359
3）　亜硫酸塩の影響 ………………………………… 360
4）　糖による影響 …………………………………… 360

d **容器への吸着などによる配合変化** ……… 360
1）　吸着と収着 ……………………………………… 360
2）　可塑剤の溶出 …………………………………… 360

e **配合変化の回避方法** ………………………… 361
1）　混合時の配合変化の回避 ………………… 361
2）　投与時の配合変化の回避 ………………… 361

④ **抗悪性腫瘍剤の取り扱い** ……… 池見泰明　362

a **抗悪性腫瘍剤の特徴と取り扱いに関わる**
ガイドライン等の整備状況 ………………… 362

b **抗悪性腫瘍剤調製のための環境・物品** …… 362
1）　生物学的安全キャビネット（biological safety
cabinet：BSC） ……………………………… 362
2）　閉鎖式薬物移送システム（closed system drug
transfer device：CSTD） ……………… 364
3）　個人防護具（personal protective equipment：
PPE） …………………………………………… 364

c **抗悪性腫瘍剤の調製の実際** ……………… 366
1）　安全キャビネット稼働・内部の準備 …… 366
2）　調製に用いるシリンジの選択 …………… 366
3）　CSTD を用いた調製 ……………………… 367
4）　飛散・漏出により調製者が汚染した場合の
対応 ……………………………………………… 367
5）　飛散・漏出による環境汚染への対応 …… 367

d **投与時の輸液セットの選択** ……………… 368
1）　パクリタキセル注 …………………………… 368
2）　アルブミン懸濁型パクリタキセル
（アブラキサン®） …………………………… 368
3）　ドキソルビシンリポソーム化（ドキシル®）
………………………………………………………… 368
4）　エトポシド注 …………………………………… 368
5）　ニボルマブ注 …………………………………… 368

e **抗悪性腫瘍剤調製業務を支援する機器に**
ついて …………………………………………………… 369
1）　抗悪性腫瘍剤調製監査システム ………… 369
2）　抗悪性腫瘍剤自動調製ロボット ………… 369

⑤ **注射用キット製品・使用方法**
……………………………………………… 深津祥央　371

a **キット製品とは** …………………………………… 371

b **注射用キット製品の使用目的と分類** ……… 371
1）　医療機器（シリンジなど）に医薬品を
あらかじめ充てんしたもの ………………… 371
2）　医薬品を組み合わせて単一の容器内にセット
し，用時コネクターを介して混合可能とした
もの ……………………………………………… 371
3）　複数の医薬品をあらかじめ溶解または混合し
単一容器内に充てんしたもの …………… 372
4）　抗生物質など用時溶解型注射剤と溶液型注射
剤を接続できるような容器に充てんした
もの ……………………………………………… 372

c **注射用キット製品のメリットとデメリット**
…………………………………………………………………… 372

d **注射用キット製品の構造，特徴，使用方法**
…………………………………………………………………… 373
1）　プレフィルドシリンジ型 ………………… 373
2）　特殊注入器型 …………………………………… 374
3）　ダブルバッグ型（抗生物質など） ……… 376
4）　ダブルバッグ型（栄養輸液など） ……… 377
5）　トリプルバッグ型・クアッドバッグ型 …… 378
6）　ワンバッグ型・プレミックス型 ………… 378
7）　ハーフキット型 ……………………………… 378

Coffee Break　デバイスの名称は覚えるのに
苦労する？ ……………………… 378

⑥ **院内感染・消毒剤の意義** ……日高宗明　380

a **消毒剤の種類と特徴** ………………………… 380
1）　高水準消毒剤 …………………………………… 380
2）　中水準消毒剤 …………………………………… 382
3）　低水準消毒剤 …………………………………… 388
4）　その他の消毒剤 ………………………………… 391

b **使用法** …………………………………………………… 391
1）　効果に影響をおよぼす因子 ……………… 391
2）　器械・器具と環境の消毒 ………………… 392
3）　手指の消毒 ……………………………………… 394

c **院内感染防止対策** …………………………… 396
1）　院内感染とは …………………………………… 396
2）　スタンダードプリコーション（標準予防策）
………………………………………………………… 396

xiv　目　次

3）感染経路別予防策 …………………………… 398
4）器具や環境における院内感染対策
　　──消毒の観点から ……………………… 398

Coffee Break　手指に消毒剤を噴霧するだけで
　　満足していないだろうか？ ………… 399

練習問題 ………………………………………………… 400

参考文献 ──────────────────────── 403
練習問題解答 ─────────────────────── 405
索　引 ────────────────────────── 413

I

製剤の基礎物理化学

1 粒子・粉体
2 溶液・溶解
3 界面現象
4 レオロジー
5 反応速度
6 医薬品の修飾

1 粒子・粉体

学習の目標
- 結晶（安定形および準安定形）や非晶質，無水物や水和物の性質について説明できる．
- 粉体粒子としての性質（粒子径，粒度分布，形状，比表面積など）について説明できる．
- 集合体としての性質（空隙率，かさ密度，流動性，充てん性）について説明できる．
- 粉体のぬれ，吸湿性について説明できる．
- 粉末X線回折測定法について概略を説明できる．

a 粒子 particle

1) 粒子の構成要素

固体粒子の内部での分子あるいは原子の配列の仕方により粒子内の固体の性質は著しく異なる．固体粒子は，分子が化学量論的に秩序を持って結合した**結晶**（crystal）状態と分子が無秩序に並んだ**非晶質**（無晶形，amorphous）状態のどちらか，あるいは，これらの混在する状態からなる．

2) 結晶 crystal

結晶とは，空間的に周期的な原子配列を持った固体物質である．典型的な結晶は構造的に固有の対称性，規則性を持ち，固有の融点や溶解度などの物性を有する．実在する結晶の多くは，多数の単結晶が集合した多結晶体である．結晶は，結晶を構築する結合力により，**表1-1**に示すように，分類される．食塩などのイオン間の静電力により結合される**イオン結晶**，ダイヤモンドなどのように共有結合している**共有結合結晶**，鉄や金のように価電子と陽金属イオンの静電引力により結合する**金属結晶**，ナフタリンなどのようにファンデルワールス（van der Waals）力により結合する**分子結晶**，安息香酸などのように**分子間水素結合**を有する結晶に分類される．

表1-1 結晶の分類と結合力

結晶の分類	化合物	結合力
イオン結晶	KBr，塩化ナトリウム	イオン間の静電引力
共有結合結晶	シリコン，ダイヤモンド	共有結合
金属結晶	金，銅，鉄	電子と陽イオン間の静電引力
分子結晶	ナフタリン，ベンゼン	ファンデルワールス力
水素結合を有する分子結晶	アスピリン，安息香酸	分子間水素結合

3) 結晶多形 polymorphism

同一の化学組成で，分子配列が異なる結晶を**多形**（polymorph）という．異なる**結晶多形**では，結晶密度，融点，融解熱量，溶解度，結晶癖が異なることから，粉末流動性，錠剤成型

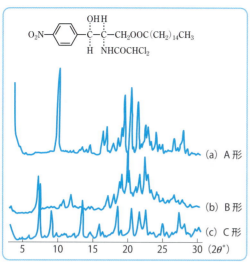

図1-1 クロラムフェニコールパルミチン酸エステル結晶多形のX線回折図

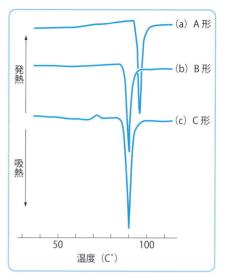

図1-2 クロラムフェニコールパルミチン酸エステル結晶多形のDSC曲線

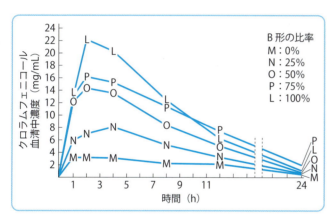

図1-3 クロラムフェニコールパルミチン酸エステルの結晶A形およびB形を種々の比率で含有する懸濁液をヒトに投与後(投与量1.5 g)のクロラムフェニコール血清中濃度

[Aguiar A. J., et al., *J. Pharm. Sci.*, **56**, 847 (1967)]

性,溶解速度,保存安定性,吸湿性,バイオアベイラビリティなどの製剤特性が異なる.たとえば,酢酸コルチゾン,インドメタシン,カルバマゼピン,クロラムフェニコールパルミチン酸エステル,バルビツール酸誘導体,チアミン塩化物塩酸塩,サルファ剤などの結晶多形が知られている.

医薬品の結晶多形が製剤の溶出性とバイオアベイラビリティに与える影響の例として,クロラムフェニコールパルミチン酸エステルの結晶多形の例を示す.クロラムフェニコールパルミチン酸エステルは,結晶の調製方法の違いによりA形,B形,C形などの結晶多形が生成される.これらの結晶形は,図1-1に示すように,異なるX線回折パターンを示し,また,図1-2に示す示差走査熱量測定(differential scanning calorimetry:DSC)曲線の結果から融解温度や熱量などの熱挙動が異なる結晶多形であることがわかる.これらの試料の水溶性アルコールへの溶解度は,B形は 0.505 mg/mL で,A形の 0.185 mg/mL に比べて高い溶解性を示す.また,安定型で溶解度が低いA形,準安定型で溶解度が高いB形のヒト血中濃度は,図1-3に示したように,B形の含有量が高いほど血中濃度曲線下面積が高く結晶多形の含有量がバイオアベイラビリティに影響する.このことから,米国薬局方には,クロラムフェ

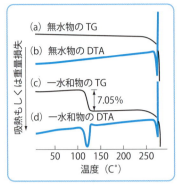

図 1-4　ニトロフラントイン無水物・水和物の DTA/TG 曲線

[Otsuka M., et al., Chem Pharm. Bull. **38**, 833-835 (1990)]

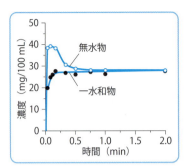

図 1-5　ニトロフラントイン無水物・水和物の溶解特性

[Otsuka M., et al., Chem Pharm. Bull. **38**, 833-835 (1990)]

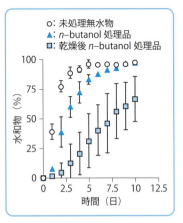

図 1-6　表面処理ニトロフラントインの吸湿過程 (93% RH, 40℃)

[Otsuka M., et al., Colloid Biointerfaces, **23**, 73-82 (2002)]

ニコールパルミチン酸エステル製剤のバイオアベイラビリティを保証するために製剤中の A の含有量が 10% 以下であることが規定として求められるようになった．

4) 溶媒和物　solvate

化合物が結晶化するときに一定の分子比率で溶媒を結晶中に取り込んだ結晶を **溶媒和物** という．医薬品の再結晶化のとき，溶媒和物を経由し，溶媒が脱離する際に非晶質固体へ転移したり，微粉末をつくる場合がある．スルファチアゾール，クロラムフェニコールなど多くの化合物が有機溶媒と溶媒和物を形成するが，残存溶媒の毒性の問題から有機溶媒和物自体の医薬品としての有用性は低い．

一方，溶媒和物のうち特に水の溶媒和物を **水和物** (hydrate) といい製剤学的に極めて重要な化合物である．一般に医薬品の水和物は，**無水物** と比較して溶解度が低く，医薬品原末の結晶性が製剤のバイオアベイラビリティに影響を与える可能性がある．

ニトロフラントイン無水物の DTA/TG 熱分析曲線を **図 1-4** に示した (DTA: differential thermal analysis, 示差熱分析, TG: thermogravimetry, 熱質量測定法)．ニトロフラントイン一水和物は，一水和物の脱水に基づき減量を伴う吸熱ピークを示した．これらの無水物は，**図 1-5** に示したように水に対して溶解初期に高い溶解度を示し，その後，水和物への転移により減少を示した．

Let's try!
p.71, 問2

これらのほかに，テオフィリン，セファレキシン，カルバマゼピン，シメチジン，アンピシリンなど多数の医薬品に水和物が存在することが知られている．また，無水物結晶は，高湿度下に保存することにより水和物に転移することから，保存条件により製剤のバイオアベイラビリティが変動する可能性もある (**図 1-6**)．

5) 非晶質固体　amorphous

固体状態の一種で，構造論的に，原子または分子の配列が規則正しい周期性を持つ結晶に対して，分子配列が規則性を持たない **非晶質** (非晶質状態) であることから，結晶外形が不定形で X 線回折図中に特定の回折ピークを示さない．非晶質固体は，通常，結晶を加熱溶融

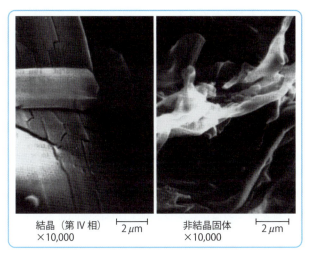

図 1-7 セファレキシン非晶質固体の電子顕微鏡写真
[Otsuka M., et al., Chem. Pharm. Bull., **31**, 26-33（1983）より引用]

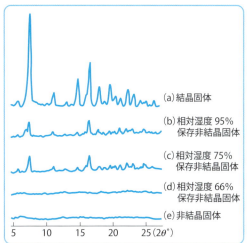

図 1-8 セファレキシン非晶質固体 2 週間保存品の X 線回折図（35℃）
[Otsuka M., et al., Chem. Pharm. Bull., **31**, 26-33（1983）]

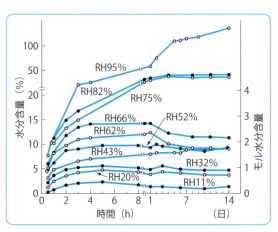

図 1-9 セファレキシン非晶質固体の吸湿特性
RH：相対湿度
[Otsuka M., et al., Chem. Pharm. Bull., **31**, 26-33（1983）]

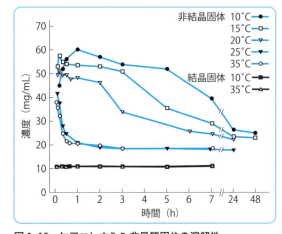

図 1-10 セファレキシン非晶質固体の溶解性
[Otsuka M., et al., Chem. Pharm. Bull., **31**, 26-33（1983）]

した後，急激な冷却や粉砕によるメカノケミカル処理により調製される．非晶質は，内部エネルギーが高いことから，見かけ溶解度が高く，溶解しやすいため，難溶解性薬物の可溶化に応用される場合がある．また，反面，内部エネルギーが高いことから吸湿性が高く，物理化学的に不安定であることから保存中に溶解性の低い結晶形へ転移をしたり，また，薬物自体が化学的に不安定で分解しやすいことから注意が必要である．

　図 1-7 にセファレキシンの凍結乾燥法により得られた非晶質固体の電子顕微鏡写真を示した．非晶質固体は，雲状の不定形な結晶外形を示し，図 1-8 に示したように X 線回折図に回折ピークを示さない非晶質状態であることが示される．また，これらの不安定な非晶質固体を高い湿度に保存すると図 1-9 に示したように吸湿して安定な結晶へ転移する．また，これらの非晶質は，図 1-10 に示したように結晶に比較して極めて高い溶解度を示し，非晶

6 | 製剤の基礎物理化学

質状態を有効に使うことにより溶解性を高めることができる.

このほかに非晶質固体調製の例として，シメチジンは溶融物の急冷で，フロセミドはスプレードライ法，インドメタシンは粉砕法により，非晶質固体が調製される．また，日本薬局方には，無晶性インスリン亜鉛水溶性懸濁注射液が，結晶性に比較して速い溶解性を利用して即効性インスリンとして記載されており，結晶性の制御による製剤の薬物放出の制御を行っている.

b 粉体粒子としての性質

粉体を形成する粒子の性質は，その粒子の粒子径とその分布により表面積が決定する．粒子の表面特性は固体物質の性質を支配する要因であることから，粒子径は医薬品粉末の製剤特性に大きな影響を与えることになる.

1) 粒子密度

粒子密度には，単結晶の粒子密度(**真密度**)と 2 次粒子(凝集体)の**見かけ密度**(かさ密度)がある．真密度は**結晶多形**により異なる．顆粒などの 2 次粒子の見かけ密度は，凝集体の**空隙率**(p.11，**表 1-4** 参照)により変化する.

2) 粒子形状

粒子の外形状は，長径と短径の比(長短度)や短径と厚みの比(扁平度)などの指標により評価する.

3) 粉体の粒子径の測定法

粒子径は，その測定方法と評価方法により大きく異なる結果をもたらす．ここでは，その測定方法を解説する.

a) 光学顕微鏡法

光学顕微鏡あるいは走査型電子顕微鏡により，その粒子像を**図 1-11** に示したような定義に基づき測定する方法で，日本薬局方一般試験法，粉体物性測定法の中の**粒度測定法第 1 法**として規定されている(p. 236 参照)．**図 1-11** に示したように長さ l，幅 b，厚み t を測定し，次の式により 2 軸平均径(d_2)や 3 軸(d_3)を求めることができる.

$$d_2 = \frac{b+l}{2}, \quad d_2 = \frac{b+t}{2}, \quad d_2 = \frac{t+l}{2} \tag{1}$$

$$d_3 = \frac{b+l+t}{3} \tag{2}$$

顕微鏡による簡易粒子径測定法としての定方向径(**フェレー径**あるいは**グリーン径**)は，各粒子がランダムな方向を向いているとして，一定方向の 2 本の平行線間の距離で表す．定方向面積等分径(**マーチン径**)は，常に一定方向に粒子の投影面積を等分する線分を決め，その線分の長さで表す．定方向最大径(**クルムバイン径**)は常に一定方向での粒子の最大径である．投影面積円相当径(**ヘイウッド径**)は，粒子の投影面積と同等の面積を持つ円の直径を用いる．また，最近では，デジタル画像からコンピュータ画像解析プログラムを行い種々の粒子径を評価する方法が用いられるようになっている.

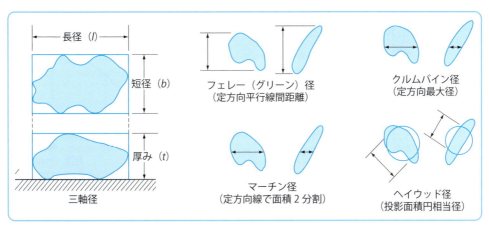

図 1-11 顕微鏡による粒子径測定法

b) ふるい分け法

JIS 規格のふるい（日本薬局方一般試験法，計量器・容器参照）を上から目開きの大きい順に複数重ね，上から試験粉体を入れ，振動により分離し，ふるいに残った質量と目開きの関係から質量基準の粒子径分布を測定し，これから**平均粒子径**を求める．この方法は，日本薬局方一般試験法，粉体物性測定法の中の**粒度測定法第 2 法**として規定されている（p.236 参照）．

c) コールターカウンター法

粒子を不溶性の電解質液に分散させ，**図 1-12** に示したような細孔を有する電極を入れこれに電圧を印加する．細孔部分を粒子が通過するときの電気抵抗値の変化から**体積相当径**を求める．

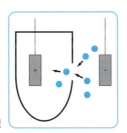

図 1-12 コールターカウンターの原理

d) 沈降法

粒子を気体や液体などの流体中に分散させると，重力場において，粒子径が大きいものほど(1)式に示した**ストークス（Stokes）の式**に従い速く沈降することが知られている．

$$d = \sqrt{\frac{18\eta_0}{\rho - \rho_0} \cdot \frac{h}{tg}} \tag{3}$$

ρ：粒子密度，ρ_0：媒体密度，d：粒子径，η_0：媒体粘度，
h：沈降距離，t：時間，g：重力加速度

この現象を利用して，図 1-13，図 1-14 に示したように，経時的に粒子の沈降速度と粒子径の関係から粒度分布を求めることができる．この原理を利用して粒度分布から**平均粒子径**を求める方法が，**アンドレアゼンピペット法**と**沈降天秤法**である．

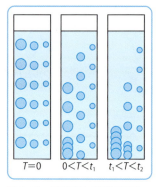

図 1-13 粒子径と沈降速度の関係

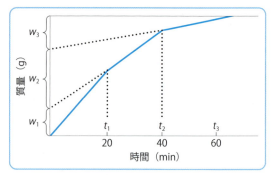

図 1-14 沈降天秤法により得られる重量増加曲線
（多分散系，分散沈降法）

4) 比表面積

粉体の単位質量あたりの表面積(S_w)が大きいほど，溶解速度が速く，また，分解性も速い．粉体の粒子形状が球形であると仮定して，粉体の比表面積から(4)式に従い，**平均粒子径**を計算することができる．

$$S_w = \frac{6}{\rho d} \tag{4}$$

a) 空気透過法による比表面積測定

粉体層内に流れる空気の抵抗から粉体の**比表面積**が求められることが知られている（**図1-15**）．粉体の比表面積と流体透過速度の関係は，時間の関数として **Kozeny-Carman** の式として(5)式で表される．

$$S_w = \frac{14}{\rho}\sqrt{\frac{A\Delta Pt\varepsilon^3}{L\eta Q(1-\varepsilon)^2}} \tag{5}$$

ρ：粒子密度，η：流体粘度，L：粉体層厚，Q：t 時間に通過した流体の体積，A：粉体層の断面積，ε：空隙率，ΔP：圧力損失

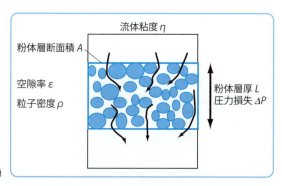

図 1-15 粉体層内の流体の透過

b) ガス吸着法による比表面積測定

粉体粒子表面には，窒素などの吸着性ガスが吸着している．このガスの量を測定することにより吸着ガスの吸着分子断面積から粉体の**比表面積**を測定することができる．粉体表面に多分子が吸着するモデルにおいてガスの相対圧力と吸着量の関係は，**BET**（Brunauer, Emmett, Teller）**の式**として(6)式に示した．

$$\frac{X}{V(1-X)} = \frac{1}{V_{\mathrm{m}}C} + \frac{C-1}{V_{\mathrm{m}}C} \cdot X \tag{6}$$

$$S_{\mathrm{w}} = \left(\frac{AN\rho}{M}\right) V_{\mathrm{m}} \tag{7}$$

$X = P/P_0$ で，P：蒸気圧，P_0：飽和蒸気圧，C：定数，V：圧力 P における吸着気体量，V_{m}：単分子吸着量，A：分子占有面積，N：アボガドロ数，M：質量，ρ：気体密度

c 粉体としての性質

1) 粒度分布と平均粒子径

Let's try!
☑ p.71,
問5

実際には，異なる粒子径の集合体である粉体の性質を定めるためには，粒度分布と平均粒子径をどのように扱うかが重要である．**表 1-2** に示すように平均粒子径を評価するために，種々の基準を持った評価法がある．これらは，それぞれ物理的に異なる意味を持つ平均粒子径評価方法であり，同一の測定データから異なる平均粒子径が評価される．

たとえば，**表 1-3** に示すような粒子径を持つ粉体の個数基準での頻度粒子分布と積算粒度分布があり，**図 1-16** に示すようになる．これらの分布曲線から求められる平均粒子径には，粒度分布曲線の最大値に対応する**モード径**と積算分布曲線の50%に対応する**メジアン径**がある．これらの同じデータを質量基準で評価したときもそれぞれに異なる平均粒子径が評価される．すなわち，**表 1-2** に示した種々の平均粒子径は，その使用目的により異なる方法を適切に選択して平均粒子径を評価しなければならない．

2) 付着・凝集性

粉体粒子間には，ファンデルワールス力，静電力，水分による毛管力などの力が働き結合する．特に粒子径が小さくなると比表面積が大きくなり単位質量あたりの凝集力は増大するために，粉体流動性が低下し，凝集体が形成される．粉体の付着は，**図 1-17** に示した水平引っ張り破断法により測定することができる．引っ張り力の強さ σ と粒子接触点に働く力

表 1-2 平均粒子径の定義（n：粒子数，d：粒子直径）

名称	記号	計算式	名称	記号	計算式
長さ平均径	D_1	$\dfrac{\Sigma nd}{\Sigma n}$	面積平均径	D_{S}	$\sqrt{\dfrac{\Sigma(nd^2)}{\Sigma n}}$
面積長さ平均径	D_2	$\dfrac{\Sigma(nd^2)}{\Sigma(nd)}$	体積平均径	D_{V}	$\sqrt[3]{\dfrac{\Sigma(nd^3)}{\Sigma n}}$
体面積平均径	D_3	$\dfrac{\Sigma(nd^3)}{\Sigma(nd^2)}$	体積長さ平均径	D_{VL}	$\sqrt{\dfrac{\Sigma(nd^3)}{\Sigma(nd)}}$
質量平均径	D_4	$\dfrac{\Sigma(nd^4)}{\Sigma(nd^3)}$			

表1-3 粒度分布測定例

区分(μm)	代表値 d(μm)	個数 n	Σnd	Σnd^2
0〜10	5	20	100	500
10〜20	15	180	2,700	40,500
20〜30	25	300	7,500	187,500
30〜40	35	300	10,500	367,500
40〜50	45	180	8,100	364,500
50〜60	55	20	1,100	60,500
合計		1,000	30,000	1,021,000

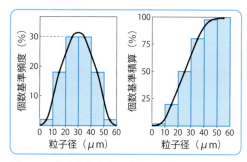

図1-16 頻度分布曲線と積算分布曲線

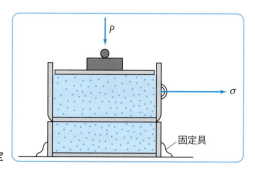

図1-17 引っ張り試験による粉体付着力の測定

Pとの関係は，**Rumpfの式**として(8)式に示した．これから，粒子1個に働く**付着凝集力**を評価することができる．

$$\sigma = \frac{1-\varepsilon}{\pi} \cdot k \cdot \frac{P}{d^2} \tag{8}$$

ε：空隙率，d：粒子直径，k：配位数

$k\varepsilon = \pi$ のとき

$$\sigma = \frac{1-\varepsilon}{\varepsilon} \cdot \frac{P}{d^2} \tag{9}$$

3) 充てん性

Let's try!
☑ p.72, 問6

粉体の**充てん性**は，カプセルや錠剤の臼への充てん性を左右し，製剤や薬物含有量の変動に直接影響を与える要素である．一定空間への粒子の充てん性は，**表1-4**に示した表示法で表すことができる．等大球の粒子の充てん形式は，**図1-18**に示した理論的な規則的配列により決定され，菱面格子形充てんが最密充てん構造である．しかし，実際の粉体は非球形であり，また，粒子径分布があることから複雑な現象を表す．一般的には，粒子径が小さくなるにつれ付着・凝集性が高くなり，理論充てんから離れ，見かけ容積が増加する現象を示す．また，粉体は水分含有量が多いほど付着力が強くなり，凝集した結果，見かけ(かさ)密度は大きくなる．充てん性は，**図1-19**に示したタッピング試験器により一定の見かけ(かさ)密度になるまで試験する．このときのタップの衝撃による粉体充てんとタップ回数の関係から，粉体層の充てん速度には，久野の式((10)式)が成り立つ．

$$\rho_f - \rho_n = (\rho_f - \rho_0)\exp(-kn) \tag{10}$$

ρ_f：平衡時の見かけ(かさ)密度，ρ_n：n回タッピング時の見かけ(かさ)密度，ρ_0：初期見かけ(かさ)密度，k：充てん速度定数

表1-4 充てん性の表し方

表示法	物理的意味	関係式
見かけ(かさ)密度 apparent density	単位かさ体積(V_b)あたりの質量(W)	$\rho_b = \dfrac{W}{V_b}$
空隙率 porosity	粉体層中の空隙の体積割合	$\varepsilon = \dfrac{V_b - V_p}{V_b}(\times 100) = 1 - \dfrac{\rho_b}{\rho_p}(\times 100)$
充てん率	粉体層中の粒子の体積割合	$1 - \varepsilon = \dfrac{V_p}{V_b} = \dfrac{W}{V_b \rho_p} = \dfrac{\rho_b}{\rho_p}$
配位数 coordination number	1個の粒子に隣接している粒子の数	
見かけ比容積 apparent specific volume	単位重量あたりのかさ体積	$\dfrac{V_b}{W} = \dfrac{1}{\rho_b} = \dfrac{1}{\rho_p(1-\varepsilon)}$
空隙比	粒子の正味固体体積に対する空孔体積の比	$\dfrac{V_b - V_p}{V_p} = \dfrac{\varepsilon}{1-\varepsilon}$

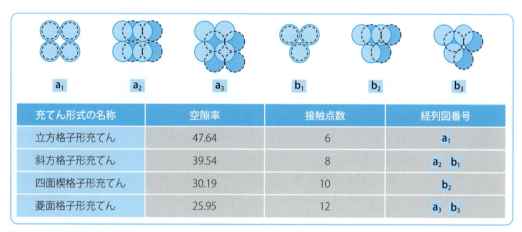

図1-18 等大球形粒子の配列図と充てん形式の名称

4) 流動性

粉体層の流動性は，高品質の医薬品製造過程の中で重要な要素である．たとえば，流動性の悪い原料粉末から錠剤を調製すると，打錠障害，錠剤質量や薬物含有量の大きな変動が起こる．一般的には，粒子径が小さくなるにつれ**流動性**が悪くなる．造粒により粒子径を大きくした顆粒の流動性がよいのはこのためである．また，水分含有量の多い粉体ほど付着力が強くなり，凝集した結果，流動性は低下する．

a) 安息角法による流動性の評価

粉体を重力により自由落下させたときの自由表面限界応力状態にあるときの粉体層表面と水平面のなす角を安息角という．安息角の小さいものほど流動性がよく，図1-20に示した注入法による安息角の測定が最も一般的である．円錐形に堆積した粉体の半径 r と高さ h を測定し，次の式を用いて安息角 θ を求める．

$$\tan\theta = \frac{h}{r} \tag{11}$$

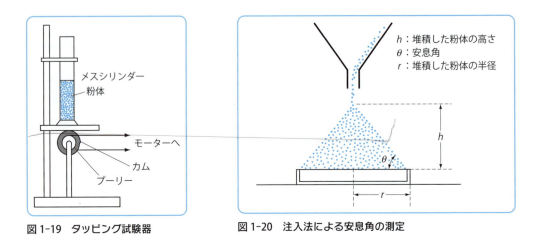

図 1-19　タッピング試験器　　　　図 1-20　注入法による安息角の測定

b) 流出速度の測定による流動性の評価

円筒形容器の底の中心部に設けた小孔(**オリフィス**)から粉体が排出する速度を測定する方法である．

5) ぬ れ

Let's try!
☑ p.72,
問7, 問8

粉体のぬれは，粉末の溶出や錠剤・顆粒剤の崩壊速度を介して製剤のバイオアベイラビリティに影響する．すなわち，ぬれない固形製剤は溶解しない．これらの**ぬれ**を評価する方法として**液滴法**と**毛管法**がある．粒子のぬれは，粒子表面の分子と溶媒分子の相互作用に依存している．**図 1-21** に固体に働く表面張力のモデルを示した．これら固-気界面張力γ_S, 液-気界面張力γ_L, 固-液界面張力γ_{SL} には，**Youngの式**が成立し((12)式)，液体が固体表面に広がろうとするときの拡張係数は(13)式で表される．拡張係数 S_{SL} が正の値のとき，液体は広がり薄膜となる．

$$\gamma_S = \gamma_{SL} + \gamma_L \cdot \cos\theta \tag{12}$$
$$S_{SL} = \gamma_S - (\gamma_L + \gamma_{SL}) \tag{13}$$

ぬれには，拡張ぬれ，浸漬ぬれ，付着ぬれの 3 種類が存在する．**拡張ぬれ**は接触角 $\theta = 0°$，**浸漬ぬれ**は接触角 $\theta \leq 90°$，**付着ぬれ**は接触角 $\theta < 180°$ のとき起こる．

a) 液滴法によるぬれの評価

医薬品を圧縮成形し，錠剤をつくる．この表面に水滴を滴下し，水滴と錠剤表面がなす角度を測定する．ここで，液滴と固体表面のなす角度を**接触角**といい，これが大きいほどぬれ

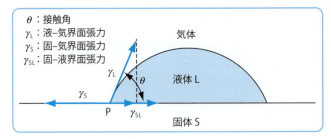

図 1-21　固体に働く表面張力モデル

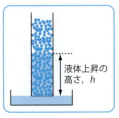

図 1-22　毛管法によるぬれの評価

が悪い．

b）毛管法によるぬれの評価

医薬品粉末を図1-22に示したようにガラス円筒に充てんし，これを溶媒に漬けて，液面の毛細管上昇速度を測定する．この液面上昇速度は，Washburnの式((14)式)に従うことが知られている．

$$h^2 = \frac{r \cdot \gamma_L \cdot \cos\theta \cdot t}{2\eta} \tag{14}$$

h：t時間後の液面の高さ，η：液体の粘度，r：毛細管の半径，
γ_L：液体の表面張力，θ：固液界面の接触角

6）吸湿性

Let's try!
p.72, 問8

粉体は大気中にさらされると，空気中の水分を吸湿して粉体物性が変化する．医薬品が吸湿すると，薬物の分解，湿潤，粉体流動性の低下，結晶形の転移や結晶化度の変化，錠剤のひび割れ，錠剤硬度の低下，崩壊時間の変化，溶出特性の変化，バイオアベイラビリティの変化が引き起こされる．これらの製剤学的な安定性を確保するための指標として，**吸湿性**を評価する必要がある．種々の相対湿度に保つと医薬品特有の吸湿曲線を示す．

a）水溶性医薬品の吸湿特性

図1-23に**水溶性化合物**の吸湿特性を示した．ここに示すように，水溶性化合物は特定の相対湿度以上で急激に水分含有量が増大し，最終的に潮解する．この吸湿が急激に起こる相対湿度を**臨界相対湿度**(critical relative humidity：**CRH**)という．主な医薬品のCRHを表1-5に示した．

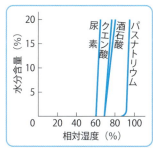

図1-23 水溶性化合物の吸湿特性

表1-5 主な水溶性医薬品，製剤添加剤の臨界相対湿度(37℃)

水溶性医薬品，製剤添加剤	CRH	水溶性医薬品，製剤添加剤	CRH
黒糖	53.5	白糖	85
ピロカルピン塩酸塩	59	スルピリン	87
尿素	69	安息香酸ナトリウム	88
クエン酸	70	チアミン塩化物塩酸塩	88
安息香酸ナトリウムカフェイン	71	アミノフィリン	92
酒石酸	74	ニコチン酸アミド	93
塩化ナトリウム	75	アスコルビン酸	96
ジフェンヒドラミン塩酸塩	77	乳糖	97
サリチル酸ナトリウム	78	炭酸水素ナトリウム	98
ブドウ糖	79		

b）水溶性化合物の混合と吸湿性

水溶性化合物のCRHは，混合することにより低下し，吸湿性は増大する．この変化は，**エルダー(Elder)の仮説**として(15)式で表される．

$$CRH_{A-B} = CRH_A \times CRH_B \tag{15}$$

CRH_A：水溶性化合物Aの臨界相対湿度，
CRH_B：水溶性化合物Bの臨界相対湿度，
CRH_{A-B}：AとBの混合物の臨界相対湿度

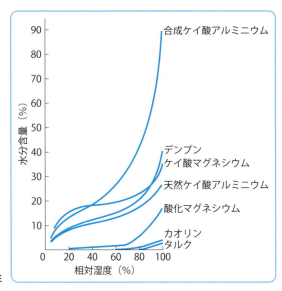

図 1-24 非水溶性化合物の吸湿特性

c) 非水溶性医薬品の吸湿特性

　図 1-24 に**非水溶性化合物**の吸湿特性を示した．非水溶性化合物の場合は，それぞれの化合物特有の吸湿特性を示し，化合物の表面特性を表している．これらの吸湿特性は，化合物の安定性に関与する製剤学的に重要な要素であることが知られている．

2 溶液・溶解

学習の目標
- 溶液の濃度と性質について説明できる.
- 物質の溶解とその速度について説明できる.
- 溶解性の改善に関係する因子について説明できる.

a 溶液

1) 溶液の状態

溶液には，溶質が溶媒に溶解した後，固相と液相の化学ポテンシャルが平衡状態にある**飽和溶液**，溶質が溶媒に対して飽和状態に満たない濃度で溶解している**不飽和溶液**，溶質が溶媒に対して飽和状態以上の濃度で溶解している**過飽和溶液**が存在する．一定温度，一定圧力の条件で2成分以上の物質が自発的な相互作用により均一な分散状態になった状態で溶解している濃度を**溶解度**（solubility）という．

濃度（concentration）は示強性量の1つで，溶液に対して用いる場合，溶液中の溶質と溶媒の相対比を適切な単位で表したものである．

溶液の濃度の表し方には，**表 2-1** に示したように質量濃度，容積濃度，モル濃度などのいろいろな表記方法がある．また，第十八改正日本薬局方では，医薬品の溶解性の指標として**表 2-2** に示すような記述が用いられている．

表 2-1 溶液濃度の表現法

表現法	記号	定義
モル濃度（molarity）	M, mol/L	1 L の溶液中の溶質のモル数
質量モル濃度（molality）	m	1,000 g の溶媒中の溶質のモル数
モル分率（x）（mole fraction）		溶質のモル数と成分物質全モル数との比
モルパーセント	mol%	モル分率×100
質量対容量パーセント	w/v%	100 mL の溶液中の溶質の g 数
質量パーセント	%	100 g の溶液中の溶質の g 数
体積パーセント	vol%	100 mL の溶液中の溶質の mL 数

表 2-2 溶解性を示す用語（日局 18）

用語	溶質 1 g または 1 mL を溶かすに要する溶媒量
極めて溶けやすい	1 mL 未満
溶けやすい	1 mL 以上 10 mL 未満
やや溶けやすい	10 mL 以上 30 mL 未満
やや溶けにくい	30 mL 以上 100 mL 未満
溶けにくい	100 mL 以上 1,000 mL 未満
極めて溶けにくい	1,000 mL 以上 10,000 mL 未満
ほとんど溶けない	10,000 mL 以上

16 | 製剤の基礎物理化学

2) 溶解度

溶解度は固体の熱力学的性質に依存して決まる．すなわち，固体の化学ポテンシャルと溶液の化学ポテンシャルが平衡になるように溶液の溶解度は決定する．**理想溶液**の場合，固体 B の溶解度と温度の関係は，(1)式で表される．

$$-\ln(X_B) = \frac{\Delta H}{R}\left(\frac{T_0 - T}{TT_0}\right) \tag{1}$$

X_B：固体 B の溶解度（モル分率），ΔH：固体 B のモル融解熱量，

T_0：固体の融点，T：溶液の絶対温度，R：ガス定数

しかし，実在溶液は，溶媒と溶質の間に分子間相互作用（γ，溶液中の溶質の活量係数）が働くことから(2)式に示した**非理想溶液の溶解度の式**として表される．

$$-\ln(X_B) = \frac{\Delta H}{R}\left(\frac{T_0 - T}{TT_0}\right) + \ln(\gamma) \tag{2}$$

また，このような非理想溶液中での溶解度に対する温度の関係は，**溶解熱**（ΔH_s, heat of solution）として(3)式により求めることができる．

$$-\ln\left(\frac{c''}{c'}\right) = \frac{\Delta H_s}{R}\left(\frac{T'' - T'}{TT''}\right) \tag{3}$$

c'：温度 T' におけるモル溶解度，c''：温度 T'' におけるモル溶解度

固体の溶解度が温度上昇に従い増加するとき $\Delta H_s > 0$ で溶解現象は吸熱反応，温度上昇により溶解度が減少するとき $\Delta H_s < 0$ で発熱反応である．

3) 非電解質の溶解度

非電解質の溶解度は，熱力学的には溶媒や溶質の化学構造に依存しない．しかし，実際に存在する溶液では，溶媒と溶質の化学構造と溶解度には密接な関係がある．これは，非電解質の溶解性が，溶質と溶媒の間に働くファンデルワールス力と呼ばれる分散力と分子間に働く水素結合に依存しているためである．

表2-3 に示したように，ナフタリンなどの無極性溶質は，ヘキサンなどの無極性の溶媒に，ファンデルワールス力により分散して溶解する．一方，ブドウ糖のような極性溶質は，水やアルコールを中心にした極性溶媒により，結晶を形成する分子間水素結合より強い溶媒-溶質間水素結合を形成し，溶媒和することにより溶解する．

表 2-3　溶媒の極性の各溶媒に溶解する溶質

誘電率 ε（概数）	溶媒	溶質
80	水	無機塩，有機塩
50	グリコール	糖類，タンニン
30	メタノール，エタノール	ヒマシ油，ワックス
20	アルデヒド，ケトン，高級アルコール，エーテル，エステル，酸化物	樹脂，揮発油，弱電解質（バルビツレート，アルカロイド，フェノール）
5	ヘキサン，ベンゼン，四塩化炭素，エチルエーテル，石油エーテル	不揮発油，油脂，石油，パラフィン，その他の炭化水素
0	鉱物油，植物油	

（左：極性減少　右：水溶性減少）

4) 強電解質の溶解度

塩化ナトリウム，水酸化カリウム，モルヒネ塩酸塩水和物などの強酸・強塩基の塩は，水のような極性溶媒中で完全に解離し，溶解する．大部分の強電解質の溶解は，**吸熱反応**であるため温度の上昇により溶解度は増加する．これは，電解質の溶解度は，溶解熱 ΔH に依存しているためである．

5) 弱電解質の溶解度

Let's try! *p.72, 問9*

大多数の医薬品は，弱酸性あるいは弱塩基性である．これら弱電解質では，溶液のイオン解離の程度が pH に依存する．

弱酸性の薬物 HA は，水に溶解すると

$$\mathrm{HA（固体）} \xrightleftharpoons{S_0} \mathrm{HA（溶液）} \xrightleftharpoons{K_a} \mathrm{H^+ + A^-}$$

S_0：分子形（HA）の溶解度，K_a：HA の解離定数，A^-：HA のイオン形

すなわち，

$$K_a = \frac{[\mathrm{H^+}][\mathrm{A^-}]}{[\mathrm{HA}]} \tag{4}$$

HA の溶解量は，

$$S = [\mathrm{HA}] + [\mathrm{A^-}] \tag{5}$$

$$S = [\mathrm{HA}] + \frac{K_a[\mathrm{HA}]}{[\mathrm{H^+}]} = S_0\left\{1 + \frac{K_a}{[\mathrm{H^+}]}\right\} \tag{6}$$

ここで，$pK_a = -\log K_a$，$pH = -\log[\mathrm{H^+}]$ であるから，総溶解量は (7) 式で表される．これは，分子形の薬物濃度は常に一定であることから，pH の増加によりイオン形が増加し総溶解量が増加することを示している．

$$S = S_0(1 + 10^{pH - pK_a}) \tag{7}$$

同様に，弱塩基性薬物 B に関しては (8) 式で表される．

$$S = S_0(1 + 10^{pK_a - pH}) \tag{8}$$

(7) 式，(8) 式から，弱酸性，弱塩基性薬物ともに $pH = pK_a$ のとき，**図 2-1** に示したように，$S = 2S_0$ となり 50％ がイオン形となることがわかる．

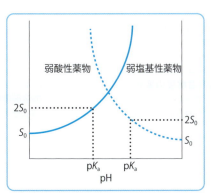

図 2-1 弱電解質の溶解度と pH の関係

6) 溶解度に影響する因子

a) 結晶化度

固体内部の化学ポテンシャルと溶液の化学ポテンシャルが平衡になった濃度が溶解度であることから，固体を形成する結晶の乱れを表す**結晶化度**が低下すると，化学ポテンシャルが増加して溶解度は増加する．図 2-2 に示したように，クロラムフェニコールパルミチン酸エステルは粉砕により非晶質化するが，これに伴い溶解度が増加する．また，ノボビオシンにおいては，非晶質の形成により約 10 倍の溶解度の増加が報告されている．

b) 結晶多形

溶解度に対する結晶化度の影響と同様に固体の化学ポテンシャルの大きな**結晶多形**である準安定形は，**安定形結晶**に比較して高い溶解度を示す．クロラムフェニコールパルミチン酸エステル(CP)には，A 形，B 形，C 形の 3 種類の結晶多形が報告されている(p.3 参照)．これらの溶解度は，図 2-3 に示すように結晶形に依存して異なることが報告されている．CP は粉砕により非晶質化し，溶解度が増大することが報告されている(図 2-3)．

c) 粒子径

固体の溶解度は，熱力学的に溶媒と温度に依存してその固有値を示す．しかし，固体粉末が 1 μm 以下の**粒子径**を持つときその表面エネルギーの影響を無視できなくなり，(9)式に示すように粒子径の影響を受ける．これらの粒子径が溶解度に与える影響は，微粒子が溶解し，大粒子が成長することにより消失する傾向があり，一過性の現象である．

$$\ln\left(\frac{s}{s_0}\right) = \frac{2\gamma V}{RTr} \tag{9}$$

s：微粒子の溶解度，s_0：大粒子の溶解度，γ：粒子の表面張力，
V：分子容積，r：粒子半径，R：気体定数，T：温度

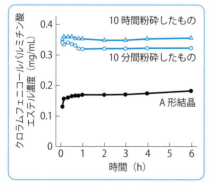

図 2-2 クロラムフェニコールパルミチン酸エステル A 形結晶の溶解度の変化(50 vol%イソプロピルアルコール中，25℃)
［大塚誠ら，粉体工学会誌，**23**, 63-67 (1986)］

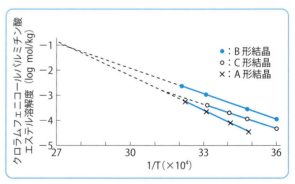

図 2-3 クロラムフェニコールパルミチン酸エステル結晶多形の溶解度の温度依存性
［Aguiar A. J., et al., J. Pharm. Sci., **58**, 983-987 (1969)］

d) 無水物・水和物結晶

結晶多形と並んで，**無水物**と**水和物**あるいは溶媒和物は，擬似多形として認識され溶解度に影響を与えることが知られている．前節**図 1-5** に示したニトロフラントインは，無水物が水の中で一水和物へ転移することにより溶解度が低下する．また，カフェイン，テオフィリンなどに水和物が存在し，吸湿や水和物への転移により溶解度が低下することが報告されている．

e) 溶解補助剤

(i) 複合体

カフェインと安息香酸ナトリウムにより水溶性安息香酸ナトリウム・カフェイン複合体が形成され，水に対する溶解度が増加する．また，テオフィリンとエチレンジアミンからアミノフィリンが複合体として形成され，溶解度が増加する．

(ii) 水溶性高分子・非晶質分散体

前節で固体の化学ポテンシャルに依存して溶解度が増加することから，化学ポテンシャルの高い低結晶性の固体の溶解度が高いことを示した．この現象を利用して溶媒留去法や混合粉砕法などにより安定な非晶質を形成して難溶解性の薬物の可溶化が行われている．すなわち，難溶解性の薬物を水溶性高分子化合物中に分子レベルで分散することにより，高い溶解度を安定に長く保つことができる．**図 2-4** にスルファメトキサゾールの溶解度と水溶性高分子ポビドンとの複合体による溶解度の改善例を示した．

(iii) シクロデキストリンによる包接複合体

6〜8 個の D-グルコースが環状を形成した**シクロデキストリン**は，さまざまなゲスト化合物と**包接複合体**を形成することが知られている．**図 2-5** には，難溶解性プロスタグランジン E_1 と α-シクロデキストリンと β-シクロデキストリンとの溶解度相図を示した．薬物（Ⅰ）

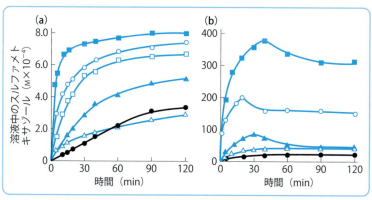

図 2-4　スルファメトキサゾールおよびポビドン(PVP K-15)との複合体の溶解度

蒸留水中に(a) 105 mg, (b) 9.45 g のスルファメトキサゾールを含む．
- ■：スルファメトキサゾール：PVP K-15＝1：5 複合体．
- ○：スルファメトキサゾール：PVP K-15＝1：3 複合体．
- □：スルファメトキサゾール：PVP K-15＝1：2 複合体．
- ▲：スルファメトキサゾール：PVP K-15＝1：1 複合体．
- △：スルファメトキサゾール：PVP K-15＝1：3 混合物．
- ●：スルファメトキサゾール単独．

[Sekikawa H., *et al.*, *Chem. Pharm. Bull.*, **30**, 739-743（1982）]

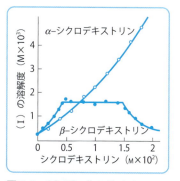

図 2-5　16,16-dimethyl-trans-Δ^2-prostaglandin E_1 methylester（Ⅰ）の水への溶解度におよぼすシクロデキストリン添加の効果(25℃)

[宮島孝一郎（編），"製剤の物理化学的性質"，医薬品の開発 15 巻，廣川書店，1989, p.69]

表 2-4　コソルベントを含有する注射剤の例

薬物	コソルベントとその濃度
ヒドララジン塩酸塩	10% PG
ロラゼパム	80% PG, 20% PEG
デスラノシド	9.8% EtOH, 15%グリセリン
フェニトイン	10% EtOH, 40% PG
ジメンヒドリナート	50% PG
エルゴタミン酒石酸塩	14.6%グリセリン
ジゴキシン	10% EtOH, 40% PG
クロルジアゼポキシド塩酸塩	20% PG
ペントバルビタールナトリウム	67.8% PG
総合ビタミン輸液	30% PG
メトカルバモール	50% PEG
レセルピン	10%ジメチルアセトアミド, 5% PEG
ジアゼパム	10% EtOH, 40% PG

PG：プロピレングリコール，PEG：ポリエチレングリコール，EtOH：エタノール.

［宮嶋孝一郎（編），"製剤の物理化学的性質"，医薬品の開発 15 巻，廣川書店，1989，p.60］

は，α-シクロデキストリンとは可溶性の複合体を形成し，β-シクロデキストリンとは難溶解性の複合体を形成することがわかる.

(iv)　混合溶媒による可溶化

　水難溶解性薬物の溶解性を改善するために水溶性有機溶媒を混合することにより溶解性を改善する方法がとられる. このように溶媒を混合することにより薬物の溶解度を増大する現象を**コソルベンシー**という. また，その溶質の溶解度を特異的に増大させる組成の溶媒をコソルベントという. これらの方法は難溶解性薬物の可溶化方法としてよく用いられ，**表 2-4** に示すような実例がある.

b　溶解現象

　薬物の溶解は，特に難溶解性薬物の製剤のバイオアベイラビリティに影響を与える要素として重要である. 製剤の溶解性を適正な速度に制御するためには溶解現象がどのような要素により制御されているかを理解し，剤形設計をしなければならない.

1)　溶解の律速過程

　溶解現象は，固体表面の不均一反応であり，いくつかの素反応からなる.

　①固体表面への溶媒の拡散，②固体表面における溶媒の吸着，③固体表面における溶媒和反応，④生成溶媒和物の固体表面からの脱離，⑤生成溶媒和物の拡散.

　これらの素反応の中で最も反応速度の遅い過程が全体の溶解現象の<u>律速過程</u>となる.

　一般的に溶解現象は，①拡散律速な溶解，②反応律速な溶解，③両過程の速度がほぼ等しい溶解に分類される. 医薬品の溶解現象は，①拡散律速な溶解の場合が圧倒的に多いが，乾燥アルミニウムの溶解のような②反応律速な溶解もある. また，インドメタシン結晶多形の溶解現象のような③両過程の速度がほぼ等しい溶解に分類される溶解現象もあるが，ここでは，最も一般的な<u>拡散律速</u>な溶解現象について述べる.

2) 表面積が一定のときの拡散律速溶解速度式

拡散律速の溶解反応は，図 2-6 に示した実験モデルであり，**Nernst-Noyes-Whitney の式**（(10)式）で表される．

$$\frac{dC}{dt} = \frac{S}{V} \cdot \frac{D}{\delta}(C_s - C) \tag{10}$$

S：表面積，V：液体の体積，D：拡散定数，δ：拡散層の厚さ，
C_s：溶解度，C：時間 t のときの内部溶液中の濃度

(10)式から，実験条件として一定温度のとき，溶解度が決まり，撹拌速度を一定にすると溶解に伴う変数は，表面積と内部溶液中薬物濃度となる．図 2-7 に示した回転円盤法の例では薬物を錠剤に成型し，錠剤の 1 表面を残して一定表面積で溶解させるとき，(10)式は(11)式のように表され，これを積分すると(12)式となる．

$$\frac{dC}{dt} = K(C_s - C) \tag{11}$$

$$\ln \frac{C_s}{(C_s - C)} = KSt \tag{12}$$

回転円盤法などの方法において，内部溶液 C の濃度は，溶解実験初期のとき $C_s \gg C$ となり，$C = 0$ とみなせる．この実験条件を**シンク(Sink)条件**という．回転円盤法による実験の**初期溶解速度**は(11)式に $C = 0$ を代入した(13)式で表すことができ，医薬品の溶解度を速度論的に求めることができる．

$$\frac{dC}{dt} = KC_s \tag{13}$$

図 2-8 にニトロフラントインの回転円盤法による初期溶解速度を示した．図 1-5（p. 4 参照）に示したように，ニトロフラントインは溶解過程で無水物から一水和物に転移するため，溶解度を正確に求めることが容易ではない．しかし，無水物が水和物へ転移する前の初期溶解速度から，(16)式により準安定形結晶多形の溶解度 C_{sa} を正確に求めることができる．

$$J_a = KC_{sa} \tag{14}$$
$$J_h = KC_{sh} \tag{15}$$
$$C_{sa} = \frac{J_a C_{sh}}{J_h} \tag{16}$$

J_a：準安定形の初期溶解速度，J_h：安定形の初期溶解速度，C_{sa}：準安定形の溶解度，C_{sh}：安定形の溶解度，K：見かけ溶解速度定数

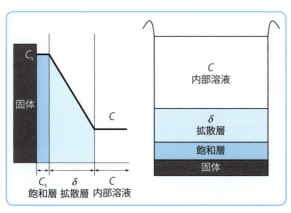

図 2-6　Nernst-Noyes-Whitney のモデル

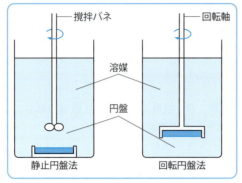

図 2-7 表面積が一定の条件下における溶解試験法

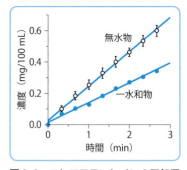

図 2-8 ニトロフラントインの回転円盤法による初期溶解の変化
[Otsuka M., *et al.*, *Chem. Pharm. Bull.*, **38**, 833-835 (1990)]

3) 安定形結晶の析出を伴う拡散律速の溶解速度式

図 1-5(p. 4 参照)に示したような準安定形のニトロフラントイン無水物結晶の溶解は，溶解していると同時に水中で安定形である一水和物への転移反応を併発している．永井らは回転円盤法を用いこれらの溶解現象を速度論的に解析した．すなわち，準安定形の固体の固液界面の薬物濃度 C_i が結晶析出速度 K_r に従い安定形である一水和物に転移して，溶解速度は拡散層の濃度勾配に比例すると仮定すると(17)式となる．

$$\frac{dC_i}{dt} = K_r(C_i - C_{sh}) \tag{17}$$

これを積分すると $t = 0$, $C_i = C_{sa}$ であるから

$$C_i = C_{sa}\exp(-K_r t) + C_{sh}\{1 - \exp(-K_r t)\} \tag{18}$$

溶解速度は，

$$\frac{dC}{dt} = K_t(C_i - C) \tag{19}$$

シンク条件下で(18)式を(19)式に代入し，これを積分すると

$$C = \frac{K_t(C_{sa} - C_{sh})}{K_r(1 - \exp(-K_r t))} + K_r C_{sh} t \tag{20}$$

K_r：安定形結晶の析出速度定数，K_t：溶質の拡散速度定数

安定形結晶への転移を伴う溶解速度は，**図 2-9** のように示され，またこの溶解速度式は(20)式で表される．

ニトロフラントイン無水物から一水和物への転移を伴う溶解過程を回転円盤法により測定した結果を**図 2-10** に示した．溶解性の高い無水物から溶解度の低い一水和物への転移の様子がわかる．(20)式に基づいて計算を行うと，準安定形の溶解度 C_{sa} と結晶転移速度定数 K_r を求めることができる．

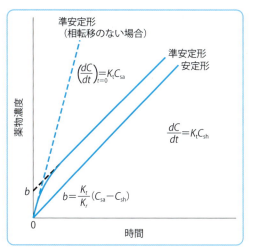

図 2-9 安定形結晶の析出を伴う拡散律速の溶解における溶解度,溶解速度定数の解析法

b：y 切片，C_{sa}：準安定形結晶の溶解度，C_{sh}：安定形結晶の溶解度，K_t：薬物の拡散速度定数，K_r：安定形結晶の析出速度定数.

[Nogami H., *et al.*, *Chem. Pharm. Bull.*, **17**, 728-740 (1969)]

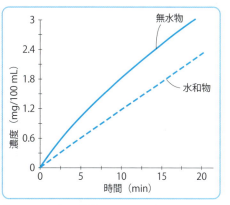

図 2-10 回転円盤法によるニトロフラントイン水和物の初期溶解過程

[Otsuka M., *et al.*, *Pharm. Res.*, **9**, 307-311 (1992)]

4) 粉末の溶解速度式

図 2-11 に示したように，一般の散剤，顆粒剤，錠剤などの固形製剤は，溶液にぬれ，崩壊，分散の過程を経て溶媒との接触表面積が増加し，その後，溶質部分の溶解に従い固体量が減少し，それに伴い粒子径が減少し，総表面積が減少する．このような実際の製剤の溶解過程を速度論的に解明することは，容易ではない．そのため拡散律速による溶解を仮定し，シンク条件で，溶質の粒子の形態が**球形**で一定の粒子径の**粉体**の溶解過程を考える．

半径 r，比重 ρ の粒子が N 個ある粉体を溶液中に入れ，溶解が進行し粒子の半径が dr だ

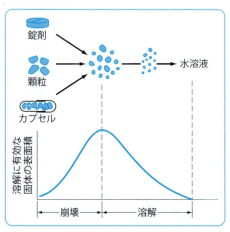

図 2-11 固形製剤の崩壊，分散と溶解過程モデル

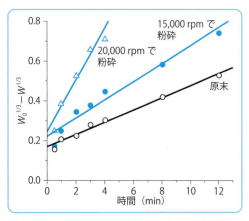

図 2-12 フェニトイン：ラクトース＝1：1 混合物の初期溶解過程（Hixon-Crowell プロット）

[Otsuka M., *et al.*, *J. Pharm. Sci.*, **85**, 112-116 (1996)]

け減少したときの体積減少は，(21)式で表される．

$$dV = 4N\pi r^2 dr \tag{21}$$

Nernst-Noyes-Whitney の式から，シンク条件における溶質減少量は，(22)式のように表される．

$$-dW = kSC_s dt \tag{22}$$

W：溶質質量，V：溶質体積，N：粒子数

いま，$dW = \rho dV$ であり，$S = 4N\pi r^2$ であることから(22)式を整理すると，(23)式となる．

$$-\rho dr = kC_s dt \tag{23}$$

ここで，$t = 0$ のとき，r_0 として(23)式を積分すると(24)式となる．

$$r_0 - r = \frac{kC_s}{\rho} t \tag{24}$$

粒子半径と質量の関係(25)式を(24)式に代入整理して，(26)式 Hixon-Crowell の立方根則が得られる．

$$W = N\rho \left(\frac{4}{3}\right) \pi r^3 \tag{25}$$

$$\sqrt[3]{W_0} - \sqrt[3]{W} = k't \tag{26}$$

ただし，$k' = kC_s \left(\dfrac{\sqrt[3]{W_0}}{\rho r_0}\right)$ である．

図 2-12 にフェニトイン粉末の粒子分散法による初期溶解速度の結果を示した．薬物の溶解速度は，Hixon-Crowell の立方根則に従う溶解挙動を示し，また，粒子の表面積に従い溶解速度が増加していることが示された．これらの等分散粒子の溶解挙動からさらに多分散粒子溶解理論などが考察されている．

3 界面現象

学習の目標
- 界面の性質(界面張力,分配平衡,吸着など)や代表的な界面活性剤の種類と性質について説明できる.
- 代表的な分散系(分子集合体,コロイド,乳剤,懸濁剤など)を列挙し,説明できる.
- 分散した粒子の安定性と分離現象(沈降など)について説明できる.
- 分散安定性を高める代表的な製剤的手法を列挙し,説明できる.

　物質は固体,液体,気体で存在するが,2つ以上の互いに混じり合わない相が接している境界面を**界面**と呼ぶ.界面には,気体-液体,気体-固体,液体-液体,液体-固体,固体-固体の5種類がある.相の一方が気体(通常は空気)のときの界面を表面と呼ぶ.製剤は,単一相からなるものは少なく,2相あるいは3相以上が混合された不均一相からなり,また界面の持つ性質は製剤の性質に影響する.界面では物質内部とは異なる物理的・化学的現象が認められる.

a 界面張力(表面張力)とその測定

1) 表面張力

　液体表面を形成する分子は気体と接しているので,液体の内部に存在する分子とは異なった状態にある.たとえば,水分子の場合,内部の水分子はすべて水分子に囲まれ,ほとんどが水素結合をしている.表面にある水分子の下半分は水分子と水素結合をしているが,上半分は空気と接触しており,その力は存在しない.そのため表面にある分子は不安定で過剰の自由エネルギー(**表面自由エネルギー**)を持っており,表面の分子は内部へ移ろうとする傾向,すなわち表面積を小さくしようとする.この場合,不安定な分子配置をできるだけ小さくしようとして,表面の分子同士に牽引力が働く.この力を**表面張力**という.水面が盛り上がったり,水滴が球状になるのは,この表面張力のためである.

　2つの混じり合わない液相の界面でも同様の力が働くが,これを**界面張力**という.これらの値は,単位面積あたりの過剰自由エネルギーと考えることができ,SI単位系では $mN\cdot m^{-1}$ (cgs単位では $dyn\cdot cm^{-1}$)になる.一般的に,温度の上昇とともに表面張力は小さくなる.これは,分子間力は温度に依存しないが,温度が上昇すれば液体の凝集力に対する分子の熱運動エネルギーは大きくなり,表面張力は小さくなるからである.**表3-1**には代表的な各種液体の表面張力および水との界面張力の値を示した.

2) 吸着と表面張力

Let's try!
p. 73, 問 12

　溶液の表面張力は溶質の種類と濃度によって変化するが,比較的低濃度において示される3つの型を示す(**図3-1**).Ⅰ型のようにわずかながら表面張力を上昇させる溶液は界面不活性溶液といわれ,塩化ナトリウムのような無機電解質やショ糖などの水溶液にみられる.こ

表 3-1　液体の表面張力ならびに水との界面張力（単位：mN/m）

液体	表面張力	水との界面張力	液体	表面張力	水との界面張力
水	72.8	—	n-デカン	23.9	52.3
エタノール	22.3	—	エチルエーテル	17.1	10.7
グリセリン	63.4	—	二硫化炭素	31.4	—
クロロホルム	27.1	32.8	n-オクタノール	27.5, 26.5	8.5
四塩化炭素	26.7	45.0	カプリル酸	—	8.2
ベンゼン	28.8	35.0	オレイン酸	32.5	15.6
トルエン	28.5	—	綿実油	35.4	—
n-ヘキサン	18.4, 18.0	51.1, 50.8	オリーブ油	35.8, 33.0	22.0, 22.9
n-ヘプタン	20.3, 19.7	—	ヒマシ油	39.0	—
n-オクタン	21.8	50.8, 51.7	流動パラフィン	33.1	—
n-ヘキサデカン	30.0, 27.4	52.1	水銀	485.0, 476	375.0, 428

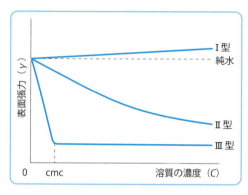

図 3-1　溶質の吸着による液体

れらの分子は水分子との相互作用が強く，より水中に入ろうとする力が働く．Ⅱ型はアルコールや脂肪酸などの一般の有機化合物の水溶液にみられる．Ⅲ型のように希薄溶液で急激に表面張力を下げる物質を**界面活性剤**という．

　界面活性剤は低濃度で分子もしくはイオンが飽和となる過程で，疎水性基が水中より水面に出ようとし，表面に高濃度で存在（表面吸着）し，表面張力を下げる働きをする．表面張力 γ の変化は，溶質の溶液表面への過剰吸着量 Γ に密接に関係する．

　気-液界面における吸着現象は，**ギブス(Gibbs)の等温吸着式**である(1)式により表される．

$$\Gamma = -\frac{C}{RT} \cdot \frac{d\gamma}{dC} = -\frac{1}{RT} \cdot \frac{d\gamma}{d\ln C} \tag{1}$$

ここで，Γ は溶液表面 1 cm^2 あたりの吸着された溶質のモル数(mol・cm^{-2})，R は気体定数，T は絶対温度，γ は表面張力，C は溶質の活量（モル濃度），$d\gamma/dC$ は溶質の濃度に対する表面張力の変化である．$d\gamma/dC<0$ では $\Gamma>0$ であり**正吸着**といわれ，表面付近の溶質濃度が溶液内部より高く，溶質濃度の増加とともに表面張力 γ が低下する（図 3-1 のⅡ，Ⅲ型）．逆に $d\gamma/dC>0$ では $\Gamma<0$ であり**負吸着**といわれ，この吸着では表面より溶液内部の溶質濃度が高くなるので界面は不活性である（図 3-1 のⅠ型）．

3) 液-液における界面張力

　液-液における界面張力は，水と油のような 2 相の接触面における張力で，2 相の表面張力をそれぞれ γ_1，γ_2 とすると，両者の差（$\gamma = |\gamma_1 - \gamma_2|$）で表される．

　実際には両液面には相互溶解が存在するために，それぞれの飽和溶液の表面張力 γ_1'，γ_2'

を用いなければならない．
$$\gamma = |\gamma_1' - \gamma_2'| \tag{2}$$
これを Antonoff の規則という．

水面上に有機液体（油）を滴下したとき，水の表面張力 γ_1，有機液体の表面張力 γ_2，両者の界面張力 $\gamma_{1,2}$ として，有機液体の水への拡散係数（$S_{1,2}$）は次式で表される．
$$S_{1,2} = \gamma_1 - (\gamma_2 + \gamma_{1,2}) \tag{3}$$
$S_{1,2}$ が正であれば有機液体は水面上に広がり，$S_{1,2}$ が負であれば有機液体は水面上レンズ状となる．

4）表面張力の測定法

表面張力の測定法には**毛細管上昇法**，**円環法**，**滴重法（液滴法）**，**滴数法**，**泡圧法**，**垂直板法**などがある．いずれも表面張力の正確な値を出すには補正を必要とする．

a）毛細管上昇法

液体中に毛細管を立てたとき，上昇した液面の高さから表面張力を求める方法である（**図 3-2a**）．液体は表面張力のために管内を上昇し，液面が平衡に達したとき高さを h（メニスカスの底までの高さ），毛細管の半径を r，液体の密度を ρ，表面張力を γ，重力定数を g，接触角（contact angle）を θ とすると，次式が成立する．
$$\gamma = \frac{rh\rho g}{2\cos\theta} \tag{4}$$

b）円環法

Du Nouy の表面張力計を用いる方法で，白金線のリングを液体表面に浮かべ，静かに垂直に引き上げる（**図 3-2b**）．液面からリングが引き離されるときの力を f，リングの半径を r とすると，次式が成立する．f はリングの内外に 2 つの界面があるので，$2\pi r\gamma$ の 2 倍に等しく $4\pi r\gamma$ となり，γ は次式となる．
$$\gamma = \frac{f}{4\pi r} \tag{5}$$

c）滴重法

外径 $2r$ の管の下端から液体を滴下する際に，適量の重量 W を測定する方法で次式により

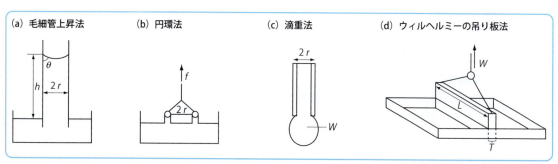

図 3-2　表面張力の測定法

28 | 製剤の基礎物理化学

γ が求められる．ここでは f は液滴の形状などに関する補正係数である．

$$\gamma = \frac{fW}{2\pi r} \tag{6}$$

この方法の装置としてはトラウベの滴数計があり，一定重量の液体の滴数から γ を求めることができる（**図 3-2c**）．

d) ウィルヘルミーの吊り板法

バランス秤の片側に吊り下げられた長方形の薄い板（雲母，ガラスあるいはテフロン）を静かに降下させ，液面に接触させ，吊り上げたときに板が液面から離れる瞬間の力を測定する（**図 3-2d**）．

$$W = 2(L + T)\gamma \tag{7}$$

$$\gamma = \frac{W}{2(L + T)} \tag{8}$$

ここで，W, L および T はそれぞれ，板を引き上げるのに要した力，吊り板の長さおよび厚みである．この方法では液-液系の界面張力が測定可能である．

b 界面活性剤

Let's try!
☑ p.73,
問 13

界面活性剤は，その分子中にカルボキシ基などの**親水基**と炭化水素基などの**親油基**（疎水基）を有する化合物であり，一般の有機化合物とは異なった性質を示す．別の表現で両親媒性化合物という．通常，水中でのイオン解離の有無により，界面活性剤はイオン性と非イオン性に大別される．さらにイオン性界面活性剤は，陰イオン（アニオン）性，陽イオン（カチオン）性，両性イオンに分類される（**表 3-2**）．

1) 陰イオン（アニオン）性界面活性剤

陰イオン性界面活性剤は最も広く使用されており，石ケンとして発達してきた．

a) 石ケン

石ケン類は脂肪酸の金属塩で，$R—COO^- M^+$ の構造を有する．M^+ の種類により，アルカリ石ケン，金属石ケン，有機塩石ケンに分類される．アルカリ石ケンはアルキル鎖の長さと二重結合の存在によって性質に影響を受ける．脂肪酸としてはステアリン酸，パルミチン酸，ラウリン酸などが主であるが，オレイン酸の石ケンは，起泡性はよくないが軟質である．

金属石ケンは水に不溶性で界面活性作用は小さく，カルシウム塩，マグネシウム塩は主に滑沢剤，アルミニウム塩は賦形剤，乳化補助剤などに，油溶性界面活性剤として利用される．

b) 硫酸エステル塩

Let's try!
☑ p.73,
問 14

$R—OSO_3Na$ の構造を有する高級アルコールの硫酸エステル塩である．代表的なものとしてラウリル硫酸ナトリウムが知られており，親水クリームの原料として o/w 型乳化剤，湿疹用石ケンに用いられる．

表 3-2　イオン性界面活性剤の分類

分類			例
陰イオン（アニオン）性	カルボン酸塩（石ケン）	可溶性石ケン	ナトリウム塩　$R-COO^-Na^+$（ステアリン酸ナトリウム塩） カリウム塩　$R-COO^-K^+$（ステアリン酸カリウム塩）
		金属石ケン	ステアリン酸カルシウム ステアリン酸マグネシウム モノステアリン酸アルミニウム
		有機アミン石ケン	オレイン酸トリエタノールアミン ステアリン酸トリエタノールアミン
	硫酸エステル塩 $R-OSO_3^-$		ラウリル硫酸ナトリウム（SLS・SDS） $C_{12}H_{25}-OSO_3^-Na^+$
	スルホン酸塩 $R-SO_3^-$		エアゾール OT　$C_8H_{17}OOC-CH-SO_3^-Na^+$ 　　　　　　　　 $C_8H_{17}OOC-CH_2$
	リン酸エステル $R-PO^-(OH)_2$		アルキルポリエーテルモノエステル類
陽イオン（カチオン）性	四級アンモニウム塩（逆性石ケン） $\left[\begin{array}{c}R_1~~R_3\\N\\R_2~~R_4\end{array}\right]^+$		ベンザルコニウム塩化物 ベンゼトニウム塩化物 $\left[\begin{array}{c}CH_3\\CH_2-N^+-R\\CH_3\end{array}\right]Cl^-$
両性イオン	アミノ酸型 $R-NHCH_2COOH$		ラウリルアミノプロピオン酸 $C_{12}H_{25}-NHCH_2COOH$
	ベタイン型 （アミノ酸の N－トリアルキル置換体）		レシチン　　CH_2OCOR 　R'COOCH　　O$^-$ 　　$CH_2O-P-O-CH_2CH_2N^+(CH_3)_3$ 　　　　　　O$^-$

c)　スルホン酸塩

　$R-SO_3Na$ の構造を有する．家庭用，工業用洗剤として大量に生産されており，アルキルベンゼンスルホン酸(ABS)が代表的なものである．

2)　陽イオン（カチオン）性界面活性剤

　陽イオン性界面活性剤は，四級アンモニウム塩とアミン型に大別される．四級アンモニウム塩は逆性石ケンとも呼ばれ，界面活性剤としてではなく，殺菌消毒剤として用いられている．その代表例として，ベンザルコニウム塩化物とベンゼトニウム塩化物がある(p.390参照)．ベンザルコニウム塩化物液は，手指には 0.05〜0.1%，手術用には 0.1%，点眼剤には 0.025%，局所感染症には 0.01〜0.05%が用いられる．

3)　両性界面活性剤

　分子内に陰イオンと陽イオンに解離する部分を有し，一般に毒性が低いのが特徴である．代表例として，天然の動植物油脂に含まれるレシチンが挙げられる．レシチンは食品，坐剤，乳剤の乳化剤に広く用いられている．

4)　非イオン性界面活性剤

　イオン性の基をもたない界面活性剤であり，その親水基の構成により分類される．その親水基は $-OH$，$-CH_2OCH_2-$（オキシエチレン基），またはそれらの組み合わせからなり，疎

水性部分は高級脂肪酸または高級アルコールの残基である鎖状炭化水素である．これらの親水基と疎水基を組み合わせることにより，親水性‐親油性のバランス（hydrophile-lipophile balance：HLB）を変えることができる．

　薬剤学的には多価アルコール脂肪酸エステルのソルビタンエステル類とポリオキシエチレン系のポリソルベート類が重要である．これらはそれぞれ Span 類および Tween 類とも呼ばれる．Span 類はソルビタンと高級脂肪酸のエステルである，Tween 類は Span 類の遊離 OH 基に多数（ソルビタン 1 mol あたり約 20 個）のエチレンオキシドが付加（エーテル結合）重合した Span のポリオキシエチレンの誘導体である．Span 類，Tween 類は，その脂肪酸残基の種類により，20（ラウリル酸），40（パルミチン酸），60（ステアリン酸），80（オレイン酸）などの番号を付して呼ばれる．

5)　界面活性剤の性質

a)　親水性と親油性のバランス

　界面活性剤はその分子構造に親水基と親油基を持っているので，両者のバランスで界面活性剤の親水性と親油性が異なる．この親水性と親油性を表す尺度として，HLB が Griffin らにより考案された．

　HLB 値は界面活性剤の特性値として経験的に求められたもので，非イオン性界面活性剤について，最も親水性のものを 20，最も親油性のものを 1，親水性と親油性の等しいものを 7 として表した．その後，非イオン性界面活性剤のみならずイオン性界面活性剤にも，またその数値の範囲も拡大されるようになった．Davies は界面活性剤の種々の親水基と親油基に化学量論的な基数を定め，次の式により HLB を求めることを提案した．

$$\text{HLB} = 7 + \Sigma（親水基の基数）- \Sigma（親油基の基数） \tag{9}$$

　界面活性剤を実際に利用する場合，その HLB は重要な指標となる．表 3-3 に製剤などに多く利用されている界面活性剤の HLB 値を示す．

　2 種以上の界面活性剤を混合した場合，HLB 値には相加性が成り立ち，次のように計算できる．

$$\text{HLB} = \frac{W_a \cdot \text{HLB}_a + W_b \cdot \text{HLB}_b \cdots}{W_a + W_b \cdots} \tag{10}$$

　ここでは，各々の界面活性剤の濃度を W_a，W_b，HLB を HLB_a，HLB_b とする．

表 3-3　界面活性剤の HLB 値

化学名	商品名	HLB
オレイン酸		1
ソルビタントリオレート	Span 85	1.8
ソルビタントリステアレート	Span 65	2.1
ソルビタンセスキオレイン酸エステル（日局）	Span 83	3.7
モノステアリン酸グリセリン		3.8
ソルビタンモノオレート	Span 80	4.3
ソルビタンモノパルミテート	Span 40	6.7
ソルビタンモノラウレート	Span 20	8.6
ポリオキシエチレンソルビタンモノオレート	Tween 81	10.0
ポシオキシエチレンソルビタンモノオレート（日局）	Tween 80	15
ポリオキシエチレンモノラウレート	Tween 20	16.7
オレイン酸カリウム		20
ラウリル硫酸ナトリウム		約 40

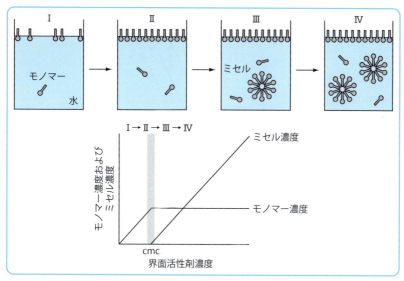

図 3-3　ミセル形成と cmc

6）ミセル形成

　界面活性剤を水に溶解させると，低濃度では親水基を水中に，疎水基を空気中に向けて表面に吸着し単分子膜を形成する．そのとき，溶液内部に単分子状の分子（モノマー）が平衡に存在する．ある濃度になると分子が会合体を形成し始める．この会合体をミセルと呼び，界面活性剤がミセルを形成し始める臨界濃度を臨界ミセル濃度（critical micelle concentration：cmc）と呼ぶ（図 3-3）．cmc 以上では，ミセル数のみが増加し，モノマー濃度はほぼ一定（cmc に近い濃度）である．cmc は種々の因子によって影響され，非イオン性界面活性剤の cmc はイオン性界面活性剤の cmc に比べて小さい．イオン性の界面活性剤では炭素鎖が長くなると cmc は低下する．またポリオキシエチレンアルキルフェニルエーテルのオキシエチレン基の付加モル数が増加すると cmc は高い濃度側へ移行する．

　ミセルの形状はミセル濃度が比較的低い場合には，球状（Hartley モデル）であるが，濃度の増大に伴い，棒状（Debye のモデル），層状（ラメラミセル）（McBain のモデル）へと変化していく．また，有機溶媒などの無極性溶媒中では，水溶性とは逆の配向，すなわち逆ミセルが形成される．

　cmc においては界面活性剤溶液の性質や性能がさまざまに変化するので，逆にこの変化から cmc を求めることができる．当量電気伝導度，表面張力，可溶化法（水に難溶な色素などにおける溶解度変化により求める），色素法（ローダミン 6G などの色素を加え，色調の変化や蛍光度を測定する），粘度法，光散乱法，蒸気圧法などで cmc を測定することができる．

7）クラフト点

　イオン性界面活性剤の溶解度は低温では低い．しかし，温度を上げるとある温度以上で水に対する溶解度が著しく増大する．この温度をクラフト点と呼ぶ．これは，クラフト点以上の温度で界面活性剤がミセルとして溶解するからである．クラフト点は，界面活性剤の溶解度と cmc とが等しくなる温度である．したがって，クラフト点より高い温度では，界面活性剤はミセルとして溶解している．クラフト点は界面活性剤により大きく異なり，30℃くら

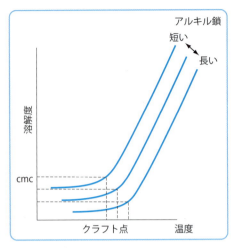

図 3-4　クラフト点

いから60℃近くのものまであり，その融点との相関性が大きいと考えられ，アルキル鎖長の長い界面活性剤ほどクラフト点は高くなる（図 3-4）．

8）曇　点

非イオン性界面活性剤は融点が一般的に低く，常温では液体のものが多く，ミセル溶解するためにクラフト点に相当する温度は観察されない．非イオン性界面活性剤（ポリオキシエチレン系）の水溶液の温度を上昇させると，ある温度で白濁し二層分離を始める．この温度を曇点という．

非イオン性界面活性剤の親水基はポリオキシエチレン基であり，その親水性はその酸素原子と水分子の水素結合によるものである．温度の上昇とともに熱運動によってこの水素結合が切れて，非イオン性界面活性剤の親油性が増大する．その結果，界面活性剤はミセルとして水に溶解せず，濃厚な界面活性剤相が分離し，液は白濁する．曇点は非イオン性界面活性剤の親水性の尺度とみなすことができる．非イオン性界面活性剤のポリオキシエチレン基の数が増す（水素結合量が増す）と溶解性は高まり，曇点は上昇する．また電解質をこの溶液に加えると，その添加量の増大によって界面活性剤の水和が減少するので溶解度は減少し，曇点は低くなる．

9）可溶化

水に難溶な物質が，cmc以上の界面活性剤の存在により溶解度以上に溶解，かつ溶液が透明になる現象を可溶化という．可溶化系では，界面活性剤の濃度に比例して溶解度が増加する．可溶化には以下のようなものが考えられる．①炭化水素類がミセルの疎水基部に溶解する形，②高級アルコール，アミン，脂肪酸のような極性可溶化される場合で混合ミセルを形成する形（可溶化量は最も大きい），③ミセルの極性表面に吸着されて可溶化する形（可溶化量は最も小さい）．現在，可溶化剤として界面活性剤が注射剤や内用水剤などの製剤に使用されているが，溶血性の点より硬化ヒマシ油のポリエチレングリコールの誘導体が使用されている．

10) 界面活性剤の用途

界面活性剤には，湿潤，消泡，分散，洗浄，乳化，可溶化の作用と，そのほかに起泡，殺菌作用がある．界面活性剤はこれらの作用を利用することにより製剤に活用されている．

c 分散系

分散系は，連続または分散媒中に粒子が分散している系のことをいう．分散している粒子の大きさによって分子分散系，コロイド分散系，粗大分散系に分けられる（表3-4）．分子分散系は1nm以下の低分子が分散したもので，粒子は電子顕微鏡ではみえず，限外ろ過用ろ紙や半透膜を通過する．コロイド分散系は，高分子のように1個の分子がコロイド次元である分子コロイド，界面活性剤の会合粒子のような会合（ミセル）コロイド，分散媒中にコロイド次元（5〜100 nm程度）の集合粒子が分散する分散コロイドとに分けられる（表3-5）．粗大分散系はさらに大きい粒子が浮遊した系で，乳剤や懸濁剤が含まれる．

1) コロイドの種類

a) 分子コロイド

コロイド粒子が分散媒と強く相互作用する系を親液性（溶媒を好む）コロイドという．ゼラチンやアラビアゴムの水溶液は，親液性コロイドの例である．これらの粒子は，水分子と強く相互作用をし，粒子表面には水和層が形成されるので親水性コロイドと呼ばれる．ゴムやポリスチレンは，非水の有機溶媒中で，親液性コロイドを形成する．これは親油性コロイドと呼ばれる．

表3-4 粒子径に基づいた分散系の分類

	分子分散系	コロイド分散系	粗大分散系
粒子径	1 nm 以下	1 nm 〜 0.5 μm	0.5 μm 以上
顕微鏡	電子顕微鏡でみえない	電子顕微鏡でみえる 光学顕微鏡でみえにくい 限外顕微鏡で検出可能	光学顕微鏡でみえる
ろ過	半透膜，限外ろ過膜を通る	半透膜は通らない ろ紙は通る	ろ紙，半透膜を通らない
拡散	速い	遅い	極めて遅い
例	NaCl 水溶液，グルコース水溶液など	水酸化鉄コロイド，AgI コロイド，界面活性剤ミセル，高分子溶液	赤血球，エマルション，粉体など

表3-5 コロイドの性質の比較

	親液性コロイド		疎液性コロイド
	分子コロイド	会合コロイド	分散コロイド
熱力学的安定	安定	安定	不安定
調製法	自発的に膨潤溶解する（高分子）	cmc 以上で自発的にミセルを形成する	特殊な調製法が必要
添加塩の影響	高濃度の電解質で脱水沈殿（塩析）（Hoffmeister 系列，離液順列）	電解質の添加でミセルができやすくなる（cmc の低下）	少量の電解質で凝析しやすくなる（DLVO 理論）
例	カルメロースナトリウム，ポビドン，ゼラチンなどの水溶液	ラウリル硫酸ナトリウムのミセル，ポリソルベート 80 のミセルなど	水酸化鉄コロイド，AgI コロイド，エマルション，サスペンションなど

b) 分散コロイド

コロイド粒子と分散媒との相互作用が弱い系を疎液性(溶媒を嫌う)コロイドという. 親液性コロイドとは異なり, 粒子のまわりには溶媒相がほとんど存在しない. このような例としては, 金, 銀, イオウ, 硫化ヒ素, ヨウ化銀が挙げられる.

c) 会合コロイド

界面活性剤などの両親媒性物質は, ある濃度範囲を超えると, 分子同士が会合し凝集体(ミセル)を形成する. この分散系を会合コロイド, 別名ミセルコロイドという.

2) 分散系の安定性

a) 安定性の要因

液中に浮遊している粒子がいつまでもその大きさを変えず, 沈降もせず浮かんでいる場合, このコロイド溶液は安定であるという. コロイド分散系の安定性は, コロイド粒子の荷電状態, 粒子表面に結合する溶媒相の比重, 粘度により決まる. コロイド分散は, ブラウン運動により互いに反発し動き回っている. その際, 凝集によって粒子同士が集合し合えば, 粒子は大きくなり沈殿する. 実際に安定なコロイド粒子は同じ荷電を持っており, そのため互いに反発し合って安定化に役立っている.

親液性コロイドと疎水性コロイドは電気的, 構造的条件が異なっているため, 安定化の条件が異なる. **親液性コロイド**のうち, **親水性コロイド**はその親水性によって水分子と結び付き水和しているために安定な分散系を形成する. 疎液性コロイドは不安定であり, その表面に存在する電荷のみにより安定性が保たれている. 少量の電解質を添加すると電荷は中和され, その結果粒子間の電気的反発力が低下し, 粒子は凝集を起こす.

b) 電気二重層

コロイド粒子の表面は解離基や吸着したイオンにより帯電している. これを中和するため, 分散中の反対電荷のイオンが粒子表面に引き寄せられ, **電気二重層**を形成している. この電気二重層は, 対イオンが粒子表面に固定されている部分(固定層)とそれに続く層, すなわちイオンが自由に運動している拡散層とからなっている. 粒子表面からの距離に対する電位の変化が**図3-5**に示されている. 分散粒子の示す電気動電現象という. 粒子が分散媒中を運動するときのずり面はこの固定層外縁と近似的に等しいと考え, その電位のことを**界面動電位**あるいは**ゼータ(ζ)電位**という. ゼータ電位は電気泳動や流動電位法などにより求めることができる.

c) DLVO 理論

疎水性コロイドの安定性については, DLVO 理論(Derjaguin デルヤーギン, Landau ランダウ, Verway フェルウェイおよび Overbeek オーバービークの4人の研究者の頭文字をとった)が知られている. コロイド粒子間には, 静電気的な反発力と普遍的な引力ファンデルワールス力が働いている. このために粒子同士が接近する場合, その間に働く全ポテンシャルエネルギー V_T は, 静電相互作用ポテンシャルエネルギー V_R とファンデルワールス相互作用ポテンシャルエネルギー V_A の和として表される. そのポテンシャルエネルギーと2つの粒子間の距離の関係を**図3-6**に示した. 原点近くに深い引力のポテンシャル谷が存在し, 中ほどに反発力の高いポテンシャルの山が存在している. すなわち, 粒子同士が接近するために

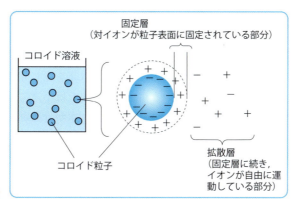

図3-5 電気二重層

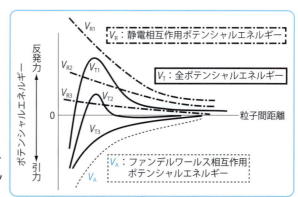

図3-6 異なる添加塩濃度におけるコロイド粒子間相互作用のポテンシャルエネルギーと粒子間距離の関係

は大きな斥力ポテンシャルの山を超えなければならない。V_R が大きいほど凝集は起こらず，コロイドは安定である．添加塩濃度の増加に伴い，$V_{R1}>V_{R2}>V_{R3}$ となる．それに伴い，全ポテンシャルエネルギー V_T は変化する．V_{T1} のとき，分散系は凝集せず安定である．V_{T2} のとき，緩やかな凝集が起こるが振り混ぜると可逆的に再分散が起こる．V_{T3} のとき，不可逆的な凝集が起こる．

d) コアセルベーション

親水性コロイドに，水に親和性の強い有機溶媒（エタノール，アセトンなど）または正負反対電荷のコロイドを混合すると二層分離を起こす．この現象を**コアセルベーション**（コロイドの相分離）といい，このコロイドに富んだ相を**コアセルベート**という．たとえば，親水性の高分子コロイドであるゼラチンの水溶液中に，エタノールのような脱水性の溶媒を添加すると，水和層の破壊によりコロイドに富む濃厚な相と乏しい希薄な相に相分離し，コアセルベーションが起こる．コロイド溶液の中に粒子や油滴が存在すると，コアセルベートはこれらの粒子表面から形成され，その結果，粒子はコアセルベートに包み込まれる．これを取り出して乾燥すると，**マイクロカプセル**が得られる．この方法を単純コアセルベーション法という．一方，正負反対電荷のコロイドを混合すると，コロイド間で電荷中和を起こし相分離を誘起する．この方法を複合コアセルベーション法という．

d 乳剤

乳剤は，溶け合わない2種の液体の一方が小球状を成し分散した状態で，他方の液体中に分散したものである．分散している相を**分散相**または不連続相，内相，他方を**分散媒**または連続相，外相という．乳剤には2つの型があり，水が分散媒で油が分散相である**水中油 o/w**（oil-in-water）**型乳剤**と，この逆で油が分散媒で水が分散相である**油中水 w/o**（water-in-oil）**型乳剤**である（図 3-7）．また最近では，経口投与製剤，注射製剤に w/o/w 型多相乳剤が持続性製剤として用いられている．乳剤の型を決定する因子には，水と油の容積比，温度，乳化の際の機械的条件，乳化用溶液の親水性・疎水性，乳化剤の濃度などがある．

1）乳化剤

乳化剤には，2種間の表面張力を低下させる**界面活性剤**が主に用いられる．界面活性剤を用いる場合，乳剤の型の決定には界面活性剤の HLB 値が重要な因子となる．すなわち，HLB 値の大きい界面活性剤（親水性が高い）が o/w 型，HLB 値の小さい界面活性剤（親油性が高い）が w/o 型の乳剤となり，一般に乳化剤の溶けやすい液相が乳剤の連続相になりやすい．これを Bancroft（バンクロフト）の経験則という．

界面活性剤のほかに，乳化剤として，高分子電解質のアラビアゴム，ゼラチン（いずれも o/w 型）が使われる．これらは油-水界面に吸着膜を形成し，粒子間の凝集を防ぐことに役立つ．ただし，界面張力の低下は示さない．親水性高分子であるトラガント，メチルセルロース，カルメロースナトリウムなどは補助乳化剤として用いられている．ベントナイトは微粉末として界面に吸着し，乳化を助ける．

2）乳剤の型の判別法

以下の3種類の方法がある．

①**希釈法**：乳剤は，その外相と親和性を有する液体とは混合しやすい．o/w 型乳剤は水で希釈すると自由に混じり合い，w/o 型乳剤は油と徐々に混ざり合う．

②**電気伝導度法**：o/w 型乳剤は電流が流れやすく，w/o 型乳剤はほとんど流れない．

③**色素法**：w/o 型には油溶性色素（ズダンⅢ）を，o/w 型には水溶性色素（メチルオレンジ，メチレンブルーなど）を少量添加すると分散媒中に広がり，着色される．

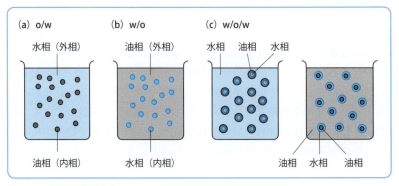

図 3-7　乳剤の型の模式図

3) 乳剤の安定性

乳剤の不安定性は，**転相**，**クリーミング**と**凝集**，**合一**と**破壊**，物理的・化学的変化に分類できる．乳剤の不安定化の経路図（**図 3-8**）に示す．**クリーミング**は分散媒と分散相の比重のちがいにより分散相粒子が浮上するか沈降する現象で，クリーム分離ともいう．この沈降速度は**ストークス（Stokes）の式**で表される（p. 7 参照）．分散媒の粘度を大きくし，粒子径を小さく，かつ均一にするとクリーミングは起こりにくくなる．クリーミングしたものは，振とうなどにより再びもとの乳剤に戻る．しかし，そのまま放置すると凝集，合一し，乳剤系は破壊される．したがって，沈降速度 v を小さくすることが乳剤の安定化をもたらす．

分散相の粒子同士に何らかの引力が作用し，粒子が三次元的に付着し凝集する場合がある．この現象を**凝集**という．これは分散相の粒子が持っている表面電位が低いときに起こりやすい．凝集を防ぐには，粒子間に反発力が作用するよう帯電させたりして，粒子が互いに一定距離より接近するのを防ぐようにする．このために**乳化剤**が用いられる．これは **DLVO 理論**で説明することができる．乳剤の破壊は，分散粒子の周囲に存在する乳化剤などの吸着膜が破壊されて分散粒子の合一を起こすために生じる．クリーミングの場合と違って，単なる振とうにより再びもとの乳剤には戻らない．

4) 転相

乳剤の型が w/o↔o/w のように変化することを**転相**という．転相は，乳化剤の性質が温度などの外的因子によって変化する場合や分散相と連続相の容積比が変わることにより起こる．たとえば，水溶性の非イオン性界面活性剤により製した o/w 型乳剤の温度を上げると，ある温度で w/o 型乳剤に変化する．この温度を**転相温度**と呼ぶ．これは，非イオン性界面活性剤は温度が上がると親水性から親油性に変わるためである．**親水クリーム**（日局）（p. 193 参照）の調製に乳化剤として非イオン性界面活性剤が使われているが，高温時には w/o 型乳剤であるが，低温時 o/w 型乳剤に転相する．親水クリームは冷却ののちの o/w 型乳剤であり，乳化に**転相**を利用したものである．また，o/w 型乳剤に分散相である油を徐々に加えていくと，油相が 74% 付近で不安定化して転相が起こり，w/o 型乳剤となる．この場合，転相が起こらない範囲では分散相を加えると粘度は上昇するが，転相が起こると粘度は低下する．

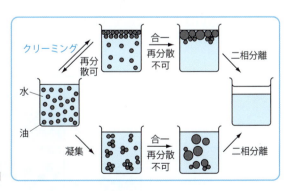

図 3-8　乳剤の不安定化経路図

e 懸濁剤

コロイド次元よりも大きな微粒子(0.1 μm 以上)を液体中に均一に分散させた不均一製剤を**懸濁剤**(サスペンション)と呼び，通常はゾルの状態をいう．固体粒子の分散状態を維持するために添加される物質を**懸濁化剤**という(p. 130 懸濁化剤参照)．懸濁化剤には，①固-液界面張力を低下させ，固体のぬれをよくする界面活性剤，②固-液界面に吸着させ，粒子間に静電的な反発力を与える電解質(ヘキサメタリン酸カルシウムやクエン酸ナトリウムなど)，③ショ糖，グリセリン，メチルセルロース，カルメロースナトリウムなどのように分散媒の粘性を高めるものなどがある．

1) 懸濁剤の安定性

懸濁剤には分散粒子の沈降が遅いこと，再分散が容易であることが必要である．懸濁剤の安定性は，懸濁粒子の沈降の状態によって評価される．沈降の形式には大きく分けて，**自由沈降**と**凝集沈降**の2つがある(**図 3-9**)．

a) 自由沈降

懸濁粒子の表面電位が高く，粒子間の凝集力が小さいと，1次粒子が独立して沈降する．このような沈降を**自由沈降**という．粒子の濃度が低く，粒子径が 1〜100 μm の粒子の沈降速度は**ストークス(Stokes)の式**に従う(p. 7 参照)．分散粒子の粒子径が大きい場合には重力が優位に働き，粒子は沈降し堆積層を形成する．堆積層の自重により粒子間距離が短くなり引力が働くと，この堆積層は結合体となり，再び粒子を均一に分散させることが困難になる．このような堆積層の形成を**ケーキング**という．

b) 凝集沈降

懸濁粒子の表面電位が低く，粒子間の凝集力が大きいと，いくつかの粒子が集まって形成された2次粒子が沈降する．このような沈降を**凝集沈降**という．この場合，粒子の沈降速度は**ストークスの式**に適用できない．凝集2次粒子の大きさが比較的揃うために堆積層はやわらかく，再分散は容易である．

系全体の懸濁粒子が凝集し，粒子間足場構造ができる場合がある．この構造は時間の経過に伴い圧縮あるいは崩壊によって沈積層を形成するが，この場合も再分散は容易である．

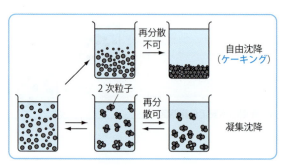

図 3-9 自由沈降と擬集沈降

f 分散した粒子の安定性と分離現象

　分散分子が沈降する場合，その速度は粒子の大きさや密度，分散媒の粘度や密度などの影響を受ける．球形と仮定される分散粒子の沈降速度がある大きさに達すると，その後の沈降は一定速度となり，ストークス(Stokes)の式が成立する．分散粒子の沈降を遅くし，分散安定性を高める方法としては，①分散粒子の粒子径を小さくする，②増粘剤を加えて分散媒の粘度を大きくする，③分散粒子と分散媒の密度差を小さくする，などが挙げられる．

g 分散安定性を高める代表的な製剤学的手法

　懸濁剤はそれぞれに適した**懸濁化剤**(p. 130 参照)を添加することにより分散安定性を高めている．たとえば**懸濁性シロップ剤**の場合は，懸濁化剤としてカルメロースナトリウム，ヒドロキシプロピルセルロースなどを添加しているものがある．**懸濁性点眼剤**(p. 167 点眼剤参照)の場合は，懸濁化剤としてカルボキシビニルポリマー，ヒプロメロースなどを添加しているものがある．**インスリン懸濁性注射剤**の場合は，懸濁化剤としてポリソルベート 80 を添加しているものがある．

4 レオロジー

学習の目標
- 流動と変形(レオロジー)について説明できる．
- 高分子の構造と高分子溶液の性質について説明できる．

　固体と液体の中間の物質で，固体的な性質である弾性と液体的な性質である粘性の両方を兼ね備えている性質のことを粘弾性という．さらにこの粘弾性を持つ物質を半固形物質という．半固形物質の物性は外力を加えたときの物体の変形や流動の大きさの違いにより生じるものであり，この変形や流動を定量的に解析する学問をレオロジーという．薬学領域では，軟膏剤やクリーム剤などの硬さ・皮膚に塗布したときの延び・チューブからの押し出しやすさ，懸濁性または乳濁性注射剤の流動性，血液製剤中の生体コロイドの力学的挙動(流動・変形・付着・凝集)の評価がレオロジーの対象となる．

a 粘 性

1) ニュートンの粘性法則

　図 4-1 のように，平行な面積 A の大きな平板 2 枚で液体を挟み，下の板を固定し力 F を加えて上の板を一定速度で下の板に平行に移動させる．下の平板から距離 y だけ離れた点の速度を v とすると，速度勾配(せん断速度またはずり速度ともいう) $D = dv/dy$ を持った流れが生じる．このとき速度をならして一様にしようとしてせん断応力が働き，内部摩擦力が生じる．この性質を**粘性**という．多くの液体や低分子溶液では，速度勾配はせん断応力 $S(F/A)$ に比例する．この関係を**ニュートンの粘性法則**といい，比例定数 η を**粘度**または粘性係数，粘性率，絶対粘度という．

$$S = \eta D \tag{1}$$

　粘度の単位は Pa·S であるが，実用単位として mPa·S も使用されている．常温における水の粘度は約 1 mPa·S である．粘度 η をその密度 ρ で除した値 $\nu(\eta/\rho)$ を**動粘度**という．その

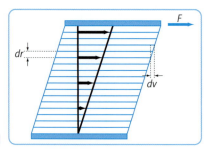

図 4-1　ニュートン流動の模式図

単位は m^2/S であるが，mm^2/S も使われている．

粘度の逆数を流動度といい，流れやすさの度合を示す．その単位は $m^2 N^{-1} s^{-1}$ である．

b 流　動

1) ニュートン流動

ニュートンの粘性法則に従う流体(液体)をニュートン流体(液体)といい，その流動を**ニュートン流動**という．

横軸にせん断応力 S，縦軸にせん断速度 D をプロットした D-S の関係を示すグラフを**流動曲線(レオグラム)**という．このときの傾きは粘度 η の逆数となる．ニュートン流体では S が D に比例するため，流動曲線は原点を通る直線を示す(**図 4-2a**)．傾きは一定であるため，傾きの逆数である粘度 η (S/D) は，S,D の値に関係なく一定値となる．直線の傾きが大きい流体ほど粘度は小さい．

2) 非ニュートン流動

多くの高分子溶液やエマルション，サスペンションなどではニュートンの流動法則に従わない．このような流体(液体)を非ニュートン流体(液体)といい，その流動を**非ニュートン流動**という．非ニュートン流体(**図 4-2b～e**)では，流動曲線は曲線または原点を通らない直線となる．そのため，非ニュートン流体では粘度 η は一定とならず，S あるいは D に依存して変化する．このように η が S あるいは D に依存して一定にならないことを異常粘性という．異常粘性では流動曲線上の 1 点における S/D の値は，その測定条件における見かけの粘度 η_a である．η_a のかわりに流動曲線上の点における接線の傾きの逆数 η_d ($-dS/dD$) を用いることもある．この η_d を微分粘度という．毛細管粘度計では，流動曲線上のただ 1 点における見かけの粘度しか測定できず，流動曲線の形状を把握できない．したがって，毛細管粘度計は非ニュートン流体の粘度測定には適さない．非ニュートン流動には，**塑性流動(ビンガム流動)**，**準塑性流動**，**準粘性流動**，**ダイラタント流動**がある．

3) 塑性流動(ビンガム流動)

濃厚なエマルション(クリーム)やサスペンション(ペースト)では，ある値以上の応力 S_0 (これを**降伏値**という)が加わらないと流動しないが S_0 以上の応力 S が加わると $(S-S_0)$ に比例したせん断速度 D で流動することが多い．このときのレオグラムは，原点を通らないもの

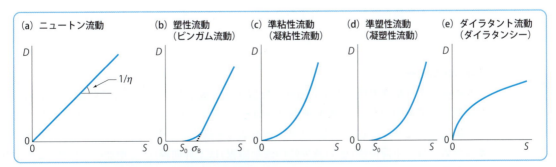

図 4-2　ニュートン流動と非ニュートン流動の流動曲線(レオグラム)

の，直線を示す．横軸のせん断応力 S との交点(S_0)，または直線を外挿して得られる交点(σ_B)が**降伏値**である．この流動を**塑性流動**(ビンガム流動)という．たとえば，軟膏，練り歯磨き，ケチャップなどがこの流動を示す．

4) 準塑性流動

塑性流動(ビンガム流動)と同じように，レオグラムが原点を通らず，降伏値を有するが，S_0 以上の応力 S が加わると上向きに凹になる場合の流動を**準塑性流動**という．たとえば，メチルセルロース，アルギン酸ナトリウムなどの高分子の 2~3%の濃厚水溶液がこの性質を示す．

5) 準粘性流動

レオグラムが原点を通る上向きに凹になる場合の流動を**準粘性流動**という．せん断応力 S の増加により粘度が減少して流れやすくなる流動である．トラガントやメチルセルロース，カルメロースナトリウムなどの鎖状高分子の 1%前後の水溶液でこの流動がみられる．鎖状高分子は，せん断応力の増加につれ流動方向に高分子の長軸を向けて並び始めるため，この配列が流動抵抗を減少させ，見かけの粘度 η_a の減少をもたらす．

塑性流動，準塑性流動および準粘性流動では，せん断応力が増大するにつれて粘度が減少する．この原因として，せん断応力 S の増加に伴う懸濁粒子の流れの方向への配向と，溶質および粒子により形成されていた三次元の網目構造(足場構造ともいう)の破壊が考えられる．このような構造の変化により粘性が変化する性質を構造粘性という．流動開始時の網目構造の変化の違いにより，流動が塑性流動，準塑性流動および準粘性流動のいずれになるかが決まる．

6) ダイラタント流動

レオグラムは原点を通るが，上向きに凸になる場合の流動を**ダイラタント流動**といい，そのような現象を**ダイラタンシー**という．せん断応力 S の増加により粘度が増加して流れにくくなる流動である．したがって，準粘性流動とは逆の性質となる．デンプンなど，非凝集性の粒子径の小さい粒子の高濃度(約 50%以上)水性懸濁液でみられる．静止状態では粒子が密に充てんし，粒子間空隙を分散媒が十分に満たした状態にある．せん断応力が小さい場合にはその粒子の配列が維持され比較的流動しやすいが，強いせん断応力下では粒子の配列が崩れて広がり，粒子間空隙の体積が増加する．その結果，分散媒が空隙を十分に満たせなくなり，部分的に乾燥した状態となるため，粒子間の摩擦が増大して強い流動抵抗力が生じる．海岸のぬれた砂浜を歩くとき，足跡のところだけ乾いたようにみえることがあるが，これは，ぬれた砂地を踏むと足元のまわりの砂が膨らんで水を吸収することにより乾いてみえるためで，この現象はダイラタンシーの一種である．

7) チキソトロピー

せん断により粘度の低下が生じるが，放置すると緩やかに粘度が回復する(せん断による粘度低下が可逆的である)現象を**チキソトロピー**(揺変性)という．せん断応力を増加させて一定値に達したのちに応力を減少させて流動曲線を描くと，チキソトロピーを示す物質のレオグラムでは，下降曲線(応力減少時の流動曲線)は上昇曲線(応力増加時の曲線)と一致せず，左側に現れる(**図 4-3**)．これを**ヒステリシスループ**という．チキソトロピーが生じる原

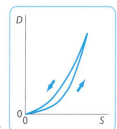
図4-3 チキソトロピー

因は，応力変化により生じる構造の変化が時間を要するためである．すなわち，「せん断による網目構造の破壊」と「応力減少時の構造の回復」という2つの過程が緩やかに進行するからである．

速度変化に対して構造の破壊速度が大きく回復速度が小さいほど，ヒステリシスが大きくなる．よって，ヒステリシスループ面積はチキソトロピーの大きさの目安となる．

一般に，チキソトロピーを示す流体は，系全体に三次元の網目構造を形成している．静止状態ではゲル状であるが，せん断応力下では流動性が増す．そのため，撹拌や振とうによるゾルからゲルへの等温可逆的な変化が生じる．モノステアリン酸アルミニウム，酸化亜鉛，ベントナイトなどの懸濁液はチキソトロピーを示すことが知られている．

c 弾性

弾性とは，力を加えると瞬時に変形（ひずみ）を起こし，力を除くと変形が瞬時に消失する（もとに戻る）性質をいう．力がある限界（弾性限界）を超えて大きくなると変形は戻らなくなる．力がある限界（弾性限界）以内であれば，力と変形（ひずみ）の間には**フックの法則**と呼ばれる比例関係が存在する．

$$\sigma = K\gamma \tag{2}$$

式中の γ は無次元数である．γ のように単位長さ（あるいは単位面積，体積）あたりの変形量をひずみという．K は，ひずみがせん断ひずみの場合は**せん断弾性率**，伸長ひずみの場合は**ヤング率**と呼ばれ，変形しにくさを表す．また，K は物体の大きさ（長さおよび断面積）に無関係で物質固有の性質を示し，その単位は応力と同じく単位面積あたりの力，すなわちPaである．一般に，物体に外力を加えると，反作用としてその物体の内部に反対向きの力が生じる．これを応力といい，単位面積あたりの力で表す（Paすなわち $N \cdot m^{-2}$）．式中の σ は応力である．応力は面に対してある傾きを持っているが，これを面に垂直な成分と平行な成分とに分解することができる．前者を法線応力，後者を接線応力という．引張応力や圧縮応力は法線応力であり，せん断応力は接線応力である．

d 粘弾性

分散系や高分子材料物質は，液体としての粘性（流動性）と固体としての弾性（応力を除去すると変形が回復する）とを有する．このような粘性と弾性の両方の性質を**粘弾性**という．粘弾性の現象を理解するために力学的モデルが用いられる．

粘性（ニュートンの粘性法則）のモデル体としてピストンと粘度の高いシリンダーからなる

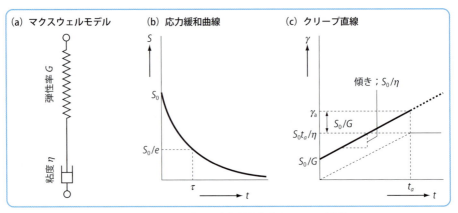

図 4-4　マクスウェルモデルとそれに関連する応力緩和曲線とクリープ直線

ダッシュポット，弾性(フックの法則)のモデル体としてバネが用いられる．

1) マクスウェルモデル

　マクスウェルモデルとは，図 4-4a のようにダッシュポットとバネを直列に連結したモデルである．このモデルを力 S_0 で引っ張って全体のひずみを γ とした後，そのひずみを一定に保つ．このとき，応力 S は図 4-4b のように S_0 から時間 t の経過とともに減少する．これを応力緩和という．弾性率を G，バネに加わる力を S_1，ひずみを γ_1 とすると，フックの法則により $S_1 = G\gamma_1$ となる．一方，ダッシュポットに加わる力を S_2，ひずみを γ_2 とすると，ニュートンの粘性法則より $S_2 = \eta d\gamma_2/dt$ となる．バネとダッシュポットは直列であるため，$S = S_1 = S_2$，$\gamma = \gamma_1 + \gamma_2$ となる．応力緩和の実験では γ が一定であることから $d\gamma/dt = 0$ となるので，S は(3)式で表される．

$$S = S_0 \exp\left(-\frac{Gt}{\eta}\right) \tag{3}$$

　(3)式より，応力が S_0/e になる時間 τ (これを緩和時間という)は，$\tau = \eta/G$ で表される．一定の力 S_0 をかけ続けたときのひずみ γ が時間経過とともに増大する現象をクリープという．マクスウェルモデルのクリープを測定すると，$S_1 = S_2 = S_0$ (一定)より，ひずみ γ は(4)式で表される(図 4-4c)．

$$\gamma = \frac{S_0}{G} + \frac{S_0}{\eta}t \tag{4}$$

　このひずみが γ_a になったとき(時間 t_a)に力を除くと，弾性変形によるひずみ S_0/G は回復するが，残りの粘性流動によるひずみ $S_0 t_a/\eta$ は回復しない．

2) フォークトモデル

　フォークトモデルとは，図 4-5a のように，ダッシュポットとバネを並列に連結したモデルである．

　フォークトモデルのクリープ実験では，$S = S_1 + S_2$ が一定となるので，ひずみ $\gamma (= \gamma_1 = \gamma_2)$ は(5)式で表される．

$$\gamma = \left(\frac{S}{G}\right)\left\{1 - \exp\left(-\frac{Gt}{\eta}\right)\right\} \tag{5}$$

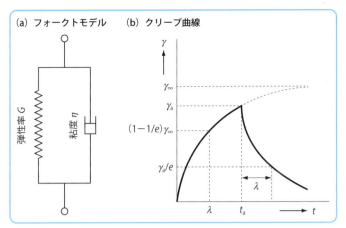

図 4-5 フォークトモデルとクリープ曲線

　この式より，ひずみ γ は時間経過とともに一定値 γ_∞（$=S/G$）に漸近する．ひずみが $(1-1/e)\gamma_\infty$ になる時間 λ（これを遅延時間という）は，$\lambda=\eta/G$ で表される．また，時間 t_a で γ_a だけひずみが生じたときに，急に力を取り除いたときのひずみ γ の時間的経過（クリープ回復という）は(6)式で表される．

$$\gamma_a = \gamma \exp\left\{-\frac{(t-t_a)}{\lambda}\right\} \tag{6}$$

　以上，マクスウェルおよびフォークトモデルについて述べたが，実在の物体では多数のバネとダッシュポットの組み合わせを考えねばならない．

e　レオロジー特性値の測定

Let's try!
☑ p.74,
問 19

　レオロジー特性を評価するには，ポアズイユの法則を利用した**毛細管粘度計**，ストークスの法則を利用した落球粘度計，**回転粘度計**など種々の粘度計が使用される．日本薬局方には粘度測定法が収載されており，第 1 法の毛細管粘度計法には**ウベローデ粘度計**（図 4-6a），オストワルド粘度計（**図 4-6b**）が，第 2 法の回転粘度計法には**共軸二重円筒形回転粘度計**（クエット型粘度計），**単一円筒形回転粘度計**（ブルックフィールド型粘度計），**円錐-平板型回転粘度計**（コーンプレート型粘度計）（**図 4-6c〜e**）が記載されている．毛細管粘度計はニュートン流体の測定に適しており，回転粘度計はニュートン流体および非ニュートン流体に適している．ただし，非ニュートン流体でもニュートンの法則からのずれが無視できるほど小さければ毛細管粘度計を用いて評価してもよい．

1) 毛細管粘度計

　毛細管粘度計は**ニュートン流体**の粘度の測定に用いられ，その原理はポアズイユの法則による．一定量の流体を下部の液溜めに入れ，一度毛細管の液溜め上部の上部標線まで液を吸い上げ，上下の標線間を液が通過する時間を測定する．半径 r_0(cm) と長さ l(cm) の毛細管を使用し，液注高さ h(cm) で生じる両端の圧力差 Δp において試料液（密度 ρ(g/cm³)）の容積 V(cm³) が時間 t(s) で流れるとする．

　この場合，ポアズイユの式（(7)式）が成立する．

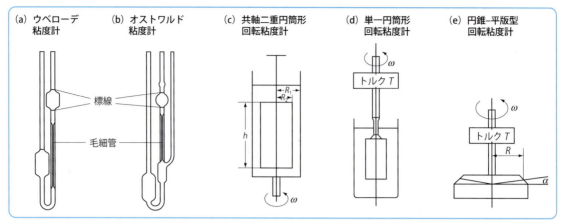

図4-6 粘度計

$$V = \frac{\pi \Delta p r_0^4}{8\eta \ell} \tag{7}$$

この式から，以下のように粘度を求めることができる．

$$\eta = \frac{\pi \Delta p r_0^4}{8V\ell} \cdot t = \frac{\pi g h \rho r_0^4}{8V\ell} \cdot t = Kt\rho = \nu\rho \tag{8}$$

K は個々の粘度計に固有の値，ν は動粘度である．

2) 回転粘度計

回転粘度計はせん断速度 D あるいはせん断応力 S が調節できるため，**ニュートン流体**にも**非ニュートン流体**にも使用できる．通例，液体中を一定の角度で回転するローターに働く流体の粘性抵抗により生じる力（トルク）をバネのねじれ度で検出し，粘度に換算する原理などを応用した測定方法である．これには共軸二重円筒形，単一円筒形，円錐-平板型がある．間隔の狭い同心円筒の間に流体を入れて内側または外側の円筒を回転すると，近似的にクエットの流れが生じる．これを利用したのが共軸二重円筒形粘度計である．外筒の半径を R_1，内筒の半径を R_2，液中に浸っている筒の高さを h とし，回転させる筒の回転角速度を ω とする．中心からの距離が r の部分の D，S はそれぞれ(9)，(10)式で表される．

$$D = \frac{2R_1^2 R_2^2 \omega}{(R_1^2 - R_2^2) r^2} \tag{9}$$

$$S = \frac{T}{2\pi r^2 h} \tag{10}$$

ただし，T はトルクである．ゆえに，トルクがわかれば粘度は(11)式により算出される．

$$\eta = \frac{S}{D} = \frac{T}{4\pi \omega h} \cdot \left(\frac{1}{R_2^2} - \frac{1}{R_1^2} \right) \tag{11}$$

そこで D および S を変化させて η を S の関数として求め，流動曲線を得る．

トルク T を求める．クエット型粘度計では，内筒がねじり定数 k のワイヤでつるされており，粘度測定時に内筒が角度 θ だけねじれて粘度抵抗とワイヤの復元力とが釣り合えば，$T = k\theta$ となる．ストーマー形粘度計では，おもりの質量を W，内筒の回転軸に取り付けられたプーリの半径を ℓ とすれば，$T = Wg\ell$ で表される（g は重力加速度）．単一円筒形粘度計

は，液体中で円筒を回転させ，それに作用する粘性抵抗をバネのねじれより測定する装置である．共軸二重円筒形粘度計の外筒の半径を無限大にした場合と考えればよく，(11)式の $R_1 \to \infty$ における極限値から，粘度は(12)式で求められる．

$$\eta = \frac{T}{4\pi \omega h R^2} \tag{12}$$

ただし，R は円筒の半径である．円錐-平板型粘度計では，使用する試料の量が少なくてすむ．円錐と平板の間隙に試料を入れ，円錐を等速あるいは等加速度で回転させて，そのときのトルク T を測定することにより流動曲線を得る．円錐と平板のなす角を θ とする．円錐を角速度 W で回転させると，中心から距離 r だけ離れた点におけるせん断速度 D は(13)式で表される．

$$D = \frac{rW}{h} = \frac{\omega}{\theta} \tag{13}$$

ただし，h は半径 r の点における試料の厚さである．この式により，せん断速度は r に関係なく試料全体にわたり均一である．したがって，

$$T = \frac{2\pi \eta \omega R^3}{3\theta} \tag{14}$$

となるので，

$$\eta = \frac{3\theta T}{2\pi \omega R^3} \tag{15}$$

と粘度が算出できる．

f 製剤のレオロジーの評価

軟膏剤やクリームの硬さ，のび，肌ざわりなどの感覚的なレオロジー（サイコレオロジーという）的性質を実用的に簡単に調べる装置として，カードテンションメーター（図 4-7），ペネトロメーター（針入度計）(p. 255 参照)，スプレッドメーター(p. 255 参照)などがある．

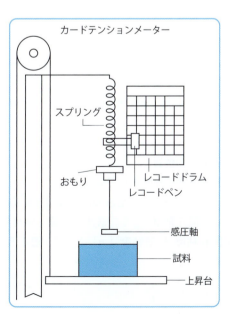

図 4-7 レオロジー特性の簡易測定装置

針入度計およびカードテンションメーターは試料の**硬さ**を測るのに使われる．前者は試料の上部から円錐針を貫入させる装置であり，後者は試料をのせた可動台板を上昇させ感圧軸を試料中に侵入させる装置である．スプレッドメーターは，2枚の平行板の間に試料（クリーム・軟膏など）を挟み，試料が流動して広がる速度から試料の**展延性**を測定する装置である．

g 高分子

高分子は，低分子量の構成単位が数多く連結した鎖状の分子であり，その分子量が数千から数百万になる高分子が存在する．高分子は巨大分子，あるいは生成起源が重合であることから重合体とも呼ばれる．高分子はその大きな分子量のため溶液中では拡散しにくく，半透膜を透過しない．また通常，固体では非結晶を示す．薬学分野において，高分子はすでに多く利用，応用されている．本章では，一般的な高分子の構造と性質を述べ，さらに製剤に汎用される高分子について述べる．

1) 高分子の分類

高分子はその生成起源により，天然高分子，合成高分子および半合成高分子に分類される．天然高分子は有機および無機高分子に分類される．天然有機高分子は多糖類，タンパク質，核酸などであり，これらを生体内での機能別にみると，構造維持，栄養貯蔵，化学反応の制御などの機能発現，遺伝情報の記憶および伝達などに分けられる．これら生命現象と密接に結び付いた高分子は生体高分子とも呼ばれる．生体高分子は合成高分子と異なり，一般的に分子量が均一であり，また化学組成，結合様式など，いわゆる1次構造が揃っており，後に述べる高次構造が規定されている．高次構造は生体内で機能を果たすために必要不可欠である．しかし，構造維持，栄養貯蔵をつかさどる高分子では，分子量の均一性，1次構造の同等性はそれほど厳密に保たれているわけではない．重合反応によって合成される合成高分子は，生体高分子と異なり，合成機構に基づく不均一性を有する．半合成高分子は天然高分子の化学修飾などにより誘導され，セルロース系高分子が多い．

2) 高分子の構造

a) 高分子鎖の構造

高分子は構成原子や原子団の種類とそれら結合様式によって定まる固有の化学構造を有している．これを高分子の1次構造といい，分子中の原子の配置を規定する．分子の形状に注目すると，線状，分枝状，網状高分子に分類される．高分子の性質はこの1次構造だけですべて決まるのではなく，高分子の2次構造やそれ以上の高次構造によって支配される．

3) 高分子溶液の性質

a) 高分子溶液の粘性と分子量

高分子を溶かすと，溶液の粘性は増加する．高分子溶液では単位容積あたりの質量濃度 C を用いて**還元粘度** η_{red} を定義する．還元粘度に関して，高分子を無限希釈（$C \to 0$）に外挿した値を**固有粘度（極限粘度）** $[\eta]$ という（**図4-8**）．還元粘度および固有粘度の次元は濃度の逆数である．

$$\eta_{red} = \frac{\eta_{sp}}{C} \tag{16}$$

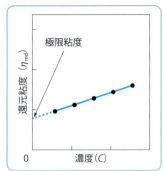

図 4-8　極限粘度

$$[\eta] = \lim_{C \to 0} \eta_{red} \cdot \ell = \lim_{C \to 0} \frac{\eta_{sp}}{C} \tag{17}$$

還元粘度は溶質間の相互作用（極端な場合には構造の形成）による影響も含んでいるのに対し，固有粘度は個々の粒子が独立に存在したときに系の粘度増加に与える効果を示している．

高分子の分子量 M とその溶液の固有粘度 $[\eta]$ との間には Mark-Houwink（マーク・フウィンク）の式（(3)式）が成立する．

$$[\eta] = KM^a \tag{18}$$

K および a はそれぞれ定数である．K と a の値が既知の場合には $[\eta]$ を測定すれば高分子の平均分子量がわかる．ただし K および a は，高分子の種類が同一でも，分子量の範囲，溶媒，温度によって変化するため注意を要する．求められた分子量は**粘度平均分子量** M_η という．

4）高分子の溶解

高分子は，溶解度パラメータの近い溶媒によく溶解する．高分子と親和性の低い溶媒を貧溶媒といい，高い溶媒を良溶媒という．貧溶媒中では高分子同士が集まり溶媒をはじき出そうとする．逆に良溶媒中では高分子はなるべく溶媒に接するようになるのでよく溶ける．このことは溶液中の高分子の大きさや形と大きく関わる．線状高分子の場合，親和性の高い良溶媒中では高分子は大きく広がり，貧溶媒中ではなるべく溶媒と接しないように収縮する．高分子が溶解すると溶液の相対粘度は増大し，高分子溶液の粘度は濃度とともに指数関数的に増加する．高分子溶液は，同じ質量濃度の低分子溶液と比較して，モル濃度が低く，浸透圧，沸点上昇や凝固点降下などの束一的性質の変化は小さい．上限臨界溶解温度 T_c を有する高分子の場合は，T_c 以上の温度では完全に溶解しているが，温度が T_c より低くなると均一な溶液は**相分離**を引き起こす．相分離は分子量に依存するため，高分子の分別に利用される．臨界条件に近い高分子溶液の温度を徐々に下げるか，貧溶媒を加え続けると，溶液中の高分子量成分から相分離し沈殿を生じる．相分離において，高分子の濃厚な溶液（コアセルベート）と高分子の希薄な溶液の 2 相に分離した液相が共存することを**コアセルベーション**という．分子量の不均一な合成高分子を溶媒に完全に溶かし，ゆっくりと温度を下げていくと，分子量の高いほうからコアセルベートが順番に分離される．あるいは，良溶媒中に均一に溶けている高分子に貧溶媒を少しずつ加えていくと，分子量の高いほうから順に，コアセルベートが得られる．たとえば水はポビドンの良溶媒である．この高分子の水溶液に貧溶媒

50 | 製剤の基礎物理化学

であるアセトンを少しずつ加えると，分子量の大きい順にコアセルベートを得る．これらの方法は，分子量の不均一な合成高分子から，分子量の均一な分画を得るために重要である．より均一な画分を得るには通常再分別を行う．

5) 高分子電解質溶液の性質

　高分子の鎖上に電離基を多数有するイオン性高分子を**高分子電解質**と呼ぶ．高分子電解質には負の電離基を持つ**陰イオン性高分子電解質**，正の電離基を持つ**陽イオン性高分子電解質**，正負両方の電離基を持つ**両性高分子電解質**がある．その電離基の相手の低分子イオンを対イオン，また，電離基と同符号の荷電を有する低分子イオンを副イオンと呼ぶ．水溶液中の高分子イオンは，電離基の存在のため，特徴ある挙動をする．

　①電離基間反発力のため，高分子鎖は非イオン性高分子と比較して顕著な広がりを示し，粘度が大きい．

　②高分子鎖上の電離基は隣接して存在するため，鎖の近傍は高電位で，対イオンと電離基間の強い結合が起こる．

　高分子電解質の中には，電離度の変化によって，可逆的に分子形態が変化するものがある．たとえば，ポリ-L-グルタミン酸は，酸側では α ヘリックス，アルカリ側ではランダムコイル状に転移する．

　高分子電解質は製剤のコーティング剤などに広く用いられている．たとえば，塩基性の解離基を有する高分子電解質は，酸側でイオン型になり水によく溶ける．また**セラセフェート（酢酸フタル酸セルロース）**など弱酸性基を有する高分子電解質は，アルカリ側で水に易溶性となる．前者の高分子は胃溶性（pH2〜3），後者は**腸溶性コーティング剤**として利用することができる．高分子水溶液は塩の添加で相分離を起こす．これは**塩析**と呼ばれ，添加された塩が高分子の水和水を引き抜くためである．高分子電解質は特に塩析を生じやすい．

　イオン性高分子は，溶媒中で周囲に反対符号のイオンが分布し**電気二重層**を形成している（p.35 **図3-5** 参照）．一般にイオン性高分子は，イオン間の静電的反発により水中で広がった形をとり，溶液の粘度は非イオン性高分子と比べて大きい．一方，塩の添加で電気二重層が圧縮されると，高分子鎖の静電的反発が小さくなるので収縮して小さくなり，粘度は低下する．

　両性高分子電解質であるタンパク質は，収縮した形をとる等電点で最も広がりが小さくなる．高分子溶液のコアセルベートは，高分子が電解質であるときはその電荷を中和して溶解性を低下させることにより生じさせることもできる．**コアセルベーション**は医薬品などの**マイクロカプセル化**に利用され，放出制御型製剤の製造などに広く応用されている（p.273 参照）．微粉末化した薬物（あるいは非混和性の液体）などをあらかじめ高分子溶液中に分散し，沈殿剤または塩折を起こす電解質を連続的に撹拌しながら添加するとコアセルベート液滴が薬物粒子を核としてそのまわりに付着し，高分子の被覆層が形成される．

6) 高分子ゲル

　高分子三次元網目の中に溶液が閉じ込められたものを一般に**高分子ゲル**と呼ぶ．水を分散媒とするゲルは**ハイドロゲル**（p.133, 194 参照）と呼ばれ，水以外のものを分散媒とする**リオゲル**と区別される．ゲルの架橋形態には，①共有結合，②イオン結合，③配位結合，④水素結合（α ヘリックス形成），⑤疎水部間のミセル形成などがある．**熱可逆性ゲル**はゾル-ゲル転移に伴い，熱量，粘弾性，旋光度，誘電率などの物性が顕著に変化する．**ゾル-ゲル転移**

温度はゲル物性の急激な変化点として求められる．ゾルからゲルへの転移温度(凝固温度)とゲルからゾルへの転移温度(融解温度)は，一般的に大きな差(ヒステリシス)を示す．凝固温度は過冷却現象などにより，再現性に乏しい．乾燥した寒天やゼラチンのようなキセロゲルを水に浸すと，水を吸い込み**膨潤**する．膨潤には，無限に膨潤が進み最後にはゾルとなる無限膨潤と，ある限度以上には膨潤しない有限膨潤がある．ゼラチンゲルは，溶液のpHが等電点近辺になると縮み，そこから離れるに従い，静電的反発力によりゲルは伸びる．ポリグルタミン酸は，溶液を酸性からアルカリ性に変えると，αヘリックスからランダムコイルに転移し，伸張する．この可逆変化を利用して力学的な仕事をすることができ，薬学分野では製剤の基剤として用いられている．選択分離膜や薬物の応答機能性徐放製剤への応用が今後期待される．

5 反応速度

学習の目標
- 反応次数と速度定数について説明できる.
- 微分型速度式と積分型速度式に変換できる.
- 代表的な反応次数の決定法を列挙し,説明できる.
- 代表的な(擬)1次反応の反応速度を測定し,速度定数を求めることができる.
- 代表的な複合反応(可逆反応,平行反応,連続反応など)の特徴について説明できる.
- 薬物の安定性(反応速度,複合反応など)や安定性に影響をおよぼす因子(pH,温度など)について説明できる.
- 反応速度と温度との関係を説明できる.
- 代表的な触媒反応(酸・塩基触媒反応,酵素反応など)について説明できる.
- 薬物の安定性を高める代表的な製剤的手法を列挙し,説明できる.

本項目では特に重要な式の背景に色をつけた.

a 化学反応速度論

医薬品の安定性は,単に薬効の保証という問題のみならず,その分解物による副作用の発現といった問題も含み,古くから重要な研究課題として検討がなされてきた.

医薬品の分解による変化について大別すれば,カビの発生などによる生物学的変化,エマルションの分離などに代表される物理化学的変化,そしてアンプル中の主薬の加水分解などの化学的変化などに分類できる.このうち,化学的変化は,薬物単独,製剤中,保存中など種々の条件における医薬品の分解を意味しており,医薬品の安定性と品質確保の予測に最も重要な因子である.このような化学的変化は**化学反応速度論**を用いて理論的に解析することができる.

1) 反応速度と反応次数

反応速度は単位時間あたりの反応物質の減少量や生成物の増加量で表される.一般に,薬品が分解していく場合,その分解速度は濃度の n 乗に比例する.$n=0$ の場合を **0次反応**,$n=1$ の場合を **1次反応**,$n=2$ の場合を **2次反応** と呼ぶ.反応速度を v,反応速度定数を k,濃度を A,初濃度を A_0,時間を t とすると,反応速度式は次のように表される.変化量の単位には通常,モル濃度が用いられる.

$$v = -\frac{dA}{dt} = kA^n \tag{1}$$

反応次数 n を確認する場合,速度式の積分型を用いると便利である.以下に薬物の変質や分解によく観測される反応次数について説明する.

a) 0次反応

A→Pにおいて反応速度はAの濃度変化にかかわらず一定値をとる．
すなわち

$$-\frac{dA}{dt} = k \tag{2}$$

となる．積分型は

$$A = A_0 - kt \tag{3}$$

となる．Aを縦軸に，反応時間tを横軸に実測値をプロットすれば，切片はA_0となり，勾配から速度定数kを求めることができる．0次の速度定数kの単位は**濃度・時間$^{-1}$**である．

b) 擬0次反応

A→Pにおいて1次反応で分解する薬物が過剰に存在し，かつ薬物の固体表面からの溶解速度が十分に速い場合，分解した薬物は固体の薬物表面からの速やかな溶解により補充されるため，固体溶液中の薬物濃度Cは常に溶解度(飽和溶液濃度)C_sに保たれる(**図5-1**①～③)．①～③までは溶解による補充があるため見かけ上0次反応に従って分解していく．③で固体薬物の溶解による補充がなくなる時点(**図5-1**③)以後の④の領域では溶液中の薬物は1次反応に従って分解することになる(**図5-1**④)．

このような薬物は，見かけ上0次反応に従って分解し，反応速度は

$$-\frac{dA}{dt} = k \cdot C_s = k' \tag{4}$$

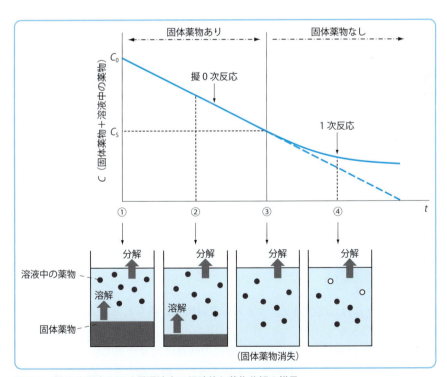

図5-1　擬0次反応を示す懸濁液中の経時的な薬物分解の様子
ここでは懸濁液中の懸濁粒子(固体薬物)と溶解した物質(溶液中の薬物)とに分けて，経時的な薬物分解の様子を示しているため，実際の懸濁液の状態とは異なる．

54 | 製剤の基礎物理化学

と表され、擬0次反応と呼ばれる。

これは、アスピリンの水性懸濁液やプロカインベンジルペニシリン懸濁液の分解でみられる反応である。

c) 1次反応

Let's try!
☑ p.75,
問20

A→P において反応速度は、反応物の濃度に比例する。

$$-\frac{dA}{dt} = kA \tag{5}$$

積分すると、

$$A = A_0 e^{-kt} \tag{6}$$

$$\ln A = \ln A_0 - kt \tag{7}$$

$$\log A = \log A_0 - \frac{kt}{2.303} \tag{8}$$

1次反応では、濃度 A が反応時間 t に対し指数関数的に減少する。これに対し、A の対数を t に対してプロットすると、直線関係が得られる。この勾配から速度定数 k を求めることができる。k の単位は**時間**$^{-1}$である。

医薬品の分解反応の中には、実際には2次反応以上の高次反応であっても、次に述べるような見かけ上1次反応として取り扱うことのできるものが多い。

d) 擬1次反応

A＋B→P の反応において、B が過剰に存在する場合、B は見かけ上一定とみなすことができる。たとえば、アスピリン水溶液の加水分解では、アスピリン分子に作用する水は過剰に存在すると考えられる。そのため、アスピリン水溶液の加水分解は見かけ上1次反応に従う。1つ以上の物質が関与して、全体の反応次数が1次でないのに、見かけ上1次として観測される場合を擬1次反応という。また、このときの k' を擬1次速度定数という。ここで $[H_2O]$ は水分子の濃度である。

$$-\frac{dA}{dt} = k[H_2O]A = k'A \tag{9}$$

e) 2次反応

A＋B→P の反応において、反応速度は反応物の濃度の2乗に比例する。

$$-\frac{dA}{dt} = kA^2 \tag{10}$$

積分すると、

$$\frac{1}{A} = \frac{1}{A_0} + kt \tag{11}$$

A の逆数を t に対してプロットすると、直線関係が得られる。この勾配から速度定数 k を求めることができる。

また、初濃度が等しく、一定時間経過後の残存濃度 A が等しいときの薬物の分解が、見かけ上0次、1次、2次反応のいずれかによって分解するとき、濃度変化と時間との関係は**図5-2**のようになる。

t 以前での安定性は0次、1次、2次の順になるが、t 以後では逆転して、2次、1次、0次

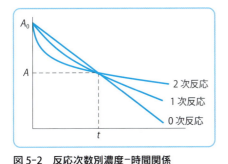

図5-2 反応次数別濃度－時間関係

表5-1 tを境とする逆転現象

薬物	t以前	t以後
残存率	2次<1次<0次	0次<1次<2次
分解率	0次<1次<2次	2次<1次<0次
安定性	2次<1次<0次	0次<1次<2次

の順に安定性は低くなる（表5-1）．

2) 半減期 half life

Let's try!
p.75, 問21

　反応速度定数に代わるものとして，**半減期** $t_{1/2}$ が用いられる．半減期とは，薬物の初濃度が半分になるまでの時間をいう．反応速度定数よりも理解しやすいので，製剤の安定性の目安としてよく用いられる．半減期は反応の次数によって，初濃度に依存する場合としない場合がある．

　半減期において $A = A_0/2$ であるから，0次反応では

$$t_{1/2} = \frac{A_0 - \frac{1}{2}A_0}{k} = \frac{A_0}{2k} \tag{12}$$

となる．
　1次反応では，

$$\log\left(\frac{A_0/2}{A_0}\right) = \log\frac{1}{2} = -\frac{k}{2.303}t_{1/2} \tag{13}$$

となる．これより

$$t_{1/2} = \frac{2.303\log 2}{k} = \frac{0.693}{k} \tag{14}$$

が得られる．
　半減期と初濃度の関係はそれぞれの反応に特有で，たとえば0次反応では半減期は初濃度に比例するが，1次反応では初濃度には無関係である．また，半減期から速度定数が算出できる．
　薬物の安定性の目安として，半減期のほかに，10%分解（90%残存）する時間も用いられる．10%分解時間を $t_{10\%}$（有効貯蔵期間）とすると，1次反応では次の関係式が得られる．

$$t_{10\%} = \frac{0.105}{k} \tag{15}$$

　上述の0次，1次，2次反応の速度式，積分式，半減期などをまとめて**表5-2**に示す．

3) 反応次数の決定法

　反応次数は以下のような方法で決定することができる．

56 | 製剤の基礎物理化学

表 5-2 反応速度式のまとめ

速度式	積分式	半減期	反応速度定数
0 次反応 $-\dfrac{dA}{dt}=k$	$A=-kt+A_0$ 傾き：$-k$	$t_{1/2}=\dfrac{A_0}{2k}$ 半減期は初濃度に比例	$k=\dfrac{A_0}{2t_{1/2}}$ 単位：濃度・時間$^{-1}$
1 次反応 $-\dfrac{dA}{dt}=kA$	$\ln A=-kt+\ln A_0$ 傾き：$-k$	$t_{1/2}=\dfrac{0.693}{k}$ 半減期は初濃度に無関係	$k=\dfrac{0.693}{t_{1/2}}$ 単位：時間$^{-1}$
2 次反応 $-\dfrac{dA}{dt}=kA^2$	$1/A=kt+1/A_0$ 傾き：k	$t_{1/2}=\dfrac{1}{A_0 k}$ 半減期は初濃度に反比例	$k=\dfrac{1}{A_0 t_{1/2}}$ 単位：濃度$^{-1}$・時間$^{-1}$

a) 代入法

　反応時間と，そのときの濃度を積分式に代入して，一定の k が得られたとき，その式の次数を反応次数とする方法である．また，このとき得られた k が反応速度定数になる．

b) グラフ法

　反応時間と濃度の関係をプロットしたとき，直線関係になるグラフをみつけることによって反応次数を決定する方法である．時間に対して濃度そのものの値をプロットしたときに，直線になれば 0 次反応，濃度の対数が直線になれば 1 次反応，濃度の逆数が直線になれば 2 次反応と決定できる．この方法で求めた速度定数は精度が劣るが，簡便に求められるという利点がある．

c) 半減期法

　n 次反応においては，初濃度が等しければ，速度式は次のように表される．

$$-\frac{dA}{dt}=kA^n \tag{16}$$

これを積分し，$t=0$，$A=A_0$ を代入すると，

$$\frac{1}{A^{n-1}}=(n-1)kt+\frac{1}{A_0^{n-1}} \tag{17}$$

となる（$n\neq1$）．半減期は次式で求められる．

$$t_{1/2} = \frac{2^{n-1}-1}{k(n-1)A_0^{n-1}} \tag{18}$$

対数をとると

$$\log t_{1/2} = (1-n)\log A_0 + \log\left\{\frac{2^{n-1}-1}{k(n-1)}\right\} \tag{19}$$

この式から，縦軸に $\log t_{1/2}$，横軸に $\log A_0$ をプロットすると，勾配が $(1-n)$ の直線が得られるので，次数を求めることができる．

4) 複合反応

実際，医薬品の分解反応は単純な素反応では表すことができないことが多い．1つの反応物から2つ以上生成する場合や，いくつかの素反応がいろいろと組み合されて進行する場合がある．このような反応を**複合反応**という．これらには**可逆反応**，**逐次反応**，**併発反応**があり，各反応の組み合わせによって分解反応が起こっている．

a) 可逆反応

$$A \underset{k_2}{\overset{k_1}{\rightleftarrows}} B$$

正反応とその逆反応が進む反応である．平衡反応がこれにあたる．

A→B も B→A も1次反応で進行するとき，反応速度は

$$-\frac{dA}{dt} = \frac{dB}{dt} = k_1 A - k_2 B \tag{20}$$

平衡濃度をそれぞれ A_{eq}, B_{eq} とすると，

$$\ln\frac{A_0 - A_{eq}}{A - A_{eq}} = (k_1 + k_2)t \tag{21}$$

また，反応の平衡定数は

$$K_{eq} = \frac{k_1}{k_2} = \frac{B_{eq}}{A_{eq}} = \frac{A_0 - A_{eq}}{A_{eq}} \tag{22}$$

各反応の A および B あるいは C の経時変化の様子を**図 5-3** に示した．

b) 逐次反応

$$A \xrightarrow{k_1} B \xrightarrow{k_2} C$$

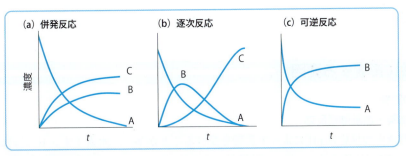

図 5-3　複合反応

薬物 A が B を経て，生成物 C になる反応である．この反応は**連続反応**とも呼ばれる．

$$-\frac{dA}{dt} = k_1 A \tag{23}$$

$$\frac{dB}{dt} = k_1 A - k_2 B \tag{24}$$

$$\frac{dC}{dt} = k_2 B \tag{25}$$

積分すると

$$A = A_0 e^{-k_1 t} \tag{26}$$

$$B = A_0 \frac{k_1}{k_2 - k_1}(e^{-k_1 t} - e^{-k_2 t}) \tag{27}$$

$$C = A_0 \left(1 - \frac{k_2 e^{-k_2 t} - k_1 e^{-k_1 t}}{k_2 - k_1}\right) \tag{28}$$

全体の反応は，k_2 と k_1 を比べたときの値の小さいほうに支配されるが，この最も遅い段階を**律速段階**という．

c） 併発反応

$$A \underset{k_2}{\overset{k_1}{<}} \begin{matrix} B \\ C \end{matrix}$$

2 種類以上の反応が同時に起こる反応である．
反応速度は

$$-\frac{dA}{dt} = (k_1 + k_2)A \tag{29}$$

$$\frac{dB}{dt} = k_1 A \tag{30}$$

$$\frac{dC}{dt} = k_2 A \tag{31}$$

これらの式を 1 次反応と同様に扱うと

$$A = A_0 e^{-(k_1 + k_2)t} \tag{32}$$

また，B，C の生成比は

$$\frac{B}{C} = \frac{k_1}{k_2} \tag{33}$$

となる．B と C の生成比は時間に関係なく，速度定数のみに依存する．したがって，B と C の濃度比と k より，k_1，k_2 を求めることができる．

b　安定性に影響する要因

1） pH の影響

a） 特殊酸・塩基触媒反応

水溶液中の反応は pH によって影響を受けることが多い．水素イオン H^+（特殊酸），水酸イオン OH^-（特殊塩基）によって触媒されるためで，これを**特殊酸・塩基触媒**という．物質

Aが1次でこの触媒反応を受けるとすると，反応速度は一般に

$$-\frac{d[A]}{dt} = k_{obs}[A]$$
$$= k_{H^+}[H^+][A] + k_{OH^-}[OH^-][A] + k_0[A] \quad (34)$$

k_{obs}：見かけの速度定数，k_{H^+}, k_{OH^-}：H^+およびOH^-の触媒反応による速度定数，k_0：無触媒または溶媒のH_2Oに触媒される反応の速度定数

で表される．pHが一定ならば見かけの速度定数k_{obs}は定数であるので，見かけ上1次反応で進行する．

酸性側では$k_{H^+}[H^+] \gg k_{OH^-}[OH^-]$および$k_{H^+}[H^+] \gg k_0$となり，

$$k_{obs} = k_{H^+}[H^+] \quad (35)$$

となる．対数をとると，

$$\log k_{obs} = \log k_{H^+} - pH \quad (36)$$

となる．$\log k_{obs}$をpHに対してプロットすれば，勾配が−1の直線が得られる．

アルカリ性側では

$$k_{obs} = k_{OH^-}[OH^-] = K_w/[H^+] \quad (37)$$

となる．ここで，K_wは水のイオン積であり$K_w = [H^+][OH^-]$である．対数をとると，

$$\log k_{obs} = \log k_{OH^-} + pH - pK_w \quad (38)$$

となる．$\log k_{obs}$をpHに対してプロットすれば，勾配が＋1の直線が得られる．

$k_0 \gg k_{H^+}[H^+]$および$k_0 \gg k_{OH^-}[OH^-]$の場合には

$$k_{obs} = k_0 \quad (39)$$

となる．$\log k_{obs}$をpHに対してプロットすれば，横軸に平行な直線が得られる．

$\log k_{obs}$とpHの関係をプロットしたものを**pHプロファイル**という（**図5-4**）．この図から，

① 反応がどのようにpHに依存するか．
② 反応が最も遅いpHはいくらか（その物質が最も安定に保存できるpHはいくらか）．
③ どのような反応機構で進んでいるか．

などの情報を得ることができる．

b) 一般酸・塩基触媒反応

反応がpHの影響を受ける場合には，反応液中のpHが一定に維持できるように緩衝液が用いられる．しかし，緩衝液中の酸・塩基成分が一般酸・塩基触媒として作用し，反応を促進することがある．物質が最も安定なpHを維持させる目的で用いた緩衝液が，反応を促

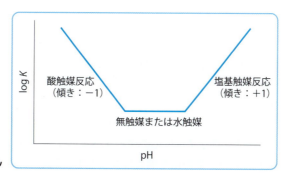

図5-4 pHプロファイル

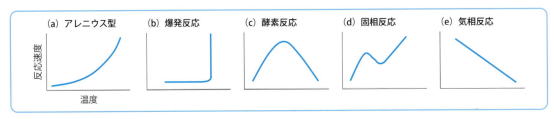

図 5-5 反応速度と温度の関係

してしまうことがあるため，触媒作用の少ない緩衝液を使用する，緩衝液塩濃度を低くするなどの工夫が必要である．

2) 温度の影響（アレニウス式）

Let's try!
☑ p.75,
問 22

温度を高くすると，一般に反応速度は大きくなる．反応速度と温度との関係にはいろいろなものがある（図 5-5）．最も一般的な反応は（a）で示されるアレニウス（Arrhenius）型反応であり，アレニウス式に従う．（b）～（e）は非アレニウス型の反応例である．（b）はある温度になると急激に反応速度が増大する**爆発反応**，（c）は反応に最適温度が存在する酵素反応，（d）は表面吸着を伴う**固相反応**，（e）はある種の**気相**にみられる．

アレニウス型反応では，温度が 10℃ 以上上昇すると反応速度が約 2～3 倍になるといわれている．反応の速度定数（k）と絶対温度（T）の関係は次式で示され，アレニウス式と呼ばれている．アレニウス式は，1 次反応に限らず，通常の均一反応で成立する．

$$k = A \cdot e^{-\frac{E_a}{RT}} \tag{40}$$

両辺の自然対数をとると，

$$\ln k = \ln A - \frac{E_a}{RT} \quad \text{さらに，} \quad \ln k = -\frac{E_a}{R} \cdot \frac{1}{T} + \ln A \tag{41}$$

R：気体定数（1.987 cal/mol），A：頻度因子（A の次元は k と同じ）

この式から **T が大きいほど，また E_a が小さいほど反応速度は大きくなる**．このような反応は，反応の山（遷移状態）を越えなければならず，系は活性化エネルギー（E_a）以上のエネルギーを持たなければ反応が起こらない．反応前より反応後のほうがポテンシャルエネルギーが低い場合（$\Delta H<0$）は**発熱反応**，高い場合（$\Delta H>0$）は**吸熱反応**である．

アレニウス式に従う反応では，温度を変えて測定した反応速度定数 $\ln k$ を Y 軸に，$1/T$ を X 軸にプロットしたとき，図 5-6 のように直線となる．これをアレニウスプロットという．その傾きから活性化エネルギー E_a を，切片から頻度因子 A を求めることができる．

アレニウスプロットにより，薬物のある温度での分解速度を予測することができる．薬物の 2 点以上の実験値（$\ln k$）より，頻度因子 A と活性化エネルギー E_a を求めれば，ある温度下での安定性（$\ln k$）の予測が可能である．図 5-7 は抗生物質 A についての実験値（$\ln k$）より，アレニウスプロットを作成した例である．

3) イオン強度

反応が緩衝液成分や，電解質を含む反応液中で起こる場合には，反応速度にイオン強度が影響する．イオン強度 I は反応液中のすべてのイオン種についてそれぞれのイオンのモル濃度 C と原子価 Z の 2 乗の積を加えたものの 1/2 で表される．

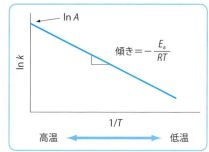

図5-6 アレニウスプロット

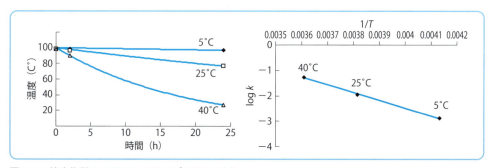

図5-7 抗生物質Aでのアレニウスプロットの例

$$I = \frac{1}{2} \sum C_i Z_i^2 \tag{42}$$

ここで，解離性のある物質A，BがそれぞれZ_A，Z_Bの電荷を持つとき，その反応の反応速度は，反応液のイオン強度の影響を受ける．反応速度kとイオン強度の関係式は，次のように表される．

$$\log k = \log k_0 + 1.02\, Z_A Z_B \cdot \sqrt{I} \tag{43}$$

k_0：$I=0$のときの速度定数，Z_A, Z_B：AおよびBの電荷，I：イオン強度

同種イオン同士の反応では$Z_A Z_B > 0$となり，溶液のイオン強度の増大とともに反応速度は増大する．異種イオン同士の反応では$Z_A Z_B < 0$となり，イオン強度が増大すれば反応速度は減少する．

4) 誘電率

溶媒の**誘電率**は反応速度に影響を与える．

$$\log k = \log k_\infty - k \cdot Z_A \cdot Z_B \cdot \frac{1}{\varepsilon} \tag{44}$$

k：速度定数，ε：誘電率，k_∞：$\varepsilon = \infty$のときの反応速度定数，
Z_A, Z_B：AおよびBの電荷

水にアルコールなどの有機溶媒を添加すると，誘電率は低下する．このとき同種イオン同士の反応では反応速度は低下し，異種イオン同士の反応では増大する．

c 衝突説・遷移状態理論

1) 衝突説（衝突理論）

衝突説でいう衝突とは，分子などの粒子の衝突のことである．反応の速さは，反応に関わる分子などの単位時間あたりの衝突数が大きければ大きいほど速くなる．具体的には，①反応に関わる物質の濃度，②反応に関わる物質を構成する粒子の熱運動（温度）などが影響する．

2) 遷移状態理論

活性化エネルギーの山の頂点（**遷移状態**）を越えなければ反応は進まない．活性化エネルギー以上のエネルギーが必要になる（**図 5-8**）．

触媒添加により，反応の速さが大きな影響を受ける．触媒添加により，新しい反応経路をつくることができる．経路が異なると，①素反応は異なる，②反応熱（ΔH）は同じ，③活性化エネルギー（E_a）は異なる．

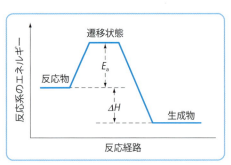

図 5-8　反応系のポテンシャルエネルギー変化

d 薬物と製剤材料の安定性に影響する要因と安定化法

薬物が不安定な場合には，それぞれの分解反応機構に応じた，安定化の方策をとらなければならない．

1) 用時溶解

水溶液中で容易に加水分解される薬物などは，薬物を凍結乾燥した粉末で保存し，用時に溶解して用いる方法がある．

例）アスピリン，プロカイン，スキサメトニウム塩化物水和物，ブチルスコポラミン臭化物など，構造中にエステルを有する薬物．ニコチン酸アミド，プロカインアミド塩酸塩など，アミド結合を有するもの，ペニシリン類やセファロスポリン類などラクトン環を有するものが多い．

2) 抗酸化剤

空気中の酸素や溶液中の溶存酸素によって自動酸化されやすい薬物は，抗酸化剤（p. 144 **表 4-7**，安定化剤参照）を製剤中に添加する方法がある．自動酸化は重金属や光によるラジカル生成を伴う．抗酸化剤としては，それ自身が酸化されやすい亜硫酸水素ナトリウム，アスコルビン酸トコフェロール，ヒドロキノンなどがある．また，自動酸化を触媒する重金属を

捕捉するキレート剤として，エデト酸ナトリウム水和物（EDTA），クエン酸，酒石酸などを添加したり，空気を窒素で置換する方法もある．

例）　チアミン塩化物塩酸塩，アドレナリン，レチノール酢酸エステル，ニフェジピン

3）　遮光保存

光に対して不安定な薬物は，**遮光容器**に保存する（p. 263 **表 16-2** 参照）．

例）　ニフェジピン，ニトログリセリン，クロルプロマジン，ビタミン類など

4）　保存条件，溶液条件の安定化

反応速度に影響をおよぼす各種の要因を検討して，pH，緩衝塩，イオン強度，温度などを最も安定な条件に設定することによって薬物の分解を抑制する方法がある．

5）　難溶性塩の形成

水溶液中で不安定な薬物は，懸濁液とすることで溶解している薬物濃度を低くする方法がある．このときの薬物の反応速度は，**擬 0 次反応**に従う．

例）　ベンジルペニシリン（プロカインと難溶性の塩を形成）

6）　複合体の形成

薬物と添加物が分子間相互作用（疎水結合，水素結合，包接など）することによって，複合体を形成させ，H^+，OH^-，H_2O による分解を受けにくくして安定化する方法がある．

a）　錯体の形成

加水分解を受けやすいエステル結合やアミド結合を持つ薬物は，複合体を形成することで分解を抑制することができる．この分解は，エステルやアミド部分に OH^- や H_3O^+ が近づくことによって起こる．複合体の形成は OH^- や H_3O^+ が近づくのを抑制するため，分解反応が起こりにくくなり，薬物の安定化が図れる．

例）　ベンゾカイン，プロカイン，テトラカインとカフェイン（複合体の形成）
　　　リボフラビンとピラゾロン類（錯体の形成）
　　　リボフラビンとフェノール類（水素結合の形成）

b）　包接化合物

分子内に空洞を有する化合物（ホスト分子）に薬物（ゲスト分子）を包接させて安定化する方法で，例としてシクロデキストリンがある．シクロデキストリンは 0.6～1 nm の空洞を持ち，その空洞内に薬物を取り込んで包接化合物を形成する（p. 19 参照）．この包接化合物により，薬物は外部からの攻撃を受けにくくなる．シクロデキストリンは環状オリゴ糖で，親水性であるが空洞は疎水性であるため，薬物の疎水性部分を包接する．

例）　アルプロスタジルアルファデクス

c）　ミセル形成（界面活性剤）

薬物が界面活性剤のミセルに取り込まれると，包接化合物と同様の原理で薬物の分解が抑制される（p. 31 参照）．

例）　ベンゾカイン

6 医薬品の修飾

学習の目標
- 代表的なプロドラッグを列挙し，そのメカニズムと有用性について説明できる．
- 吸収におよぼす薬物・製剤側の因子について説明できる．

a 代表的なプロドラッグとそのメカニズム・有用性

　薬物が生体内に投与されてから，作用部位に到達するまでにはさまざまな関門（薬物の溶解性，消化管粘膜透過性，組織移行性など）がある．ほとんどの場合，作用部位に到達できる薬物はわずかであり，作用部位以外の全身に分布する．これらの関門をクリアし，作用部位のみ，またはなるべく多く作用部位に到達させるために工夫がされており，**薬物送達システム**（drug delivery system：DDS）といわれている（詳細は p. 272 参照）．
　プロドラッグとは，DDS の考え方の 1 つであり，薬物の持つ欠点を改善するために，その化学構造に修飾を施し，化学的・物理的性質を変えた薬物の前駆体である．
　プロドラッグは，それ自身は薬理活性を持たず，投与後生体内で酵素的・非酵素的（化学的）に分解して親薬物となる．**図 6-1** に示したように，親薬物として極性が高い薬物があった場合，修飾基を導入することで，脂溶性を向上させて生体膜を透過させる．その後酵素的・非酵素的な反応によりプロドラッグは親化合物に復元する．プロドラッグは親化合物の欠点を改善し，作用部位になるべく多くの薬物を到達させることを目的としている（**表 6-1**）．プロドラッグの代表的な例を**表 6-2** に示した．

Let's try!
p.75, 76, 問 24, 問 25

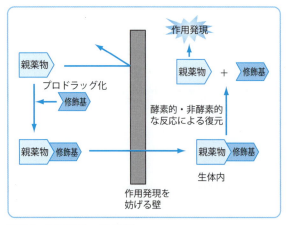

図 6-1　プロドラッグの概念

表 6-1　プロドラッグの目的

製剤的な問題の改善	体内動態の改善
① 安定性の向上 ② 溶解性の改善 ③ 矯味	① 副作用の軽減 ② 吸収性の改善 ③ 作用の持続化 ④ 特定部位への分布の改善

表 6-2　プロドラッグの種類（次ページへつづく）

目的	プロドラッグ	親化合物
吸収性の改善	バカンピシリン bacampicillin	アンピシリン ampicillin
	カリンダシリン carindacillin	カルベニシリン carbenicillin
	カルフェシリン carfecillin	
	バラシクロビル塩酸塩 valaciclovir hydrochloride	アシクロビル aciclovir
	テモカプリル塩酸塩 temocapril hydrochloride	テモカプリラート temocaprilat
	フルスルチアミン fursultiamine	チアミン thiamine
経口投与可能	エリスロマイシンエチルコハク酸エステル erythromycin ethylsuccinate	エリスロマイシン erythromycin
	エチニルエストラジオール ethinylestradiol	エストラジオール estradiol

66 | 製剤の基礎物理化学

表6-2 プロドラッグの種類（次ページへつづく）

目的	プロドラッグ	親化合物
標的組織で活性化	フルオロウラシル fluorouracil	ドキシフルリジン doxifluridine
副作用の軽減	インドメタシン indomethacin	アセメタシン acemetacin
体内移行の改善	ドパミン dopamine	レボドパ levodopa
溶解性の改善	ヒドロコルチゾン hydrocortisone	ヒドロコルチゾンコハク酸エステルナトリウム hydrocortisone sodium succinate
作用の持続化	フルオロウラシル fluorouracil	テガフール tegafur カルモフール carmofur
	カプトプリル captopril	アラセプリル alacepril
	テストステロン testosterone	テストステロンエナント酸エステル testosterone enanthate テストステロンプロピオン酸エステル testosterone propionate
	プレドニゾロン prednisolone	プレドニゾロン酢酸エステル prednisolone acetate

6 医薬品の修飾 **67**

表6-2　プロドラッグの種類(つづき)

目的	プロドラッグ	親化合物
苦味の改善	キニーネエチル炭酸エステル quinine ethyl carbonate	キニーネ quinine
	クロラムフェニコールパルミチン酸エステル chloramphenicol palmitate	クロラムフェニコール chloramphenicol

1)　吸収性の改善・経口投与可能

　　経口投与は一般的な投与経路であり，多くの薬物に適用されている．消化管から吸収され
やすい薬物の性質としては，極性が低い(イオン化していない)，適度な水溶性と脂溶性のバ
ランス，消化酵素に安定などがある．たとえば，アンピシリンは消化管で両性イオンとして
存在するので，極性が高く吸収されにくい．そこで**バカンピシリン**とすることで脂溶性を増
加させ吸収性を改善している．チアミンも同様で，チアミンは第四級アンモニウム塩のため
脂溶性が低いが，**フルスルチアミン**とすることにより脂溶性を高めている．また，胃液に不
安定なエリスロマイシンのプロドラッグとして**エリスロマイシンエチルコハク酸エステル**が
ある．エリスロマイシンエチルコハク酸エステルは酸に不溶性のため，胃内で分解を受け
ず，腸内で分解してエリスロマイシンとなる．バラシクロビルはアシクロビルにL-バリン
をエステル結合することにより，消化管に存在するペプチドトランスポーター(PEPT1)に認
識され，吸収が促進される．

2)　体内移行の改善

a)　特定細胞へのターゲティング

　　ある特定の細胞にのみ存在している酵素によって分解されるプロドラッグであれば，その
細胞のみで作用を発現することが可能になる．たとえば，抗がん薬の**ドキシフルリジン**は腫
瘍細胞内で高い酵素活性を示すといわれているピリミジンヌクレオシドホスホリラーゼに
よってフルオロウラシルとなる．

b)　脳へのターゲティング

　　薬物が脳内へ移行するためには，血液脳関門(blood-brain barrier：BBB)を通過する必要が
ある．たとえば，抗パーキンソン薬の**レボドパ**がある．ドパミンは血液脳関門を通過できな
いが，ドパミンの前駆体であるレボドパは α-アミノ酸であるため血液脳関門を通過し，脳
内へ移行する．脳内でレボドパは芳香族アミノ酸デカルボキシラーゼによってドパミンとな
り，作用を発現する．

3)　副作用の軽減

　　例として，インドメタシンのプロドラッグである**アセメタシン**がある．インドメタシンな
どの非ステロイド性抗炎症薬(NSAIDs)はシクロオキシゲナーゼ(COX)を阻害し，胃粘膜に
おいてプロスタグランジン産生を低下させることにより，胃障害を起こすことがある．アセ

68 | 製剤の基礎物理化学

メタシンはそれ自身に COX 阻害作用はなく，体内に吸収された後，肝臓でインドメタシンに代謝されて効力を発揮するため，胃障害の副作用を起こしにくい．

4) 溶解性の改善

難溶性薬物にスルホン酸基，リン酸基などを導入し，それらをナトリウム塩にすることによって溶解度を上昇させることが可能になる．たとえば，ヒドロコルチゾンにコハク酸基を導入し，ナトリウム塩とした**ヒドロコルチゾンコハク酸エステルナトリウム**は溶解しやすくなり，静注または筋注が可能となる．ほかにリボフラビンにリン酸基を導入し，ナトリウム塩とした**リボフラビンリン酸エステルナトリウム**などがある．

5) 作用の持続化

アラセプリルはアンジオテンシン変換酵素阻害薬で降圧作用を持つカプトプリルのプロドラッグである．アラセプリルは経口投与後，体内でデアセチルアラセプリルを経てカプトプリルになるが，その反応が遅いために持続性を示す．また，デアセチルアラセプリルは動脈血管壁へ良好に移行し，末梢交感神経系を抑制することも，降圧作用や持続性に関与していると考えられる．

テガフールはフルオロウラシル(5-FU)の代表的プロドラッグであり，フルオロウラシルと比べ脂溶性が高いので，吸収性がよい．テガフールは肝臓の代謝酵素で 5-FU に分解され，抗腫瘍作用を示す．

6) 苦味の改善

クロラムフェニコールは非常に苦い抗生物質で，その苦味を軽減するためのプロドラッグが**クロラムフェニコールパルミチン酸エステル**である．クロラムフェニコールパルミチン酸エステルはクロラムフェニコールをパルミチン酸でエステル化し，水に溶けにくくしたものである．クロラムフェニコールパルミチン酸エステルは消化管内で分解され，クロラムフェニコールとなり抗菌作用を示す．ほかに，キニーネのプロドラッグである**キニーネエチル炭酸エステル**がある．

b 吸収に影響をおよぼす薬物・製剤側の因子

薬物の生体膜透過への影響は，薬物自体の因子である脂溶性，分子量，pH 分配仮説などと，製剤化の因子である溶解性，消化管での安定性，可溶化などがある．

1) 薬物側の因子

a) pH 分配仮説

多くの薬物は水溶液の状態で弱電解質である．このような弱電解質は溶液の pH により分子形(非解離形)からイオン形(解離形)に解離し，溶解度は溶液の pH に大きく変化する．つまり，吸収部位の pH での分子形の割合や，またその分子形の脂溶性の程度により，吸収速度が決まってくる．この場合，分子形のほうがイオン形に比べて消化管吸収されやすい．このように薬物の解離状態や分配係数により吸収が支配されることを，**pH 分配仮説**という．

弱酸性薬物の場合，pK_a の大きいものほど吸収されやすく，弱塩基性薬物の場合，pK_a の小さいものほど吸収されやすい．

2) 製剤側の因子

a) 溶解速度

溶解速度が律速段階となる一般的な薬物の場合，溶解速度を増大させ吸収させやすくするために，表面積や溶解度を増大する方法がある．溶解性の改善には，粒子径や結晶形の工夫，溶解補助剤(p. 19 参照)，複合体を形成する**シクロデキストリン**(p. 19 参照)，可溶化する界面活性剤などが用いられている．

(i) 無晶形

無晶形とは，結晶状態を持たないことをいい，このような固体は明瞭な融点を示さない．無晶形は結晶形に比べて溶解性がよいが，時間の経過により安定形への転移が起こる．そのため，無晶形での溶解度は長時間持続せず，時間の経過とともに安定形の溶解度にまで低下する．無晶形の実用例として，インスリン亜鉛製剤(たとえば無晶性インスリン亜鉛水性懸濁注射液)がある．

(ii) 複合体形成

異種の化合物分子間に何らかの相互作用(ファンデルワールス力，疎水結合，水素結合など)が働いて生じた化合物を複合体という．複合体には分子複合体，包接化合物，そして錯体がある．

分子複合体の代表的な例として，安息香酸ナトリウム，サリチル酸ナトリウムはカフェインの溶解補助剤となることが知られている(p. 19 参照)．これは，カフェインと安息香酸ナトリウムの間に相互作用が働き，水に溶けやすい分子複合体を形成するためである．この分子複合体の結合力は一般的に弱いので，単離することは難しいが，固体として単離されたものを**分子複合体**という．

水溶液中で A と B が 1：1 で複合体を形成すると，反応式は次のように表される．

$$A + B \rightleftharpoons AB$$

この反応の**平衡定数(安定度定数)** K は

$$K = \frac{[AB]}{[A][B]}$$

で求めることができる．

図 6-2 は，一定過剰の薬物 A に種々の濃度の溶解補助剤 B を加えたときの薬物 A の溶解度の変化を示したグラフである．

B の濃度が 0 のときの薬物 A の溶解度を $[A]_0$ とし，薬物 A の水溶液に溶解補助剤 B を $[B]_1$ 加えたときの薬物 A の溶解度が $[A]_1$ であるとすると，

$$[AB] = [A]_1 - [A]_0$$
$$[A] = [A]_0$$
$$[B] = [B]_1 - [AB] = [B]_1 - ([A]_1 - [A]_0)$$

となり，K を求めることができる．

たとえば**図 6-2** に示したように，溶解補助剤 B の濃度が 0.5 mol/L のとき，

$$[AB] = 0.3 - 0.1 = 0.2 \, (mol/L)$$
$$[A] = 0.1 \, (mol/L)$$
$$[B] = 0.5 - (0.3 - 0.1) = 0.3 \, (mol/L)$$

したがって

$$K = \frac{0.2}{0.1 \times 0.3} = 6.67 \, (L/mol)$$

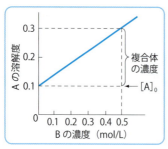

図6-2 複合体形成によるAの溶解度の増加

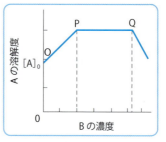

図6-3 複合体形成によるAの溶解度変化

点Pまでは複合体形成により見かけ上溶解度が増加する．点Pでは形成された複合体が飽和濃度に達し，Aの溶解度は一定となる．さらにBを加えていくと，点Qに達する．点Pから点Qまでに形成された過剰な複合体は沈殿する（**図6-3**）．

①点O（溶解補助剤Bの濃度が0のとき）

薬物Aの溶解度は$[A]_0$であり，溶解平衡が成立している．

$$A（固体）\rightleftarrows A（水溶液）$$

②点Oから点P

$$A+B \rightleftarrows AB（水溶液）$$
$$\updownarrow$$
$$A（固体）$$

この場合のAの溶解度は$[A]_0$と$[AB]$を合わせたものである．Aの溶解度は分子複合体の形成により増加し，Aの固相は減少する．

③点Pから点Q

$$A+B \rightleftarrows AB（水溶液）$$
$$\updownarrow \quad\quad \updownarrow$$
$$A（固体）\quad AB（固体）$$

このとき，複合体ABは飽和濃度に達しAの溶解度は見かけ上一定となる．これ以上Bを加えても，これは見かけ上，固相のAと結合した形で固体の複合体ABとなる．Bの増加は固相において，Aの減少と複合体ABの増加をもたらすため，溶液の組成は変化しない．点Qに達したとき，Aの固相は消失する．

ここで，点Pの状態で固相に残存するAの量と，このAをすべて固体の複合体に変えるのに必要なBの量からAとBの結合モル比を求めることができる．

④点Q以降

$$A+B \rightleftarrows AB（水溶液）$$
$$\updownarrow$$
$$AB（固体）$$

この場合固相のAは消失し，さらに溶液中の遊離したAも複合体を形成して固相に析出する．そのためAの溶解度は減少する．

また，包接化合物である**シクロデキストリン**は薬物を分子内の空洞に包み込んだ複合体を形成する（p.19参照）．包接化合物により，薬物の安定性，溶解性，吸収性が改善される．たとえば，プロスタグランジン類はシクロデキストリンとの包接により，溶解度の増大や安定性の改善がみられる．

練習問題

☐ **問1** ある薬物の固体Aに粉砕や再結晶などの処理を加えたところ，下記の粉末X線回折パターンを与える固体B〜Dが得られた．次の記述について正しいのはどれか．**2つ**選べ．ただし，これらの処理により，化学的変化は起こらず，また固体の組成に変化はないものとする．（☞ p. 3〜5, 405）

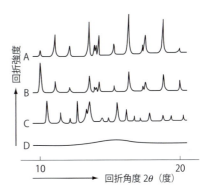

1　固体Aと固体Bでは結晶の単位格子の大きさが異なる．
2　固体Bと固体Cの結晶構造は同じであるが，結晶の外観が異なる．
3　固体Cは固体Aの結晶多形である．
4　固体D内の分子の配列に規則性がない．

☐ **問2** 同一化合物において，水和物の溶出曲線（点線）に対する無水物の溶出曲線（実線**1〜4**）として最も適切なのはどれか．**1つ**選べ．（☞ p. 4, 405）

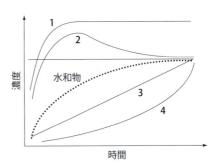

☐ **問3** ストークス式に関する次の記述のうち，正しいのはどれか．**1つ**選べ．（☞ p. 7, 405）

1　一定の距離を落下するのに必要な時間の平方根と粒子径は，反比例の関係にある．
2　一定の距離を落下するのに必要な時間は，粒子径が一定ならば液体の粘度に反比例する．
3　一定の距離を落下するのに必要な時間は，粒子径が一定ならば粒子の真密度の2乗に反比例する．

☐ **問4** 大，小2種の粒子径を有する同一物質の混合粉体について，アンドレアゼンピペットを用いて分散沈降法による粒度測定を行った．図に示すように，一定の深さにおける分散粒子の濃度（懸濁液濃度）は，測定開始後時間tまで初濃度C_0のままであったが，時間tで大きく変化し，時間$2t$で0となった．なお，粒子はすべて，ストークスの式に従い沈降したものとする．この実験に関する記述のうち，正しいのはどれか．**2つ**選べ．（☞ p. 7〜8, 405）

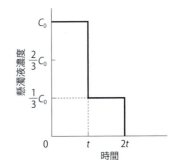

1　大粒子は小粒子の2倍量存在する．
2　小粒子は大粒子の2倍量存在する．
3　小粒子の粒子径をdとすると，大粒子の粒子径は$4d$である．
4　小粒子の粒子径をdとすると，大粒子の粒子径は$2d$である．
5　小粒子の粒子径をdとすると，大粒子の粒子径は$1.41d$である．

☐ **問5** 粉体の特性に関する記述のうち，正しいのはどれか．**2つ**選べ．（☞ p. 9〜12, 405）

1　粉砕しても，その比表面積は変化しない．
2　メスシリンダーに充てんして求めたかさ密度は，真密度より小さい．
3　粉砕すると，安息角は大きくなる．
4　個数平均径d_nと重量平均径d_wを比較すると，$d_n > d_w$である．

□ 問 6　真密度 1.6 g/cm³ で，空隙率 0.20 の特性を持つ粉末医薬品がある．いまこれを 1,280 g 秤量し，容器に移し替えたい．粉体の見かけ体積の 10% 増を容器内容積として余分に見込むとすると，必要最低限の容器の内容積はいくらか．ただし，容器内での充てん状態は，空隙率測定時の状態と同じとする．（☞ p. 6, 11, 405）
　　1　0.73×10^3 cm³　　2　1.1×10^3 cm³　　3　1.9×10^3 cm³　　4　2.8×10^3 cm³　　5　4.4×10^3 cm³

□ 問 7　固体平面に液滴を置いた場合を図示してある．γ_S, γ_L, γ_{SL} をそれぞれ，固体-気体，液体-気体，固体-液体の界面張力とする．このとき，次の記述について正しいのはどれか．**2つ**選べ．（☞ p. 12, 405）

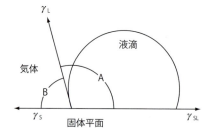

　　1　角度 A が接触角で，大きいほどぬれにくいことを示す．
　　2　角度 B が接触角で，小さいほどぬれやすいことを示す．
　　3　接触角が 0° のとき，拡張ぬれが起こる．
　　4　接触角が 0° より大きく 90° 以下のとき，拡張ぬれが起こる．

□ 問 8　医薬品粉体のぬれおよび吸湿に関する記述として，正しいのはどれか．**2つ**選べ．（☞ p. 12～13, 405）
　　1　ぬれやすいほど，粉体に対する液体の接触角が大きい．
　　2　水溶液の結晶性粉末では，臨界相対湿度（CRH）未満において急激な吸湿は起こらない．
　　3　CRH では，粉体粒子表面を覆う薬物の飽和水溶液の水蒸気圧と，空気中の水蒸気圧が等しい．
　　4　粉体は，吸湿により安息角が減少する．
　　5　2 種類の水溶液の結晶性粉体を混合して得られた粉体の CRH は，個々の粉体の CRH と比較して高い．

□ 問 9　薬物の溶解性に関する記述の正誤について，正しいのはどれか．**2つ**選べ．（☞ p. 17～21, 405）
　　1　結晶多形において，溶解性にすぐれる準安定形のほうが安定形よりモル融解熱が大きい．
　　2　溶解速度は表面積に依存する．
　　3　弱酸性の難溶性薬物の溶解度を局方崩壊試験法における試験液第 1 液と第 2 液で比較すると，一般的には第 1 液のほうが大きい．
　　4　難溶性薬物の溶解性を改善するために，シクロデキストリンが用いられる．

□ 問 10　固体薬物 A は拡散律速によって溶解し，溶解速度は以下に示す Noyes-Whitney の式に従うことがわかっている．
　　　$dC/dt = kS(C_s - C)$
　　　　C：薬物濃度
　　　　k：見かけの溶解速度定数
　　　　S：有効面積
　　　　C_s：薬物の溶解度

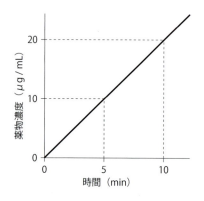

　いま，固体薬物 A を円盤状に圧縮成形し，回転円盤法により 37℃ で溶解実験を行った．円盤の有効面積は 10.0 cm²，固体薬物 A の溶解度は 1,000 μg/mL であった．有効面積を一定に保ち，シンク条件（$C_s \gg C$）で測定を行うと，図に示す結果が得られた．このときの見かけの溶解速度定数（min⁻¹・cm⁻²）はどれか．（☞ p. 21～23, 405）
　　1　0.0001　　2　0.0002　　3　0.0004　　4　0.001　　5　0.002

□問11 水に不溶の高分子マトリックス中に薬物を分散させたとき，水中におけるマトリックス表面からの薬物の放出は次式に従うものとする．次の記述のうち，正しいのはどれか．**2つ**選べ．(☞ p. 274, 405)

$$Q = [D \cdot (2A - C_s) \cdot C_s \cdot t]^{1/2} \quad \cdots\cdots (1)$$

t：時間
Q：t 時間後におけるマトリックスの単位面積あたりの累積薬物放出量
D：マトリックス中の薬物の拡散係数
A：マトリックス中の単位容積あたりの薬物量
C_s：マトリックス中の薬物の溶解度

1. 薬物放出の初期においては，累積薬物放出量は時間の平方根に対して直線となる．
2. 薬物放出速度は100％放出まで0次速度となる．
3. $A \gg C_s$ のとき，(1)式は次式に近似できる．
   $$Q = [2A \cdot D \cdot t]^{1/2}$$
4. (1)式は，薬物がマトリックス中に溶解し，その表面から放出されると仮定して導かれる．

□問12 右の**ア**，**イ**，**ウ**で示される物質をさまざまな濃度で水に溶解し，一定温度下で濃度と表面張力の関係を調べたところ，右図に示すⅠ，Ⅱ，Ⅲのようになった．以下の記述のうち，正しいのはどれか．**2つ**選べ．(☞ p. 25～26, 405)

1. 曲線Ⅰを示す物質は「**ア**」である．
2. 曲線Ⅰにおいて，C_1 より高い濃度では水相表面における物質の濃度（吸着量）は飽和して一定である．
3. 曲線Ⅱを示す物質は「**ウ**」である．
4. 曲線Ⅰ，Ⅱのように右下がりの曲線となるような物質の水相表面への吸着様式を正吸着という．
5. 曲線Ⅲを示す物質は「**イ**」であり，水中より水相表面の濃度が低くなる．

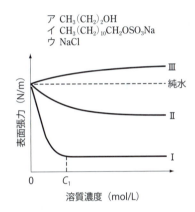

ア $CH_3(CH_2)_2OH$
イ $CH_3(CH_2)_{10}CH_2OSO_3Na$
ウ $NaCl$

□問13 界面活性剤に関する次の記述のうち，正しいのはどれか．**2つ**選べ．(☞ p. 28～30, 32, 406)

1. 界面活性剤は，界面に負吸着する．
2. ベンザルコニウム塩化物は，陽イオン性界面活性剤である．
3. 油中に存在するミセルでは，疎水基が中央部に集まる．
4. 非イオン性界面活性剤の水への溶解度は，曇点以上の温度で減少する．

□問14 右の図は，ラウリル硫酸ナトリウム(SLS)水溶液の物理化学的性質の濃度による変化を示したものである．A～Cに該当する物理化学的性質の正しい組み合わせはどれか．**1つ**選べ．(☞ p. 28, 29, 406)

	A	B	C
1	浸透圧	表面張力	モル伝導率
2	洗浄力	浸透圧	表面張力
3	モル伝導率	洗浄力	表面張力
4	洗浄力	表面張力	モル伝導率
5	表面張力	モル伝導率	洗浄力

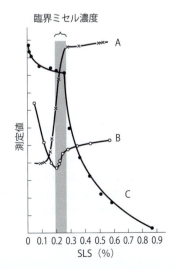

□問15 分散系の物理的安定性に関する記述のうち，正しいのはどれか．**2つ**選べ．（☞ p. 35〜37, 406）
1 w/o型エマルションの水滴の粒子径は，乳化剤の種類や濃度とは無関係である．
2 不安定なw/o型エマルションは放置すると分散滴が浮上し，クリーミングを生じる．
3 イオン性界面活性剤を用いて乳化したo/w型エマルションに電解質を加えると，粒子表面の電気二重層が圧縮されて，分散状態は不安定になる．
4 親水性の高分子コロイドにアルコールを添加すると，コロイドに富む液相と，乏しい液相の2つに分離する．これをコアセルベーションという．

□問16 液体の流動に関する記述のうち，正しいのはどれか．**2つ**選べ．（☞ p. 41, 406）
1 液体に加わるせん断応力とせん断速度との間に直線関係が成立する場合のすべてをニュートン流動という．
2 高分子溶液の極限粘度を測定すれば高分子の分子量を知ることができる．
3 濃厚な懸濁液に加わるせん断応力とせん断速度との間には，原点を通る直線関係が成立しない．
4 せん断応力を増加させて測定したときの流動曲線とせん断応力を減少させて測定したときの流動曲線が重ならないことをチキソトロピーという．

□問17 右のレオグラムのA点から求められるのはどれか．**1つ**選べ．（☞ p. 41, 406）
1 ヤング率 2 降伏値 3 チキソトロピー 4 動粘度
5 弾性率

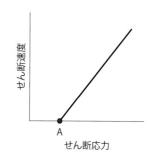

□問18 軟膏剤やクリーム剤は流体としての性質を持つ．図は流体におけるせん断応力（S）とせん断速度（D）の関係を表したグラフである．次の記述のうち，正しいのはどれか．**2つ**選べ．（☞ p. 41〜43, 406）
1 ①の直線の傾きの逆数は，流体の粘度を表す．
2 ②の特性を示すものに，精製白糖・ポビドンヨード配合軟膏がある．
3 ③の特性を示すものに，デンプンの高濃度（50％以上）水性懸濁液がある．
4 ④の特性を示すものに，スルファジアジン銀クリームがある．
5 ⑤のグラフは，チキソトロピーを表す．

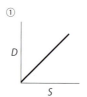 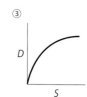
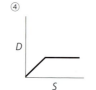 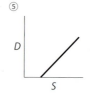

□問19 製剤のレオロジー特性の測定に関する次の記述のうち，正しいのはどれか．**2つ**選べ．（☞ p. 43〜47, 406）
1 ウベローデ粘度計は毛細管粘度計の1つであり，ニュートン流体の粘度測定に使用される．
2 回転粘度計法は，ニュートン液体だけでなく非ニュートン液体のレオグラムの作成に使用できる．
3 ペネトロメーターは，軟膏剤の展延性を測定する装置である．
4 粘弾性モデルには，マクスウェルモデルとフォークトモデルがあるが，前者はバネとダッシュポットの並列結合，後者は直列結合によって構成されている．

□問20 ある薬物 A の水に対する溶解度は 5 w/v% であり，1 次反応速度式に従って分解し，その分解速度定数は 0.02 h^{-1} である．この薬物 1.5 g を水 10 mL に懸濁させたとき，残存率が 90% になる時間 (h) に最も近い値はどれか．**1つ**選べ．ただし，溶解速度は分解速度に比べて十分に速いものとする．(☞ p. 54, 406)

 1 2.5 **2** 7.5 **3** 13.5 **4** 15 **5** 75

□問21 化合物 A，B および C の分解過程は見かけ上，0 次反応，1 次反応，または 2 次反応のいずれかで起こっている．図は 3 つの化合物の初濃度が 10 mg/mL のときの化合物濃度の経時変化を示しており，いずれの場合も半減期は 4 h であった．この初濃度を 20 mg/mL に変えたとき，A，B および C の半減期は，それぞれ a h，b h および c h である．

 □に入れるべき数値の正しい組み合わせはどれか．**1つ**選べ．(☞ p. 55, 56, 406)

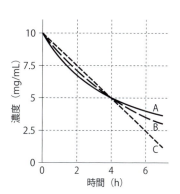

	a	b	c
1	2	4	2
2	2	8	8
3	2	4	8
4	8	8	8
5	8	4	2
6	8	2	2

□問22 ある薬物の苛酷試験を 50℃，70℃，90℃ で行い，アレニウス式に基づいて，その分解反応速度定数 k の自然対数と絶対温度 T との関係をプロットすると図のようになった．図中の回帰直線は，$\ln k = 20.5 - 8400 \cdot (1/T)$ であった．このときの分解反応の活性化エネルギー (J/mol) に最も近い値はどれか．**1つ**選べ．ただし，アレニウス式は $k = A \cdot e^{-E/RT}$ で表され，A は頻度因子，E は活性化エネルギー，R は気体定数である．また R は 8.3 J/K・mol とする．(☞ p. 60, 61, 406)

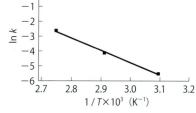

 1 3.0×10^3 **2** 7.0×10^3 **3** 3.0×10^4 **4** 7.0×10^4 **5** 1.6×10^5

□問23 医薬品の安定性に関する記述のうち，正しいのはどれか．**2つ**選べ．(☞ p. 59〜63, 406)
 1 反応速度は，絶対温度の上昇とともに増加し，また活性化エネルギーが大きくなるほど速度定数の温度依存性は減少する．
 2 一般酸・塩基触媒反応によって分解する薬物は，緩衝液の組成によって安定性が異なる．
 3 水溶液中において同符号のイオン間の反応では，溶媒の誘電率が増加すると分解速度定数は減少する．
 4 酸化によって分解する薬物では，保存する容器内の空気を窒素に置換すると安定性が改善される．

□問24 医薬品 (A) とその消化管吸収改善を目的としたプロドラッグ (B) の対応として正しいものの組み合わせはどれか．**2つ**選べ．(☞ p. 65〜67, 406)

	A	B
1	アンピシリン	バカンピシリン
2	フルオロウラシル	テガフール
3	テストステロン	テストステロンプロピオン酸エステル
4	チアミン塩化物塩酸塩	フルスルチアミン塩酸塩

76 | 製剤の基礎物理化学

□問25 アシクロビルのプロドラッグであるバラシクロビルに関する記述のうち，正しいのはどれか．**2つ**選べ．
（☞ p. 65, 67, 407）

1 アシクロビルにエチレングリコールを結合させた化合物で，体内吸収後の血中滞留性はアシクロビルよりすぐれている．

2 主に肝臓のエステラーゼで加水分解されてアシクロビルに変換される．

3 経口投与後のアシクロビルとしてのバイオアベイラビリティは，消化管からの吸収率が高まるため，アシクロビル経口投与時のそれより高くなる．

4 経口投与後のアシクロビルとしてのバイオアベイラビリティは，肝臓での代謝を回避できるため，アシクロビル経口投与時のそれより高くなる．

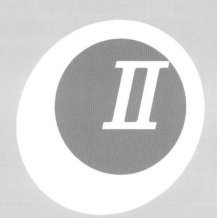

医薬品の開発と品質・安全性の確保

学習の目標

- 新医薬品の研究開発・承認のプロセスを概説できる.
- 治験の意義と仕組みを概説できる.
- 新医薬品と後発医薬品の開発・承認における相違を説明できる.
- バイオ医薬品およびバイオ後続品の特徴を説明できる.
- 製造販売後調査制度および製造販売後安全対策について概説できる.
- レギュラトリー・サイエンスの必要性と意義を説明できる.

新医薬品の開発においては, 新規化合物の創製から製造販売の承認に至るまで, 長い歳月と莫大な費用を要する. 研究開発の過程では厳密に動物試験や臨床試験が行われ, 新医薬品候補化合物としての有効性や安全性が科学的データに基づいて評価される. ここで得られたデータは製造販売承認申請の際の提出資料として取り扱われることとなる.

現在では細胞培養技術や遺伝子組み換え技術を応用したタンパク質製剤, 抗体医薬品などが次々と開発され, これらは治療の鍵を握る医薬品となっている. 一方, 日本国内では経済財政改革の方針として厚生労働省が2012年に後発医薬品の使用推進を打ち出した. それによって後発医薬品の数量シェアは年々増加し, 現在は後発医薬品使用率の目標値とされる80%にほぼ到達している. 医薬品は, 製造販売後においてもさまざまな試験・研究, 調査によって品質, 有効性および安全性に関して科学的データが収集され, 評価を行って品質・安全性の確保が図られている.

この章では, 医薬品開発のプロセスを概観し, 新医薬品(新有効成分含有医薬品), 後発医薬品, バイオ医薬品, バイオ後続品のそれぞれの特徴や相違点について述べる. また, 医薬品の開発・製造段階および製造販売後の臨床使用において実施される品質, 安全性を確保するための施策および情報の収集・評価・分析・対応について述べる.

a 医薬品とは

医薬品は「医薬品, 医療機器等の品質, 有効性及び安定性の確保に関する法律」(以下, 「医薬品医療機器等法」という)の第2条で次のように定義されている.

1) 日本薬局方に収められている物
2) 人又は動物の疾病の診断, 治療又は予防に使用されることが目的とされている物であって, 機械器具等(機械器具, 歯科材料, 医療用品, 衛生用品並びにプログラム及びこれを記録した記録媒体)でないもの(医薬部外品及び再生医療等製品を除く.)
3) 人又は動物の身体の構造又は機能に影響を及ぼすことが目的とされる物であって, 機械器具等でないもの(医薬部外品・化粧品及び再生医療等製品を除く.)

つまり, 医薬品は, ヒトまたは動物の疾病の診断, 治療または予防に使用されるもので, 機械などではないものを指す. 医薬品は化合物として, 名称とともに単に効能・効果が付加されるのみではなく, 薬理学的情報(薬効薬理, 安全性薬理, 副次的薬理), 薬物動態学的情報(有効血中濃度, 吸収, 分布, 代謝, 排泄), 物理化学的情報(安定性, 溶解性, 保存条件)など多くの情報をあわせ持って市場に流通する.

b 新医薬品等の開発

新医薬品の開発には，10〜17年もの歳月がかかり，1品目あたり数百億〜1千億円の費用が必要といわれる．医薬品の開発を始めるにあたり，さまざまな調査が行われ，医療におけるニーズや利益獲得の可能性，開発の難易度などの面から検討が行われる．長い期間を要する開発の過程では，計画の当初と比べて，疾病の動向や社会状況などが変化することもあるため，開発の途中に再検討や，計画の修正・追加が行われる．また，新しく見出された化合物が実際に医薬品となる確率は，約2万4千分の1と極めて低い．開発すべき医薬品のコンセプトが決定されると，**図1**に示す流れで医薬品開発が進められる．

1) 医薬品開発における国際的ハーモナイゼーション(ICH)

日本・米国・欧州連合(EU)で提供される新医薬品の数は全世界の8〜9割におよぶ．これらの地域では1990年4月に日米欧三極医薬品規制ハーモナイゼーション国際会議(International Conference on Harmonisation of Technical Requirements for Registration of Pharmaceuticals for Human Use：**ICH**)が創設され，それ以降定期的に会合を開き，薬事規制の国際調和を推進するため，医薬品の承認審査や製造販売後安全対策などに関するガイドライン作成を行っている．

ICHの目的は，グローバル化する医薬品開発，規制，流通などに対応するために日本・米国・EUによる医薬品承認審査の基準を国際的に統一することである．非臨床試験・臨床試験の実施方法やルール，提出書類のフォーマットなどを標準化し，製薬企業による不必要な各種試験の重複を防ぎ，限られた資源を有効活用して，安全性，有効性および品質の高い医薬品を開発し，上市することを世界的に目指している．

ICHでは，品質(Quality, Q)，安全性(Safety, S)，有効性(Efficacy, E)，複合領域(Multidisciplinary, M)の分野の協議テーマ(トピック)ごとに，ガイドラインの作成などが行われる．ガイドラインがICHで合意(調和)に至ると，そのガイドラインを適用した医薬品開発や臨床試験，医薬品承認申請が各地域で可能となるよう，各国で法的整備が行われる．わが国では，ICHで合意されたガイドラインは厚生労働省医薬・生活衛生局から通知される．

2) 非臨床試験

非臨床試験では，ヒトを対象とした臨床試験に先立ち，新医薬品候補化合物について通常は動物試験や *in vitro* 系を用いた試験などを行う．薬理試験，薬物動態試験，毒性試験などに基づいて有効性を予測したり，安全性確保のための科学的データを収集する．臨床試験と時期的に並行して実施される動物試験もあり，必ずしも動物試験などが終わった後に臨床試験が開始されるわけではない．

3) 臨床試験

医薬品の開発において，ヒト(患者)を対象に疾病の予防法や治療法に関して行う研究を「臨床研究」といい，このうち何らかの介入の影響を明らかにしようとする前向き研究を「臨床試験」という．新医薬品の製造販売承認を目的に行う臨床試験では，非臨床試験で得られた成績をもとに新医薬品候補化合物の有効性と安全性を，ヒトを対象として科学的に評価することが必須となっている．このような目的で実施される試験を治験という．治験は，

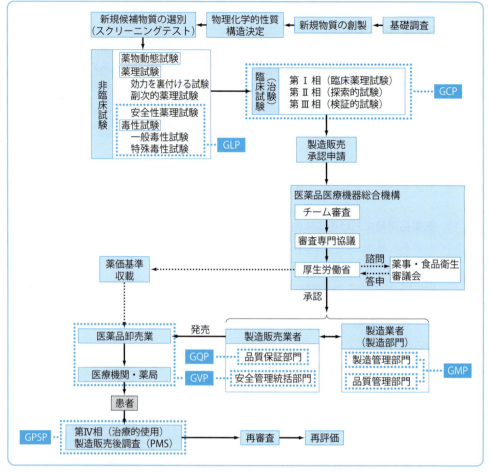

図1 新医薬品の研究開発過程
GLP：Good Laboratory Practice，医薬品の安全性に関する非臨床試験の実施の基準（厚生労働省令）．
GCP：Good Clinical Practice，医薬品の臨床試験の実施の基準（厚生労働省令）．
GMP：Good Manufacturing Practice，医薬品および医薬部外品の製造管理および品質管理の基準（厚生労働省令）．
GQP：Good Quality Practice，医薬品，医薬部外品，化粧品および再生医療等製品の品質管理の基準（厚生労働省令）．
GVP：Good Vigilance Practice，医薬品，医薬部外品，化粧品，医療機器および再生医療等製品の製造販売後安全管理の基準（厚生労働省令）．
GPSP：Good Post-marketing Study Practice，医薬品の製造販売後の調査および試験の実施の基準（厚生労働省令）．
PMS：post marketing surveillance，製造販売後調査．

すでにほかの疾患治療に使用されている医薬品については，承認事項の一部変更（適応症の拡大など）を目的として実施される場合もある．

a) 臨床試験の倫理性とGCP
(i) 臨床試験と倫理性
　臨床試験はヒトを対象とする試験であることから，倫理的配慮のもとに科学的，医学的に実施する必要がある．このような倫理性の基盤となっているのが「人間を対象とする医学研究の倫理的原則」（**ヘルシンキ宣言**）である．ヘルシンキ宣言は被験者の保護を最優先に考慮した倫理規範であり，医学研究により新たな知識を得ることよりも，被験者の権利および利

II 医薬品の開発と品質・安全性の確保 *81*

益が優先されることがポイントである．ヘルシンキ宣言には臨床試験を実施するうえで極めて重要な考え方が示されている．

(ii) GCP

臨床試験（治験）の法的規制として，医薬品医療機器等法第80条の2（治験の取り扱い）および医薬品の臨床試験の実施の基準に関する省令（Good Clinical Practice：**GCP**）がある．GCPは，医薬品の承認申請および再審査申請等の目的で実施される臨床試験について，被験者の人権保護，安全確保および福祉の向上を図り，試験の科学的な質および成績の信頼性を確保するために定められた基準である．GCPは，主に新医薬品の製造販売承認申請のために行われる治験に適用される．

b) 臨床試験の概要

臨床試験は，医薬品開発の段階を時間の流れに基づいて示すと，4つの相（第Ⅰ相，第Ⅱ相，第Ⅲ相，第Ⅳ相）で表される．しかし，たとえば，検証的試験の結果によって臨床薬理試験の追加実施を行う必要性が示唆されるなど，しばしば開発過程の修正が必要になることがある．臨床薬理試験は一般的に第Ⅰ相で行われるが，ほかの3つの相で実施されることも多い．したがって，臨床試験は**表1**に示すように目的によって分類するのが望ましいとも考えられている．臨床試験の目的と開発の相は密接な関係にあるが，両者は必ずしも相互に対応しているとは限らない（**図2**）．

(i) 第Ⅰ相（最も代表的な試験，臨床薬理試験）

Let's try!
☑ *p.99,*
問1

非臨床試験の成績を踏まえて，ヒトに初めて治験薬を投与する．一般的には，少人数の健康成人を被験者としてヒトでの安全性や忍容性を確認し，薬物動態を検討する．強い毒性を持った薬物，たとえば抗悪性腫瘍剤では，通常，患者を対象に試験を行う．

表1 目的による臨床試験の分類

種類	目的	例
臨床薬理試験	・忍容性評価 ・薬物動態，薬力学的検討 ・薬物代謝と薬物相互作用の探索 ・ヒトにおける薬理活性の推測	・忍容性試験 ・単回および反復投与の薬物動態，薬力学試験 ・薬物相互作用試験
探索的試験	・目標効能に対する探索的使用 ・次の試験のための用法・用量の推測 ・検証的試験のデザイン，エンドポイント（評価項目），方法論の根拠を得ること	・比較的短期間の，明確に定義された限られた患者集団を対象にした代用もしくは薬理学的エンドポイント（評価項目）または臨床上の指標を用いた初期の試験 ・用量反応探索試験
検証的試験	・有効性の証明/確認 ・安全性プロフィールの確立 ・承認取得を支持するリスク・ベネフィット関係評価のための十分な根拠を得ること ・用量反応関係の確立	・有効性確立のための適切でよく管理された比較試験 ・無作為化並行用量反応試験 ・安全性試験 ・死亡率/罹患率をエンドポイント（評価項目）にする試験 ・大規模臨床試験 ・比較試験
治療的使用	・一般的な患者または特殊な患者集団および（または）環境におけるリスク・ベネフィットの関係についての理解をより確実にすること ・出現頻度のより低い副作用の検出 ・用法・用量をより確実にすること	・有効性比較試験 ・死亡率/罹患率をエンドポイント（評価項目）にする試験 ・付加的なエンドポイント（評価項目）の試験 ・大規模臨床試験 ・医療経済学的試験

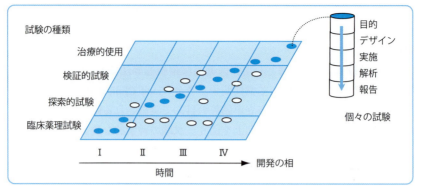

図2　医薬品開発の相と試験の種類との関係
●はある開発の相で最も一般的に実施される試験を示し，○はその相で実施されることが比較的まれな試験を示す．それぞれの丸印は個々の試験を表し，右側のカラムはそれぞれの試験の構成要素とその順序を表す．
［内藤周幸（編），"臨床試験2003"，薬事日報社，2003, p.4］

(ii)　第II相（最も代表的な試験：探索的試験）

前期第II相

第I相での試験結果を受けて，初めて少数の患者を対象に行う．臨床用量の設定のため，複数用量で有効性と安全性を検討し，薬理学的または臨床上の指標をエンドポイント（評価項目）として試験を行う．

後期第II相

第III相で実施する至適用法・用量を決定することが重要な目的である．用量反応試験を行い，用法・用量を決定する．肝臓，腎臓，心臓などの臓器障害を有している患者あるいは高齢者など，対象患者の幅を広げて評価する．

(iii)　第III相（最も代表的な試験，検証的試験）

より多くの患者を対象に，至適用法・用量における有効性と安全性を検証する．より広い対象患者や病態の異なるステージでの使用や他剤との併用も検討する．

(iv)　第IV相（治療的使用）

新医薬品の承認後に行われる臨床試験であり，承認された適応，用法・用量の範囲で実施される．承認前よりも有効性，安全性についてさらに多くの知見を得るために行われる（製造販売後調査を除く）．

医薬品の承認申請に際しては，第III相までの試験で治験薬の有効性，安全性が評価され，用量も設定される．しかし，これらの情報は通常，条件を限定した患者（多くて数千名）から得られたものであり，第III相までの評価には限界がある．承認後では薬剤の使用期間が長期にわたる場合が多く，種々の併用薬や病態など，投与を受ける患者背景が増幅されるため，多種多様な情報を収集し，新医薬品の真の評価を行うことが重要となる．

4) 新医薬品の製造販売承認申請

新医薬品を市場に提供しようとする場合，次の要件を満たしていなければならない．①承認申請者は製造販売業の許可を受けていること，②製造所は製造業の許可を受けていること，③申請された品目が医薬品としての品質，有効性，安全性の基準を兼ね備えていること，④製造所がGMP省令に適合していること．これらの要件をすべて満たしているかを，

II　医薬品の開発と品質・安全性の確保　　**83**

医薬品医療機器等法の規制の下で審査する必要がある．

a)　承認申請

臨床試験（治験）の結果，有効性と安全性が確認された治験薬について，医薬品として製造販売をしようとする場合，製薬企業は厚生労働大臣の承認を受けなければならない．申請者は，新医薬品承認申請に添付する資料（**表2**）を独立行政法人医薬品医療機器総合機構（PMDA）に提出する．PMDAでは申請資料をもとに薬学・医学・統計学などの専門家によるチーム審査を行い，審査専門協議を行った後，結果を厚生労働省に報告する．これを受けて厚生労働省は諮問機関である薬事・食品衛生審議会に諮り，審査をパスしたものには，厚生労働大臣から製造承認が与えられる（**図1**参照）．

なお**表2**には，新医薬品・バイオ医薬品（先発医薬品：新有効成分含有医薬品），バイオ後続品および後発医薬品の承認申請の際に必要な添付資料の相違もあわせて示している．

新医薬品の承認申請時に添付する資料のうち，安定性に関する試験については，ICHでの合意に基づいて「安定性試験ガイドライン」を適用して行う．安定性試験は流通段階の品質の安定性を確認あるいは推定する試験であり，主に長期保存試験，加速試験および過酷試験の3種で構成される．安定性試験は原薬および製剤に対して必要とされており，**表3**は原薬に対して行う試験の概要を示している．安定性をさらに確認するため追加の試験が実施さ

表2　医薬品の承認申請時に添付する資料

承認申請資料		新医薬品・バイオ医薬品（先発医薬品）	バイオ後続品	後発医薬品
1. 起原または発見の経緯および外国における使用状況等に関する資料	1) 起原または発見の経緯	○	○	―
	2) 外国における使用状況	○	○	―
	3) 特性およびほかの医薬品との比較検討など	○	○	―
2. 製造方法ならびに規格および試験方法等に関する資料	1) 構造決定および物理的化学的性質など	○	○	―
	2) 製造方法	○	○	△
	3) 規格および試験方法	○	○	○
3. 安定性に関する資料	1) 長期保存試験	○	○	―
	2) 苛酷試験	○	△	―
	3) 加速試験	○	△	○
4. 薬理作用に関する資料	1) 効力を裏付ける試験	○	○	―
	2) 副次的薬理・安全性薬理	○	―	―
	3) その他の薬理	△	―	―
5. 吸収，分布，代謝，排泄に関する資料	1) 吸収	○	△	―
	2) 分布	○	△	―
	3) 代謝	○	△	―
	4) 排泄	○	△	―
	5) 生物学的同等性	―	―	○
	6) その他の薬物動態	△	△	―
6. 急性毒性，亜急性毒性，慢性毒性，催奇形性その他の毒性に関する資料	1) 単回投与毒性	○	△	―
	2) 反復投与毒性	○	○	―
	3) 遺伝毒性	○	―	―
	4) がん原性	△	―	―
	5) 生殖発生毒性	○	―	―
	6) 局所刺激性	△	△	―
	7) その他の毒性	△	△	―
7. 臨床試験の成績に関する資料	臨床試験成績	○	○	―
8. 添付文書等記載事項に関する資料	添付文書等記載事項	○	○	○

○：添付が必要，△：個々の医薬品により判断される，―：添付は不要．

II　医薬品の開発と品質・安全性の確保

表3　医薬品開発における原薬の安定性試験

安定性試験	目的	保存条件（試験条件）	承認申請時の最小試験期間
長期保存試験	• 有効期間の設定	• 一般：25℃±5℃/相対湿度 60%±5%または 30℃±2℃/相対湿度 65%±5% • 冷蔵保存：5℃±3℃ • 冷凍保存：−20℃±5℃	• 12ヵ月 • 審査期間中に実施した試験成績により延長可能
加速試験	• 有効期間設定の補足情報 • 将来の製品開発の安定性情報 • 分解機構の把握 • 分析法の妥当性評価	申請条件より一段階高い条件 • 一般：40℃±2℃/相対湿度 75%±5% • 冷蔵保存：25℃±2℃/相対湿度 60%±5%	• 6ヵ月
過酷試験	• 偶発的に曝露される条件の影響検討 • 容器との相互作用評価 • 分解機能の把握	• 極端な温度，湿度，光曝露	

［厚生労働省医薬局審査管理課長発（医薬審発第565号）「安定性試験ガイドラインの改定について」より抜粋］

れる場合もある．承認申請時には必要に応じて，中間的な条件（30℃±2℃/相対湿度65%±5%，6ヵ月）で実施された試験結果を提出することもある．新剤形ならびに生物薬品（バイオテクノロジー応用製品/生物起源由来製品）についてはICHガイドライン（ICH-Q）に記載されている．

b）　国際的ハーモナイゼーション

医薬品開発のグローバル化が進む中，新医薬品承認審査に関するルールを国際的に調和させることを目的に，ICHにおいて，医薬品の承認申請のための国際共通化資料である**コモン・テクニカル・ドキュメント**（Common Technical Document：**CTD**）に関するガイドラインが2001年に公表された．これによって，製薬企業が1つの新医薬品について複数地域で承認取得する際，地域間で異なる承認申請資料の作成・編集の必要がなくなり，共通の資料様式を用いることで，日本，米国，EUいずれの地域の当局にも受け入れが可能となった．CTDは**表4**に示すように5つの部（モジュール）で構成されている．

5）　後発医薬品の開発

後発医薬品は，新医薬品として開発・承認された先発医薬品の特許期間が満了し，かつ再審査期間が終了した後，市場に供給される．後発医薬品は，先発医薬品と有効成分，含量，投与経路が同一であり，同等の用法・用量で，同等の効能・効果を示す医薬品である．後発医薬品は，有効成分の一般名（generic name）で処方されることから，ジェネリック医薬品とも呼ばれる．

後発医薬品の承認申請においては，新医薬品の承認申請の場合と比べて，提出すべき資料の種類は大きく異なっている．通常，申請しようとする後発医薬品の製造方法，規格および試験方法，安定性に関する資料の一部，および先発医薬品との生物学的同等性を示す資料の提出が義務づけられている（**表2**参照）．そのため，研究開発に要する時間や費用が大幅に削減され，薬価は先発医薬品に比べて低額に設定される．

表4　CTDの構成

モジュール	記載事項
第1部(モジュール1)	申請書等行政情報および添付文書に関する情報 承認申請書(写)，GLP，GCP関連資料，共同開発にかかわる契約書，起原または発見の経緯および開発の経緯，外国における使用状況等に関する資料，同種同効品一覧表，添付文書案　など
第2部(モジュール2)	CTDの概要(サマリー) 品質に関する概括資料，非臨床試験の概括評価，臨床に関する概括評価，非臨床試験の概要文および概要表，臨床概要　など
第3部(モジュール3)	品質に関する文書 原薬，製剤，規格，製造方法等に関するデータまたは報告書，参考文献　など
第4部(モジュール4)	非臨床試験報告書 薬理試験，薬物動態試験，毒性試験に関するデータ(記載順・配列)　など
第5部(モジュール5)	臨床試験報告書 臨床試験報告書および関連情報　など

a) 製造方法ならびに規格および試験方法

後発医薬品の承認申請書類には，製造方法について，製造場所および出発物質から包装工程までの一連の製造工程を具体的に記載することが求められている．規格および試験方法については，先発医薬品と同等の品質であることを保証するために有効成分の確認試験，含量規格，純度試験，溶出試験等の適用と結果の範囲(規格値)が定められている．規格値については先発医薬品と同様に一定の幅が設定されている．

b) 安定性試験

後発医薬品はすでに臨床現場で使用されている先発医薬品の置き換えとなるため，医薬品の流通段階だけでなく，患者に使用されるまでの期間を含めた品質保証が求められている．先発医薬品の安定性が長期保存試験によって3年以上であることが確認されている場合は，後発医薬品については**加速試験**が実施される．加速試験は，一定の流通期間中の品質の安定性を短期間で推定する評価法であり，製剤を40℃，相対湿度75％の保存条件下で品質の劣化を加速して安定性を推定する．加速試験において6ヵ月間以上の安定性が確認された場合は，長期保存試験においても3年以上安定であることが推定される．

このように後発医薬品の承認申請においては，安定性を示す資料に加速試験のデータが用いられる．また，現在，新医薬品と同様にCTD様式による承認申請が必須となっており，品目特性に応じた資料提出が求められている．

c) 生物学的同等性試験

後発医薬品は，有効性や安全性が先発医薬品と同等であることが求められる．これらの条件を担保するために，生物学的同等性を証明することが開発における重要な過程となっている．生物学的同等性試験は，先発医薬品に対する後発医薬品の治療学的な同等性を証明する試験であり，有効成分の血中濃度推移が同等であることを確認する．先発医薬品においては，臨床使用の結果から，主薬の血中濃度推移とそれによって生じる有効性や安全性などとの間に密接な関係が存在することが確認されている．したがって，後発医薬品の試験において，主薬の血中濃度推移が先発医薬品のそれと同じであれば，有効性や安全性は先発医薬品と同等といえる．また，経口製剤では溶出挙動が生物学的同等性に関する重要な情報となる

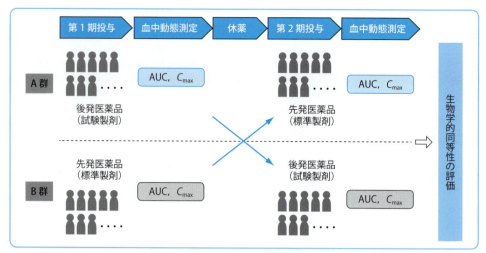

図3 生物学的同等性試験

ため,溶出試験も実施される.

生物学的同等性試験は,原則として健康成人を被験者とし,クロスオーバー法で行う(図3).被験者は標準製剤群と試験製剤群のいずれかに無作為に割り付けられる.測定には原則として血液を使用し,両製剤群の血中濃度推移を比較する.得られたデータから算出された薬物動態パラメータのうち AUC(area under the blood concentration-time curve,**血中濃度-時間曲線下面積**)および C_{max}(**最高血中濃度**)を生物学的同等性の判定パラメータとする.消失半減期が極めて長い医薬品などでクロスオーバー試験を行うことが難しい場合は,並行群間比較試験法で試験を行うことができる.

d) 品質評価と情報提供

後発医薬品の品質確保には,製薬企業において製剤時の各種規定が遵守されるだけでなく,適切な基準に基づいた製剤開発と承認審査,および製造から臨床使用までの管理が重要となる.現在は公的機関により製剤品質に関する一斉試験が行われ,含量や純度,製剤均一性試験,溶出試験などの「規格」への適否が確認されている.溶出試験はこれらの試験のなかで主要な項目であり,ロット間での品質の恒常性を確保し,また,標準製剤と試験製剤の溶出挙動の同等性または類似性を確認して,著しい生物学的非同等性を防ぐことを目的に実施される.後発医薬品だけでなく先発医薬品についても溶出試験が実施され,品質再評価と品質改善が図られている.

これまで個別に公表されてきた製薬企業での生物学的同等性試験や公的機関による一斉試験などの評価結果については,有効成分ごとに品質に関する情報が体系的にとりまとめられ,医療用医薬品最新品質情報集(通称:ブルーブック)として医療関係者向けに情報提供が行われている.

6) バイオ医薬品

バイオ医薬品は,遺伝子組み換え技術や細胞培養技術などのバイオテクノロジーを応用して製造した医薬品である.バイオ医薬品の製造に用いられる細胞基材は,大腸菌,酵母,昆虫細胞,植物細胞,動物細胞,ヒト細胞などである.有効成分はペプチド,タンパク質由来

II 医薬品の開発と品質・安全性の確保 87

表5　代表的なバイオ医薬品と適応疾患

分類	主な適応疾患・病態
インスリン	糖尿病
成長ホルモン	成長ホルモン分泌不全，低身長症
グルカゴン	低血糖症
卵胞刺激ホルモン(FSH)	不妊症
ヒト絨毛性ゴナドトロピン	不妊症
組織プラスミノーゲンアクチベーター(t-PA)	虚血性脳血管障害，急性心筋梗塞における冠動脈血栓の溶解
エリスロポエチン(EPO)	慢性貧血症
顆粒球コロニー刺激因子	好中球減少症
インターロイキン-2	腎がん，血管肉腫
抗インターロイキン-6	関節リウマチ
インターフェロン-α	慢性骨髄性白血病，腎がん，肝炎
インターフェロン-β	膠芽腫，肝炎，多発性硬化症
インターフェロン-γ	慢性肉芽腫症，腎がん
抗CD20	非ホジキンリンパ腫，慢性リンパ性白血病
抗HER2	乳がん，胃がん
抗TNFs	関節リウマチ，乾癬，クローン病，潰瘍性大腸炎
血管内皮細胞増殖因子(抗VEGF)	結腸・直腸がん，非小細胞肺がん，加齢黄斑変性症

のものや，それらに化学修飾を施した誘導体であり，化学合成された低分子医薬品に比べて分子量が大きく，構造も複雑である．幅広い医療ニーズに応えるよう，近年は，天然型タンパク質からより有効で安全な医薬品の製造を目指し，新規の構造，作用機序・標的，製法を特徴としたバイオ医薬品の開発研究が行われている．バイオ医薬品は標的分子への特異性が高く，がんや自己免疫疾患など難治性疾患へ適応を持つものが多い(**表5**)．

a) 日本国内で承認されているバイオ医薬品

　世界で最初に開発されたバイオ医薬品は遺伝子組み換えヒトインスリンで，1982年に米国で承認された．わが国における最初のバイオ医薬品も遺伝子組み換えヒトインスリンであり，1985年に承認された．インターフェロン，エリスロポエチンなどのホルモン，サイトカイン類，抗体医薬品の開発が進み，2021年5月現在，国内で市販されているバイオ医薬品のうち，約半数は抗体医薬品である．国内で承認されているバイオ医薬品を**表6**に示す．

b) バイオ医薬品の特徴

(i) 有効成分

　バイオ医薬品の有効成分は，水溶性の高分子タンパク質である．細胞基材のタンパク質合成能を利用して製造するため，翻訳後のさまざまな修飾によって有効成分の構造に不均一性が生じる．分子量は3,000〜300,000程度である．糖タンパク質やポリエチレングリコール構造を付加したタンパク質などの場合は有効成分の不均一性が大きくなり，有効成分の分子量にも幅が生じる．

(ii) 作用機序

　ホルモンやサイトカインのような生理活性タンパク質は，ヒトタンパク質と同様に，受容体などの細胞表面タンパク分子に結合した後，シグナル伝達を介して作用を発現する．抗体

88　II　医薬品の開発と品質・安全性の確保

表 6　バイオ医薬品（国内承認薬）（次頁へつづく）

	1985 年～	2000 年～	2010 年～	
ホルモン	インスリン ヒト ソマトロピン インスリン ヒト メカセルミン カルペリチド グルカゴン	インスリン リスプロ インスリン アスパルト インスリン グラルギン フォリトロピン ベータ ホリトロピン アルファ インスリン デテミル ペグビソマント インスリン グルリジン	リラグルチド テリパラチド インスリン デグルデク インスリン デグルデク＋インスリン アスパルト メトレレプチン デュラグルチド コリオゴナドトロピン アルファ セマグルチド	
インターフェロン類	インターフェロン ベータ インターフェロン アルファ (NAMALWA) インターフェロン ガンマ-1a	インターフェロン ベータ-1b ペグインターフェロン アルファ-2a ペグインターフェロン アルファ-2b インターフェロン ベータ-1a		
エリスロポエチン類	エポエチン アルファ エポエチン ベータ	ダルベポエチン アルファ	エポエチン ベータ ペゴル	
サイトカイン類	フィルグラスチム レノグラスチム セルモロイキン テセロイキン ナルトグラスチム	トラフェルミン	ペグフィルグラスチム	
酵素	アルテプラーゼ モンテプラーゼ イミグルセラーゼ	アガルシダーゼ ベータ アガルシダーゼ アルファ ラロニダーゼ アルグルコシダーゼ アルファ イデュルスルファーゼ ガルスルファーゼ ラスブリカーゼ	ドルナーゼ アルファ ベラグルセラーゼ アルファ エロスルファーゼ アルファ アスホターゼ アルファ コラゲナーゼ セベリパーゼ アルファ コンドリアーゼ	エラペグアデマーゼ セルリポナーゼ アルファ イデュルスルファーゼ ベータ
血液凝固線溶系因子	オクトコグ アルファ ルリオクトコグ アルファ	エプタコグ アルファ トロンボモデュリン アルファ ノナコグ アルファ	ツロクトコグ アルファ エフラロクトコグ アルファ ノナコグ ガンマ エフトレノナコグ アルファ カトリデカコグ アンチトロンビン ガンマ オクトコグ ベータ	ルリオクトコグ アルファ ペゴル アルブトレペノナコグ アルファ ロノクトコグ アルファ ダモクトコグ アルファ ペゴル ノナコグ ベータ ペゴル ツロクトコグ アルファ ペゴル ボニコグ アルファ シモクトコグ アルファ
抗体		トラスツズマブ リツキシマブ パリビズマブ インフリキシマブ バシリキシマブ トシリズマブ ゲムツズマブ オゾガマイシン ベバシズマブ イブリツモマブ チウキセタン アダリムマブ セツキシマブ ラニビズマブ オマリズマブ	エクリズマブ パニツムマブ ウステキヌマブ ゴリムマブ カナキヌマブ デノスマブ モガムリズマブ セルトリズマブ ペゴル オファツムマブ ペルツズマブ トラスツズマブ エムタンシン ブレンツキシマブ ベドチン ナタリズマブ ニボルマブ アレムツズマブ セクキヌマブ ラムシルマブ イピリムマブ エボロクマブ メポリズマブ アリロクマブ イキセキズマブ ブロダルマブ イダルシズマブ エロツズマブ ペムブロリズマブ サリルマブ ベズロトクスマブ ベリムマブ	ダラツムマブ アベルマブ デュピルマブ アテゾリズマブ ベンラリズマブ イノツズマブ オゾガマイシン エミシズマブ グセルクマブ デュルバルマブ オビヌツズマブ ベドリズマブ ブリナツモマブ ロモソズマブ リサンキズマブ ネシツムマブ ラブリズマブ ブロスマブ ブロルシズマブ トラスツズマブ デルクステカン セツキシマブ サロタロカンナト リウム イサツキシマブ チルドラキズマブ サトラリズマブ ガルカネズマブ イネビリズマブ ダラツムマブ＋ボルヒアルロニ ダーゼ アルファ ポラツズマブ ベドチン
融合タンパク質		エタネルセプト	アバタセプト ロミプロスチム アフリベルセプト	アフリベルセプト ベータ パビナフスプ アルファ

2021 年 5 月現在

表6　バイオ医薬品（国内承認薬）（つづき）

	1985 年〜	2000 年〜	2010 年〜
ワクチン	組換え沈降 B 型肝炎ワクチン 乾燥細胞培養不活化 A 型肝炎ワクチン	組換え沈降 2 価 HPV 様粒子ワクチン	組換え沈降 4 価 HPV 様粒子ワクチン 乾燥組換え帯状疱疹ワクチン
血清タンパク質		人血清アルブミン	
毒素類			インコボツリヌストキシン A　デニロイキン ジフチトクス

2021 年 5 月現在

医薬品では標的特異性が高く，タンパク質分子間の相互作用を阻害して，標的分子との結合能を利用して有効性を発揮するものが多い．

(iii)　剤形と投与経路

これまでに承認されたバイオ医薬品の剤形は，ほとんど注射剤である．皮下注が最も多く，ほかに静脈内注射，筋注，局所注射がある．注射以外の投与経路では，吸入，噴霧，塗布によるものがある．

(iv)　開発・製造にかかわる品質管理

バイオ医薬品は，主に次の工程により製造される．①遺伝子組み換え技術を用いて目的とするタンパク質の情報が書かれた遺伝子を大腸菌・酵母・動物細胞に導入し，②細胞培養によって目的のタンパク質をつくる．③産生されたタンパク質から目的物質のみを抽出・精製し，④製剤化する．タンパク質はアミノ酸が複数結合したものであり，化学合成ではアミノ酸をある程度の数までしか結合できないが，細胞培養を用いると多数のアミノ酸を結合してタンパク質をつくることが可能である．そのため，バイオ医薬品はさまざまな修飾や構造上の違いを持った分子種の混合物となり，不均一性を有することになる．したがって，バイオ医薬品の製造においては，目的とする単一の成分を高純度で単離・生成することは技術的に困難である．

このような特徴を反映して，バイオ医薬品の開発・製造においては化学合成医薬品の場合と大きく異なり，**表7** に示すように多くの試験，品質管理を行うことによって，さまざまなリスク管理が行われている．バイオ医薬品の製造工程は非常に複雑であり，製造工程のわずかな変化によって最終産物が変わってしまうことも起こり得る．製造工程で実施される工程内管理試験は，化学合成医薬品の場合は約 50 種類であるのに対して，バイオ医薬品の場合は約 250 種類である．品質特性の変動は生物活性，体内動態，免疫原性などに影響をおよぼすことから，品質管理は重要なポイントとなる．

(v)　安定性評価

バイオ医薬品は，化学合成医薬品と比べて不安定なものが多く，製造工程，輸送，保管，投与時の環境・操作に至るあらゆる点で厳密な管理が求められる．そのため，バイオ医薬品の貯法および有効期間については，原薬および製剤の保存条件下で，実保存期間で行われた長期保存試験に基づいて設定される．加速試験の結果から有効期間を予測・設定することは認められていない．加速試験および過酷試験によって得られた結果は，保存条件から短期的な逸脱が生じた場合などの影響を評価する際の情報として用いられる．

(vi)　安全性

バイオ医薬品の安全性にかかわる要因として，化学合成医薬品と同様に有効成分の作用（薬理作用，生理活性，作用機序）に関連する有害反応のほか，免疫原性，不純物や感染性因子の混入によるものが考えられている．なかでもバイオ医薬品の製造工程に由来する不純物には，細胞基材由来，培養細胞液由来，さらに精製工程由来のものが含まれる．宿主細胞由

90　II　医薬品の開発と品質・安全性の確保

表7　バイオ医薬品の開発・製造にかかわる試験, 品質管理の項目例

試験・管理等	項目	詳細
品質特性解析	構造解析	アミノ酸配列, 糖鎖構造など
	不純物の評価	目的物質由来または製造工程由来の不純物
	安定性の評価	保存, 酸化などによる化学変化 高次構造変化(熱変性など) 安定性試験, 加速試験, 苛酷試験
臨床試験・非臨床試験	薬物動態の特徴	吸収・分布・代謝・排泄, 製剤(剤形)の特性
	薬理作用	作用メカニズム
	免疫原性	抗体産生の機構 免疫原性のリスク因子 有効性におよぼす影響 安全性におよぼす影響(アレルギー, infusion reaction)
製造にかかわる品質管理	製造用細胞基材	細胞基材の種類(大腸菌, 酵母, 昆虫細胞, 動物細胞, ヒト細胞) 細胞基材の管理(セルバンクシステム)
	製造工程管理	プロセスバリデーション
	ウイルス安全性	外来性感染性物質の管理, ウイルス試験
	規格および試験方法	試験項目, 分析方法, 規格値/判定基準

来タンパク質は生産細胞由来のタンパク質であり, 免疫原性を示すリスク要因となる. 免疫原性はバイオ医薬品に対する抗体(抗薬物抗体)を産生したり細胞性免疫を誘導して, 有効性の低下や, 内在性タンパク質の中和による炎症や全身性ショック症状などの重篤なアレルギー症状を引き起こすことがある. より安全にバイオ医薬品を使用するため, これらの要因を特定し, リスク低減を図る取り組みが検討されている.

7) バイオ後続品(バイオシミラー)

a) バイオ後続品とは

Let's try!
☑ p.99,
問2

　バイオ医薬品の開発が進み, より多くの疾病に対し治療が可能となった. その一方で, 患者治療にかかわる薬剤費や医療費が増大するという問題が起きてきた. このような背景をもとに世界的にバイオ後続品(バイオシミラー)に関する規制が整備されるようになり, 2003年に世界で初めてバイオ後続品が承認された.

　わが国におけるバイオ後続品の指針では, 「**バイオ後続品**とは, 国内ですでに新有効成分含有医薬品として承認されたバイオテクノロジー応用医薬品(先行バイオ医薬品)と同等/同質の品質, 安全性, 有効性を有する医薬品として, 異なる製造販売業者により開発される医薬品」と定義され, [「バイオ後続品の品質・安全性・有効性確保のための指針」(厚生労働省・薬食審査発第0304007, 2009年)], 新医薬品や後発医薬品と区別して取り扱われている. **図4**にはバイオ後続品の例および名称表示例を示す. また, 後発医薬品とバイオ後続品の相違および先発/先行医薬品との特徴の比較を**表8**に示す.

b) バイオ後続品の開発

　バイオ医薬品の生産細胞が明らかにされている場合は, 同一細胞を用いて製造することが望ましい. しかし, ほかの製造業者が開発したバイオ医薬品の製法の情報や, 先行製品の原薬や中間体の入手は困難であり, バイオ後続品の開発・製造においては独自に製法を開発す

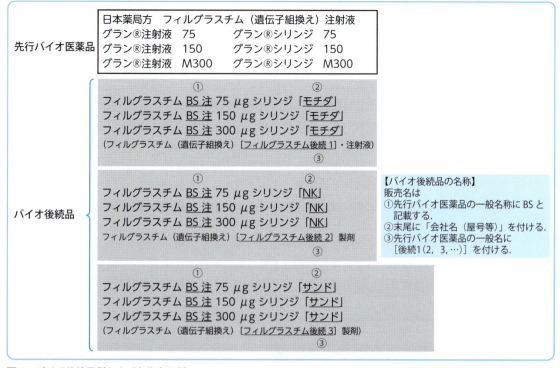

図4 バイオ後続品例および名称表示例

表8 後発医薬品とバイオ後続品の特徴比較

項目		後発医薬品	バイオ後続品
先発/先行医薬品との比較	有効成分	同一	同等/同質
	製剤化の要件	同一：有効成分，含量，投与経路 同等：用法・用量，効能・効果	同等/同質：品質，安全性，有効性
製造方法		化学合成	遺伝子組み換え，細胞培養
有効成分		有機化合物	ペプチド，タンパク質，修飾タンパク質
分子量		低分子	高分子
剤形		錠剤等多種類	主に注射剤
臨床試験		基本的には，生物学的同等性試験による評価が必要	先行バイオ医薬品との同等性/同質性を評価する試験が必要
製造販売後調査等		原則として実施しない	原則として実施する

る必要がある．また，バイオ医薬品の特徴の項で述べたように，有効成分であるタンパク質は複雑な高次構造を持ち，分子多様性を示す．そのため先行医薬品と同一の目的物質・タンパク質を製造することは不可能である．

バイオ後続品の開発においては特有の製造工程によって製品が得られるため，品質面のみの比較で同等性/同質性を明らかにするのは極めて難しい．通常，まず品質面では先行バイオ医薬品を比較の対照として，構造，物理的化学的性質，生理活性，免疫化学的性質，不純物などの比較を行う．非臨床試験では薬理作用の比較試験および安全性試験を行う．臨床試験では薬物動態試験，薬力学試験，有効性・安全性の比較試験を行い，同等性/同質性を検

証する．後発医薬品の開発と比較して，バイオ後続品の開発では非臨床試験および臨床試験が必要とされる点が特徴である．

c) 品質評価および品質管理

　バイオ後続品の品質管理において，先行バイオ医薬品との品質比較が必要とされるのは承認申請時までである．承認後に継続した品質確保が必要である点は新医薬品の場合と同じである．バイオ後続品は先行バイオ医薬品と異なる製法で製造されるため，両者間の品質特性には違いが生じる．品質特性の差異が有効性や安全性にどのように影響するか，たとえば抗体医薬品や融合タンパク質医薬品のように複数の生物活性を持つ製品の場合，影響が大きいと考えられ，影響の大小は個々の製品によって異なる．したがって，バイオ後続品の製品品質の一貫性を確保するためには，承認後の実生産において適切な品質管理システムを構築することが重要である．

　バイオ後続品は遺伝子組み換え技術や細胞培養技術を応用して製造した製品であり，特に免疫原性の問題など，後発医薬品の場合と異なる要素が存在する．そのためバイオ後続品については，製造販売後に安全性プロファイル等について引き続き調査を行い，より適切なリスク管理を行う必要がある．

c　医薬品の品質および安全性の確保

　製造販売業者は，医薬品の製造販売において適正な製造・品質管理を行い，加えて安全性の確保を行わなければならない．すなわち医薬品製造においては適切な機械設備を設置するとともに，良好な工場環境を維持し，原材料の受け入れ，製剤，包装，保管，出荷に至るすべての過程で，いくつもの厳しいチェックを受ける必要がある．

1)　医薬品の品質管理・安全管理

a)　GMP

Let's try!
☑ *p.99,*
問2, 問4

　日本国内では，医薬品医療機器等法に基づいて，医薬品及び医薬部外品の製造管理及び品質管理の基準に関する省令（Good Manufacturing Practice：GMP）を遵守することが定められている．GMP による規制において，医薬品の製造所では製造管理者の監督の下，品質部門と製造部門が独立して設置される．業務は，標準作業手順書，製造指図書，品質管理監督システム基準書などに従って実施される．製造管理基準書，衛生管理基準書，品質管理基準書，製品標準書などの書類作成も必要となる．製造所の構造設備に関しては，清掃，定期点検，校正（キャリブレーション），バリデーションなどが適切に行われ，品質が維持される衛生的な設備でなければならない．表9 は，GMP の3 つの要素である人為的な誤りの防止，汚染・品質低下の防止，品質保証システムを示したものである．

　GMP は製造販売の承認を得るための要件であり，都道府県または PMDA により GMP 適合性調査が実施されている．承認取得後は，5 年ごとに当該調査が実施される．

b)　PIC/S

　製造所で製造された1 つの医薬品を製造国外または複数国で販売しようとする場合，輸出国ごとに異なる GMP の基準に従って査察を受けなければならない．しかし，医薬品流通のグローバル化が推進されるなかでこのような仕組みは手続き上の障壁となる．医薬品査察協

II　医薬品の開発と品質・安全性の確保　　*93*

表9　GMP の三要素

	人為的な誤りの防止	汚染，品質低下の防止	品質保証システム
構造設備	・作業室の広さ ・異種作業間の間仕切りなど，人の作業空間の整備	・手洗い設備，更衣室 ・作業，保管室の設備など，人，機械設備の整備	・機械設備と工程の配列，制御 ・ロット管理 ・試験，工程試験の充実など，ソフト・ハードシステムの整備
管理組織	・品質管理部門の独立 ・自己点検，教育，訓練 ・責任者の明確化　など	・作業員の衛生管理 ・製造衛生(清拭など)管理など	・製造管理，品質管理の独立 ・自己点検，教育訓練システムなど
作業管理	・製造，品質管理の作業標準書，記録書の完備 ・品質標準書の完備 ・各記録の自己点検　など	・清掃，洗浄 ・作業室立ち入りの制限　など	・ロット製造，試験記録 ・保存サンプルの調査 ・製造の出荷の可否の決定システム　など

[川村邦夫，"バリデーション総論"，改訂第3版，じほう，2005，p.7]

定および医薬品査察共同スキーム（Pharmaceutical Inspection Convention and Pharmaceutical Inspection Co-operation Scheme：**PIC/S**）は，医薬品分野における共通の製造・品質管理基準（GMP）の策定や相互査察の推進を図る国際協調組織であり，世界中の査察基準を整合させることを目指している．加盟当局間の整合によりダブルスタンダードが解消し，グローバル化がより推進される．わが国の規制当局は 2014 年 7 月に PIC/S 加盟が承認され，2021 年 1 月現在，加盟当局数は 54 におよんでいる．

c)　バリデーション

　医薬品を製造・出荷するにあたり，その品質，有効性および安全性が確保されていることを証明するための手段として，GMP のなかにバリデーションが規定されている．**バリデーション**は，製造所の構造設備ならびに手順，工程その他の製造管理および品質管理の方法が期待される結果を与えることを検証し，これを文書とすることである．つまり，医薬品製造においては，あらかじめ目的とする品質基準(期待される結果)を定め，それに適合する製品を恒常的に製造しなければならない．品質を保証するためには，適合していることを科学的に証明(検証)するとともに製造所の構造設備ならびに手順，製造工程，試験の結果を記録する(文書化する)ことが，バリデーションのポイントである．バリデーションは 1 つの設備，プロセス，方法が所期の目的を果たしていることを検証・確認するための科学的システムである．

　医薬品の製造業者には，製造管理および品質管理等を適切に行うためにバリデーションの実施が義務づけられている．バリデーションを行うためには，医薬品等の原材料や製造工程を記載した「手順書」を製造所ごとに作成することが求められている．

2)　製造販売後の安全監視体制

a)　製造販売後の調査

(i)　製造販売後の調査の意義

Let's try!
✔ *p.99,*
問5

　新医薬品は製造販売後の一定期間においても，承認時までに確認された有効性や安全性に関する情報と同様であるか否か，特に注意深く観察して使用しなければならない．同時に観察結果を収集・分析し，その結果を速やかに医療従事者に伝達し，有害反応の発生を最小限にとどめる監視体制が必要とされる．これを**製造販売後調査**（post marketing surveillance：**PMS**）

という．PMSは，いいかえると，治験で得られなかった当該医薬品の情報（効能・効果，用法・用量，副作用など）を製造販売後に調査して，薬物療法の適正化に資することを主な目的として実施される．

PMSは，再審査制度，再評価制度，副作用・感染症報告制度の3つの柱で構成されている（**図5**，**表10**）．これにより，医薬品の製造販売後の品質，有効性および安全性の確保を図っている．

(ii) 製造販売後調査等

医薬品の品質，有効性および安全性に関する情報の収集，検出，確認または検証を行うため，医薬品の製造販売業者は，医薬品の製造販売後の調査および試験の実施の基準に関する省令（Good Post-marketing Study Practice：**GPSP**）に基づいて調査・試験を行う．調査・試験とは，使用成績調査，製造販売後データベース調査，製造販売後臨床試験であり（**表11**），使用成績調査は，当該使用成績調査の目的を十分に果たし得る医療機関に対して実施される．収集された情報は再審査および再評価の申請資料となる．再審査制度および再評価制度の概要を**図6**に示す．

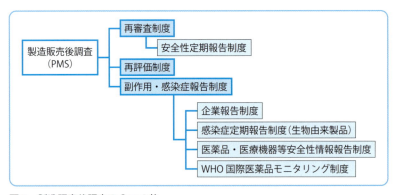

図5　製造販売後調査の3つの柱

表10　製造販売後の安全対策

安全対策	概要
再審査制度	・新医薬品の承認時に評価検討される臨床試験データは，症例数，使用期間，患者の合併症や年齢など，制限された条件下で得られたものである．このため，承認後に広範囲な使用によって有効性の変化が生じていないか，未知の副作用が発現していないかなどの情報を把握・収集するため，製造販売業者に調査を義務づけている． ・承認を受けた日から4〜10年間の期間を経た後に実施される． ・新医薬品（新有効成分含有医薬品）の再審査期間は，原則として8年とされている．
再評価制度	すでに承認されて広く使用されている医薬品について，現時点の医学・薬学の学問的水準から，有効性と安全性に関して見直しを行うための制度である．国内外の文献報告などの知見から見直しの必要が示唆された場合は，臨床試験などを実施する．必要に応じて厚生労働大臣が医薬品の範囲を指定し，実施される．
副作用・感染症報告制度	・新医薬品の製造販売に伴って発生する副作用や感染症の情報を収集し，評価して関係者に周知する制度である． ・医薬品等の製造販売業者は，自社の医薬品等に関する副作用および感染症について，厚生労働大臣に報告しなければならない（企業報告制度，副作用・感染症報告制度）． ・医薬関係者（薬局開設者，医療機関の開設者，医師，薬剤師等）は，医薬品等に関する副作用，感染症の発生に関して，危害の発生または拡大を防止する必要があると認める場合は，厚生労働大臣に報告しなければならない（医薬品・医療機器等安全性情報報告制度）．

新医薬品については，使用の成績等に関する調査およびその結果を再審査期間（再審査のための調査期間）中に定期的に厚生労働省に報告しなければならず，これを**安全性定期報告制度**という．製造販売業者は，厚生労働大臣が指定した日から最初の 2 年間は半年以内ごと，それ以降は 1 年以内ごとに，調査期間満了日まで報告を行う．販売開始後のさまざまな使用実態下において安全性，有効性，有用性を継続的に分析し，医薬品の総合的なベネフィットとリスクの評価に関する情報をもとに定期的ベネフィット・リスク評価報告（Periodic Benefit-Risk Evaluation Report：**PBRER**）が作成される．PBRER は ICH において合意されたガイドラインに基づくものである．

　再審査期間は医薬品ごとに異なり，新有効成分含有医薬品の場合は原則として 8 年とされている．希少疾病用医薬品等の重要医薬品の場合は，6〜10 年とされている．

b）製造販売後の安全対策

(i) 副作用・感染症報告制度

　表 10 に示したとおり，医薬品等の製造販売業者および薬局・病院などの医薬関係者においては，副作用および感染症に関する情報を厚生労働大臣へ報告しなければならない．これ

表 11　製造販売後調査等における調査等の名称・定義

調査等の名称		定義
使用成績調査	一般使用成績調査	医薬品を使用する者の条件を定めることなく行う調査（使用成績比較調査を除く）
	特定使用成績調査	小児，高齢者，妊産婦，腎機能障害または肝機能障害を有する者，医薬品を長期に使用する者その他医薬品を使用する者の条件を定めて行う調査（使用成績比較調査を除く）
	使用成績比較調査	特定の医薬品を使用する者の情報と当該医薬品を使用しない者の情報とを比較することによって行う調査
製造販売後データベース調査		医療情報データベースを用い，医薬品の副作用による疾病等の種類別の発現状況ならびに品質，有効性および安全性に関する情報の検出または確認のために行う調査
製造販売後臨床試験		治験，使用成績調査もしくは製造販売後データベース調査の成績に関する検討を行った結果得られた推定等を検証し，または診療においては得られない品質，有効性および安全性に関する情報を収集するため，承認された用法・用量，効能・効果に従い行う試験［GCP を遵守］

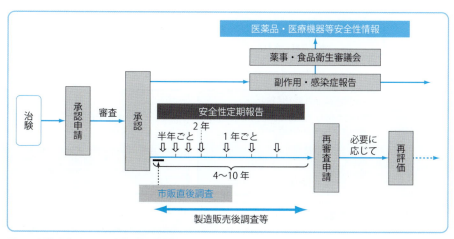

図 6　再審査制度・再評価制度の概要

らの報告の受理は厚生労働大臣から PMDA へ委託されている．

(ii) 市販直後調査

新医薬品の販売開始後は，治験時に比べて，使用患者数が急激に増加するとともに使用患者の背景も多様化する．そのため，治験では得られなかった未知の副作用等が発現することがある．**市販直後調査**は，販売開始から 6 ヵ月間，診療において医薬品の適正な使用を促し，重篤な副作用等の発生を迅速に把握するために行う調査である．市販直後調査は，医薬品，医薬部外品，化粧品，医療機器および再生医療等製品の製造販売後安全管理の基準に関する省令（Good Vigilance Practice：**GVP**）に基づいた医薬品リスク管理計画として実施される．

(iii) 医薬品リスク管理計画（RMP）

医薬品の安全性確保を図るため，医薬品開発の段階から一貫して必要な安全対策を実施し，製造販売後に至るまでリスクを適正に管理することを目的に，2014 年 10 月より GVP に基づいて**医薬品リスク管理計画**（Risk Management Plan：**RMP**）が法制化されている．新医薬品のほか，バイオ後続品および後発医薬品の一部も対象となっている．医薬品の有効性と安全性を体系的に評価し，製造販売後のリスク管理の内容を広く共有して，製造販売後の安全対策の充実強化を図るものである．

RMP は，個々の医薬品のリスクを分析し，そのなかで重要なものを安全性検討事項として特定し，市販直後調査，使用成績調査などによる調査・情報収集を実施する（図 7，図 8）．リスク管理計画書は，これらの調査・試験で得られた情報や，医薬品のリスクを最小限に抑えるための医療関係者などへの情報提供の取り組みを，医薬品ごとにまとめた文書である．

医薬品製造販売業者は，承認申請を行う時点までに得られた情報に基づいて医薬品リスク管理計画案を作成し，承認申請資料とともに PMDA に提出して審査を受ける．承認後は医薬品リスク管理計画書を販売開始予定の 1 ヵ月前までに PMDA に提出し，以後，安全性監視活動とリスク最小化活動を実施する．

(iv) 医薬品の品質管理

医薬品医療機器等法では製造販売業の許可要件として，医薬品，医薬部外品，化粧品および再生医療等製品の品質管理の基準に関する省令（Good Quality Practice：**GQP**）に適合していることが求められている．GQP は医薬品等の品質管理の方法に関する基準である．GQP に基づいて，医薬品等の製造販売業者は，品質管理業務を統括する部門（品質保証部門）および

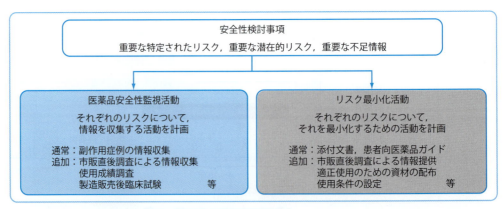

図 7　医薬品リスク管理計画
［PMDA：RMP の概要（https://www.pmda.go.jp/safety/info-services/drugs/items-information/rmp/0002.html）（最終確認：2022 年 1 月 13 日）より引用］

II　医薬品の開発と品質・安全性の確保　　97

安全性検討事項の特定
安全性検討事項として3つのリスク・情報について重要なものを特定

1.　重要な特定されたリスク
すでに医薬品との関連性がわかっているリスク（例）
・非臨床試験において関連性が明らかで，臨床試験でも確認されている副作用
・臨床試験において本剤群との因果関係が示された副作用
・多くの自発報告があり，時間的関連性等から因果関係が示唆される副作用

2.　重要な潜在的リスク
疑われるが，確認が不十分なリスク（例）
・薬理作用等から予測されるが，臨床的には確認されていない副作用
・同種同効薬で認められている副作用

3.　重要な不足情報
・治験対象からは除外されているが，実地医療では高頻度での使用が想定される
　患者群における安全性の検討に必要な情報（高齢者，腎機能障害患者，肝機能
　障害患者，妊婦，小児など）

図8　RMP における安全性検討事項の特定

品質管理業務の責任者（品質保証責任者）を置き，原薬の製造から最終製品の市場への出荷までの全工程を把握し，適切な管理・監督を行うこととされている．市場での医薬品の品質，有効性および安全性に関する情報を適正に評価し，品質不良等が発覚した場合は，出荷の可否の判定や品質不良等に対する適切な対応が求められる．

c)　安全確保と医薬品の回収

医薬品の製造工程では，GMP，医薬品医療機器等法に基づいて，不良医薬品を生じさせないように幾重にも安全策が設けられている．製品中への異物混入に関しては，人による目視検査のほか，画像検査機器や金属探知機などを製造工程に取り入れて，異物の有無の検査が行われている．注射剤に関しては，製造現場のクリーン化や人手を介さない遠隔作業体制などが構築されている．このような最先端の技術を取り入れても，医薬品への異物混入を皆無にすることは難しい．

製品回収に至った医薬品への異物混入例として，その原因となった異物は，昆虫，髪の毛，金属片，ガラス片など種類もさまざまである．異物混入は医薬品製造業者にとって重要な品質管理項目である．製造販売業者は，自ら製造販売した医薬品などについて，保健衛生上の危害の発生または拡大の防止のため，市場からの回収が必要となった場合には迅速かつ適切に対応する必要がある．**表12** に示すとおり，回収される製品によってもたらされる健康への危険性の程度によりクラス分類が行われる．製造販売業者が登録した医薬品の回収情報は PMDA ホームページ「回収情報（医薬品）」に掲載される．

表12　医薬品の回収におけるクラス分類

分類	分類ごとの定義
クラスⅠ	その製品の使用などによって，重篤な健康被害または死亡の原因となり得る状況
クラスⅡ	その製品の使用などによって，一時的なもしくは医学的に治癒可能な健康被害の原因となる可能性がある，または，重篤な健康被害のおそれはまず考えられない状況
クラスⅢ	その製品の使用などによって，健康被害の原因となるとはまず考えられない状況

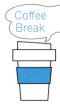

「毒」と「薬」の関係はココにもある !?

　江戸時代の外科医・華岡青洲は，全身麻酔薬にチョウセンアサガオやトリカブトなどの生薬を配合し，主成分のアトロピンが致死量を超えないように量の調整に腐心したといわれる．まさに「毒」と「薬」は紙一重であり，使用する者が十分な情報と知識を持ち，慎重かつ適正に判断して用いなければ，有効なものも有害となってしまう．

　国内では近年，アルブミンやグロブリンなどの血液製剤，インフルエンザワクチン，B型肝炎ワクチン，アセトアミノフェン，ゾニサミド，イトラコナゾールなど，さまざまな医薬品の記事をネットや新聞紙面で目にする機会が多くある．それは，医薬品や原薬の回収，製薬企業からの出荷停止の報道である．医薬品製造においては，医薬品の品質に関する信頼性確保のためのルールであるGMPの遵守が義務づけられている．医薬品はそのルールにのっとり，承認された方法や工程管理に従って製造されなければならない．ところがPMDAによる製造所への立ち入り調査・査察によって，医薬品や原薬が承認内容と異なる製造方法で製造されている等の不正・違法行為が判明したケースが相次いでいる．このような事案では，医療従事者や患者は細心の注意を払って医薬品を使用したとしても健康被害の発生を予測したり回避したりすることは困難となり，患者の生命に重大な危険をおよぼしかねない．

　薬剤師は，医療現場においてだけでなく医薬品の製造販売においても，品質保証，安全管理に最も深くかかわる専門家である．

練習問題

☐ **問1** 臨床試験のうち，少数の健康な成人志願者を被験者として，忍容性，薬物動態などを中心に検討することを目的とするのはどれか．**1つ**選べ．（☞ p. 81, 407）
1. 探索的試験
2. 臨床薬理試験
3. 検証的試験
4. 有効性比較試験
5. 医療経済学的試験

☐ **問2** バイオ後続品に関する記述のうち，正しいのはどれか．**2つ**選べ．（☞ p. 90〜92, 407）
1. 先行バイオ医薬品と品質，安全性，有効性に関して同等/同質であることが確認されている．
2. 先行バイオ医薬品と構造が同一の有効成分を同一量含み，同一経路から投与される．
3. 先行バイオ医薬品と産生細胞や製法(培養法や精製法)が同一である．
4. 製造販売後調査が義務づけられている．
5. 承認申請時に添付する資料として，生物学的同等性に関する資料は原則として必要である．

☐ **問3** 医薬品および医薬部外品の製造管理および品質管理の基準(GMP)に関連する記述のうち，正しいのはどれか．**2つ**選べ．（☞ p. 92, 93, 407）
1. 製造設備に関する規則で，人為的な誤りは対象とされていない．
2. 複数の医薬品の交叉汚染や，虫・異物などの混入を防ぐことが必要である．
3. あらかじめ決められた手順・条件で製造すれば，製造記録を管理することが免除される．
4. 製造所ごとに医薬品製造管理者を定め，その下に製造部門と品質部門を置かなければならない．

☐ **問4** 医薬品製造販売の承認を得るために適合する必要がある基準はどれか．**1つ**選べ．（☞ p. 92, 407）
1. GCP（Good Clinical Practice）
2. GLP（Good Laboratory Practice）
3. GVP（Good Vigilance Practice）
4. GMP（Good Manufacturing Practice）
5. GPSP（Good Post-marketing Study Practice）

☐ **問5** 医薬品の製造販売後安全対策に関する記述のうち，正しいのはどれか．**2つ**選べ．（☞ p. 96〜98, 407）
1. 医薬品の製造販売業者は，その製造販売した医薬品の副作用によるものと疑われる症例等で厚生労働省令で定めるものを知ったときは，その旨を厚生労働大臣に報告しなければならない．
2. 再審査制度とは，過去に承認された医薬品について，現時点での医学・薬学等の学問レベルで，有効性，安全性等を再確認するものである．
3. 医薬品リスク管理計画(RMP)は，開発段階から安全対策を実施することで，製造販売後の医薬品の安全性の確保を図ることを目的とするものである．
4. 再評価制度とは，新医薬品の承認後一定の期間を定めて，有効性，安全性等の確認を行うものである．
5. 市販直後調査とは，医薬関係者への適正使用のための情報提供や医薬関係者からの副作用情報の収集について，PMDAが実施するものである．

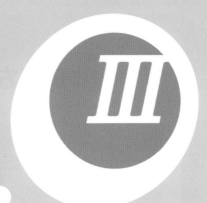

各種医薬品製剤

- 1 日本薬局方
- 2 経口投与する製剤
- 3 口腔内に適用する製剤
- 4 注射により投与する製剤
- 5 透析に用いる製剤
- 6 気管支・肺に適用する製剤
- 7 目に投与する製剤
- 8 耳に投与する製剤
- 9 鼻に適用する製剤
- 10 直腸に適用する製剤
- 11 腟に適用する製剤
- 12 皮膚などに適用する製剤
- 13 その他の製剤
- 14 単位操作
- 15 日本薬局方一般試験法
- 16 製剤の品質確保
- 17 ドラッグデリバリーシステム

1 日本薬局方

学習の目標

- 日本薬局方の意義と内容について概説できる.
- 製剤通則および製剤総則について説明できる.
- 製剤総則に定められた剤形の種類と特徴を説明できる.

　日本薬局方(以下局方)は, 医薬品の品質を確保するために定められた公的な規範書で, 医薬品の規格・基準および試験法などが記載されている. 局方の役割は「わが国の医薬品の品質を確保するために必要な公的基準を示す」,「医薬品全般の品質を総合的に保証するための規格及び試験法の標準を示す」, ならびに「保健医療上重要とされた医薬品の品質などに係る判断基準を明確にする」ことである. また局方は,「公共の規格書」,「国民に医薬品の品質に関する情報公開と説明責任を果たす」,「医薬品の品質確保に関する先進性と国際的整合性を維持・確保する」という性質を持っている.

a 日本薬局方の構成と概要

　局方は, 大きく分けて通則, 生薬総則, 製剤総則, 一般試験法, 医薬品各条, 参照スペクトルおよび参考情報から構成されている. 局方の構成と概要を**表1-1**に示した.

　通則では, 局方全般の共通の規則, 定義, 用語などが説明され, **製剤総則**では製剤の剤形に関する定義や製法などが記載されている. 医薬品各条は, まず, 化学薬品(医薬品の原薬, 製剤, 生物学的製剤, 医薬品添加物など)が記載され, その後に「生薬等」として, 生薬および生薬を有効成分として含む製剤が50音順に収載されている.

　局方に収載される医薬品の選定基準は,「保健医療上重要な医薬品の全面的収載を目指す」とされている. 参考情報には, 医薬品品質確保のうえで必要な参考事項や局方収載医薬品に関する参考となる試験法や情報が記載されている. 参考情報に記載されている試験法は局方医薬品の適否の判定基準にはならない.

　通則の概要を**表1-2**にまとめるとともに, 局方の医薬品各条の条文との関連性を**図1-1〜1-6**に示した.

表 1-1 日本薬局方の主な構成

項目	概要
通則	局方全般に共通する規則や用語の説明
生薬総則	生薬に関する共通の規則
製剤総則	製剤通則(製剤に関する共通の規則),製剤包装通則(容器,包装に関する原則など),および製剤の剤形各論
一般試験法	医薬品各条に共通する試験法・試薬,用具等の関連事項
医薬品各条(化学薬品等)	医薬品原薬,製剤,製剤の添加剤など
医薬品各条(生薬等)	生薬および生薬を有効成分として含む製剤
参照スペクトル	紫外可視吸収スペクトル,赤外吸収スペクトル

参考情報

G0. 医薬品品質に関する基本的事項
  医薬品原薬および製剤の品質確保の基本的考え方
  品質リスクマネジメントの基本的考え方
  化学合成される医薬品原薬およびその製剤の不純物に関する考え方
  医薬品の安定性試験の実施方法
  医薬品包装における基本的要件と用語
  クオリティ・バイ・デザイン(QbD),品質リスクマネジメント(QRM)および医薬品品質システム(PQS)に関連する用語集
G1. 理化学試験関連
  分析法バリデーション
  システム適合性
  近赤外吸収スペクトル測定法
G2. 物性関連
  固体または粉体の密度
  粉体の細かさの表示法
  粉体の流動性
  動的光散乱法による液体中の粒子径測定法
G3. 生物薬品関連
  バイオテクノロジー応用医薬品(バイオ医薬品)の品質確保の基本的考え方
  アミノ酸分析法
  ペプチドマップ法
  ペプチドおよびタンパク質の質量分析
  単糖分析およびオリゴ糖分析/糖鎖プロファイル法
  等電点電気泳動法
  キャピラリー電気泳動法
  SDS ポリアクリルアミドゲル電気泳動法
  宿主細胞由来タンパク質試験法
  表面プラズモン共鳴法
  酵素免疫測定法
  タンパク質定量法
  日局生物薬品のウイルス安全性確保の基本要件
  バイオテクノロジー応用医薬品/生物起源由来医薬品の製造に用いる細胞基材に対するマイコプラズマ否定試験
  日本薬局方の通則等に規定する動物由来医薬品起源としての動物に求められる要件

G4. 微生物関連
  非無菌医薬品の微生物学的品質特性
  微生物試験に用いる培地および微生物株の管理
  保存効力試験法
  エンドトキシン試験法と測定試薬に遺伝子組み換えタンパク質を用いる代替法
  エンドトキシン規格値の設定
  微生物迅速試験法
  遺伝子解析による微生物の迅速同定法
  蛍光染色による細菌数の迅速測定法
  消毒法および除染法
  滅菌法および滅菌指標体
G5. 生薬関連
  日本薬局方収載生薬の学名表記について
  生薬等の定量指標成分について
  生薬および生薬製剤の薄層クロマトグラフィー
  アリストロキア酸について
  核磁気共鳴(NMR)法を利用した定量技術と日本薬局方試薬への応用
  遺伝子情報を利用する生薬の純度試験
  生薬および生薬製剤のアフラトキシン試験法
  生薬の放射能測定法
G6. 製剤関連
  プロセス解析工学によるリアルタイムリリース試験における含量均一性評価のための判定基準
  溶出試験装置の機械的校正の標準的方法
  ガラスインピンジャーによる吸入剤の空気力学的粒度測定法
  錠剤硬度測定法
  錠剤の摩損度試験法
  胃腸薬の pH 試験法
  中心静脈栄養剤中の微量アルミニウム試験法
G7. 容器・包装関連
  ガラス製医薬品容器
  プラスチック製医薬品容器および輸液用ゴム栓の容器設計における一般的な考え方と求められる要件
  固形製剤のブリスター包装の水蒸気透過性試験法
  無菌医薬品の包装完全性の評価
  無菌医薬品包装の漏れ試験法
G8. 標準品関連
  日本薬局方における標準品および標準物質
GZ. その他
  医薬品等の試験に用いる水
  製薬用水の品質管理
  第十八改正日本薬局方における国際調和
附録
原子量表(2017)について,原子量表(2017),原子量表(2010)

104　Ⅲ　各種医薬品製剤

表 1-2　第十八改正日本薬局方通則の概要（次ページへつづく）

項 No.	概要	参照
1	局方の名称：第十八改正日本薬局方 略名：「日局十八」，「日局 18」，「JP XVIII」または「JP 18」	
2	局方の英名：「The Japanese Pharmacopoeia Eighteenth Edition」	
3	医薬品の名称とは日本名と日本名別名を指す	図 1-1, 1-2
4	生薬および生薬を有効成分とする製剤は「生薬等」としてまとめ，医薬品各条の末尾に置く	
5	日本薬局方の医薬品の適否は，各条に記載されている規定，通則，各総則，一般試験法によって判定する．性状の項および製剤の貯法および有効期間の項は判定基準にならない．生薬関連製剤の容器は判定基準となる	図 1-1
6	動物に由来するものを原料として製造された医薬品：使用する動物は，原則として，健康なものでなければならない	図 1-2
7	日本薬局方の医薬品は，その医薬品名の前後に「　」を付けて示す	図 1-3
8	医薬品名または物質名の次に（　）で分子式または組成式を付けたものは，化学的純物質を意味する	図 1-3
9	日本薬局方における主な単位記号	省略
10	医薬品の力価を示すとき用いる単位は医薬品の量とみなす	図 1-2
11	「別に規定する」とは，薬機法に基づく承認の際に規定するものとする	図 1-6
12	品質確保のため製造過程に必要な要件を示す	
13	バリデーション等により品質の恒常的保証があれば各条の試験の一部を省略できる（無菌試験法など）	
14	日本薬局方の試験法より真度および精度が高ければ，局方の試験法の代替えになる試験方法を用いることができる．ただし，試験結果に疑いのある場合は，規定の方法で最終の判定を行う	
15	生物学的な試験法の規定は，試験の本質に影響がなければ試験方法の細部については変更できる	
16	温度の規定	図 1-3, 1-4
17	滴数は，水 20 滴の質量が 0.90～1.10 g（20℃）となるような器具を用いて量る	図 1-1
18	減圧は，別に規定するもののほか，2.0 kPa 以下	図 1-5
19	液性を酸性，アルカリ性または中性として示す場合は，リトマス紙を用いる．詳しく示すには pH 値を用いる	
20	医薬品の切度および粉末度の名称	表 1-3, 図 1-3
21	医薬品の試験には試験を行うのに適した水を用いる	図 1-1
22	溶質名の次に溶液と記載したものは，その水溶液を示す	図 1-2
23	溶液の濃度表記	図 1-1, 1-2
24	質量を「精密に量る」とは，量るべき最小位を考慮し，0.1 mg, 10 μg, 1 μg または 0.1 μg まで量ることを意味する 質量を「正確に量る」とは，指示された数値の質量をそのけた数まで量ることを意味する	図 1-1
25	医薬品試験で，n けたの数値を得るには，$(n+1)$ けたまで数値を求め，$(n+1)$ けた目の数値を四捨五入する	
26	医薬品試験は，常温で行い，操作直後に観察する．温度の影響のあるものは，標準温度で判定する	図 1-1
27	医薬品試験の操作で，「直ちに」とは，前の操作の終了から 30 秒以内を意味する	
28	性状の項において，白色とは白色またはほとんど白色，無色とは無色またはほとんど無色を示す 色調の試験：固形の医薬品はその 1 g を白紙上または白紙上に置いた時計皿にとり，観察する．液状の医薬品は内径 15 mm の無色の試験管に入れ，液層を 30 mm として観察する．色の観察には白色の背景，澄明性は，黒色または白色の背景，蛍光を観察するには，黒色の背景を用い，白色の背景は用いない	図 1-1, 1-2
29	性状の項において，無臭またはにおいがないと記載したものは，においがないか，またはほとんどにおいがないことを示す においの試験：固形の**医薬品 1 g または液状の医薬品 1 mL** をビーカーにとり行う	図 1-1, 1-2

1　日本薬局方　　*105*

表 1-2　第十八改正日本薬局方通則の概要（つづき）

項 No.	概要	参照
30	性状の項において，溶解性を示す用語の定義 溶解性：固形医薬品は粉末とした後，溶媒中に入れ，20±5℃で5分ごとに強く30秒間振り混ぜるとき，30分以内に溶ける度合	表2-2 (p.15) 図1-2
31	医薬品が溶媒に溶けまたは混和するとは，澄明に溶けるかまたは任意の割合で澄明に混和し，繊維などを認めないかまたは認めても極めてわずかである	図1-2
32	**確認試験**は，医薬品中に含有されている**主成分などを，その特性に基づいて確認する**試験	図1-1
33	**純度試験**は，医薬品中の**混在物を試験する**ために行うもので，混在物の種類およびその量の限度を規定する	図1-1
34	製剤中の元素不純物については，一般試験法の元素不純物の規定に従って管理する	
35	医薬品は一般試験法の残留溶媒の規定に従って管理する	
36	意図的な混入が報告される有害物質の管理要件	
37	恒量：引き続きさらに1時間乾燥または強熱するとき，前後の秤量差が前回に量った乾燥物または強熱した残留物の質量の0.10%以下であること（生薬においては0.25%以下）	
38	定量法：医薬品の組成，成分の含量，含有単位などを物理的，化学的または生物学的方法によって測定する試験法	図1-1
39	試料の採取量に「約」を付けたもの：**記載された量の±10%の範囲**をいう 「乾燥し」とは，その医薬品各条の乾燥減量の項と同じ条件で乾燥する	図1-1
40	医薬品各条の成分含量の値について：単にある%以上を示し，その上限を示さない場合は**101.0%を上限**とする	図1-1
41	無菌，滅菌，無菌操作の定義 **無菌**：定められた方法で，対象微生物が検出されないこと **滅菌**：被滅菌中のすべての微生物を殺滅または除去すること **無菌操作**：無菌を維持するために管理された方法で行う操作	
42	容器：医薬品を入れるもので，**栓，蓋なども容器の一部**である	図1-1
43	**密閉容器**：通常の取り扱い，運搬または保存状態において，固形の異物が混入することを防ぎ，内容医薬品の損失を防ぐことができる容器．密閉容器の規定がある場合には，気密容器を使用できる	図1-1, 表16-2 (p.263)
44	**気密容器**：通常の取り扱い，運搬または保存状態において，固形または液状の異物が侵入せず，内容医薬品の損失，風解，潮解または蒸発を防ぐことができる容器．気密容器の規定がある場合には，密封容器を使用できる	図1-1, 表16-2 (p.263)
45	**密封容器**：通常の取り扱い，運搬または保存状態において，気体の侵入しない容器	図1-1, 表16-2 (p.263)
46	**遮光**：内容医薬品の性状および品質に対して影響を与える光の透過を防ぎ，光の影響から保護できること	図1-1, 表16-2 (p.263)
47	表示の規定1：医薬品各条で表示量，表示単位の規定があるもの→含量，含有単位→直接の容器または直接の被包に記載	
48	表示の規定2：基原，数値等，特に表示するよう定められているもの→直接の容器または直接の被包に記載	
49	三薬局方による国際調和	

III

各種医薬品製剤

①

日本薬局方

インドメタシン
Indometacin

C$_{19}$H$_{16}$ClNO$_4$：357.79
[1-(4-Chlorobenzoyl)-5-methoxy-2-methyl-1H-indol-3-yl]acetic acid　[53-86-1]

本品を乾燥したものは定量するとき，インドメタシン（C$_{19}$H$_{16}$ClNO$_4$）98.0 % 以上を含む．

性　状　本品は白色～淡黄色の微細な結晶性の粉末である．
本品はメタノール，エタノール（95）又はジエチルエーテルにやや溶けにくく，水にほとんど溶けない．
本品は水酸化ナトリウム試液に溶ける．
本品は光によって着色する．
融点：155 ～ 162 °C
本品は結晶多形が認められる．

確認試験
（1）　本品 2 mg をメタノール 100 mL に溶かした液につき，紫外可視吸光度測定法により吸収スペクトルを測定し，本品のスペクトルと本品の参照スペクトル又はインドメタシン標準品について同様に操作して得られたスペクトルを比較するとき，同一波長のところに同様の強度の吸収を認める．
（2）　本品を乾燥し，赤外吸収スペクトル測定法の臭化カリウム錠剤法により試験を行い，本品のスペクトルと本品の参照スペクトル又は乾燥したインドメタシン標準品のスペクトルを比較するとき，両者のスペクトルは同一波数のところに同様の強度の吸収を認める．もし，これらのスペクトルに差を認めるときは，それぞれをエーテルから再結晶し，結晶をろ取し，乾燥したものにつき，同様の試験を行う．
（3）　本品につき，炎色反応試験（2）を行うとき，緑色を呈する．

純度試験
（1）　酸　本品 1.0 g に水 50 mL を加え，5 分間振り混ぜてろ過し，ろ液に 0.1 mol/L 水酸化ナトリウム液 0.20 mL 及びフェノールフタレイン試液 1 滴を加えるとき，液の色は赤色である．
（2）　重金属　本品 1.0 g をとり，第 2 法により操作し，試験を行う．比較液には鉛標準液 2.0 mL を加える（20 ppm 以下）．
（3）　ヒ素　本品 1.0 g をとり，第 3 法により検液を調製し，装置 B を用いる方法により試験を行う（2 ppm 以下）．
（4）　類縁物質　本品 0.10 g をメタノール 10 mL に溶かし，試料溶液とする．この液 1 mL を正確に量り，メタノールを加えて正確に 50 mL とする．この液 5 mL を正確に量り，メタノールを加えて正確に 20 mL とし，標準溶液とする．これらの液につき，薄層クロマトグラフ法により試験を行う．試料溶液及び標準溶液 25 μL ずつを薄層クロマトグラフ用シリカゲル（蛍光剤入り）を用いて調製した薄層板にスポットする．次に無水ジエチルエーテル/酢酸（100）混液（100：3）を展開溶媒として約 10 cm 展開した後，薄層板を風乾する．これに紫外線（主波長 254 nm）を照射するとき，試料溶液から得た主スポット以外のスポットは，標準溶液から得たスポットより濃くない．

乾燥減量　0.5 % 以下（1 g，105 °C，4 時間）．
強熱残分　0.10 % 以下（1 g）．

定　量　法　本品を乾燥し，その約 0.7 g を精密に量り，メタノール 60 mL に溶かし，水 30 mL を加え，0.1 mol/L 水酸化ナトリウム液で滴定する（指示薬：フェノールフタレイン試液 3 滴）．同様の方法で空試験を行い，補正する．

0.1 mol/L 水酸化ナトリウム液 1 mL
= 35.779 mg C$_{19}$H$_{16}$ClNO$_4$

貯　法
保存条件　遮光して保存する．
容　器　気密容器．

注釈：

3. 名称

33. 医薬品中の混在物を試験する

21. 試験に適した水

17. 20°Cにおいて「精製水」20滴の質量が0.9～1.10 gとなる器具を用いる

5. 医薬品の適否：性状の項は，判定基準とならない

40. 含量で上限が示されていないものは101.0%が上限

28. 色の判定方法

30. 溶解性

31. 溶けるとは，溶けて繊維などを認めないか認めても極めてわずか

32. 主成分を確認する

46. 遮光の定義

39. 「約」は±10%の範囲

42. 栓，蓋も容器
43. 密閉容器の定義
44. 気密容器の定義
45. 密封容器の定義

26. 試験はすべて常温，温度が影響するものは標準温度

23. （100：3）は溶液100容量と3容量を混合することを，（3→100）は，溶液3 mLまたは固体3 gを溶媒に溶かして全量100 mLにすることを意味する

24. 「精密に量る」とは必要な有効数字を考慮して0.1 mg，0.01 mgまたは0.001 mgまで量ること

38. 有効成分の含量などを測定する

図1-1　日本薬局方通則の概要 1

パルナパリンナトリウム
Parnaparin Sodium

> 6. 動物由来の医薬品は健康な動物から製造されなければならない

本品は，健康なブタの腸粘膜から得たヘパリンナトリウムを，過酸化水素及び酢酸第二銅を用いて，又は次亜塩素酸ナトリウムを用いて分解して得た低分子量ヘパリンナトリウムで，質量平均分子量は 4500〜6500 である．

> 10. たとえば，ヘパリンではヘパリン単位をヘパリンの量とする

本品は定量するとき，換算した乾燥物 1 mg 当たり，抗第 Xa 因子活性 70〜95 低分子量ヘパリン単位を含む．

> 23. 本品水溶液 1 mL に水を加えて全量を 20 mL とする

性　状　本品は白色〜微黄色の粉末である．

本品は水に極めて溶けやすく，エタノール（99.5）にほとんど溶けない．

本品は吸湿性である．

> 22. トルイジンブルー O の水溶液を意味する．水溶液以外の場合，パラオキシ安息香酸ブチルのメタノール溶液などと溶媒が記載される

確認試験

(1) 本品の水溶液（1→20）0.1 mL を，トルイジンブルー O 溶液（1〜100000）10 mL に加えて振り混ぜるとき，液の色は青色から，直ちに紫色に変わる．

　　　　　　　　⋮

図 1-2　日本薬局方通則の概要 2

インドメタシン坐剤
Indometacin Suppositories

本品は定量するとき，表示量の 90 〜 110 ％ に対応するインドメタシン（$C_{19}H_{16}ClNO_4$: 357.79）を含む．

製　法　本品は「インドメタシン」をとり，坐剤の製法により製する．

> 8. 化学物質としてのインドメタシンを意味している

> 7. 「　」が付いたものは局方の医薬品であることを示している

貯　法

保存条件　遮光して，冷所に保存する．

容　　器　密閉容器．

> 製剤通則 11. 製剤は温度の規定がなければ室温で保存

> 16. 温度の規定 冷所は 1〜15℃

単軟膏
Simple Ointment

製　法

ミツロウ	330 g
植　物　油	適　量
全　　量	1000 g

以上をとり，軟膏剤の製法により製する．

性　状　本品は黄色で，弱いにおいがある．

貯　法　容器　気密容器．

> 29. におい

　　　　　⋮

> 27. 色の判定方法

> 製剤通則 7. 医薬品各条に収載する植物性脂肪中，通例，食用に供するもの

図 1-3　日本薬局方通則の概要 3

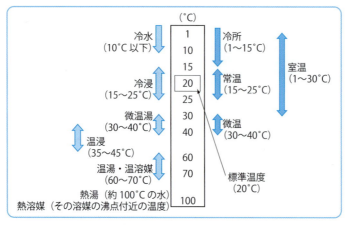

図1-4　通則16　温度の規定

アジマリン
Ajmaline

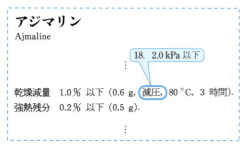

乾燥減量　1.0％ 以下 (0.6 g, 減圧, 80 ℃, 3 時間).
強熱残分　0.2％ 以下 (0.5 g).

⋮

図1-5　通則18　減圧の規定

ツロブテロール経皮吸収型テープ
Tulobuterol Transdermal Tapes

　本品は定量するとき，表示量の 90.0〜110.0％に対応するツロブテロール（$C_{12}H_{18}ClNO$：227.73）を含む．

製　法　本品は「ツロブテロール」をとり，テープ剤の製法により製する．

確認試験　本品の「ツロブテロール」20 mg に対応する量をとり，ライナーを除き，ヘキサン 10 mL を加えて振り混ぜる．上澄液をとり，0.1 mol/L 塩酸試液 10 mL を加えて振り混ぜ，遠心分離し，水層を分取する．この液 3 mL をとり，0.1 mol/L 塩酸試液を加えて 10 mL とした液につき，紫外可視吸光度測定法〈2.24〉により吸収スペクトルを測定するとき，波長 261〜263 nm 及び 265〜267 nm に吸収の極大を示し，波長 271〜273 nm に吸収の肩を示す．

製剤均一性〈6.02〉　次の方法により含量均一性試験を行うとき，適合する．

　本品1枚をとり，ライナーを除き，1 mL を中にツロブテロール（$C_{12}H_{18}ClNO$）約 0.25 mg を含む液となるように内標準溶液 V mL を正確に加えて振り混ぜ，上澄液を試料溶液とする．別に定容量ツロブテロール（別途「ツロブテロール」と同様の方法で水分〈2.48〉を測定しておく）約 20 mg を精密に量り，内標準溶液に溶かし，正確に 20 mL とする．この液 5 mL を正確に量り，内標準溶液を加えて正確に 20 mL とし，標準溶液とする．以下定量法を準用する．

　ツロブテロール（$C_{12}H_{18}ClNO$）の量（mg）
　　　$= M_S \times Q_T / Q_S \times V / 80$

　M_S：脱水物に換算した定量用ツロブテロールの秤取量（mg）

　内標準溶液　安息香酸ベンジルのヘキサン溶液（1→4000）

粘着性　別に規定する．　　11.「別に規定」する
放出性　別に規定する．

⋮

図1-6　通則11　「別に規定」の規定

表 1-3　医薬品の切度および粉末度の名称

ふるい番号 （ふるいの呼び寸法）	左記のふるいを通ったものの名称
4 号（4,750 μm）	粗切
6.5 号（2,800 μm）	中切
8.6 号（2,000 μm）	細切
18 号（ 850 μm）	粗末
50 号（ 300 μm）	中末
100 号（ 150 μm）	細末
200 号（ 75 μm）	微末

b 製剤総則

製剤総則は製剤通則，製剤包装通則，および剤形各論から構成されている．製剤通則は製剤に関する共通の規則であり（表 1-4），製剤包装通則は，製剤の包装に関する原則などが（表 1-5），剤形各論では，剤形ごとに，定義，製法，試験法および保存容器がまとめられている．局方では主分類として投与経路および適用部位により，細分類として製剤の形状，機能，特性に基づいて分類され，多数の新しい剤形も収載されている．また生薬を主原料とする製剤については生薬関連製剤として分類されている．一般試験法に記載のない製剤特性の試験の設定がある製剤を表 1-6 にまとめた．

表 1-4　製剤通則　概要

項 No.	概要
1	製剤通則の役割：製剤全般に関する共通事項の説明
2	剤形の分類方法：主に投与経路，適応部位別に分類し，製剤の形状，機能，特性から細分類する
3	局方収載外の剤形については，性状または用途等に適した剤形名を使用できる
4	製剤各条で剤形の製剤特性を規定し，試験により確認する
5	薬効の発現時間の調節や副作用を低減するため，有効成分の放出速度を調節できる 添付文書や直接の容器または被包に，付与した機能を記載すること
6	添加剤の定義：有効成分の有用性を高める，製剤化を容易にする，品質の安定化を図る，使用性を向上させるなどの目的で加えられる有効成分以外の物質．製剤の投与量において薬理作用を示さず，無害で有効成分の治療効果を妨げてはならない
7	製剤の製造等に用いられる水，溶剤等の定義：植物油は医薬品各条に収載される植物性脂肪油で，通例，食用に供されるもの（図 1-3）
8	無菌製剤，最終滅菌法，無菌操作法の定義と必要要件など 無菌製剤：無菌であることを検証した製剤 最終滅菌法：製剤を容器に充てんした後，滅菌する方法．滅菌指標体などを利用し，10^{-6} 以下の無菌性保障水準を担保する条件で行う 無菌操作法：原料またはろ過滅菌後から一連の無菌工程で製造する方法．すべての器具および材料を滅菌した後，清浄区域内で実施する
9	非無菌製剤であっても，微生物による汚染や増殖を避け，必要に応じて，微生物限度試験が適用される
10	生薬関連製剤などでは，その生薬成分については，製剤均一性試験法の含量均一性試験および溶出試験法は適用されない
11	規定のない場合は室温（図 1-4）で保存し，光が影響を与える場合は遮光して保存する

110　Ⅲ　各種医薬品製剤

表 1-5　製剤包装通則

項 No.	概要
1	**製剤包装通則の役割**：製剤に関する包装の原則，定義，要件等の説明
2	**製剤包装の原則**：製剤の品質保証ができるように設計されなければならない **包装の適切性**：製剤の安定性試験で評価する
3	**包装適格性の要素**：製剤の保護，製剤と包装の適合性，包装に用いる資材の安全性，投与時の付加的な機能 （保護：防湿性，遮光性，気体や微生物に対するバリア機能，輸送時の衝撃に対する保護機能を持つ） （適合性：製剤と物理的，化学的な相互作用を起こさない形状と材質であること） （安全性：包装材料の成分や不純物の製剤への溶出や移行が十分に低いこと） （機能：保護機能だけでなく，患者の服薬遵守の向上，服薬の利便性，誤飲防止，医療従事者の安全性の確保などの機能を付与できる） 包装の的確性は，必要な試験法を用いて評価し，管理項目を設定する

表 1-6　一般試験法に記載のない製剤特性の試験が設定されている製剤

製剤特性	設定がある製剤
崩壊性	口腔内崩壊錠，口腔内崩壊フィルム剤，経口ゼリー剤
溶出性または崩壊性	口腔用錠剤
噴霧量の均一性	定量噴霧式製剤：口腔用スプレー剤，点鼻剤，スプレー剤
放出性	①放出特性：埋め込み注射剤，持続性注射剤，リポソーム注射剤 ②放出性：坐剤，腟錠，腟用坐剤
粘性	口腔用半固形製剤，眼軟膏剤，直腸用半固形製剤，軟膏剤，クリーム剤，ゲル剤
製剤均一性	透析用剤（用時溶解するもの）

2 経口投与する製剤 Preparations for Oral Administration

学習の目標
- 経口投与製剤の種類を列挙できる.
- 経口投与製剤の特性を説明できる.
- 代表的な経口投与製剤の製造方法を説明できる.
- 経口投与製剤に用いられる代表的な添加物の種類・用途・性質について説明できる.

1. 経口投与する製剤の剤形の分類と試験法および容器(製剤総則より)

大分類・中分類	試験法など	小分類	試験法など	容器
1-1. 錠剤	製剤均一性試験法 溶出試験法または崩壊試験法 (溶解錠,溶解させる発泡錠には適用しない)	1-1-1. 口腔内崩壊錠	適切な崩壊性	密閉容器
		1-1-2. チュアブル錠		
		1-1-3. 発泡錠		
		1-1-4. 分散錠		
		1-1-5. 溶解錠		
1-2. カプセル剤	製剤均一性試験法 溶出試験法または崩壊試験法			
1-3. 顆粒剤	製剤均一性試験法(分包品) 溶出試験法または崩壊試験法 製剤の粒度の試験法	1-3-1. 発泡顆粒剤	(溶解させるものには溶出試験法または崩壊試験法を適用しない)	
1-4. 散剤	溶出試験法 製剤均一性試験法(分包品)			
1-5. 経口液剤	製剤均一性試験法(分包品)	1-5-1. エリキシル剤		気密容器
		1-5-2. 懸濁剤	溶出試験法	
		1-5-3. 乳剤		
		1-5-4. リモナーデ剤		
1-6. シロップ剤	製剤均一性試験法(分包品)	1-6-1. シロップ用剤	溶出試験法または崩壊試験法 (用時溶解して用いる製剤以外)	シロップ剤: 気密容器 シロップ用剤: 密閉容器
1-7. 経口ゼリー剤	製剤均一性試験法 溶出試験法または適切な崩壊性			気密容器
1-8. 経口フィルム剤	製剤均一性試験法 溶出試験法または適切な崩壊性	1-8-1. 口腔内崩壊フィルム剤	適切な崩壊性	密閉容器

　経口投与する製剤には,固形の製剤としては**錠剤**,**カプセル剤**,**顆粒剤**,**散剤**,**経口フィルム剤**があり,液状の製剤としては**経口液剤**,半固形製剤としては**経口ゼリー剤**などがある.**シロップ剤**には**固形**と**液状**の製剤がある.これらの製剤的特徴と製造方法および製造の際に使用される添加物について概説する.

a 即放性製剤と放出制御型製剤

Let's try!
☑ p.296,
問1, 問2

　錠剤やカプセル剤，顆粒剤などの経口投与製剤は，さまざまな製剤設計により薬物の放出速度や放出部位を調節できる．経口製剤は有効成分の放出性から，**即放性製剤**と**放出制御型製剤**に分類される．即放性製剤は有効成分の放出速度を調節していない通常の製剤である．放出制御型製剤は放出速度を目的に合わせて調節したもので，**腸溶性製剤**，**徐放性製剤**などがある．腸溶性製剤は有効成分が胃で放出されず，腸内(主に小腸)で放出されるように設計された製剤で，胃に対する副作用を軽減したり，酸で分解されやすい有効成分の分解を抑制できる．また，主に小腸で吸収されるため，作用発現を遅らせた放出遅延製剤に含まれる．徐放性製剤は，徐々に薬物が放出され長時間薬効が持続するように設計された製剤で，血中濃度の過度の上昇を抑制し，作用を持続させることにより，副作用の低減や，患者のアドヒアランス改善に有効である．このような有効成分の放出制御方法としては，腸溶性や徐放性のフィルムコーティング剤を用いた剤皮の形成や，マトリックスや浸透圧を利用した放出制御など，さまざまな特性を持った製剤システムがある(p. 275 経口徐放性製剤技術参照)．

b 錠剤 Tablets

[定　義]
　錠剤は，経口投与する一定の形状の固形の製剤である．口腔内崩壊錠，チュアブル錠，発泡錠，分散錠，溶解錠が含まれる．

[製造方法]
　錠剤の製法は大きく3つに分けられる．(i)有効成分と添加剤を造粒し，造粒物を打錠して錠剤とする方法(顆粒圧縮法)，(ii)有効成分を造粒せず，そのまま打錠して錠剤とする方法(粉末圧縮法)，(iii)溶剤を加えて練合し，そのまま成形して錠剤とする方法(湿製法)である．

(i) 顆粒圧縮法
　有効成分に必要な添加剤を加えて顆粒状にした後，顆粒を圧縮成形して製造する方法で，湿式顆粒圧縮法と乾式顆粒圧縮法がある．湿式顆粒圧縮法は，水または結合剤を含む溶液を加えて湿式造粒法で顆粒を製造し，これを圧縮成形する方法である．造粒方法により工程は異なるが，図2-1に押し出し造粒の例を示した．乾式顆粒圧縮法(スラッグ法)は，有効成分と添加剤を圧縮成形した後，破砕して乾式造粒法により顆粒を製し，これを打錠する(図2-2)．いずれの方法も造粒過程は顆粒の製造方法(p. 118, 湿式造粒法，乾式造粒法参照)と基本的に同一である．

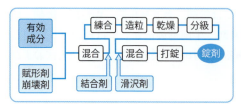

図 2-1　湿式顆粒圧縮法

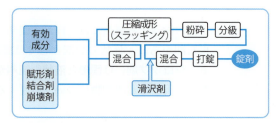

図 2-2　乾式顆粒圧縮法(スラッグ法)

(ii) 粉末圧縮法

粉末状の有効成分に，必要な添加剤を加えてそのまま圧縮成形する方法である．**直接粉末圧縮法**（**直打法**）（図 2-3）は有効成分も添加剤も粉末のまま圧縮し，**半乾式顆粒圧縮法**（**セミ直打法**）（図 2-4）は粉末状の有効成分に顆粒状の添加剤を加えて圧縮成形する方法である．いずれの方法も，有効成分に直接水分を加えない乾式の製造方法である．

(iii) 湿製法（非圧縮成形法）

有効成分に溶剤と添加物を加え練合して一定の形にするか，型に流し込んで成形した後，乾燥して製造する．溶剤が多く含まれているため乾燥工程が必要で，圧縮しないため錠剤が水を吸って崩壊しやすく，**口腔内崩壊錠**などに用いられる（図 2-5）．

錠剤の製法と特徴を**表 2-1** にまとめた．

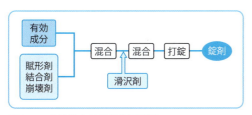

図 2-3 直接粉末圧縮法（直打法）

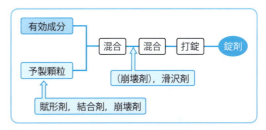

図 2-4 半乾式顆粒圧縮法（セミ直打法）

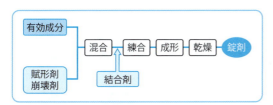

図 2-5 湿製法（非圧縮成形法）

表 2-1 錠剤の製法と特徴

分類	製法		特徴
圧縮法（打錠する）	顆粒圧縮法	湿式顆粒圧縮法	・顆粒の密度が高い ・溶媒を使用し，乾燥工程が必要なため，溶液状で不安定なもの，熱に不安定なものには向かない
		乾式顆粒圧縮法（スラッグ法）	顆粒製造の工程が長く煩雑．溶媒を使用せず加熱工程もないため熱や水（溶媒）に不安定なものにも使用できる
	粉末圧縮法	直接粉末圧縮法（直打法）	・工程が短く，水（溶媒）や加熱が必要でないため，熱や水に不安定なものにも使用できる ・粉体の性質により製剤の質量変動，圧縮性に問題がある
		半乾式顆粒圧縮法（セミ直打法）	
湿製法（非圧縮成形法）（打錠しない）			圧縮しないため，崩壊しやすい．湿式の製法のみ

［特　徴］

一定量を正確に服用できる，調剤上も患者が携帯する際にも取り扱いやすい，識別しやすい，大量生産に適している，製造コストが低い，さまざまな製剤設計により腸溶性，徐放性

114 Ⅲ 各種医薬品製剤

などの製剤特性を付加しやすいという利点がある．一方，投与量の細かい調整が難しい，嚥下能力の低い患者では服用しにくい，散剤などに比較して崩壊過程があるため吸収に時間がかかる，製剤特性を付加した錠剤では指示どおり服用しないと効果を発揮しないなどの欠点がある．

[試験法]

製剤均一性試験法に適合する（p. 228 参照）．糖衣錠については糖衣によって質量の偏差が大きい場合があり，含量均一性試験法が適用される（p. 229 参照）．溶出試験法または崩壊試験法に適合しなければならない（p. 231, 234 参照）．

[容器・包装]

密閉容器を用いる（p. 263 表 16-2 参照）．製品の品質に湿気が影響を与える場合は防湿性の容器や包装を施す．

[種　類]

錠剤は，その構造や表面の被膜の有無（コーティング方法）によりさまざまな分類ができる．

錠剤の構造から分類すると，組成の異なる粉粒体を層状に積み重ねて 2 層，3 層に打錠された多層錠，核となる錠剤のまわりに，組成の異なる外層で 2 重，3 重に覆って打錠された有核錠などがある（p. 276 参照）．

錠剤表面の皮膜の有無からは，素錠とコーティング錠に分類され，コーティング錠はさらに剤皮の種類によって，糖衣錠とフィルムコーティング錠に分類される．

素錠（裸錠）：剤皮を施していないもの．

糖衣錠：白糖などの糖類や糖アルコールのシロップなどで表面をコーティング（シュガーコーティング）したもの．広く用いられているが，シロップの水分が錠剤に吸収されないように，防水コーティングを行った後に糖衣を施す．糖衣工程は，下掛け，中掛け，上掛けと数段階に分かれており，最終的なつや出し工程などを経て製造される．見た目も美しく，甘味もあり飲みやすいが，工程が長く煩雑である．

Let's try!
☑ p.302,
問34

フィルムコーティング錠：コーティング剤の種類により，腸内で溶解する腸溶錠，徐放性を持たせた徐放錠などがある．糖衣錠に比べ，コーティングの工程が短い．

錠剤の中で小分類される剤形（特殊錠剤）

1) 口腔内崩壊錠　Orally Disintegrating Tablets/ Orodispersible Tablets

口腔内で速やかに溶解または崩壊させて服用できる錠剤で，嚥下能力が低く，普通の製剤が服用しにくい場合や水分制限が必要な場合に利用される．また，口腔内の唾液で素早く溶解し，水なしで手軽に服用できることから，近年さまざまな医薬品に利用が広がっている．試験法は定められていないが，適切な崩壊性が必要である．

2) チュアブル錠（咀嚼錠）　Chewable Tablets

咀嚼して服用する錠剤である．口の中で噛み砕き，そのまま飲み込んで服用する．小児用に用いられることが多い．比較的剤形が大きいものが多いため，小児などが誤飲した際に窒息しないような形状であることが必要である．

3) **発泡錠** Effervescent Tablets

　水中で急速に発泡しながら溶解または分散する錠剤である．炭酸水素ナトリウムなどの炭酸水素塩や炭酸塩などのアルカリとクエン酸などの酸との組み合わせにより発泡させる．水に溶解または分散させて服用する．

4) **分散錠** Dispersible Tablets

　水に分散して服用する錠剤である．少量の水に容易に分散できる．分散させて服用するため，嚥下能力の低い患者や小児も服用しやすい．また，懸濁剤などと比較して携帯に便利で，1回服用量を量る必要がなく正確に服用できる．

5) **溶解錠** Soluble Tablets

　水に溶解して服用する錠剤である．少量の水に容易に溶解でき，溶液として服用するため，吸収が速い．分散錠と同様に，嚥下能力の低い患者なども服用しやすい．液状製剤と比較して携帯に便利で，服用量を量らなくても容易に正確に服用できる．

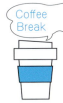

Coffee Break

ミニタブレット

　近年，小児や嚥下能力が低下した患者が服用しやすい製剤として，直径が 1～4 mm 程度のミニタブレットが開発されている．1 回の投与量が多い薬物は，錠剤にすると形状が大きくなるため小児や高齢者にとっては飲みにくい剤形になる．一方，散剤や錠剤を粉砕したり，簡易懸濁した場合は苦みなどが問題となる．また，顆粒剤は口腔内に広がって飲みにくく，小児では口腔内でのざらざらした感覚が嫌われ，高齢者では義歯などの間に入り不快感があるなどのトラブルを生じる．

　ミニタブレットは固形の製剤であるため取り扱いや品質管理も容易であり，散剤や顆粒剤のように口腔内に広がらず，通常の錠剤よりも小さく飲み込みやすい．図のミニタブレットでは，服用した際に唾液などで表面がゲル状になるようにコーティングされており，ゲル化により口腔内の抵抗が少なくなりさらに服用しやすく工夫されている．

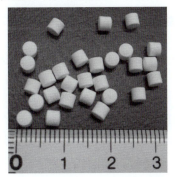 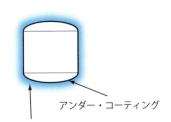

アンダー・コーティング
ゲル化・コーティング

図　ミニタブレット（レボフロキサシン粒状錠，持田製薬（株））

---

c　**カプセル剤**　Capsules

［定　義］

　カプセル剤は経口投与する，カプセルに充てんまたはカプセル基剤で被包成形した製剤である．**硬カプセル剤**と**軟カプセル剤**がある．

硬カプセル剤には，通常，粉末状や顆粒状の有効成分が充てんされるが，錠剤など大型の固形製剤や，液状，あるいは半固形状のものも封入できる．液状あるいは半固形状のものは，カプセルに封入した後，カプセルの連結部をシールして，内容物が漏れないようにする．

軟カプセル剤には，油状の有効成分をそのまま，あるいは植物油などで溶解した液状あるいは懸濁状にして封入する．

[製造方法]

硬カプセルは局方の各条に**カプセル**として収載されており，カプセル基剤として「ゼラチン」を用いて製し，一端を閉じた交互に重ね合わすことができる1対の円筒体と定義されている．ほかにヒプロメロース，プルランを基剤としたヒプロメロースカプセル，プルランカプセルがある．局方には大きさの規定はないが，通常，000号から5号まで8種類のカプセルが医療用に用いられている．カプセルのサイズは号数で表され，号数が大きくなるとサイズは小さくなる（図2-6）．硬カプセルは，ゼラチンなどのカプセル基剤に水を加え，加温して溶かし，グリセリンまたはソルビトール，乳化剤，分散剤，保存剤，着色剤などを加えて濃厚な粘性の溶液としたものにカプセルの金型を浸漬して型の表面にゼラチン被膜をつくり，これを乾燥して成形する．

硬カプセル剤は，有効成分を賦形剤などの添加剤と混和したものや，粒状としたもの，あるいは粒状としたものにコーティングしたものを，カプセルにそのまま充てんするか，カプセルに入りやすいように軽く成形して充てんする（p. 225 図14-13参照）．

軟カプセル剤は，有効成分または有効成分に適当な賦形剤などを加えたものを，ゼラチンなど局方に収載されている適当なカプセル基剤にグリセリンまたはソルビトールなどを加えて塑性を増したカプセル基剤で被包し，一定の形状に成形する（p. 226 図14-14参照）．必要に応じてカプセル基剤に着色剤，保存剤などを加えることができる．グリセリンの添加量は，硬カプセルでは10％程度に対し，軟カプセルでは20～30％である．

[試験法]

製剤均一性試験法および，**溶出試験法**または**崩壊試験法**に適合する（p. 228, 231, 234参照）．

[容器・包装]

密閉容器を用いる（p. 263 表16-2参照）．製品の品質に湿気が影響を与える場合は防湿性の容器や包装を施す．

[特　徴]

カプセル剤は，服用しやすい，特殊な製剤設計の必要がなくカプセルに封入することで有効成分の苦みや不快臭を抑えることができる，着色などにより識別しやすい，錠剤に比べて

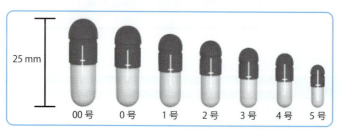

図2-6　硬カプセル
[クオリカプス(株)]

崩壊しやすく崩壊時間のばらつきも少ないなどの利点がある．一方で，カプセル剤の大きさによっては嚥下能力の低い老人や小児では服用しにくい，基剤にゼラチンを使用しているため吸湿しやすく，熱に弱い，カプセルの製造コストが高いなどの欠点がある．

d 顆粒剤 Granules

[定　義]

　顆粒剤は，経口投与する**粒状**に製した製剤である．**発泡顆粒剤**が含まれる．剤皮を施すことができ，製剤の粒度の試験法により，粒度分布によっては**細粒剤**または**散剤**と称することができる（**図 2-7**）．

[製造方法]

　顆粒剤の製法には，①粉末状の有効成分と各種添加剤を混合し，造粒して粒状にする方法，②有効成分をあらかじめ粒状に造粒した後，これに添加剤を加えて均質にする方法，③粒状の有効成分に添加剤を加えてさらに造粒する方法がある．

　いずれの方法でも，造粒方法は，製造工程に水などの溶剤を用いるか用いないかによって，湿式と乾式の 2 種類に分けられる．

　湿式造粒法は**図 2-8** に代表的な工程を模式化して示したが，有効成分に賦形剤，崩壊剤などの添加剤を加えて均一に混合し，結合剤を加えて造粒する．このとき，結合剤は水などの溶剤に溶解または懸濁して添加するため，湿式造粒と呼ばれる．水や溶剤が加わるため，乾燥工程が必要になる．**湿式造粒法**は，用いる造粒装置の種類によって，押し出し造粒，流動層造粒，噴霧造粒，転動造粒，撹拌造粒，解砕造粒などの方法に分類される．

　押し出し造粒では，結合剤を加えて練合したのち，練合物をスクリーンから押し出すことによって造粒される．解砕造粒は，練合物を砕いて顆粒をつくる．流動層造粒，転動造粒，撹拌造粒などでは結合剤を添加しながら同時に造粒が行われる．噴霧造粒では，有効成分と添加剤の溶液や懸濁液などを乾燥室内に噴霧することで瞬間的に造粒する（p. 217 参照）．

　乾式造粒法では，有効成分と添加剤を混合した後，圧縮成形して，板状，フレーク状などの塊をつくる．これを砕くことで顆粒を製造する（解砕造粒）．工程に水などの溶剤を用いずに，圧力で粉体に結合力を与える．溶剤を加えないため乾燥工程もない．水や熱に対して不安定なものにも使用できる．代表的な工程を**図 2-9** に示した．

　造粒法と顆粒の特徴を**表 2-2** にまとめた（造粒機器については p. 217 参照）．

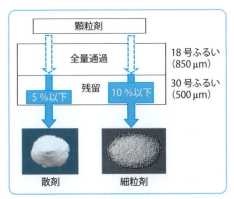

図 2-7　製剤の粒度の試験法

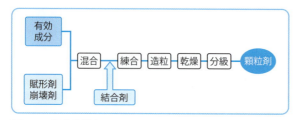

図 2-8　湿式造粒法

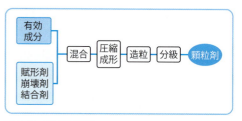

図 2-9　乾式造粒法

表 2-2　造粒法と使用機器（p. 217 参照）

造粒法	造粒機器	顆粒の特徴
湿式造粒法　押し出し造粒	押し出し造粒機	密度が高く，円柱状．形状，大きさが揃っている
流動層造粒	流動層造粒装置	やや球形に近く，密度が低い
噴霧造粒	噴霧乾燥造粒装置	粒子径が小さく，球形に近い
転動造粒	転動造粒装置	球形に近く，粒度分布が狭い
撹拌造粒	撹拌造粒機	不定形〜やや球形で比較的粒度分布が広い
解砕造粒	解砕造粒機	不定形で粒度分布が広い
乾式造粒法　解砕造粒	解砕造粒機	不定形で粒度分布が広い

[試験法]

溶出試験法または**崩壊試験法**に適合する（p. 231, 234 参照）．ただし，発泡顆粒剤のうち溶解して服用するものには適用しない．また，**製剤の粒度の試験法**により，30 号（500 μm）ふるいに残留するものが全量の 10% 以下のものについては，崩壊試験を適用しない．

分包品（1 回服用量ずつ封入された製品）は，カプセル剤や錠剤などの 1 回服用型製剤と同様に，**製剤均一性試験法**に適合しなければならない．

製剤の粒度の試験法：18 号（850 μm）ふるいを全量通過し，30 号（500 μm）ふるいに残留するものが全量の 10% 以下のものを細粒剤と称することができる．また，18 号（850 μm）ふるいを全量通過し，30 号（500 μm）ふるいに残留するものが全量の 5% 以下のものを散剤と称することができる（図 2-7，p. 236 参照）．

[容器・包装]

密閉容器を用いる（p. 263　表 16-2 参照）．製品の品質に湿気が影響を与える場合は防湿性の容器や包装を施す．

[特　徴]

散剤と比較して飛散性や付着性が少ないため調剤しやすく，定量的に取り扱いやすい．服用する際には，口腔内で広がりにくく，またコーティングによって苦味やにおいを抑えることができる．一方で，顆粒剤は粒度に差がある粉粒体と均質に混合できないため，粒度の異なる 2 種類以上の顆粒や散剤と混合する際には，2 段分包や別包などの調剤上の措置が必要になる．

顆粒剤の中で小分類される剤形

1) **発泡顆粒剤**　Effervescent Granules

発泡顆粒剤は，水中で急速に発泡しながら溶解または分散する顆粒剤である．発泡錠と同

様に，炭酸水素ナトリウムなどの炭酸水素塩や炭酸塩などのアルカリと酒石酸などの酸との組み合わせにより発泡させる．発泡顆粒剤は，主に胃および十二指腸の検査の際に，少量の水で服用し，胃内で二酸化炭素を発生させて透視・撮影の造影補助などとして用いられる．

発泡顆粒剤のうち溶解して服用する製剤は，溶出試験法または崩壊試験法が適用されない（p. 231, 234 参照）．

e 散 剤 Powders

[定 義]

散剤は，経口投与する**粉末状**の製剤である．造粒されたものは粒度に関係なく，すべて顆粒剤に分類される．また，散剤には剤皮を施すことはできない．剤皮を施したものは顆粒剤に分類される．

[製造方法]

散剤の製法には，有効成分をそのまま，または有効成分に**賦形剤**を加えて混合して均質にする．散剤の製造方法の模式図を**図 2-10** に示した．

[試験法]

溶出試験法に適合する．また，分包品（1 回服用量ずつ封入された製品）は，1 回の服用量が正確に封入されているかどうかを試験するため，錠剤やカプセル剤などと同様に**製剤均一性試験法**に適合する（p. 228 参照）．

[容器・包装]

密閉容器を用いる（p. 263 **表 16-2** 参照）．製品の品質に湿気が影響を与える場合は防湿性の容器や包装を施す．

[特 徴]

散剤の最も大きな利点は，個々の患者の症状，状態に応じた投与量を設定できることである．錠剤やカプセル剤などのほかの固形製剤と比較して，崩壊過程がなく，吸収されやすい．また，嚥下能力の低い乳幼児や高齢者にも適するが，粉末がかさ高い，飛散性や付着性が大きいと服用しにくい場合もある．

散剤は一般的に飛散性が大きく，調剤者の吸飲やアレルギー発症を抑制するため，集塵装置内で調剤を行うことが望ましい．付着性が大きいものや微量の場合，分包機や乳鉢乳棒への付着により，秤量や分包の際の誤差が大きくなりやすい．また，混合された散剤の鑑査は困難である．

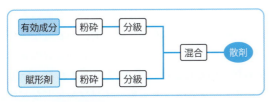

図 2-10　散剤の製造工程

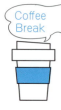

Coffee Break

TRF（Tamper Resistant Formulation）改変防止技術，タンパレジスタント包装

　医療用麻薬の経口製剤は，がん治療などの疼痛緩和に重要な医薬品であるが，米国などでは錠剤を粉砕して鼻腔から吸引する，有効成分を溶解してシリンジなどに吸引して注射するなど，医療用麻薬の乱用が大きな社会問題になり，乱用防止のための特性を持つ製剤が開発された．わが国でも在宅医療の推進などにより医療用麻薬の使用が増加しており，乱用防止製剤の使用が推進されている．

　乱用防止製剤としては，製剤の粉砕などを防止したもの，ゲル化などにより麻薬成分の抽出が容易にできないもの，有効成分に拮抗する成分（ナロキソンなど）を配合して，乱用しても多幸感などの作用を抑えるものなどがある．

　わが国で上市されている乱用防止製剤には，タペンタ®錠，オキシコンチン®TR錠，オキシコドン錠 NX がある（2020 年現在）．これらの製剤は従来の製剤と生物学的に同等であるが，乱用防止の特性を付与したものである．タペンタ錠®やオキシコンチン®TR錠は錠剤の硬度を高めてあり，大きな外力を加えても粉末状にならない．さらにポリエチレンオキシドが添加されているため，溶解するとゲル状になり有効成分を溶液としてシリンジなどに吸引できないという特性を持つ．オキシコドン錠 NX では，オキシコドンにオピオイド拮抗薬のナロキソンが添加されている．ナロキソンは経口投与した場合は肝初回通過効果により分解され，麻薬の鎮痛効果に影響を与えないが，乱用目的で注射すると麻薬の作用を抑制する．

経口液剤　Liquids and Solutions for Oral Administration

［定　義］
　経口液剤は，経口投与する**液状**または流動性のある粘稠な**ゲル状**の製剤である．**エリキシル剤**，**懸濁剤**，**乳剤**，**リモナーデ剤**が含まれる．

［製造方法］
　有効成分に添加剤および精製水を加えて，混和して均質に溶解または乳化，あるいは懸濁して製する．必要があればろ過する．また，変質しやすいものは用時調製する．

［試験法］
　分包品（1 回服用量ずつ封入された製品）は，**製剤均一性試験法**に適合する（p. 228 参照）．

［容器・包装］
　気密容器を用いる（p. 263 **表 16-2** 参照）．製品の品質に湿気が影響を与える場合は低水蒸気透過性の容器や包装を施す．

［特　徴］
　病院などで処方される液状の内服液は，大部分が経口液剤に相当する．経口液剤は，固形製剤より消化管からの吸収が速やかで吸収率もよく，小児や嚥下能力の低い人も服用しやすいことが最大の特徴である．しかし，有効成分が溶液状で化学的に不安定な場合は適さないし，溶解度が小さい場合は製剤化が困難である．また，調剤後の有効成分の安定性や服用時の細菌汚染の可能性などの問題があり，処方日数は通常 4～7 日とされる．分包された製品として，モルヒネ塩酸塩，オキシコドン，リスペリドール，イソソルビドなどさまざまな内用液が上市されている．包装はスティック状で飲みやすく工夫されたものが多い．

経口液剤の中で小分類される剤形

1) エリキシル剤 Elixirs

[定　義]

　エリキシル剤は，甘味および芳香のあるエタノールを含む澄明な液状の経口液剤である.

[製造方法]

　エリキシル剤は，有効成分またはその浸出液にエタノール，精製水，着香剤および白糖，その他の糖類または甘味剤を加えて溶かし，ろ過またはその他の方法によって澄明な液とする. エタノールと水の混合液に，医薬品や必要な添加剤を溶解する方法と，エタノールに溶解しやすいものはエタノール溶液とし，水に溶解しやすいものは水溶液とした後，エタノール溶液と水溶液を混合する方法がある. 添加剤として，甘味剤，保存剤，芳香剤，着色剤などが添加される. フェノバルビタールエリキシルは，エタノール，グリセリン，オレンジオイル，白糖，FD&C赤色40号と青色1号が添加物として加えられ，エタノール含量は13%である. エタノール含量が多くなりすぎるのを防ぐためグリセリンなどの溶剤が用いられる.

[特　徴]

　エタノールの含量は製剤によって異なり，5～20%程度のものが多いが40%を超えるものもある. 主に有効成分を溶解するために加えられているが，有効成分の苦味などを改善して服用しやすくするために加えられている場合もある. ジゴキシン，フェノバルビタール，デキサメタゾン，KClなどのエリキシル剤がある. ジスルフィラム，シアナミド投与中の抗酒療法を行っている患者に投与する場合は，エタノールの含量によっては併用禁忌の場合もあり注意が必要である.

2) 懸濁剤 Suspensions

[定　義]

　懸濁剤は有効成分を微細均質に懸濁した経口液剤で，不溶性あるいは難溶性の有効成分を溶剤に懸濁したものである.

[製造方法]

　懸濁剤の製造方法は，精製水または油を溶剤として，懸濁化剤，保存剤など必要な添加剤を溶解し，微細粒子とした固形の有効成分を懸濁して調製する. 図2-11に懸濁剤の簡単な製造工程を示した.

　懸濁剤では，固体の沈降によるケーキングが問題となる(p.38参照). 懸濁剤における固体粒子の沈降速度はストークスの式(p.7参照)に従う. 粒子の沈降速度は，粒子の直径および粒子と連続相の密度差に比例し，連続相の粘度に反比例する. したがって，溶液の粘度を大きくし，粒子の直径を小さくすれば，粒子の沈降速度を遅くできる. 粒子と連続相の密度は使用する有効成分と溶剤によって決定されるため，製造段階で変更できない. 懸濁化のために，懸濁化剤，界面活性剤，粘稠剤，安定化剤などが加えられる. 水性の懸濁剤では，微生物の増殖を抑えるために保存剤が添加される.

[試験法]

　溶出試験法に適合しなければならない(p.231参照).

[特　徴]

　有効成分が溶媒中に固体で分散しているため，有効成分が沈殿しにくく，振とうによって再懸濁可能であることが必要である. 懸濁状態によっては1回の服用量に差が生じる場合が

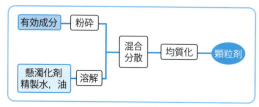

図 2-11 懸濁剤の製造方法

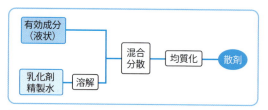

図 2-12 乳剤の製造方法

あるため，作用の強い医薬品や，主成分が微量の場合には用いられない．有効成分が沈降している場合は，混和して服用する．懸濁粒子にコーティングを施し，医薬品の安定化や徐放化を図った製剤もある．

3) 乳　剤　Emulsions
［定　義］
　乳剤は有効成分を微細均質に乳化した経口液剤である．必要に応じて，混和して服用する．
［製造方法］
　乳剤は，液状の有効成分に乳化剤と精製水を加えて乳化して，全体を均質にして調製する．図 2-12 に乳剤の簡単な製造工程を示した．
　乳剤ではクリーミングや分離が問題となる(p. 37 参照)．乳剤における液体粒子の沈降速度は，懸濁剤と同様に**ストークス(Stokes)の式**(p. 7 参照)に従う．乳剤の安定性には表面自由エネルギーが関係し，2 液間の界面張力を小さくすることで乳剤は安定化される．乳化のために乳化剤，界面活性剤，粘稠剤，安定化剤などが加えられる．
［特　徴］
　乳剤は水に不溶性の液状の有効成分を乳化したもので，水中油(o/w)型と油中水(w/o)型があるが，内服には **o/w 型**が適している．

4) リモナーデ剤　Lemonades
［定　義］
　リモナーデ剤は，甘味および酸味のある澄明な液状の経口液剤である．
［製造方法］
　塩酸，クエン酸，酒石酸または乳酸などの酸と，単シロップなどの甘味剤を精製水に溶かし，必要に応じてろ過して調製する．リモナーデ剤は用時調製するが，保存剤を加える場合もある．
［特　徴］
　リモナーデ剤はレモネード(レモン汁に砂糖を加えた飲み物)に由来するもので，酸味と甘味により食欲増進，消化促進を目的とする製剤である．局方には塩酸リモナーデが収載されている．希塩酸 5 mL に単シロップ 80 mL を加え，精製水で全量 1,000 mL としたものである．糖濃度が微生物の増殖を抑制するほどは高くないため，微生物の汚染に注意しなければならない．

2 経口投与する製剤　*123*

g シロップ剤　Syrups

Let's try!
☑ *p.296, 問4*

[定　義]

　シロップ剤は，経口投与する糖類または甘味剤を含む粘稠性のある液状または固形の製剤である．シロップ用剤が含まれる．

[製造方法]

　シロップ剤は白糖，その他の糖類もしくは甘味剤の溶液または単シロップに有効成分を加えて溶解，混和，懸濁または乳化し，必要に応じて混液を煮沸した後，熱時ろ過して調製する．

[試験法]

　用時溶解または懸濁して用いるもので，分包品は，製剤均一性試験法に適合する（p.228参照）．

[容器・包装]

　気密容器を用いる（p.263 表16-2参照）．製品の品質に水分の蒸散が影響を与える場合は，低水蒸気透過性の容器を用いるか，低水蒸気透過性の包装を施す．

[特　徴]

　シロップ剤は甘く，医薬品の苦みなどをマスキングし，幼児や高齢者にも飲みやすい剤形である．糖の含有量が多く微生物が増殖しにくいため，シロップ剤の原液は長期に投与が可能である．

　また，医薬品の性質により，溶液状態で不安定なものでは用時溶解または懸濁して用いられるもの（シロップ用剤）があり，ドライシロップと呼ばれている．

　単シロップはシロップ剤の溶剤またはさまざまな製剤の甘味料，糖衣錠のコーティング剤として使用される．局方には，単シロップのほかにトウヒシロップ，トコンシロップ，セネガシロップ，トリクロホスナトリウムシロップ（検査時などの催眠に用いる）が収載されている．

　シロップ剤には，溶液状のもの，懸濁化されたもの，乳化されたもの，固体のもの（シロップ用剤）とさまざまな形態があり，懸濁化剤，乳化剤，賦形剤，甘味剤，芳香剤，着色剤，安定化剤，保存剤などが必要に応じて用いられる．

シロップ剤の中で小分類される剤形

1) シロップ用剤　Preparations for Syrups

[定　義]

　シロップ用剤は，水を加えるとき，シロップ剤となる顆粒状または粉末状の製剤である．ドライシロップ剤と称することができる．

[製造方法]

　シロップ溶剤は糖類または甘味剤を用いて顆粒剤，散剤と同様の方法で製造される．

[試験法]

　分包品は製剤均一性試験法に適合する（p.228参照）．用時溶解して用いる製剤以外は，溶出試験法または崩壊試験法に適合する（p.231, 234参照）．ただし，製剤の粒度の試験法に準じてふるうとき，30号（500 μm）ふるいに残留するものが10%以下のものには崩壊試験法を適用しない（p.117 図2-7参照）．

[容器・包装]

　密閉容器を用いる（p. 263 表 16-2 参照）．製剤の品質に湿気が影響を与える場合は，防湿性の容器を用いるか，または防湿性の包装を施す．

[特　徴]

　ドライシロップは，服用する際に溶解または懸濁するか，またはそのまま散剤や顆粒剤のように服用できる．有効成分が溶液状態で不安定なものに用いられ，抗生物質，気管支喘息治療薬，抗悪性腫瘍剤（5-FU）など幅広く用いられている．糖分が多く含まれているため吸湿性が高く，気密性の高い容器で保存する必要がある．

h 経口ゼリー剤　Jellies for Oral Administration

[定　義]

　経口ゼリー剤は，経口投与する流動性のない成形したゲル状の製剤である．

[製造方法]

　本剤を製するには，有効成分に添加剤および高分子ゲル基剤を加えて混和し，適切な方法でゲル化させ一定の形状に成形する．

[試験法]

　製剤均一性試験法に適合する（p. 228 参照）．溶出試験法に適合する．または適切な崩壊性を有する（p. 231, 234 参照）．

[容器・包装]

　気密容器を用いる（p. 263 表 16-2 参照）．製品の品質に水分の蒸散が影響を与える場合は，低水蒸気透過性の容器を用いるか，または低水蒸気透過性の包装を施す．

[特　徴]

　軟らかいがある程度硬さのあるゼリー状の製剤であるため，水なしで服用できる．スプーンなどで手軽に服用でき，気管支や肺への誤飲を防ぐことができる．障害などにより薬を服用しにくい場合や，高齢者，嚥下能力の低い患者に対して飲みやすさを配慮した新しい剤形である．医療用のゼリー剤としては，ドネペジル塩酸塩内服ゼリー，イソソルビド内服ゼリー，グラニセトロン内服ゼリー，アシクロビル内服ゼリー，シロスタゾール内服ゼリーなどがある（図 2-13）．

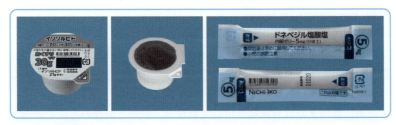

図 2-13　経口ゼリー剤
[日医工（株）]

経口フィルム剤　Films for Oral Administration

[定　義]
　経口フィルム剤は，経口投与するフィルム状の製剤である（図 2-14）．

[製造方法]
　水溶性高分子とその他の添加剤の混合物を基剤として，有効成分と基剤を含む溶液を展延，乾燥するか，混合物を融解して成形する．組成の異なる添加剤を層状に重ねることができる．

[特　徴]
　薄いシート状の製剤であるため柔軟性があり，かさばらず携帯に便利である．フィルムの厚さはおよそ 200 μm 以下で，口腔内で唾液により容易に溶解，崩壊する．**口腔内崩壊フィルム剤**がある．

[試験法]
　製剤均一性試験法に適合する（p. 228 参照）．**溶出試験法**に適合する．または**適切な崩壊性**を持つ（p. 231, 234 参照）．

[容器・包装]
　密閉容器を用いる（p. 263 **表 16-2** 参照）．製剤の品質に湿気が影響を与える場合は，防湿性の容器や包装を施す．

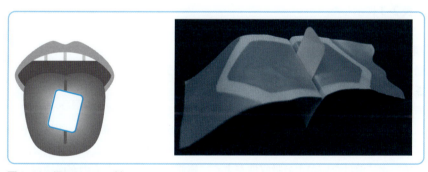

図 2-14　経口フィルム剤

経口フィルム剤の中で小分類される剤形

1）　**口腔内崩壊フィルム剤** Orally Disintegrating Films

[定　義]
　口腔内崩壊フィルム剤は口腔内で速やかに溶解または崩壊させて服用する経口フィルム製剤である．

[特　徴]
　適切な崩壊性を有する．口腔内で唾液により速やかに溶解または崩壊するため，嚥下能力の低い患者にも適用できる．水で服用する必要がなく，必要なときにいつでも服用できる．口腔内で溶解または崩壊させた後，飲み込んで服用する．ぬれた手で取り扱わない．アムロジピン OD フィルム，ドネペジル塩酸塩 OD（口腔内崩壊）フィルム，ボグリボース OD フィ

ルム，ロラタジン OD フィルム，ナルフラフィン塩酸塩 OD フィルムなどがある．

j 添加剤 pharmaceutical excipients

1) 固形製剤に用いられる添加剤

a) 賦形剤 lubricants, diluents

Let's try!
☑ p.296, 問3

賦形剤は，剤形をつくる際に主薬だけでは十分な**かさ**を得られない場合に，有効成分の形をつくったり，増量したり，希釈して取り扱いやすくするために添加される．しかし，単に増量だけでなく，散剤の混合性の改善，顆粒剤などでは粒子をつくる際の造粒性の向上，錠剤の場合は打錠の際の臼への充てん性，付着性，流動性の改善，カプセル剤などではカプセルへの充てん性の改善などの働きを持つ．

乳糖，デンプン，結晶セルロースなどが賦形剤として汎用される．

乳糖は，吸湿性が小さい，甘味が強くない，配合変化が比較的少ないなどの点から，固形製剤の賦形剤として最もよく用いられている．イソニアジドやアミノフィリンは乳糖との配合変化のため，β-ガラクトシダーゼは乳糖を分解するため，デンプンが賦形剤として使用される．

局方に収載されているデンプンにはコムギデンプン，コメデンプン，トウモロコシデンプン，バレイショデンプンの4種類がある．生産量も多く安価であるため，トウモロコシデンプンが最もよく用いられている．デンプンには，結合剤，崩壊剤としての機能もある．ドライシロップなどには，甘味を与えるため白糖などが賦形剤として用いられる．代表的な賦形剤を**表 2-3** に示した．

b) 崩壊剤 disintegrants

崩壊剤は，顆粒剤，錠剤などの固形製剤を微粒子に崩壊・分散させることを目的として添加される．

崩壊剤のメカニズムについては，①崩壊剤が水を吸収して膨潤し，その膨潤力により固形製剤を崩壊させる，②圧縮された崩壊剤がもとに戻る力で崩壊する，③崩壊剤が吸水する際に水が毛管現象で吸い込まれ粒子の結合力が弱くなり崩壊するというような説がある．したがって，水に溶けないが水の吸収性がよく，膨潤性にすぐれたものが崩壊剤として適している．代表的な崩壊剤を**表 2-4** に示した．

c) 結合剤 binders

結合剤は粉体に結合力を与え，製剤の形をつくり維持するために用いられる．顆粒剤や錠剤をつくる際，溶媒を加えずにつくる乾式の製造方法では粉体のまま添加され，溶媒を加え

表 2-3 代表的な賦形剤

種類	賦形剤
糖類	乳糖，白糖（ショ糖），ブドウ糖，マンニトール
デンプン類	コメデンプン，コムギデンプン，トウモロコシデンプン，バレイショデンプン
セルロース類	結晶セルロース（直打用によく使用される），低置換度ヒドロキシプロピルセルロース（L-HPC），カルメロース，カルメロースカルシウム
無機物	無水リン酸水素カルシウム，炭酸カルシウム

表 2-4　代表的な崩壊剤

種類	崩壊剤
セルロースおよびその誘導体	結晶セルロース，低置換度ヒドロキシプロピルセルロース，カルメロース，カルメロースカルシウム，クロスカルメロースナトリウム
デンプンおよびその誘導体	各種デンプン，ヒドロキシプロピルスターチ，部分アルファー化デンプン，カルボキシメチルスターチナトリウム
合成高分子	クロスポビドン

てつくる湿式の製法では，水やアルコールなどの溶液に溶解あるいは懸濁したものが結合液として使用される．代表的な結合剤を**表 2-5** に示した．

d)　滑沢剤 lubricants，流動化剤 glidant

滑沢剤は，カプセル剤や錠剤の製造工程で，カプセルへの充てんや，打錠の際，粉体の流動性，充てん性の改善，付着防止などを目的として添加される．不溶性と可溶性の滑沢剤がある．不溶性の滑沢剤としては，ステアリン酸やその塩が多用され，一般的に疎水性で，適切な添加濃度がある．錠剤の場合，添加濃度が高いと水を吸収しにくくなり崩壊時間が延長したり，粒子間の結合力が弱まり，錠剤硬度が低くなる．高分子のマクロゴール（平均分子量 6,000 以上）やラウリル硫酸ナトリウムなどは可溶性の滑沢剤である．代表的な滑沢剤を**表 2-6** に示した．タルクは天然のケイ酸マグネシウムである．

表 2-5　代表的な結合剤

種類	結合剤
セルロースおよびその誘導体	・結晶セルロース（水に溶けない） ・メチルセルロース（MC），ヒプロメロース（HPMC），カルメロースナトリウム（CMC-Na）（水に溶ける，アルコールで膨潤） ・ヒドロキシプロピルセルロース（HPC）（水にもアルコールにも溶ける）
デンプンおよびその誘導体	・各種デンプン（水に溶けない） ・デキストリン（熱水に溶ける）
天然高分子化合物	・アラビアゴム（*Acacia* の樹皮などから得た分泌物，主成分は多糖で粘性があり，水に溶ける） ・トラガント（*Astragalus* の幹から得た分泌物，主成分は多糖類，水に溶けず懸濁状態となり粘性を持つ） ・カンテン（テングサなどの粘液から得られた多糖類，粘性があり低温ではゲルを形成．熱水に溶ける） ・ゼラチン（動物の骨，皮膚，靭帯などから得られたコラーゲンから得られる変性タンパク質，温湯に溶ける） ・アルギン酸ナトリウム（海草から得られる多糖類）
合成高分子	・ポビドン（PVP）（水，アルコールに溶ける） ・ポリビニルアルコール（PVA）（水に溶ける）

表 2-6　代表的な滑沢剤

役割	滑沢剤
lubricants（滑りの改善）	ステアリン酸マグネシウム（0.25〜2.5%），ステアリン酸カルシウム（1%以下），ステアリン酸（1〜3%），タルク（1〜10%），ラウリル硫酸ナトリウム（1〜2%），高分子のマクロゴール
glidants（流動性の改善）	タルク（1〜10%），デンプン（5〜10%），ケイ酸無水物（0.1〜0.5%）

（　）内の数値は添加量を示す．

128　Ⅲ　各種医薬品製剤

表 2-7　代表的なコーティング剤

種類	コーティング剤
フイルムコーティング（水溶性）	ヒドロキシプロピルセルロース（HPC），ヒプロメロース（HPMC），メチルセルロース，ゼラチン
腸溶性コーティング	ヒプロメロースフタル酸エステル（HPMCP），セラセフェート（酢酸フタル酸セルロース），ヒプロメロース酢酸エステルコハク酸エステル，カルボキシメチルエチルセルロース，精製セラック，メタクリル酸コポリマー
徐放性コーティング	エチルセルロース，アミノアルキルメタクリレートコポリマー RS
シュガーコーティング	白糖

e）　コーティング剤

Let's try!
☑ p.296,
問 5

　　コーティング剤は製剤の表面を被覆し，水や空気，光との接触の防止や，臭気，苦みのマスキング，徐放性や腸溶性などの製剤的な特性を付与するため，あるいは外観を改善して商品価値を高めるために用いられる．顆粒剤，カプセル剤，錠剤などに幅広く用いられる．代表的なコーティング剤を表 2-7 に示した．

f）　カプセル関連添加剤

　　カプセル基剤：カプセル剤の形を構成するもので，**ゼラチン**が最もよく使用される．ゼラチンは動物の骨，皮膚，靱帯または腱を酸やアルカリで処理して得たコラーゲンを水で加熱抽出したもので，誘導タンパク質の一種である．BSE（牛海綿状脳症）などの問題もあり，カプセルの殻にゼラチン以外の基剤，プルラン，ヒプロメロースなども使用されるようになってきた．

　　可塑剤：可塑剤は材料に柔軟性や弾力性を与えるために用いられ，硬カプセルや軟カプセルのカプセル被膜や錠剤のフィルムコーティングなどに用いられる．カプセルの可塑剤としてグリセリンやソルビトールなどが用いられる．

　　保存剤：ゼラチンは微生物の栄養源となるため，水分が多い場合には微生物が繁殖しやすい．そのため保存剤としてパラオキシ安息香酸エステル類が添加されることが多い．

g）　着色剤，矯味剤，矯臭剤

　　着色剤：着色剤はカプセルや錠剤などの識別，内容有効成分の遮光あるいは商品的付加価値のために用いられる．着色剤には水溶性色素が用いられ，タール系色素およびそのアルミニウムレーキ，リボフラビン（ビタミン B_2），天然色素などが用いられる．タール系色素は「医薬品等に使用することができるタール色素を定める省令」によって，使用できる色素が定められている（表 2-8）．レーキは，これらの水溶性タール色素の塩を，微粒子の水酸化アルミニウムの表面に吸着させたものである．遮光剤としては酸化チタンがよく用いられる．

　　矯味剤，矯臭剤：口腔内崩壊錠やチュアブル錠，分散錠，溶解錠などに，味やにおいの改善のため用いられる．矯味のために加えられる甘味料としては乳糖，白糖，ブドウ糖，マンニトール，果糖，D-ソルビトール，キシリトール，サッカリンナトリウムなどがある．酸味料としてはアスコルビン酸，クエン酸，酒石酸が用いられる．矯臭剤としては各種香料やオレンジ油などの精油が使用される．

　　固形製剤の添加剤として汎用されるデンプンやセルロース，その誘導体およびポビドンなどの高分子の構造を図 2-15〜17 に示した．

表 2-8　すべての医薬品に使用できるタール系色素

色素番号（別名） FD & C No. 化学名	構造式	色素番号（別名） FD & C No. 化学名	構造式
赤色 2 号（アマランス） FD & C — 1-(4-スルホ-1-ナフチルアゾ)-2-ナフトール-3,6-ジスルホン酸のトリナトリウム塩		**黄色 4 号（タートラジン）** FD & C yellow No. 5 3-カルボキシ-5-ヒドロキシ-1-パラ-スルホフェニル-4-パラ-スルホフェニルアゾピラゾールのトリナトリウム塩	
赤色 3 号（エリスロシン） FD & C red No. 3 9-オルト-カルボキシフェニル-6-ヒドロキシ-2,4,5,7-テトラヨード-3-イソキサントンのジナトリウム塩		**黄色 5 号（サンセットイエロー FCF）** FD & C yellow No. 6 1-パラ-スルホフェニルアゾ-2-ナフトール-6-スルホン酸のジナトリウム塩	
赤色 102 号（ニューコクシン） FD & C — 1-(4-スルホ-1-ナフチルアゾ)-2-ナフトール-6,8-ジスルホン酸のトリナトリウム塩		**緑色 3 号（ファストグリーン FCF）** FD & C green No. 3 4-{[4-(N-エチル-メタ-スルホベンジルアミノ)-フェニル]-(4-ヒドロキシ-2-スルホニウムフェニル)-メチレン}-[1-(N-エチル-N-メタ-スルホベンジル)-/2,5/Δ/-シクロヘキサジエンイミン]のジナトリウム塩	
赤色 104 号の(1)（フロキシン B） FD & C red No. 28 9-(3,4,5,6-テトラクロル-オルト-カルボキシフェニル)-6-ヒドロキシ-2,4,5,7-テトラブロム-3-イソキサントンのジナトリウム塩		**青色 1 号（ブリリアントブルー FCF）** FD & C blue No. 1 4-{[4-(N-エチル-メタ-スルホベンジルアミノ)-フェニル]-(2-スルホニウムフェニル)-メチレン}-[1-(N-エチル-N-メタ-スルホベンジル)-/2,5/Δ/-シクロヘキサジエンイミン]のジナトリウム塩	
赤色 105 号の(1)（ローズベンガル） FD & C — 9-(3,4,5,6-テトラクロル-オルト-カルボキシフェニル)-6-ヒドロキシ-2,4,5,7-テトラヨード-3-イソキサントンのジナトリウム塩		**青色 2 号（インジゴカルミン）** FD & C blue No. 2 5,5-インジゴチンジスルホン酸のジナトリウム塩	
赤色 106 号（アシッドレッド） FD & C — 9-(4-スルホ-2-スルホニウムフェニル)-6-ジエチルアミノ-3-(N,N-ジエチルイミノ)-3-イソキサンテンのモノナトリウム塩			

表に記載した FD&C No. は，米国 FDA（Food and Drug Administration）により，食品，医薬品および化粧品に使用を認められたタール系色素の番号である．

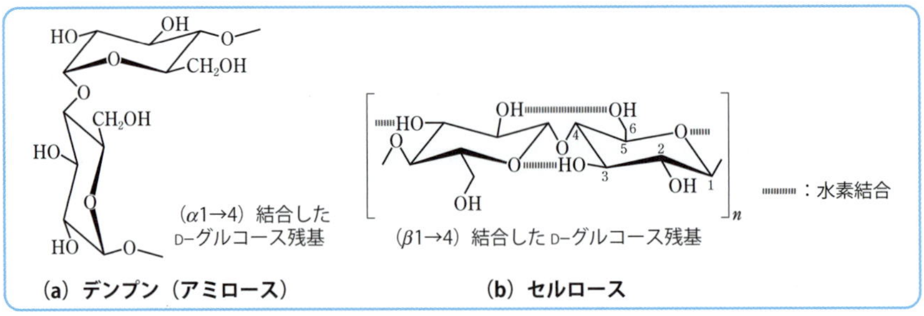

図 2-15　デンプンとセルロースの構造

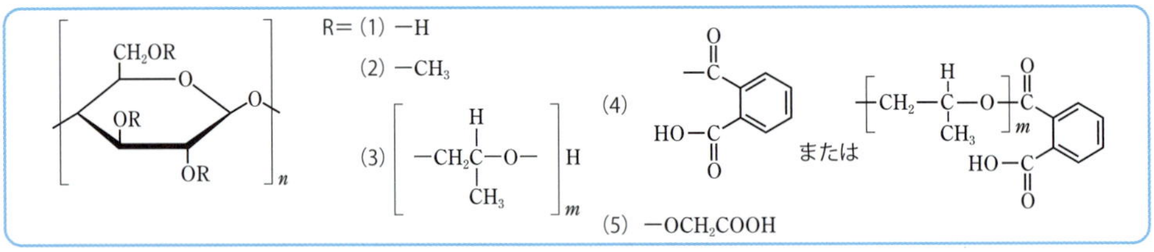

図 2-16　添加剤として使用される代表的なセルロース誘導体の構造

セルロース（結晶セルロース（MCC），粉末セルロース）　　　　　　R＝(1)
メチルセルロース（MC）　　　　　　　　　　　　　　　　　　　　R＝(1), (2)
ヒドロキシプロピルセルロース（HPC）　　　　　　　　　　　　　　R＝(1), (3)
ヒプロメロース（ヒドロキシプロピルメチルセルロース）（HPMC）　R＝(1), (2), (3)
ヒプロメロースフタル酸エステル（HPMCP）　　　　　　　　　　　R＝(1), (2), (3), (4)
カルメロース（カルボキシメチルセルロース：CMC）　　　　　　　R＝(1), (5)

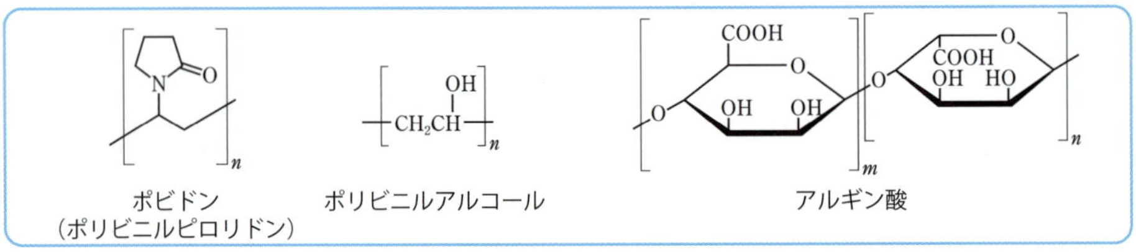

図 2-17　ポビドン，ポリビニルアルコール，アルギン酸の構造

2）　半固形製剤，液状製剤の添加剤

a）　乳化剤

　　分散粒子である液滴と連続相である溶剤との界面張力が小さくなると，乳化は安定化する．そこで，**乳化剤**としては主に**界面活性剤**が使用されている．非イオン性の界面活性剤では，ポリソルベート 80 やラウロマクロゴール，モノステアリン酸グリセリンなどが用いられている．イオン性の界面活性剤としてはラウリル硫酸ナトリウム，レシチンなどがある．

b）　懸濁化剤

　　懸濁化剤には，溶剤の粘度を高め分散性を改善し，粒子の沈降を遅くする高分子の懸濁化剤と固体粒子と溶液間の界面張力を下げて懸濁化を助ける働きをするものがある．
　　溶剤の粘度の増加および分散の安定化：ポビドン，ポリビニルアルコール，カルメロース

ナトリウム，メチルセルロース，ヒドロキシプロピルセルロース，ヒプロメロース，アルギン酸ナトリウム，アラビアゴム，モノステアリン酸アルミニウム(モノステアリン酸アルミニウムは油性の懸濁化剤で，静置状態ではゲル状，振とうすればゾル状となり，静置状態では粒子が沈降しにくく，振れば分散しやすくなるというチキソトロピーの性質を与える)．

界面張力の低下：界面活性剤．

c) ゲル化剤

経口ゼリー剤のゲル化には，寒天，ペクチン，カラギナン，カロブビーンガムなどの**ゲル化剤**，増粘安定剤が用いられる．これらは，天然の粘性多糖類で食品添加物としてゼリーやジャムなどの食品に多用されている．

寒天：テングサ(マクサ)などの紅藻類から得た粘液を凍結脱水したもので，アガロースやアガロペクチンからなる多糖類．

ペクチン：果物や野菜類に含まれる多糖類で，ポリガラクツロン酸の部分メチルエステル化されたもの．ゲル化増粘剤としてゼリーやジャムなどの食品に多用される．

カラギナン：イバラノリなどの紅藻類から抽出され *ι*-カラギナン，*κ*-カラギナン，*λ*-カラギナンを主成分としている．ガラクトース誘導体から構成され，分子量10万以上で80〜100万程度の酸性多糖類．

カロブビーンガム：イナゴ豆の種子の胚乳から得た分子量約30万の中性多糖類．ガラクトースとマンノース(1：4)から構成される．

d) 保存剤

保存剤は製剤中の微生物の増殖抑制を目的として，パラオキシ安息香酸メチル，パラオキシ安息香酸プロピル，パラオキシ安息香酸エチル，パラオキシ安息香酸ブチルなどのパラオキシ安息香酸エステル(パラベン)およびデヒドロ酢酸，安息香酸などが用いられる．

e) 着色剤，矯味剤，矯臭剤(p. 128 参照)

着色剤は服用する際の見た目や味，においを改善するために用いられる．

矯味剤としては，単シロップや白糖，D-ソルビトール，サッカリン，サッカリンナトリウムなどが用いられる．サッカリンは砂糖の約500倍の甘味があり，0.01〜0.5％の濃度で使用される．内閣府食品安全委員会はサッカリンの1日摂取許容量を3.8 mg/kg 体重としている．経口ゼリー剤には，アセスルファムカリウムや還元麦芽糖水アメなど食品に多用される甘味料も用いられる．アセスルファムカリウムはショ糖の200倍の甘みを持ち，酸や熱に対して安定である．

矯臭剤(芳香剤)としては，バニリンなどの香料が使用される．

132 Ⅲ 各種医薬品製剤

3 口腔内に適用する製剤 Preparations for Oro-mucosal Application

学習の目標

- 製剤総則に定められた口腔内に適用する製剤の種類と特徴を説明できる.
- 口腔内に適用する製剤の製造方法と特徴を説明できる.
- 口腔内に適用する製剤に用いられる代表的な添加剤の種類と性質について説明できる.

2. 口腔内に適用する製剤の剤形の分類と試験法および容器（製剤総則より）

大分類・中分類	試験法など	小分類	容器
2-1. 口腔用錠剤	製剤均一性試験法 適切な溶出性または崩壊性	2-1-1. トローチ剤	密閉容器
		2-1-2. 舌下錠	
		2-1-3. バッカル錠	
		2-1-4. 付着錠	
		2-1-5. ガム剤	
2-2. 口腔用液剤	製剤均一性試験法（分包品）	2-2-1. 含嗽剤	気密容器
2-3. 口腔用スプレー剤	適切な噴霧量の均一性（定量噴霧式製剤）		気密容器または耐圧性の容器
2-4. 口腔用半固形剤	適切な粘性		気密容器

a 口腔用錠剤 Tablets for Oro-mucosal Application

[定　義]

　口腔用錠剤は，口腔内に適用する一定の形状の**固形**の製剤である．**トローチ剤**，**舌下錠**，**バッカル錠**，**付着錠**および**ガム剤**が含まれる.

[製造方法]

　製法は，錠剤の製法に準じる（p. 112 参照）.

[試験法]

　製剤均一性試験法に適合する（p. 228 参照）.

[容器・包装]

　密閉容器を用いる（p. 263 **表 16-2** 参照）．製品の品質に湿気が影響を与える場合は，防湿性の容器を用いるか，または防湿性の包装を施す.

[特　徴]

　適切な溶出性または**崩壊性**を有する．口腔内崩壊錠は，口腔用錠剤には含まれない．口腔用錠剤には口腔・咽頭部の粘膜局所に作用するものと，口腔粘膜から吸収されて全身に作用するものがある.

1) トローチ剤 Troches/Lozenges

トローチ剤は，口腔内で徐々に**溶解**または**崩壊**させ，口腔，咽頭などの局所に適用する口腔用錠剤である．トローチ剤の硬度は錠剤より硬い．製法は錠剤に準ずるが，口腔内の湿潤環境下であっても容易に崩れにくいようにするため，**崩壊剤は加えない**．製剤の外観は，通常の錠剤と比べて比較的大きなサイズに成形されている（**表 3-1**）．誤嚥して咽頭や気管支を詰まらせた場合に呼吸を確保するために，服用時の窒息を防止できるドーナツ形状のものがある．トローチ剤は主に口腔内や咽頭の殺菌または消毒などに使用される．

2) 舌下錠 Sublingual Tablets

舌下錠は，有効成分を舌下で速やかに**溶解**させ，口腔粘膜から吸収させる口腔用錠剤である．舌下錠は，有効成分が口腔粘膜から吸収された後，全身循環血に速やかに移行するので，数分で作用の発現がみられるものがある（**表 3-2**）．口腔粘膜から吸収された薬物は，消化管での**初回通過効果を受けない**．統合失調症における幻覚・妄想などの陽性症状を改善にアセナピン舌下錠（シクレスト®），がん患者における突出痛の鎮痛に**フェンタニル**舌下錠（アブストラル®），狭心症発作の緩解に**ニトログリセリン**舌下錠（ニトロペン®）などが全身作用を目的として使用される．

3) バッカル錠 Buccal Tablets

バッカル錠は，有効成分を臼歯と頬の間で徐々に溶解させ，口腔粘膜から吸収させる口腔用錠剤である．バッカル錠は舌下錠と同様に，消化管での**初回通過効果を受けない**．**フェンタニル**はがん患者における突出痛の鎮痛にバッカル錠（イーフェン®）として全身作用を目的として使用される（**表 3-3**）．

4) 付着錠 Mucoadhesive Tablets

付着錠は，口腔粘膜に**付着**させて用いる口腔用錠剤である．本剤を製するには，ハイドロゲルを形成する親水性高分子化合物を用いる．付着錠は口腔内患部に貼付することで，薬物

Let's try!
☑ p.297,
問7

Ⅲ 各種医薬品製剤

③ 口腔内に適用する製剤

表 3-1 口腔内局所に適用する主なトローチ剤

薬物	製品名	製剤外観			適用
		外形 (mm)	形状	色調	
アズレンスルホン酸ナトリウム水和物	アズノール®ST	長径 10.5 短径 6.0 厚さ 3.7	楕円形	青色	咽頭炎，扁桃炎，口内炎，抜歯創を含む口腔創傷の感染予防
デカリニウム塩化物	SP トローチ	直径 18.1 厚さ 5.2	ドーナツ形	うすい青色	
ドミフェン臭化物	オラドール®トローチ オラドール S®トローチ	直径 15.0 厚さ 4.1	円形	白色 淡紅色	
セチルピリジニウム塩化物水和物	セチルピリジニウム塩化物トローチ	直径 13.0 厚さ 4.1	円形	白色	咽頭炎，扁桃炎，口内炎
テトラサイクリン塩酸塩	アクロマイシン®トローチ	直径 16.0 厚さ 5.6	円形	橙色	抜歯創・口腔手術創の二次感染，感染性口内炎
クロトリマゾール	エンペシド®トローチ	直径 15.9 厚さ 4.0	円形	白色～微黄白色	HIV 感染患者における口腔カンジダ症

表 3-2　全身作用を目的とした主な舌下錠

薬物	製品名	製剤外形(mm)	最高血中濃度到達時間(t_{max})(分)	適用
アセナピンマレイン酸塩	シクレスト®舌下錠	直径 12.0 厚さ 3.0	75	統合失調症
フェンタニルクエン酸塩	アブストラル®舌下錠	直径 6.0 厚さ 2.0	30〜60	がん患者における突出痛の鎮痛
ニトログリセリン	ニトロペン®舌下錠	直径 5.0 厚さ 2.4	4	狭心症，心筋梗塞の一時的緩解

表 3-3　フェンタニルクエン酸塩のバッカル錠と舌下錠の特徴

薬物	フェンタニルクエン酸塩		
剤形	バッカル錠		舌下錠
製品名	イーフェン®		アブストラル®
規格(μg)	50, 100	200, 400, 600, 800	100, 200, 400
直径(mm)	6.4	8.0	6
適応	がん患者における突出痛の鎮痛		
1 回使用量上限(μg)	800		800
投与間隔	4 時間以上あける		2 時間以上あける
投与回数	1 日 4 回まで		1 日 4 回まで
用法	上顎臼歯の歯茎と頬で溶解させる．30 分経過後に一部が残っている場合，水で嚥下する		舌下の奥に入れて溶かす．なめたり，噛み砕いたりしない
溶解するまでの時間(分)[*1]	14〜25		< 2
最高血中濃度到達時間 (t_{max})(分)[*2]	35〜40(100〜800μg)		30〜60(100〜800μg)
効果発現時間(分)[*1]	10		10
効果持続時間(分)[*1]	≥120 分		≥60 分
バイオアベイラビリティ(%)[*2]	65(50%口腔粘膜＋15%消化管)		50

[*1 Robert Twycross DM ら，J. Pain Sympton Manage, 44, 131-149, 2012 より引用，*2 イーフェン®バッカル錠添付文書，アブストラル®舌下錠添付文書より引用]

Let's try!
☑ p.297, 問8

を持続的に放出する．付着錠には，アフタ性口内炎に**トリムシノロンアセトニド**(アフタッチ®)，口腔咽頭カンジダ症にミコナゾール(オラビ®)が局所作用を目的として使用される．

5) ガム剤 Medicated Chewing Gums

　ガム剤は，**咀嚼**により有効成分を放出する口腔用錠剤である．本剤を製するには，植物性樹脂，熱可塑性樹脂およびエラストマーなどの適切な物質をガム基剤として用いる．ガム剤は咀嚼された後，唾液とともに嚥下された有効成分の一部は消化管からも吸収される．ガム剤には，禁煙補助治療の目的で**ニコチン**が全身作用を目的として使用される．

b 口腔用液剤　Liquids and Solutions for Oro-mucosal Application

[定　義]

　口腔用液剤は，口腔内に適用する**液状**または流動性のある粘稠な**ゲル状**の製剤である．

[製造方法]

　製法は，有効成分に添加剤および精製水または適当な溶剤を加え，混和して均質に溶解，または乳化もしくは懸濁し，必要に応じてろ過する．本剤のうち変質しやすいものは，用時調製する．

[容器・包装]

　気密容器を用いる（p. 263　**表16-2** 参照）．製剤の品質に水分の蒸散が影響を与える場合は，低水蒸気透過性の容器を用いるか，または低水蒸気透過性の包装を施す．

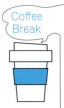
Coffee Break

プレフィルドシリンジ型頰粘膜投与製剤

　18歳未満の患者に対するてんかん重積状態の治療を目的には，ミダゾラムのプレフィルドシリンジ型の口腔用液（ブコラム®，武田薬品工業（株））が使用される．本剤は，シリンジ溶液の全量を片側の頰粘膜に緩徐に投与する．てんかん重積状態とは，てんかん発作やけいれん発作が5分以上続いたり，短い発作が意識の戻らないうちに繰り返し起こる状態である．これまで，てんかん重積状態に使用する薬剤は注射剤のみであった．ミダゾラムは小腸と肝臓の両方で顕著な初回通過効果を受けるため，初回通過効果を回避しながら全身循環に到達できる口腔内粘膜投与経路が利用された．健康成人に（8例）にミダゾラム（5 mg/mL）を頰粘膜投与したとき，30分後に最大血中濃度に到達し，その絶対的バイオアベイラビリティは74.5％である（**図**）．これにより，注射剤による投与が必要ではなくなったため，介護者による投与が可能となった．

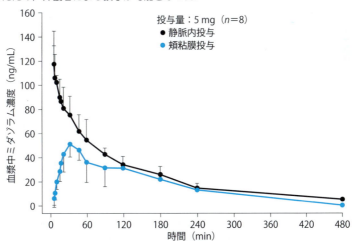

図　ミダゾラム溶液の頰粘膜投与後の血漿中濃度推移
［Schwagmeier R., et al., Br J Clin Pharmacol 46：203-206（1998）］

136　Ⅲ　各種医薬品製剤

1)　**含嗽剤**　Preparations for Gargles

［定　義］

　　含嗽剤は，**うがい**のために口腔，咽頭などの局所に適用する**液状**の製剤である．用時溶解する固形の製剤が含まれる．

［製造方法］

　　用時溶解する固形の製剤の場合は，錠剤，顆粒剤などの製法に準じる（p. 112, 117 参照）．

［試験法］

　　分包品は，**製剤均一性試験法**に適合する（p. 228 参照）．

［特　徴］

　　含嗽剤は主に口腔内や咽頭の消毒が目的であり，口腔内の衛生保持，咽頭炎，扁桃炎，口内炎のような口腔内の炎症抑制や抗がん剤の副作用を軽減するものがある．含嗽剤には，アズレンスルホン酸ナトリウム，ベンゼトニウム塩化物，ポビドンヨードなどが使用される．

---

c　**口腔用スプレー剤**　Sprays for Oro-mucosal Application

［定　義］

　　口腔用スプレー剤は，口腔内に適用する，有効成分を**霧状**，**粉末状**，**泡沫状**または**ペースト状**などとして噴霧する製剤である．

［製造方法］

　　エアゾール型のスプレー剤の製法は，溶剤などに有効成分および添加剤を溶解または懸濁させ，必要に応じてろ過した後，**液化ガス**または**圧縮ガス**とともに容器に充てんする．ポンプスプレー剤のスプレー剤の製法は，有効成分および添加剤を用いて溶液または懸濁液を調製し，容器に充てん後，スプレー用ポンプを装着する．

［容　器］

　　エアゾール型のスプレー剤には**耐圧性の容器**を，ポンプスプレー剤には**気密容器**をそれぞれ用いる（p. 263 **表16-2** 参照）．

［特　徴］

　　定量噴霧式製剤は，**適切な噴霧量の均一性**を有する．

　　口腔用スプレー剤には，口腔内局所に作用するものと，口腔粘膜から吸収されて全身に作用するものがある．シェーグレン症候群や放射線照射による唾液腺障害に基づく口腔乾燥症に人工唾液の噴霧式エアゾール剤（サリベート®）が局所作用を目的に使用される．全身作用を目的とした口腔用スプレー剤は，舌下錠やバッカル錠と同様に，口腔粘膜から吸収され消化管での初回通過効果を受けないため，薬物は全身循環血に速やかに移行する．製剤からの薬物の崩壊・溶出過程がないことから，舌下錠やバッカル錠よりも，スプレー剤は速効性がある．口腔粘膜から吸収された後，数分で作用発現がみられる．狭心症発作の緩解に，速効性エアゾール製剤として定量噴霧式の**ニトログリセリン舌下スプレー**（ミオコール®）や**硝酸イソソルビド口腔内スプレー**（ニトロール®）が全身作用を目的として使用される．

d 口腔用半固形剤 Semi-solid Preparations for Oro-mucosal application

［定 義］

口腔用半固形剤は口腔粘膜に適用する製剤であり，**クリーム剤**，**ゲル剤**，または**軟膏剤**がある.

［製造方法］

製法は，有効成分と添加剤とともに精製水およびワセリンなどの油性成分で乳化するか，または高分子ゲルもしくは油脂を基剤として有効成分および添加剤とともに混和して均質とする. 口腔用クリーム剤はクリーム剤の製法(p. 193 参照)に，口腔用ゲル剤はゲル剤の製法(p. 194 参照)に，口腔用軟膏剤は軟膏剤の製法にそれぞれ準じる(p. 192 参照). 本剤のうち，変質しやすいものは用時調製する. 多回投与する製剤には，微生物の発育を阻止するに足りる量の適切な保存剤を加えることができる.

［容器・包装］

気密容器を用いる(p. 263 **表 16-2** 参照). 製剤の品質に水分の蒸散が影響を与える場合は，低水蒸気透過性の容器を用いるか，または低水蒸気透過性の包装を施す.

［特 徴］

口腔粘膜に適用するうえで**適切な粘性**を有する. 多回使用する製剤には，微生物の発育を阻止するに足りる量の適切な保存剤を加えることができる. アフタ性口内炎にクロルヘキシジン塩酸塩・ジフェンヒドラミン配合口腔用クリーム剤(デスパコーワ)が，難治性口内炎に**トリアムシノロンアセトニド**口腔用軟膏剤(オルテクサー®)やデキサメタゾン口腔用軟膏剤が使用される. 口腔カンジダ症や食道カンジダ症の感染症治療には抗真菌薬であるミコナゾール口腔内ゲル剤(フロリード®)が使用される.

4 注射により投与する製剤 Preparations for Injection

学習の目標
- 製剤総則に定められた注射により投与する製剤の種類と特徴を説明できる．
- 注射により投与する製剤の製造方法と特徴を説明できる．
- 注射により投与する製剤に用いられる代表的な添加物の種類と性質について説明できる．

3. 注射により投与する製剤の剤形の分類と試験法および容器（製剤総則より）

大分類・中分類	試験法など	小分類	試験法など	容器
3-1. 注射剤	エンドトキシン試験法 発熱性物質試験法 鉱油試験法 無菌試験法 注射剤の不溶性異物検査法 注射剤の不溶性微粒子試験法 タンパク質医薬品注射剤の不溶性微粒子試験法 注射剤の採取容量試験法 製剤均一性試験法（用時溶解するもの） 注射剤用ガラス容器試験法 プラスチック製医薬品容器試験法 輸液用ゴム栓試験法	3-1-1. 輸液剤		密封容器または微生物の混入を防ぐことのできる気密容器
		3-1-2. 埋め込み注射剤	製剤均一性試験法 適切な放出特性 「適用しない試験法：注射剤の不溶性微粒子試験法，注射剤の不溶性異物検査法，注射剤の採取容量試験法」	
		3-1-3. 持続性注射剤	適切な放出特性	
		3-1-4. リポソーム注射剤	適切な放出特性 適切な粒子径	

a 注射剤 Injections

［定　義］

Let's try!
☑ p.297, 問9

注射剤は，皮下，筋肉または血管などの体内組織・器官に直接投与する，通例，溶液，懸濁液もしくは乳濁，または用時溶解もしくは用時懸濁して用いる剤形の**無菌製剤**である．本剤には，**輸液剤**，**埋め込み注射剤**，**持続性注射剤**および**リポソーム注射剤**が含まれる．

［特徴と分類］

　注射剤は，皮膚や粘膜を通して体内に直接投与する製剤であり，ほかの製剤に比べて全身循環に到達する速度が速い．しかし，急速な血中薬物濃度の上昇が起こることがあるので，投与量には十分注意する必要がある．注射剤は直接薬物を体内に注入するので，安全性を確保するために，ほかの無菌製剤よりも多くの局方試験に適合する必要がある．特に不溶性異物の混入や微生物あるいは**発熱性物質（パイロジェン）の汚染**があってはならない．また，浸透圧，pHは投与部位とほぼ同じで，溶血性や局所障害性がないことが要件である．

　注射剤はほかの剤形と比べて，投与した薬物を速やか，かつ確実に患部あるいは組織などの目的部位に到達させることができる．すなわち，バイオアベイラビリティが最も高い剤形

4　注射により投与する製剤　　**139**

といえる．しかし，投薬時に痛みを伴うことや，汚染により感染症を引き起こすなど，その品質管理には細心の注意を払う必要がある．**表 4-1** には注射剤の利点と欠点をまとめた．

　注射剤を状態から分類すると，**溶液性注射剤**，**懸濁性注射剤**，**乳濁性注射剤**，**用時溶解して用いる固形注射剤**の 4 種類がある．**表 4-2** に注射剤を状態から分類した特徴を示す．

　また，注射剤製造時の溶剤としては，<u>注射用水</u>のほか，適切な水性溶剤と<u>植物油</u>や<u>水溶性有機溶剤</u>を使用することができる．注射剤に用いる溶剤の種類を**表 4-3** に示す．

　さらに，注射剤にはさまざまな投与方法があり，注射製剤の性状や状態に応じた投与方法がなされる．**表 4-4** に注射剤の投与法による分類を示す．

　また，静脈内注射を時間をかけて行う場合を持続点滴といい，特に生体に必要な糖質，アミノ酸，脂肪，ビタミン，電解質，微量元素などの栄養素を完全に補給することを目的とした輸液を**高カロリー輸液**（total parenteral nutrition：TPN）は浸透圧が高いので，末梢静脈には投与せず，血流量の多い鎖骨下静脈に留置したカテーテルから注入する．**多量に使用する輸液**には**保存剤を加えることはできない**．

［**製造方法**］

　注射剤の調製は，医薬品を溶解あるいは分散し，滅菌工程を経て，アンプル，バイアルなどの注射剤容器に充てん密封して製品とする．液性，懸濁性または乳濁性の製剤を製するには，**図 4-1**，**4-2** の方法により無菌的に行う．有効成分の濃度を％で示す場合には **w/v%** を

表 4-1　注射剤の利点と欠点

注射剤	特徴
利点	・薬物の作用が迅速である ・高カロリー輸液など，多くの薬物を一度に投薬できる ・消化管内で分解するあるいは小腸で初回通過効果を受ける薬物の場合，バイオアベイラビリティを高めることができる
欠点	・アナフィラキシーショックが起こりやすい ・投与時の疼痛や恐怖感がある ・器具や投与部位の消毒の必要性 ・感染へのリスクがある ・混合による配合変化がある

表 4-2　注射剤の状態からの分類

分類	特徴
溶液性注射剤	・水溶性溶剤あるいは非水性溶剤により，薬物が完全に溶解している ・**油性溶剤は血管内に投与できない**
懸濁性注射剤	・溶液中に薬物粒子が懸濁した状態で存在する ・**懸濁粒子の大きさは 150 μm 以下である** ・薬物が徐々に溶解することにより効果の持続性が期待できる ・**血管内，脊髄腔内には投与できない** ・局方収載品に，エストリオール水性懸濁注射液，エストラジオール安息香酸水性懸濁注射液などがある
乳濁性注射剤	・溶剤中にエマルション粒子が分散している ・**懸濁粒子の大きさは通例 7 μm 以下である** ・**脊髄腔内には投与できない** ・o/w 型乳剤は静注用製剤にも使用される
用時溶解して用いる**固形**注射剤	・凍結乾燥注射剤，粉末注射剤がある ・用時溶解して使用する固形注射で，溶解用の溶剤が添付されている ・溶解用の溶剤が添付されていない場合には，適量の等張な生理食塩水や 5%ブドウ糖などに溶解して使用する

140 Ⅲ　各種医薬品製剤

Let's try!
☑ *p.297,*
問 9

表 4-3　注射剤製造に用いられる溶剤に基づく分類

分類	溶剤の種類と特徴
水性注射剤	• 注射用水，生理食塩水，リンゲル液，その他適切な水性溶剤を使用する．**注射用水は蒸留または超ろ過法により製した水**を用いる • 注射用水には，**純度試験法，エンドトキシン試験法，無菌試験法**が規定されている • ただし，エンドトキシン試験法が困難な場合は**発熱性物質試験法**を用いることができる
非水性注射剤	• 非水溶性注射剤の溶剤には**植物油**（ゴマ油，オリーブ油，ラッカセイ油，ダイズ油，ツバキ油，ナタネ油，トウモロコシ油）を使用する • 薬物が注射用水に解けない場合や水溶液中で不安定な場合，持続効果を持たせる場合に使用される • 合成された中鎖脂肪酸のモノグリセリド，ジグリセリド，あるいはトリグリセリド，高級脂肪酸エステル（オレイン酸エチル）などが，医薬品を溶解あるいは懸濁して，持続性の筋肉内注射や脂肪乳剤などとして使用される • 10℃で澄明で，酸価 0.56 以下，けん化価 185〜200，ヨウ素価 79〜137 のもので，**鉱油試験法**に適合しなくてはならない • その他，エタノール，グリセリン，プロピレングリコールおよびポリエチレングリコール（マクロゴール）などの水溶性有機溶媒も用いることができる

表 4-4　注射剤の投与法による分類（p. 336 参照）

投与法	特徴
皮内注射（ic/id） intracutaneous injection intradermal injection	• 通常，0.1〜0.2 mL の少用量が皮内に投与される • 主としてツベルクリン皮内反応，アレルギー反応の診断に用いられる
皮下注射（sc） subcutaneous injection	• 水溶液，懸濁・乳濁液が投与可能である • 等張の水溶液で 1 mL 以下の容量が望ましいが，5 mL まで投与可能である • 作用発現は，ほかの投与部位に比べてやや遅いが，持続性がある • ワクチン，インスリン製剤などが適用される
筋肉内注射（im） intramuscular injection	• 水溶液，油性溶液，懸濁・乳濁液が投与可能で，**4 mL 以下**の用量で投与する • 血管やリンパ管の分布が多く，皮下注射より薬物吸収が速く，効果発現も速い • 局所刺激性の強い薬物に適用できるが，組織傷害性が大きい • 油性注射剤や，懸濁性注射剤の中でデポを形成するものは持続性となる
静脈内注射（iv） intravenous injection	• 直接血管内に投与するもので，血流に乗って薬物は全身に分布し直ちに効果を発揮する．薬物の作用は最も直接かつ迅速である • 1 回投与では 1〜10 mL の用量を投与するが，持続注入（点滴静脈内注入）では 100 mL 以上の用量を投与する • 通常，水溶液を用いる．疼痛緩和剤，溶解剤などの少量の有機溶媒を含むもの，**o/w 型乳化剤では粒子径が 7 μm 以下のものは投与できる** • 中心静脈からの投与では，高カロリー，高濃度の溶液を大量に長時間投与できる
動脈内注射（ia） intraarterial injection	• 抗がん薬，血管造影剤など局所に薬物を作用させたい場合に使用される
脊髄腔内注射（it） intrathecal injection intraspinal injection	• **水溶液のみ適用可能**．腰椎麻酔，硬膜外麻酔などに用いられる

意味する．主薬が溶液状で安定であるかどうか，あるいは加熱に対して安定であるかどうかによりその製造工程は若干異なる．また，有効成分が溶液中で分解または失活する場合は**凍結乾燥注射剤**または**粉末注射剤**として製し，用時溶解または用時懸濁して用いる注射剤として，溶解液または懸濁用液を添付することができる．製造は細菌や真菌類の微生物汚染とそれら増殖微生物による発熱性物質の産生および空気中の浮遊性微粒子の混入を防止するため，よくバリデーションされた無菌施設・設備・操作法を用いて実施する必要がある．汚染防止のため，滅菌に至る操作は注射剤の組成や貯法を考慮してできるだけ速やかに行う．さらに，薬液調製時や投薬時の過誤，細菌汚染または異物混入の防止，緊急投与などを目的

に，**充てん済みシリンジ剤**(p. 267 **図16-6** 参照)あるいは**カートリッジ剤**(p. 247 **表15-22** 参照)として製することができる．

(i) 溶液性注射剤

有効成分をそのままか，あるいは有効成分に添加剤を加えたものを注射用水，ほかの水性溶剤または非水性溶剤などに溶解して均質としたものを注射剤用のアンプルやバイアルに充てんして密封し，高圧蒸気滅菌などの最終滅菌後，検査を行って製品とする(**図4-1**)．有効成分が溶液状において不安定である場合は用時溶解で使用する注射剤とする．また，溶液状態で安定であっても熱に不安定な場合は，無菌操作によりろ過滅菌した後に容器に充てん，密封し，加熱による最終滅菌工程を省略する．

(ii) 懸濁性・乳濁性注射剤

無菌の有効成分をそのままか，あるいは注射用水やほかの水性溶剤または非水性溶剤などに溶解したものを無菌的に懸濁化もしくは乳濁化して均質とし，充てん，密封して製する．溶剤には必要に応じて添加剤を加えて溶液としてろ過滅菌し，有効成分を分散あるいは乳濁させる．懸濁・乳濁化後はろ過滅菌を行わずに無菌的にアンプルやバイアルなどの容器に充てんし，密封する(**図4-2**)．最終滅菌は行わない．

(iii) 用時溶解あるいは用時分散する固形注射剤

(1) 凍結乾燥注射剤

凍結乾燥注射剤は，有効成分をそのまま，あるいは有効成分および賦形剤などの添加剤を注射用水にいったん溶解して無菌ろ過し，アンプル・バイアルなどの注射剤用容器に充てんした後に凍結乾燥して密封するか，または専用容器で凍結乾燥した後に直接の容器に充てんし，密封する．別途無菌に製した専用の溶剤を添付する．また，溶液状で不安定な薬物を用時溶解して用いる注射剤の製造工程と同じで，最終滅菌は行わない．多くの抗生物質，ホル

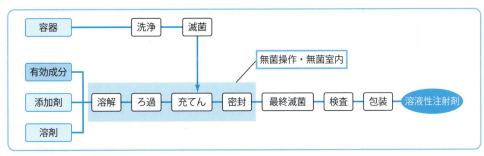

図4-1 溶液性注射剤の製造工程(溶液状態で安定かつ熱に安定な場合)

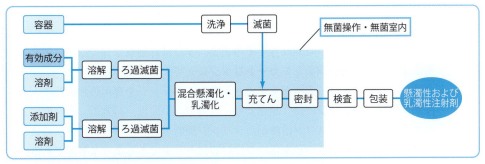

図4-2 懸濁性および乳濁性注射剤の製造工程

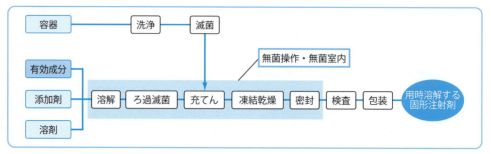

図 4-3　用時溶解する固形注射剤の製造工程

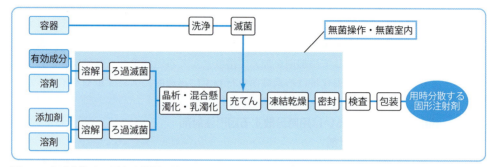

図 4-4　用時分散する固形注射剤の製造工程

モン製剤に適用されている(**図 4-3**).

(2) 粉末注射剤

粉末注射剤は，有効成分および添加剤を適切な溶剤に溶解し，無菌ろ過により処理し，晶析，混合懸濁化あるいは乳濁後，凍結乾燥により得た粉末またはその粉末に滅菌処理した添加剤を加え，アンプルやバイアルなどの注射剤用容器に充てんして製する(**図 4-4**)．最終滅菌は行わない．

(iv) 充てん済みシリンジ剤

充てん済みシリンジ剤は，有効成分をそのまま，あるいは有効成分および添加剤を用いて溶液，懸濁液または乳濁液を調製して注射筒に充てんして製する．

充てん済みシリンジ剤はあらかじめ注射器に充てんされた状態で製剤化(**プレフィルドシリンジ化**)されており，投薬準備が容易でかつ速やかに行えるため，救急医療の現場などでの使用に適している(p.374 **図 5-5** 参照)．また，容器となる注射器に薬剤名が表示されているので，薬剤の取り違えによる医療過誤の防止に役立つ．無菌に製した**シリンジ型の密封容器**を用いる．

(v) カートリッジ剤

カートリッジ剤は，有効成分をそのまま，または有効成分および添加剤を用いて溶液，懸濁液または乳濁液を調製して**カートリッジ**に充てんして製する．

カートリッジ剤は，薬液が充てんされたカートリッジを専用の注入器に入れて用いる．**糖尿病治療薬インスリン**には，超速効型，速効型，中間型，持効型，混合型に分類されるさまざまなタイプのインスリン溶液が，シリンジ機能を有したガラス円筒状のカートリッジに封入され，そのカートリッジを適切な注射器にセットできるような製剤である．第Ⅳ章 5 注射用キット製品・使用方法の項を参照(p. 373〜379)．

[試験法]

注射剤は製剤総則に規定されているもののほか，製剤工程に関連する一般試験法を行うことが日本薬局方で規定されている．**表 4-5** に注射剤に関連する試験法の概要を，**表 4-6** に注射製剤に要求される製剤試験法および製剤特性を示す．なお，懸濁性注射剤，乳濁性注射剤，埋め込み式注射剤，および持続性注射剤には，製剤が適切な**放出性**を有することが要求

表 4-5　注射剤に関連する日本薬局方一般試験法

	項目	概要
1.05	鉱油試験法	注射剤に用いる非水溶性溶剤は**鉱油試験法**に適合する．鉱油の混入を試験する
4.01	エンドトキシン試験法	注射剤の製造に使用する水性溶剤，注射剤に添付する水性溶剤および注射剤は**エンドトキシン試験法**に適用する．**カブトガニの血球成分由来のライセート試薬**を用いて，グラム陰性菌由来のエンドトキシンを検出または定量する．ゲル化法と光学的測定法とがある．**エンドトキシン試験法の適用が困難な場合は発熱性物質試験法**を用いることができる
4.04	発熱性物質試験法	**ウサギ**を用いて**発熱性物質（パイロジェン）**の存在を，その体温上昇に基づいて判定する．**エンドトキシン試験法の適用が困難な場合**に用いることができる
4.06	無菌試験法	培養により増殖する微生物の有無を試験する．**メンブランフィルター法**：試料をメンブランフィルターでろ過し，それを培地に入れて培養する．**直接法**：試料の一部を直接培地と混ぜて培養する．バリデーションにより高度な水準での無菌性が恒常的に保証できる場合，出荷時の無菌試験法を省略できる（製剤通則6）
6.02	製剤均一性試験法	**含量均一性試験**と**質量偏差試験**のいずれかの方法で試験する．用時溶解の注射剤には質量偏差試験，懸濁性注射剤には含量均一性試験が実施される
6.05	注射剤の採取容量試験法	表示量に比べてやや過剰量が容器内に充てんされているかを試験する
6.06	注射剤の不溶性異物検査法	白色光源の直下，**1,000 lx** の明るさで，澄明性および不溶性異物を**肉眼**で確認する．注射用粉末は，添付の溶解剤で溶解して調べる
6.07	注射剤の不溶性微粒子試験法	注射剤中の不溶性微粒子の大きさおよび数を試験する方法．乳剤性および懸濁性の注射剤には適用しない．第1法：光遮蔽粒子計数法．第2法：顕微鏡粒子計数法
6.17	タンパク質医薬品注射剤の不溶性微粒子試験法	タンパク質医薬品注射剤（有効成分がペプチド，タンパク質あるいはそれらを修飾して得られる誘導体）中の外来性の物質，製造工程に由来する物質およびタンパク質の凝集体等の数を試験する方法で，注射剤不溶性微粒子試験法の第1法光遮蔽粒子計数法を用いる
7.01	注射剤用ガラス容器試験法	容器の色，透明性，ゴム栓の性能，アルカリ溶出，着色容器の鉄溶出および遮光性について試験する
7.02	プラスチック製医薬品容器試験法	プラスチック製医薬品容器の設計および品質評価に用いる試験．灰化，溶出物，微粒子，透明性，水蒸気透過性，漏れ，細胞毒性についての試験がある．素材が**ポリエチレン製**，**ポリプロピレン製**あるいは**塩化ビニル製**であるかによって適用する試験が異なる
7.03	輸液用ゴム栓試験法	輸液として用いる**100 mL 以上の容器**に用いるゴム栓を**輸液用ゴム栓**という．使用するゴム栓は内容医薬品と作用してその性状や品質に影響を与えない．微生物の侵入を防止し，内容輸液の使用に支障を与えない．カドミウム，鉛，溶出物，急性毒性，溶血性などの試験がある
*	滅菌法および無菌操作法（*第18改正日本薬局方からは，本項は参考情報に区分されている）	滅菌とは，**物質中のすべての微生物を殺滅または除去すること**をいう．滅菌法は，微生物の種類，汚染状況，滅菌されるものの性質および状態に応じて，その方法の適切な選択と操作法および条件の適正化を検討して行う．滅菌の適否は，通例，無菌試験法によって判定する**無菌操作法**とは，無菌医薬品を製造する場合，医薬品を最終容器に充てんした後，滅菌する方法である最終滅菌法を適用しない医薬品に用いる技術であり，ろ過滅菌後，または原料段階から一連の無菌工程により無菌医薬品を製造するために用いる方法をいう

表4-6 注射で投与する製剤に要求される製剤試験および製剤特性の一覧

注射剤の種類	無菌試験	不溶性異物検査	不溶性微粒子試験	採取容量試験	エンドトキシン試験	製剤均一性試験	放出性	粒子径
水溶性注射剤	○	○	○	○	○			
非水溶性注射剤	○	○	○	○	○			
懸濁性注射剤	○			○			○	○
乳濁性注射剤	○			○	○		○	○
凍結乾燥注射剤	○	○	○			○		
粉末注射剤	○	○	○		○			
充てん済み注射剤	○	○	○		○			
カートリッジ剤	○	○	○		○			
輸液剤	○	○		○	○			
埋め込み注射剤	○					○	○	
持続性注射剤	○			○			○	
リポソーム注射剤	○						○	○

されるが，日局ではその試験方法は記載されていない．製薬企業が製造販売承認を受ける場合には，その製剤に対し適切な放出性試験法を設定する必要がある．

[溶剤および添付する溶解液]

注射剤の溶剤あるいは溶解液は注射剤の使用に際して無害で，医薬品の治療効果や品質試験に支障をきたすものであってはならない．**表4-3** で示したように，注射剤を製するための溶剤には水溶性溶剤と非水溶性溶剤があり，それぞれの条件に適合する．

[容　器]

密封容器または**微生物の混入を防ぐことのできる気密容器**を用いる．注射用容器とは**ガラス製アンプル，バイアル，シリンジ，カートリッジ，プラスチック製ボトル，ソフトバッグ**，および**ゴム栓**をいう．これらは洗浄，滅菌，乾燥，脱パイロジェンして用いられる．容器の素材で分類すると，ガラス容器とプラスチック製注射容器がある．製剤の品質に水分の蒸散が影響を与える場合は，低水蒸気透過性の容器を用いるかあるいは低水蒸気透過性の包装を施す必要がある．注射剤を入れる直接の容器には**密封容器**を用い，**注射剤用ガラス容器試験法**の規定に適合する無色のものあるいは，**注射用ガラス容器試験法**の規定に適合する着色容器を用いる（p. 261 参照）．また，内容物との相互作用について十分に検討されている場合，**プラスチック製医薬品容器試験法**の規定に適合するプラスチック製水性注射剤容器を用いることもできる（p. 241 参照）．プラスチック製水性注射剤容器はポリエチレン，ポリプロピレン，ポリ塩化ビニル（可塑剤として**フタル酸ジ（2-エチルヘキシル）（DEHP）**のみを使用しているもの）などの素材がある（p. 242, 360 参照）．ブドウ糖注射液，果糖注射液，生理食塩液，リンゲル液，デキストラン注射液などで使用される．

[添加剤]

注射剤の添加物は安全性が明確なものでなくてはならない．その安全性は注射剤の容量と関係するので，添加剤の制限は注射剤別となっている．**単に着色を目的とした添加剤の配合は認められない**．注射剤に用いられる添加剤を**表4-7** にまとめた．

[記載事項]

注射剤に添付する文書，その容器あるいは被包に以下の事項を記載しなければならない．

①注射剤を製するために用いる溶剤の名称を記載する．ただし，注射用水，0.9%以下の

表 4-7　注射剤に用いられる添加剤

添加剤	目的	具体例	
緩衝剤	pH の調整による医薬品の分解防止	クエン酸塩，酢酸塩，リン酸塩	
安定化剤	酸化防止・重金属イオンの不活性化	抗酸化剤	ピロ亜硫酸水素ナトリウム，亜硫酸水素ナトリウム，アスコルビン酸
		キレート剤	エデト四酢酸ナトリウム，チオグリコール酸，チオ乳酸，チオグリセリン
		充てんガス	窒素，二酸化炭素
保存剤	微生物の発育防止	パラオキシ安息香酸エステル類(メチルパラベン，エチルパラベン，プロピルパラベン)，ベンジルアルコール，クロロブタノール，フェノール，クレゾール，ベンザルコニウム塩化物，ベンゼトニウム塩化物	
等張化剤	体液と浸透圧の違いで起こる局所の刺激，疼痛に対する緩和	塩化ナトリウム，ブドウ糖，グリセリン	
無痛化剤	注射に伴う痛みの緩和	プロカイン塩酸塩，リドカイン塩酸塩，ベンジルアルコール，フェノール，クロロブタノール，ブドウ糖，イノシトール，アミノ酸	
溶解補助剤	溶剤に対する薬物の溶解性の改善	エタノール，ポリエチレングリコール，トリエタノールアミン，ポリオキシエチレン硬化ヒマシ油	
懸濁化・乳化剤	不溶性薬物の溶液中への安定分散	カルメロースナトリウム(CMC-Na)，アルギン酸ナトリウム，ポリオキシエチレン硬化ヒマシ油，レシチン，コレステロール，モノステアリン酸アルミニウム	

塩化ナトリウム液，pH を調整するための酸やアルカリについては記載しなくてよい．

②溶解液を添付するときは，溶解液の名称，内容量，成分および分量または割合を記載する．

③注射剤に安定化剤，保存剤または賦形剤を加えたときは，その名称および分量を記載する．**容器内を二酸化炭素または窒素で置換した場合**にはそれらを**記載する必要はない**．

④2 mL 以下のアンプルまたはこれと同等の大きさの直接の容器もしくは直接の被包に収められたものについては，名称中の「注射液」，「注射用」または「水性懸濁注射液」の文字の記載を「注」，「注用」または「水懸注」と省略して記載することができる．

注射剤の中で小分類される剤形

1)　輸液剤　Parenteral Infusions

［定　義］

輸液剤は，静脈内投与する **100 mL 以上**の注射剤である．主に，水分補給，電解質補正，栄養補給などの目的で投与されるが，持続注入による治療を目的としてほかの注射剤と混合して用いることもある．

［特　徴］

生命維持に不可欠な体の恒常性の維持のため，体液の代謝異常(水分，電解質，酸塩基平衡の異常，栄養障害等)の正常化，あるいは体液の代謝異常を未然に防ぐための最も基礎的，かつ重要な薬剤である．輸液製剤はそのほかにも，緊急時などの場合に薬剤を投与するための**血管の確保**の目的で使用されることもあり，製剤的な特性を生かした使用方法が輸液剤の特徴である．輸液剤は，**電解質輸液**，**栄養輸液**(糖質，脂質，アミノ酸)，**血漿増量用輸液**(膠質輸液，血漿剤)および**中心静脈栄養(TPN)用基本液**とに分類される．輸液剤は多く

146   III　各種医薬品製剤

表 4-8　低張電解質輸液製剤の呼称の取り決め

低張電解質輸液製剤	
ブランド名＋○号	用途
1 号液	開始液（乳児新生児用液）
2 号液	脱水補給液
3 号液	維持液（糖濃度 5％以下），維持液○○％糖加（糖濃度 5％以上）＊
4 号液	術後回復液

＊ 糖濃度 5％以上のとき○○％と付す．

表 4-9　輸液剤の種類と特徴

輸液製剤の種類		特徴
電解質輸液	細胞外液補充液（等張液）	循環血液量，細胞間液減少時の細胞外液の補給・補充に使用．等張で Na を多く含む．大量・急速投与で脳浮腫，肺水腫，末梢の浮腫の出現に注意 • 生理食塩水，ラクテック，ヴィーン D
	開始液（1 号液）	脱水時，病態不明時，手術前後の水分，電解質の初期補給に使う．**カリウムを含まない**．乳酸イオンを含むものは，乳酸アシドーシスの患者に禁忌である． • ソルデム 1，KN 1 号，ソリタ-T1 号
	脱水補給液（2 号液）	カリウム喪失性高張性脱水症，アシドーシスに使う．カリウムを含み，細胞外液の pH を高めることによりカリウムを細胞内に流入させる • ソルデム 2，KN 2 号，ソリタ-T2 号
	維持液（3 号液）	不感蒸泄，尿から失われる水分や電解質を補う．しかしショックや脱水など急激な喪失には使わない．1 日 2,000〜2,500 mL 輸液すると 1 日に必要な水分，電解質量が維持されることから維持液と呼ぶ．大量・急速投与で脳浮腫，肺水腫，末梢の浮腫の出現に注意 • フィジオゾール 3 号，KN 3 号，ヴィーン D，3G，ソルデム 3，4，ソリタ-T3 号，アクチット
	術後回復液（4 号液）	カリウム貯留のおそれのあるときや，術後早期に使う．カリウムをまったく含まないか少量で，Na も低濃度，腎機能低下時にも使う • ソリタ-T4 号，KN 4 号，ソルデム 5，6
栄養輸液	糖質輸液（p.339 **表2-3** 参照）	水分の補給に使う．ブドウ糖以外の糖液はインスリン非依存性なので侵襲時でも血糖上昇が少ない．よって，耐糖能異常がある場合，グルコース以外の糖液を使うか，インスリンを併用し血糖コントロールする．20％以上の糖液は熱量補給用として使う 禁忌：低張性脱水 副作用：大量・急速投与で浸透圧利尿，電解質喪失，希釈性アシドーシス • **5％ブドウ糖液**（10 mL/kg/h 以下で div.），50％ブドウ糖液（1 mL/kg/h 以下で div. IVH）．基本的に 20％以上は IVH から，速度は 0.5 g/kg/h 以下で投与する
	脂肪乳剤（p.340 **表2-5** 参照）	必須脂肪酸欠乏，高カロリー投与に使う 急性副作用：胸内苦悶感，背部痛，悪心嘔吐，発熱など 長期投与で貧血，凝固異常，肝障害，脂質異常症．しかし，10 日以上連用しなければほとんど起こらない．10 日以上の場合間隔をおいて投与する 投与速度：0.5 g/kg/h 以下，投与量：2 g/kg/day 以下が安全 • イントラリポスなど
	アミノ酸液（p.339 **表2-4** 参照）	低タンパク，低栄養状態，手術後のアミノ酸補給に使用 単独投与では熱源になってしまうので，適正な熱源となる輸液剤と併用する 速度：10 〜 15 g/h • モリプロン F，アミニック，プロテアミン 12，プレアミン-P など • 腎不全用アミノ酸剤：ネオアミユー，キドミンなど • 肝不全用アミノ酸製剤：アミノレバン，モリヘパミンなど
血漿増量用輸液	膠質輸液	循環血液量維持に使う．人工高分子化合物なので臓器沈着，凝固障害を起こすことがあり，尿細管細胞を障害して腎不全，出血傾向，赤沈亢進，微小血管障害などを起こす．過剰投与は心負荷を増強，アレルギー反応が出ることもある • サヴィオゾール
	血漿剤	加熱血漿タンパクで肝炎の可能性が少ない • プラスマネート・カッター，ヒトアルブミン
高カロリー輸液の基本液（p.338〜341 参照）		TPN は生体に必用な栄養素をすべて経静脈的に投与する方法であり，経口あるいは経腸栄養が不可能な場合に適用となる．糖濃度が 12 〜 15％程度の開始液を 2 〜 3 日投与し，異常がなければその後 20％程度の維持液に移行する．術後の時期に応じて使用するので，ブドウ糖の量を段階的に変えて処方され，1，2，3 号がある．単層バッグ，2 層バッグ方式のものがある • ハイカリック，ピーエヌツイン，フルカリックなど

• ：製品例，div.：drip in vein（点滴）．

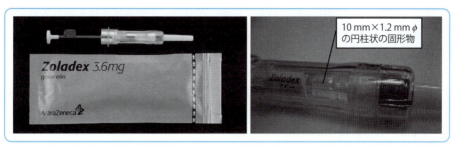

図 4-5　埋め込み注射剤の例
[アストラゼネカ㈱]

の場合，緊急時や術後管理に使用されるので，種類と特徴を把握しておく必要がある(**表 4-8，4-9**)．

2) **埋め込み注射剤** Implant Saellets
   [定　義]
   埋め込み注射剤は，長期にわたる有効成分の放出を目的として，皮下，筋肉内などに埋め込み専用の器具を用いるか，または手術により適用する**固形**または**ゲル状**の注射剤である．本剤を製するには，生分解性ポリマーを用い，ペレット，マイクロスフェアーまたはゲル状の製剤とする．

   [特　徴]
   生分解性ポリマーにはデンプン誘導体，セルロース誘導体，キトサン，ポリ乳酸，ポリグリコール酸，ポリカプロラクトン，およびそれらの共重合体などさまざまな種類があり，目的に応じて選択される．本剤は，製剤均一性試験法に適合する必要があり，徐放的な**放出特性**を有する．スペース埋め込み注射剤の例として，現在，前立腺がん，閉経前乳がん，子宮内膜症の治療に用いられているLH-RHアゴニスト，ゴセレリン酢酸塩デポ製剤(ゾラデックス®)は**乳酸・グリコール酸共重合体(1：1)**の**生体分解性ポリマー**で，ゴセレリン酢酸塩を含む円筒状の細長いペレットを形成し，それを内てんしたシリンジにより腹部の皮下組織に埋め込む製剤である(**図4-5**)．これにより，長時間にわたる持続効果が期待できる．

   [試験法と容器]
   製剤均一性試験法に適合する．しかし，**注射剤の不溶性異物検査法，注射剤の不溶性微粒子試験法**および**注射剤の採取容量試験法**は適用されない．また，**適切な放出性**を有する．局方には容器の規定はないが，埋め込みのためのインジェクターと一体となった微生物や異物の混入がない無菌状態の**密封容器**を用いる．

3) **持続性注射剤** Prolonged Release Injections
   [定　義]
   持続性注射剤は，長期にわたる有効成分の放出を目的として，筋肉内などに適用する注射剤である．また，本剤は生分解性高分子の特性に依存した**放出特性**を有する．
   本剤を製するには，有効成分を植物油などに溶解あるいは懸濁するか，または生分解性高分子化合物を用いたマイクロスフェアーの懸濁液とする．

   [特　徴]
   生分解性高分子としてポリ乳酸，ポリグリコール酸，ポリカプロラクトンおよびそれらの

148   Ⅲ　各種医薬品製剤

共重合体などが実用化されている．**乳酸・グリコール酸共重合体**が適用されている持続性注射剤として，統合失調症治療薬であるリスペリドンの筋注用製剤（リスパダールコンスタ®筋注用）が開発されている．

［試験法と容器］

採取容量試験法，**無菌試験法**に適合する．**適切な放出性**を有する．**密封容器**を用いる．

4）　リポソーム注射剤　Liposome Injections

［定　義］

リポソーム注射剤は，有効成分の生体内安定性向上や標的部位への送達，放出制御などを目的として，静脈内などに適用する注射剤である．

本剤を製するには，両親媒性脂質などを用い，脂質二分子膜からなる閉鎖微小胞が分散した水性注射剤または凍結乾燥注射剤とする．

［特　徴］

脂質二分子膜からなる閉鎖微小胞の内部には水溶性薬物を，脂質二分子膜の疎水領域には脂溶性薬物を封入することができる．また，脂質二分子膜の構成脂質の種類や電荷の割合を改変して放出を制御したり，温度感受性，pH 感受性，血中滞留性やステルス性などの特性を付与したりすることができる（17. ドラッグデリバリーシステム，p. 284 参照）．

［試験法と容器］

無菌試験法に適合する．**適切な放出特性**および**適切な粒子径**を有する．

b　無菌製剤の等張化

1）　浸透圧とオスモル濃度（Osm，osmol/L）の関係

Let's try!
☑ *p.297,*
問 10

注射剤あるいは点眼剤などの無菌製剤は粘膜組織や筋肉組織に直接触れる頻度が高い製剤であるので，必要に応じて製剤を**等張化**する必要がある．このために必要となる理論は，物理化学でいう**希薄溶液の束一性**である．浸透圧は溶媒 1 L あるいは 1 kg 中に溶解している溶質粒子のモル数で表す容量オスモル濃度（osmol/L）あるいは質量オスモル濃度（osmol/kg）と比例する．日本薬局方の**浸透圧測定法**では凝固点降下によって質量オスモル濃度として求められるが，実用的には容量オスモル濃度が使用され，osmol/L＝Osm として用いられている．1 Osm は溶液 1 L 中にアボガドロ数個の粒子が溶解していることを示す．非電解質のオスモル濃度とモル濃度は等しくなるが，電解質ではオスモル濃度のほうが高くなる．電解質医薬品の解離度が a であるとすると，一塩基性酸あるいは一酸性塩基である場合，オスモル濃度はモル濃度よりも $(1+a)$ 倍高くなる．1 Osm の 1,000 分の 1 は 1 mOsm で，生体や製剤の浸透圧計測では，通常は mOsm 単位が使用される．また，生理食塩液のオスモル濃度に対する製剤溶液のオスモル濃度の比を**浸透圧比**といい，**1 より大きい場合，血漿より高張溶液**であるといい，**1 より小さい場合，血漿より低張溶液**であるという．また，**血漿あるいは涙液と同じ浸透圧を持つことを等張**という．血漿の浸透圧は約 280 mOsm で，0.9％w/v 塩化ナトリウム溶液や 5 w/v％ブドウ糖溶液はほぼ等張である．溶液の浸透圧が血清の浸透圧に比べて低い場合を低張液といい，逆に，高い場合を高張液という．浸透圧が血漿や涙液と著しく異なると，注射剤や粘膜部位適応製剤などの投与時に溶血や局所刺激性を生じ，疼痛を伴う場合もある．**表 4-10** には，注射溶解液として汎用される 0.9 w/v％塩化ナトリウム溶液および 5 w/v％ブドウ糖溶液のオスモル濃度および浸透圧比の計算例を示す．

表 4-10　基本的なオスモル濃度および浸透圧比の計算例

オスモル濃度・浸透圧比	計算例
①5 w/v%ブドウ糖溶液のオスモル濃度（ブドウ糖の分子量は 180）	5 w/v%ブドウ糖溶液 1 L 中には 50 g のブドウ糖が含まれており，モル濃度は，50（g/L）/180（g/mol）=0.278（mol/L）となる．ブドウ糖は非電解質であるため，モル濃度＝オスモル濃度となり，5 w/v%ブドウ糖水溶液のオスモル濃度は 278 mOsm となる
②0.9 w/v%塩化ナトリウム水溶液のオスモル濃度（塩化ナトリウムの分子量は 58.5，塩化ナトリウムはすべて電離しているものとする）	0.9 w/v%塩化ナトリウム水溶液 1 L 中に 9（g）の塩化ナトリウムが含まれており，塩化ナトリウムのモル濃度は，9（g/L）/58.5（g/mol）=0.1538 mol/L．塩化ナトリウムは NaCl → Na$^+$Cl$^-$ と電離し，塩化ナトリウム 1 mol から 2 mol のイオンが生成されるため，0.154 × 2=0.308 となり，0.9 w/v%塩化ナトリウム水溶液のオスモル濃度は 308 mOsm となる
③5 w/v%ブドウ糖溶液の浸透圧比（生理食塩液のオスモル濃度は 286 とする）	①より 5 w/v%ブドウ糖水溶液のオスモル濃度は 278 mOsm であるから，浸透圧比は 278÷286=0.972 となる

2)　浸透圧調整のための計算法

　　注射剤や点眼剤などの製剤中の主成分となる薬物は微量であるので，薬物だけでは十分な浸透圧が得られない．そこで，等張化剤を添加して浸透圧調整を行う．等張化を行うための計算法には，**氷点降下度法**（凝固点降下度法），**食塩価法**（食塩当量法），**容積価法**（等張容積法），**グラフ法**（ノモグラム法）などがある．氷点降下度法，食塩価法，容積価法は，いずれも粒子数に比例する．**表 4-11** に，臨床使用される化合物のそれらの値をまとめた．

a)　氷点降下度法（凝固点降下度法）

Let's try!
☑ p.297, 問 11

　　血液や涙液の凝固点降下度は 0.52℃であり，浸透圧は約 280 mOsm である．希薄溶液の束一性の性質から，凝固点降下度と浸透圧は比例関係にある．したがって，等張化製剤に使用する溶質のすべての和の氷点降下度が 0.52℃になるように等張化剤を加えれば，その溶液は等張になる．すなわち，処方されている薬物の氷点降下度を薬物の濃度を用いて比例計算し，最終的に全体の氷点降下度が 0.52℃となるように調製する．**表 4-11** には化合物の 1 w/v%溶液が示す凝固点降下度が示してある．

150 　Ⅲ　各種医薬品製剤

表 4-11　各種薬品の氷点降下度，食塩当量（食塩価）および等張容積

化合物名	1 w/v%溶液の氷点降下度(℃)	食塩当量(g)	等張容積(mL)	化合物名	1 w/v%溶液の氷点降下度(℃)	食塩当量(g)	等張容積(mL)
亜硝酸ナトリウム	0.48	0.83	92.6	チオ硫酸ナトリウム	0.18	0.30	33.6
アスコルビン酸	0.10	0.18	16.8	テトラカイン塩酸塩	0.11	0.18	20.0
アスコルビン酸ナトリウム	0.18	0.30	33.4	ドパミン塩酸塩	0.17	0.29	32.2
アドレナリン	0.16	0.26	28.8	ナファゾリン塩酸塩	0.16	0.27	25.5
アドレナリン塩酸塩	0.17	0.29	32.3	ニコチンアミド	0.14	0.2	22.3
アトロピン硫酸塩水和物	0.07	0.10	11.3	ニコチン酸	0.14		
p-アミノサリチル酸ナトリウム	0.16	0.27	30.6	乳酸	0.23	0.39	43.5
亜硫酸水素ナトリウム	0.35	0.60	66.7	乳酸カルシウム	0.13	0.20	22.2
アルギニン塩酸塩	0.17	0.26	29.2	乳糖	0.04	0.09	10.3
安息香酸ナトリウム	0.23	0.40	44.4	パパベリン塩酸塩	0.06		
アンピシリンナトリウム	0.09	0.16	19.2	ヒスチジン塩酸塩	0.16		
イオパミドール	0.01			ピロカルピン塩酸塩	0.13	0.24	26.7
イソプロピルアルコール	0.30	0.53	58.5	フェノール	0.19	0.32	35.7
ウリジン	0.06	0.11	12.2	フェノバルビタールナトリウム	0.13	0.23	25.3
エチレンジアミン	0.25			ブドウ糖(無水)	0.10	0.18	19.8
エチルモルヒネ塩酸塩	0.09	0.16	17.8	フルオロウラシル	0.07		
エデト酸二ナトリウム	0.13	0.20	22.5	フルクトース	0.10	0.18	19.8
エフェドリン塩酸塩	0.16	0.28	31.1	プロカイン塩酸塩	0.12	0.21	23.3
塩化亜鉛	0.35			プロピレングリコール1500	0.03	0.09	10.0
塩化アンモニウム	0.63	1.07	119.0	プロピレングリコール300	0.06	0.13	14.9
塩化カリウム	0.43	0.76	84.0	プロピレングリコール400	0.04	0.11	11.8
塩化ナトリウム	0.58	1.00	111.1	フルオレセインナトリウム	0.18	0.31	34.3
塩化マグネシウム	0.26	0.45	49.5	ペニシリンGカリウム	0.10	0.18	20.0
塩化リチウム		1.4	153.8	ベノキシネート塩酸塩	0.10	0.18	16.7
オキシテトラサイクリン塩酸塩	0.08	0.14	15.6	ベンザルコニウム塩化物	0.09	0.16	
カナマイシン硫酸塩	0.04			ベンジルアルコール	0.09	0.17	18.9
カフェイン	0.04			ベンゼトニウム塩化物	0.02		
ガラクトース(無水)	0.10	0.18	20.3	ホウ酸	0.28	0.47	52.6
カルベニシリンナトリウム	0.12	0.20		ホウ酸ナトリウム	0.24	0.35	38.5
クエン酸	0.09	0.16	18.1	ポリソルベート80	0.01	0.02	
グリシン	0.23	0.41	45.7	ポリミキシンB硫酸塩	0.05	0.09	10.0
グリセリン	0.20	0.35	38.5	マンニトール	0.09	0.18	19.7
L-グルタミン酸	0.14			メチオニン	0.16		
グルコン酸カルシウム	0.09			モルヒネ塩酸塩水和物	0.08		
クロロブタノール	0.07	0.24	20.0	モルヒネ硫酸塩	0.07		
ゲンタマイシン硫酸塩	0.03	0.05	5.2	硫酸亜鉛	0.08	0.12	13.1
コカイン塩酸塩	0.09	0.16	17.7	硫酸アンモニウム	0.31	0.54	59.5
酢酸ナトリウム	0.26	0.45	49.3	硫酸銀	0.19	0.33	36.5
シクロホスファミド	0.06			硫酸ナトリウム	0.14	0.23	25.3
ジブカイン塩酸塩	0.08	0.13	14.3	硫酸マグネシウム	0.09	0.14	15.9
硝酸カリウム	0.32	0.56	61.7	リドカイン塩酸塩	0.13	0.22	
硝酸銀	0.19	0.33	36.7	リン酸一カリウム	0.25	0.41	45.9
硝酸ナトリウム	0.39	0.66	73.5	リン酸ナトリウム	0.16	0.27	30.0
ストリキニーネ硝酸塩	0.06			リン酸二アンモニウム	0.31	0.51	56.8
ストレプトマイシン硫酸塩	0.04	0.07	7.7	リン酸二カリウム	0.26	0.43	47.4
炭酸アンモニウム	0.40	0.70	77.5	リン酸二水素ナトリウム(二水和物)	0.20	0.32	36.1
炭酸水素ナトリウム	0.38	0.65	71.9	リン酸二水素ナトリウム(無水)	0.26	0.43	47.6
炭酸リチウム		0.98	108.7	リン酸二ナトリウム(二水和物)	0.24	0.40	44.8
チアミン塩化物塩酸塩	0.13	0.21	23.6	ワルファリンナトリウム	0.09	0.15	16.4

[“メルクインデックス”，第15版，2013 および日本薬剤師会（編），“調剤指針”，第14版，2018 をもとに筆者作成]

4 注射により投与する製剤 **151**

例題 1 処方 A において，等張とするために必要な塩化ナトリウムの量（g）を求めよ．ドパミン塩酸塩，亜硫酸水素ナトリウム，塩化ナトリウムの 1 w/v％水溶液の氷点降下度はそれぞれ 0.17℃，0.35℃，0.578℃とする．

処方 A
ドパミン塩酸塩	2.0 g
亜硫酸水素ナトリウム	0.1 g
塩化ナトリウム	適量
注射用水	適量
全量	100 mL

〈考え方〉　まず，それぞれの薬品の全量（100 mL）に対する濃度を求めると，ドパミン塩酸塩の濃度は 2 w/v％，亜硫酸水素ナトリウムは 0.1 w/v％であるから，まずこれらの氷点降下度を求める．ドパミン塩酸塩の氷点降下度は 0.17×2（％）＝0.34℃，亜硫酸水素ナトリウムのそれは 0.35×0.1（％）＝0.035℃となり，塩化ナトリウム以外の氷点降下度は，（0.34＋0.035）℃となる．塩化ナトリウムを加えて 0.52℃にするのだから，0.52−（0.34＋0.035）＝0.145℃より，0.145℃氷点降下するように塩化ナトリウムを加える．1 w/v％塩化ナトリウム水溶液の氷点降下度は 0.578℃なので，1％：X％＝0.578：0.146．したがって，X％＝0.145÷0.578≒0.250％となり，全体を 0.25 w/v％の塩化ナトリウム溶液にすればよい．全量 100 mL を 0.25 w/v％の塩化ナトリウム溶液にするには，100×0.0025＝0.25 g の塩化ナトリウムを加えればよい．

b）食塩価法（食塩当量法）

Let's try!
☑ *p.297,*
問 12, 13

　ある薬物の**食塩価**（**食塩当量**）とは，その薬物 1 g を水に溶かしたときの浸透圧と，同じ浸透圧を示す塩化ナトリウムの量（g）をいう．食塩当量は医薬品の濃度（w/v％）に比例する．

例題 2 処方 A において，等張化するために必要となる塩化ナトリウムの量（g）を求めよ．ドパミン塩酸塩，亜硫酸水素ナトリウムの食塩価はそれぞれ 0.29 g，0.60 g とする．

〈考え方〉　溶液 100 mL をすべて塩化ナトリウムで等張にするには，0.9 w/v％塩化ナトリウム溶液が等張なので，100（mL）×0.009＝0.90（g）の塩化ナトリウムが必要である．ドパミン塩酸塩 2 g を塩化ナトリウムに換算すると，0.29×2.0（g）＝0.58（g），亜硫酸水素ナトリウム 0.1 g を塩化ナトリウムに換算すると，0.6×0.1（g）＝0.06（g）となる．ドパミンと亜硫酸水素ナトリウムは 0.58＋0.06＝0.64 g の塩化ナトリウムと同じ浸透圧を示す．したがって，必要な塩化ナトリウムは 0.9（g）−0.64（g）＝0.26（g）となる．

c）容積価法（等張容積法）

　容積価法とは，その薬物 1 g を溶解して等張とするために必要な水の量（mL）をいう．与えられた容積価（mL）より，1 g の薬物に対しその量の水を加えて溶解すると等張液が得られる．

例題 3 処方 A において，等張とするために必要な塩化ナトリウムの量(g)を求めよ．ドパミン塩酸塩，亜硫酸水素ナトリウムの容積価はそれぞれ 32.2 mL，66.7 mL とする．

〈考え方〉 ドパミン塩酸塩 2.0 g で等張にできる水の量は，溶液として 2 w/v%であるから，32.2(mL)×2＝64.4(mL)となる．また，亜硫酸水素ナトリウム 0.1 g で等張にできる水の量は，溶液濃度として 0.1 w/v%であるから，66.7(mL)×0.1＝6.67(mL)となる．全量 100 mL を等張にしたいので，等張にしなければならない水の量は，100－(64.4＋6.67)＝28.93(mL)．したがって，28.93(mL)を等張にするには，この残りの容積を 0.9 w/v%塩化ナトリウム溶液とすればよいので，28.93(mL)×0.009(g/mL)≒0.260(g)の塩化ナトリウムが必要となる．

d) グラフ法

等張化にするために必要な等張化剤の量をグラフから読み取る方法であり，1984 年，デンマークの薬局方に初めて収載された．希薄溶液の束一性の法則によってノモグラム化されたものである．以下に，使用法の一例を示す．

例題 4 図 4-6 に示すグラフを用いて，薬物 A の 4%水溶液 150 mL を等張化するのに必要な塩化ナトリウムの量を求めよ．

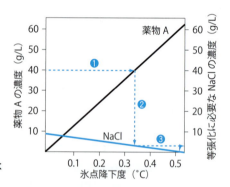

図 4-6 グラフ法による等張化に必要な NaCl 量の求め方

〈使用法〉 薬物 A の 4 w/v%水溶液には，1 L あたり 40 g の薬物 A が含まれているので，まず，薬物 A の濃度(左 y 軸)，40 g/L の位置から x 軸に平行線を引き，薬物 A と氷点降下度との関係を示す直線との交点を求める(❶)．次に，この交点から垂線を下ろし，垂線と加える塩化ナトリウムと氷点降下度の関係を表す直線との交点を求める(❷)．この交点から，塩化ナトリウムの濃度(右 y 軸)に向けて x 軸に対する平行線を引き，塩化ナトリウムの濃度を読み取る(❸)．グラフより，4 w/v%の薬物 A 水溶液を等張化するのに必要な塩化ナトリウムの濃度は 3(g/L)であると読み取れる．全体で 150 mL 調製するのだから，必要な塩化ナトリウムの量は 3(g/L)×150/1,000＝0.45(g)となる．

5 透析に用いる製剤 Preparations for Dialysis

学習の目標
- 製剤総則に定められた透析に用いる製剤の種類と特徴を説明できる.
- 透析に用いる製剤の製造方法と特徴を説明できる.

4. 透析に用いる製剤の剤形の分類と試験法および容器（製剤総則より）

大分類・中分類	試験法など	小分類	試験法など	容器
4-1. 透析用剤	エンドトキシン試験法 適切な製剤の均一性（用時溶解するもの）	4-1-1. 腹膜透析用剤	無菌試験法 注射剤の不溶性異物検査法 注射剤の不溶性微粒子試験法 注射剤の採取容量試験法 注射剤用ガラス容器試験法 プラスチック製医薬品容器試験法 輸液用ゴム栓試験法	密封容器または必要に応じて微生物の混入を防ぐことのできる気密容器
		4-1-2. 血液透析用剤		微生物の混入を防ぐことのできる気密容器

a 透析用剤　Dialytic Preparations

透析用剤は，腹膜透析または血液透析に用いる液状もしくは用時溶解する固形の製剤である．**腹膜透析用剤**および**血液透析用剤**がある．

腹膜透析用剤は腹腔内に注入し，腹膜を透析膜とするため無菌であることが必要で，**無菌試験法**に適合する必要がある．一方，**血液透析用剤**は透析機の貯蔵タンクに注入され，体内から透析機のほうへ血液を送り出して，機械に装着されるダイアライザーを透析膜とするので，無菌である必要はなく，無菌試験法は適用されない（**図 5-1**）．

1）腹膜透析用剤　Peritoneal Dialysis Agents

［定　義］
腹膜透析用剤は，腹膜透析に用いる無菌の透析用剤である．

［製造方法］
本剤を製するには，有効成分に添加剤を加え，溶剤に溶解して一定容量としたもの，あるいは有効成分に添加剤を加えたものを容器に充てんし，密封する．必要に応じて滅菌する．

ただし，微生物による汚染に十分に注意し，調製から滅菌に至る操作は製剤の組成や貯法を考慮してできるだけ速やかに行う．有効成分の濃度を％で示す場合には**w/v%**を意味する．用時溶解する固形の製剤の場合は錠剤，顆粒剤などの製法に準じる(p. 112, 117 参照)．本剤は，pH 調節剤，等張化剤などの添加剤を加えることができる．溶剤は**注射用水**を用いる．

[試験法]

　本剤は，**無菌試験法**，**エンドトキシン試験法**，**注射剤の採取容量試験法**，**注射剤の不溶性異物検査法**，**注射剤の不溶性微粒子試験法**に適合する．また，用時溶解して用いる製剤については適切な製剤の均一性が必要となる．

[容器・包装]

　注射剤用ガラス容器試験法に適合する無色のものを用いる．ただし，注射剤用ガラス容器試験法に適合する着色容器または**プラスチック製医薬品容器試験法**に適合するプラスチック製水性注射剤容器を用いることができる．**容器のゴム栓**は，**輸液用ゴム栓試験法**に適合する．**密封容器**または**微生物の混入を防ぐことのできる気密容器**を用いる(p. 263 参照)．製剤から水分が蒸散する場合は，低水蒸気透過性の容器を用いるか，または低水蒸気透過性の包装を施す．

[特　徴]

　腹膜透析は患者自身の腹膜を透析膜として利用する手法である．**持続的携行式腹膜透析**(continuous ambulatory peritoneal dialysis：**CAPD**)が有名である．腹腔にカニューレを留置し，腹腔内に透析液を貯留することで時間をかけて老廃物をろ過する．1 日に数回の透析液交換を患者自身で行うため，通院による拘束時間が血液透析と比較して短い．また，緩徐な透析を行えるため心血管系への負荷が少ないという利点がある．CAPD では 6 時間ごとに 1 日 4 回透析液を出し入れする必要がある．長期にわたって CADP を施行すると，腹膜の機能の低下により，腹膜肥厚や被嚢性腹膜硬化症という重大な合併症を引き起こすことがある．このため，腹膜透析を施行するのは長くても 8 年程度までとされ，通常は 4〜5 年前後で血液透析への移行を検討することとなる．腹膜透析液には，慢性腎不全患者の体液，電解質の平衡異常の補正と有害物質を除去するものとして，ダイアニール PD，ミッドペリック®，ペリセート®，エクストラニールなどの製品がある．この方法は高価で複雑な装置を必要としない利点があり，患者自身で簡単に病室や自宅，勤務先で施行することができる．しかし，時間あたりの透析効率は血液透析よりもずっと低い．腹腔に挿入されたカテーテルから灌流液(1.5〜2 L)を約 10 分かけて注入し，4〜8 時間滞液させたのちに排液する．これが 1 回の治療で，これを 1 日あたり 3〜5 回繰り返す(**図 5-1a**)．

2)　**血液透析用剤**　Hemodialysis Agents

[定　義]

　血液透析用剤は，血液透析に用いる透析用剤である．

[製造方法]

　本剤を製するには，有効成分に添加剤を加え，溶剤に溶解して一定容量としたもの，または有効成分に添加剤を加えたものを容器に充てんする．用時溶解する固形の製剤の場合は錠剤，顆粒剤などの製法に準じる(p. 112, 117 参照)．本剤は，pH 調節剤，等張化剤などの添加剤を加えることができる．製造に用いる溶剤は，**注射用水**または**透析に適した水**とする．

[試験法]

　エンドトキシン試験法に適合する．用時溶解する固形の製剤の場合には，製剤の均一性を

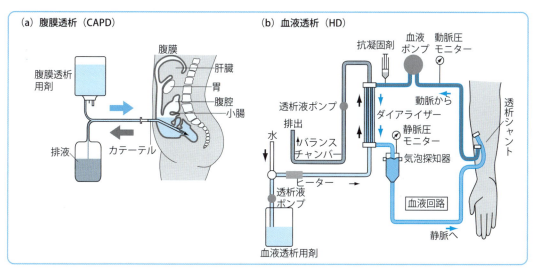

図 5-1 透析の原理

有する．

[容器・包装]

微生物の混入を防ぐことのできる気密容器を用いる（p. 263 参照）．製剤から水分が蒸散する場合は，低水蒸気透過性の容器を用いるか，低水蒸気透過性の包装を施す．

[特　徴]

血液透析は，血液を体外へ導出して限外ろ過と溶質除去を行う．毎分 100〜250 mL 程度の血流量を得るため，腕の体表近くの動脈と静脈に内シャントを患者側に作成し，ここにカニューレを穿刺して透析装置と連結する（**図 5-1b**）．血液透析装置のリザーバータンクに血液透析用剤を入れ，対外へ導出された血液は透析液とダイアライザーでメンブランを介して接触することにより，血中の老廃物を除去する．ダイアライザーには再生セルロース膜，ポリアクリルニトリル，ポリスルホン，ポリメチルメタアクリレートなどの合成高分子膜がある．シャントのない患者や緊急時には透析専用のアクセスカテーテルを右内頸静脈または鼠径静脈に挿入して血液透析を行う．基本的に週に 3 回，毎回 4〜5 時間の透析をする必要がある．また，生体腎では週 168 時間かけて行われる体内浄化を，血液浄化療法ではごく短時間に行うため，急激な電解質変化と蓄積した尿毒症性物質の急激な減少により不均衡症候群を生ずることもある．キンダリー®，サブラッド®，カーボスター®などの製品がある．

気管支・肺に適用する製剤 Preparations for Inhalation

学習の目標
- 製剤総則に定められた肺・気管支に適用する製剤の種類と特徴を説明できる.
- 気管支・肺に適用する製剤の製造方法と特徴を説明できる.
- 気管支・肺に適用する製剤に用いられる代表的な添加剤の種類と性質について説明できる.

5. 気管支・肺に適用する製剤の剤形の分類と試験法および容器(製剤総則より)

大分類・中分類	小分類	試験法など	容器
5-1. 吸入剤	5-1-1. 吸入粉末剤	吸入剤の送達量均一性試験法 吸入剤の空気力学的粒度測定法	密閉容器
	5-1-2. 吸入液剤		気密容器
	5-1-3. 吸入エアゾール剤	吸入剤の送達量均一性試験法 吸入剤の空気力学的粒度測定法	耐圧性の密封容器

　気管支・肺に適用する製剤には, **吸入剤**が使用される. 吸入剤の種類, 吸入器(デバイス), 吸入する手技などに特徴がある. 吸入剤には, 固体粒子のエアゾールとして吸入する**吸入粉末剤**, ネブライザなどの装置を用いて発生させたミストを吸入する**吸入液剤**, 容器に充てんした噴射剤とともに一定量の有効成分を噴霧し, これを吸入する**吸入エアゾール剤**がある. 吸入剤は, それぞれの吸入器ごとに吸入動作や手順が少しずつ異なるため, 確実な薬効を得るためには, 使用する吸入器に応じた正しい手技を身につける必要がある. 吸入剤は, 肺内部の疾患部位に薬物を直接送達できるため, 全身投与に比べて副作用の発現頻度が低く, 副作用に対する有効性の割合が高い.

a 吸入剤 Inhalations

[定　義]
　吸入剤は, 有効成分をエアゾールとして吸入し, 気管支または肺に適用する製剤である. 本剤には**吸入粉末剤**, **吸入液剤**, および**吸入エアゾール剤**がある. 吸入投与のために適切な器具または装置を使用するか, または吸入用の器具を兼ねた容器に本剤を充てんする.

[特　徴]
　吸入器には, 吸入粉末剤のための**ドライパウダー吸入器**(dry powder inhaler：DPI), 吸入液剤のためのネブライザや**ソフトミスト吸入器**(soft mist inhaler：SMI), 吸入エアゾール剤のための**加圧噴霧式定量吸入器**(pressurized metered dose inhaler：pMDI)の種類がある. 薬効分類に基づき, 単剤で使用する吸入剤とその吸入器を**表6-1**に示す. これらの吸入剤は, 主に気管支喘息, 慢性閉塞性肺疾患(chronic obstructive pulmonary disease：COPD)やその他の呼吸器疾患の治療に使用される. 吸入ステロイド薬(inhaled corticosteroid：ICS)は抗炎症作用が最

6 気管支・肺に適用する製剤　157

表 6-1　単剤で用いる吸入剤の薬効に基づく分類

薬効分類		薬物	吸入器分類	吸入器名称	製品名	適応
短時間作用性 (SA)	β₂刺激薬 (SABA)	サルブタモール硫酸塩	pMDI	インヘラー	サルタノール	慢性気管支炎, 肺気腫, 急性気管支炎, 気管支喘息, 小児喘息
		フェノテロール臭化水素酸塩		エロゾル	ベロテック®	慢性気管支炎, 肺気腫, 気管支喘息
		プロカテロール塩酸塩水和物		エアー	メプチン®	
				キッドエアー		
			DPI	スイングヘラー		
	抗コリン薬 (SAMA)	イプラトロピウム臭化物水和物	pMDI	エロゾル	アトロベント®	慢性気管支炎, 肺気腫, 気管支喘息
長時間作用性 (LA)	β₂刺激薬 (LABA)	ホルモテロールフマル酸塩水和物	DPI	タービュヘイラー	オーキシス®	慢性閉塞性肺疾患 (COPD)
		インダカテロールマレイン酸塩		ブリーズヘラー	オンブレス®	
		サルメテロールキシナホ酸塩		ロタディスク	セレベント	慢性閉塞性肺疾患 (COPD), 気管支喘息
				ディスカス		
	抗コリン薬 (LAMA)	アクリジニウム臭化物	DPI	ジェヌエア	エクリラ®	慢性閉塞性肺疾患 (COPD)
		ウメクリジニウム臭化物		エリプタ	エンクラッセ	
		グリコピロニウム臭化物		ブリーズヘラー	シーブリ®	
		チオトロピウム臭化物水和物	DPI	ハンディーヘラー	スピリーバ®	
			SMI	レスピマット		慢性閉塞性肺疾患 (COPD), 気管支喘息
吸入ステロイド薬 (ICS)		モメタゾンフランカルボン酸エステル	DPI	ツイストヘラー	アズマネックス®	気管支喘息
		フルチカゾンフランカルボン酸エステル	DPI	エリプタ	アニュイティ	
		シクレソニド	pMDI	インヘラー	オルベスコ®	
		ベクロメタゾンプロピオン酸エステル		エアゾール	キュバール™	
		ブデソニド	DPI	タービュヘイラー	パルミコート®	
		フルチカゾンプロピオン酸エステル	pMDI	エアゾール	フルタイド	
			DPI	ロタディスク		
				ディスカス		

加圧噴霧式定量吸入器 (pressurized metered dose inhaler, pMDI), ドライパウダー吸入器 (dry powder inhalers, DPI), ソフトミスト吸入器 (soft mist inhaler, SMI), 短時間作用性 β₂ 刺激薬 (short-acting β₂ agonist, SABA), 短時間作用性抗コリン薬 (short-acting muscarinic antagonist, SAMA), 長時間作用性 β₂ 刺激薬 (long-acting β₂ agonist, LABA), 長時間作用性抗コリン薬 (long-acting muscarinic antagonist, LAMA), 吸入ステロイド薬 (inhaled corticosteroid, ICS).

も強く, 気管支喘息治療における第一選択薬である. 気管支拡張の目的で β₂ 刺激薬および抗コリン薬が使用され, それぞれ短時間作用性と長時間作用性に分けられる. また, 長時間作用性 β₂ 刺激薬 (long-acting β₂ agonist：LABA) や長時間作用性抗コリン薬 (long-acting muscarinic antagonist：LAMA) は, 2 剤あるいは ICS との 3 剤配合剤として使用される (**表 6-2**). 抗インフルエンザウイルス薬には, オセルタミビル (タミフル®) がカプセル剤やドライシロップ剤のような経口剤があるが, ザナミビル (リレンザ) とラニナミビル (イナビル®) などの吸入粉末剤も使用される (**表 6-3**). 気道はインフルエンザウイルスの主な感染・増殖部位であるため, 吸入粉末剤は効率よく作用し, 副作用の発現も軽減できる. 経口剤と吸入剤ともに

158　Ⅲ　各種医薬品製剤

表 6-2　配合剤（2 成分・3 成分）で用いる吸入剤の薬効に基づく分類

薬効分類	薬物	吸入器分類	吸入器名称	製品名	適応
長時間作用性β_2刺激薬（LABA）/長時間作用性抗コリン薬（LAMA）	ビランテロールトリフェニル酢酸塩/ウメクリジニウム臭化物	DPI	エリプタ	アノーロ	慢性閉塞性肺疾患（COPD）
	インダカテロールマレイン酸塩/グリコピロニウム臭化物		ブリーズヘラー	ウルティブロ®	
	オロダテロール塩酸塩/チオトロピウム臭化物水和物	SMI	レスピマット	スピオルト®	
	ホルモテロールフマル酸塩水和物/グリコピロニウム臭化物	pMDI	エアロスフィア	ビベスピ®	
吸入ステロイド薬（ICS）/長時間作用性β_2刺激薬（LABA）	フルチカゾンプロピオン酸エステル/サルメテロールキシナホ酸塩	pMDI	エアゾール	アドエア	慢性閉塞性肺疾患（COPD），気管支喘息
		DPI	ディスカス		
	ホルモテロールフマル酸塩水和物/ブデソニド	DPI	タービュヘイラー	シムビコート®	
	ビランテロールトリフェニル酢酸塩/フルチカゾンフランカルボン酸エステル	DPI	エリプタ	レルベア	
	ホルモテロールフマル酸塩水和物/フルチカゾンプロピオン酸エステル	DPI	エアゾール	フルティフォーム®	気管支喘息
吸入ステロイド薬（ICS）/長時間作用性β_2刺激薬（LABA）/長時間作用性抗コリン薬（LAMA）	フルチカゾンフランカルボン酸エステル/ビランテロールトリフェニル酢酸塩/ウメクリジニウム臭化物	DPI	エリプタ	テリルジー	慢性閉塞性肺疾患（COPD）
	ブデソニド/ホルモテロールフマル酸塩水和物/グリコピロニウム臭化物	pMDI	エアロスフィア	ビレーズトリ®	

略称は表 6-1 参照.

表 6-3　抗インフルエンザウイルスに使用される製剤

投与経路	剤形	薬物	製品名
経口	カプセル剤	オセルタミビルリン酸塩	タミフル®
	ドライシロップ剤		
経肺	吸入粉末剤	ザナミビル水和物	リレンザ
	吸入粉末剤	ラニナミビルオクタン酸エステル水和物	イナビル®
注射	点滴静注	ペラミビル水和物	ラピアクタ®

治療と予防目的で，それぞれ投与法が異なることに注意する必要がある．ザナミビルによる治療は 1 日 2 回 5 日間吸入するが，予防には 1 日 1 回 10 日間吸入する．ラニナビルによる治療および予防は 1 回のみの吸入であるが，予防の目的では成人および 10 歳以上の小児に 1 日 1 回 2 日間吸入することもある．

　吸入剤は，吸入した薬物が肺内に到達し，付着した粘液層で溶解し吸収されるが，吸入剤の粒子径によって吸入後の薬剤到達部位が異なる（**図 6-1**）．粒子径が大きなもの（5 μm 以上）は，肺内まで到達することができず口腔・咽頭に沈着する．一方，粒子径が小さすぎるもの（1 μm 未満）は肺内に沈着できずに，呼気によって再び体外に排出される割合が高くなる．そのため，気道への到達に適した吸入剤の平均粒子径は，1〜5 μm 程度になるように設計される．

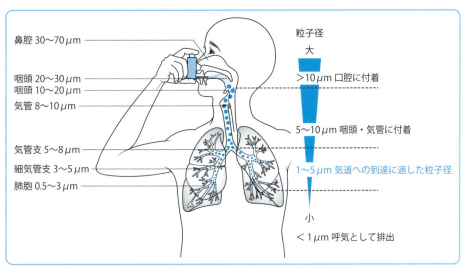

図6-1　吸入剤の粒子径と吸入後の薬剤到達部位

b 吸入粉末剤　Dry Powder Inhalers

[定　義]
　吸入粉末剤は，吸入量が一定となるように調製された，固形粒子のエアゾールとして吸入する製剤である．

[製造方法]
　有効成分を微細な粒子とし，必要に応じて乳糖などの添加剤と混和して均質とする．

[試験法]
　吸入剤の送達量均一性試験法（p. 246参照），**吸入剤の空気力学的粒度試験法**（p. 249参照）に適合する（吸入エアゾール剤と同様）．

[容器・包装]
　密閉容器を用いる（p. 263　**表16-2**参照）．製品の品質に湿気が影響を与える場合は，防湿性の容器を用いるか，または防湿性の包装を施す．

[特　徴]
　吸入粉末剤は患者の吸気によって吸入器内に乱気流を発生させ，封入した粉末状微粒子の薬剤を巻き上げて吸い込むため，自分のタイミングで薬剤の吸入が可能である（**表6-4**）．したがって，一定量以上の吸気力（吸気流速）が必要になる．吸入粉末剤の吸入器を**表6-5**に示す．安全かつ確実に吸入するためには，吸入器の操作と吸入手技を適切に理解しなければならない．各吸入器の外観と使用手順を**表6-6**～**表6-11**に示す．非常に多くの吸入器（デバイス）があり，その吸気力は吸入器ごとに異なる．そのため，吸気流速が得られるかどうかは練習用吸入器を利用して確認する必要がある．

160　Ⅲ　各種医薬品製剤

表6-4　吸入器の特徴

	吸入粉末剤	ネブライザ	吸入エアゾール剤
原理	自発吸気によって吸入器内に乱気流を発生させ，封入された粉末状微粒子の薬剤を巻き上げ吸い込む	器具・装置（コンプレッサーなど）を使用して薬剤がエアゾール*として噴霧される	容器を1回押すことで一定量の薬剤がエアゾール*として噴霧される
利点	• 患者の自発吸気力で吸入するため，自分のタイミングで吸入できる • 添加剤による気道刺激などがない	• 患者の状態にかかわらず，通常の呼吸をしながら簡単かつ確実に吸入できる • 乳児，小児，高齢者などにも使用可能 • 用量調節（増減）ができる	• 呼吸機能の低下時でも吸入できる • 小型軽量で携帯に便利 • 吸入効率の上昇や副作用の発現防止を目的とした吸入補助具（スペーサー）の使用が可能
注意点	• 患者に一定の吸気力（吸気流速）が必要となるため，呼吸機能が低下した高齢者や5歳未満の幼児では使用が難しい • 吸入器（デバイス）ごとに必要な吸気力が異なる • 吸入器（デバイス）ごとに手順や手技が異なる	• 電源や電池が必要となる	• 吸入に呼気との同期が必要なため，高齢者や理解力の低い患者では使用が難しい • 高齢者などでは手指の筋力が必要となる • アルコールや添加剤の吸入による気道刺激咳や症状の悪化をきたす恐れがある

*エアゾール：気体中に微細な固体または液体の微粒子が分散浮遊している状態.

表6-5　吸入粉末剤の吸入器

吸入器（デバイス）	薬効分類	薬物	製品名
ディスクヘラー®（表6-6）	吸入ステロイド薬（ICS）	フルチカゾンプロピオン酸エステル	フルタイド
	長時間作用性β₂刺激薬（LABA）	サルメテロールキシナホ酸塩	セレベント
ハンディヘラー®（表6-7）	長時間作用性抗コリン薬（LAMA）	チオトロピウム臭化物水和物	スピリーバ®
ブリーズヘラー®（表6-8）	長時間作用性β₂刺激薬（LABA）	インダカテロールマレイン酸塩	オンブレス®
	長時間作用性抗コリン薬（LAMA）	グリコピロニウム臭化物	シーブリ®
	長時間作用性抗コリン薬（LAMA）＋長時間作用性β₂刺激薬（LABA）配合剤	グリコピロニウム臭化物＋インダカテロールマレイン酸塩	ウルティブロ®
タービュヘイラー®（表6-9）	吸入ステロイド薬（ICS）	ブデソニド	パルミコート®
	長時間作用性β₂刺激薬（LABA）	ホルモテロールフマル酸塩水和物	オーキシス®
	吸入ステロイド薬（ICS）＋長時間作用性β₂刺激薬（LABA）配合剤	ブデソニド＋ホルモテロールフマル酸塩水和物	シムビコート®
ツイストヘラー®	吸入ステロイド薬（ICS）	モメタゾンフランカルボン酸エステル	アズマネックス®
ディスカス®（表6-10）	吸入ステロイド薬（ICS）	フルチカゾンプロピオン酸エステル	フルタイド®
	長時間作用性β₂刺激薬（LABA）	サルメテロールキシナホ酸塩	セレベント®
	吸入ステロイド薬（ICS）＋長時間作用性β₂刺激薬（LABA）配合剤	フルチカゾンプロピオン酸エステル＋サルメテロールキシナホ酸塩	アドエア
エリプタ®（表6-11）	吸入ステロイド薬（ICS）＋長時間作用性β₂刺激薬（LABA）配合剤	フルチカゾンフランカルボン酸エステル＋ビランテロールトリフェニル酢酸塩	レルベア
	長時間作用性抗コリン薬（LAMA）＋長時間作用性β₂刺激薬（LABA）配合剤	ウメクリジニウム臭化物＋ビランテロールトリフェニル酢酸塩	アノーロ
	長時間作用性抗コリン薬（LAMA）	ウメクリジニウム臭化物	エンクラッセ
スイングヘラー®	短時間作用性β₂刺激薬（SABA）	プロカテロール塩酸塩水和物	メプチン®
ジェヌエア®	長時間作用性抗コリン薬（LAMA）	アクリジニウム臭化物	エクリラ®

略称は表6-1参照.

6 気管支・肺に適用する製剤　　161

表 6-6　ディスクヘラーの外観と使用手順

吸入器	ディスクヘラー		
薬効	吸入ステロイド薬	β₂刺激薬	インフルエンザ治療薬
製品名	フルタイド	セレベント	リレンザ
外観	カバー／トレー／吸入口		
吸入前	①カバーを外す／トレーを引き出す／トレーを取り外す ②トレーの穴に合わせてディスク（薬）をのせる ③ディスクをのせたトレーを「カチッ」と音がするまで押し戻す／ディスクに穴を開ける ④息を吐き出す		
吸入時	⑤吸入口を軽く口にくわえ，強く深く「スーッ」と口から息を吸い込む		
吸入後	⑥口から吸入口を離し，そのまま 3～4 秒程度息を止めて，その後ゆっくりと静かに息を吐き，もとの呼吸に戻す ⑦のどや口の中に残っている薬を洗い流すために必ずうがいをする		

表 6-7　ハンディヘラーの外観と使用手順

吸入器	ハンディヘラー		
薬効	抗コリン薬		
製品名	スピリーバ®		
	正面	キャップ開口時	吸入口開口時
外観	キャップ／ボタン	吸入口	カプセル充てん
吸入前	①キャップを開ける／さらに吸入口を開ける ②カプセルを入れる（薬剤装着） ③吸入口を「カチッ」と音がするまでしっかり閉める／表面のボタンを 1 回押す／ボタンを離す ④息を吐き出す		
吸入時	⑤吸入口を口にくわえ，薬をゆっくり，深く，吸い込む／カプセルのふるえる音が聞こえる，あるいはふるえを感じる速さで息を吸い込む		
吸入後	⑥苦しくならない程度に息を止め，吸入口を口から離す／ゆっくりと息を吐き出す ⑦カプセル内の薬を完全に吸入するために，④⑤の手順を繰り返す ⑧のどや口の中に残っている薬を洗い流すために必ずうがいをする		

表 6-8　ブリーズヘラーの外観と使用手順

吸入器	ブリーズヘラー		
薬効	β_2 刺激薬	抗コリン薬	β_2 刺激薬/抗コリン薬配合剤
製品名	オンブレス®	シーブリ®	ウルティブロ®
外観	キャップ／吸入口／カプセル充てん／ボタン		
吸入前	①キャップと吸入口を開ける ②カプセルを入れる(薬剤装着) ③吸入口を「カチッ」と音がするまでしっかり閉める/左右のボタンを同時にしっかり最後まで押す/ボタンを離す ④息を吐き出す		
吸入時	⑤吸入口を口にくわえ，速く，できる限り深く，薬を吸い込む/「カラカラ」というカプセルの回転音が聞こえる		
吸入後	⑥苦しくない程度に息を止め，吸入口を口から離して息を吐き出す ⑦吸入口を開けてカプセル内に薬が残っていないことを確認する ⑧のどや口の中に残っている薬を洗い流すためにうがいをする		

表 6-9　タービュヘイラーとツイストヘラーの外観と使用手順

吸入器	タービュヘイラー		
薬効	吸入ステロイド薬	抗コリン薬	ステロイド/β_2刺激薬配合剤
製品名	パルミコート®	オーキシス®	シムビコート®
外観	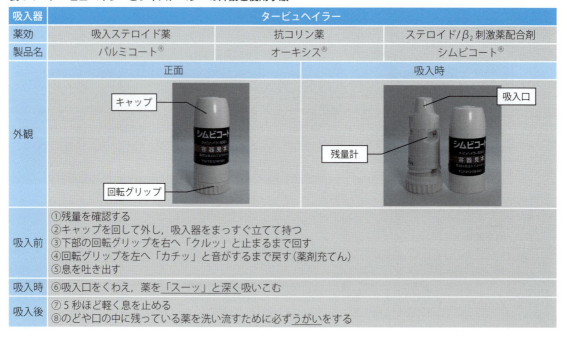		
吸入前	①残量を確認する ②キャップを回して外し，吸入器をまっすぐ立てて持つ ③下部の回転グリップを右へ「クルッ」と止まるまで回す ④回転グリップを左へ「カチッ」と音がするまで戻す(薬剤充てん) ⑤息を吐き出す		
吸入時	⑥吸入口をくわえ，薬を「スーッ」と深く吸いこむ		
吸入後	⑦5秒ほど軽く息を止める ⑧のどや口の中に残っている薬を洗い流すために必ずうがいをする		

6　気管支・肺に適用する製剤　　**163**

表6-10　ディスカスの外観と使用手順

吸入器	ディスカス		
薬効	吸入ステロイド薬	β₂刺激薬	ステロイド/β₂刺激薬
製品名	フルタイド	セレベント	アドエア
外観	正面	吸入時	
吸入前	①カバーを「カチリ」と音がするまで開ける ②レバーを「カチリ」と音がするまで押す ③息を吐き出す		
吸入時	④吸入口を口にくわえ，強く深く「スーッ」と息を吸い込む		
吸入後	⑤口から吸入口を離し，そのまま3〜4秒程度息を止めて，その後ゆっくりと静かに息を吐き，もとの呼吸に戻す ⑥のどや口の中に残っている薬を洗い流すために必ずうがいをする		

表6-11　エリプタの外観と使用手順

吸入器	エリプタ			
薬効	吸入ステロイド薬	抗コリン薬	吸入ステロイド/ β₂刺激薬配合剤	β₂刺激薬/ 抗コリン薬配合剤
製品名	アニュイティ	レルベア	エンクラッセ	アノーロ
外観	正面	背面	正面(吸入時)	背面(吸入時)
吸入前	①カウンターの表示を確認する ②カバーを「カチッ」と音がするまで開ける ③カウンターが1つ減っていれば準備完了 ④息を吐き出す			
吸入時	⑤吸入口を口にくわえ，強く深く「スーッ」と薬を吸い込む			
吸入後	⑥吸入口から唇を離し，そのまま3〜4秒程度息を止めて，その後ゆっくりと静かに息を吐き，もとの呼吸に戻す ⑦のどや口の中に残っている薬を洗い流すためにうがいをする			

c 吸入液剤　Inhalation Liquids and Solutions

[定　義]
　吸入液剤は，ネブライザなどにより適用する**液状**の吸入剤である．

[製造方法]
　製法は，有効成分に溶液および適切な等張化剤・pH 調節剤(p. 145 **表 4-7** 参照)などを加え，混和して均質に溶解または懸濁し，必要に応じて，ろ過する．多回投与する製剤には，微生物の発育を阻止するに足りる量の適切な保存剤を加えることができる．

[容器・包装]
　気密容器を用いる．製剤の品質に水分の蒸散が影響を与える場合は，低水蒸気透過性の容器を用いるか，または低水蒸気透過性の包装を施す．

[特　徴]
　ネブライザは溶液もしくは懸濁状の薬液を加圧したジェット気流や超音波振動を利用してエアゾールにする装置である．ネブライザの種類にはジェット式，超音波式，およびメッシュ式がある．ネブライザを用いる薬物とその適応を**表 6-12** に示す．ネブライザを用いた吸入は，患者の状態にかかわらず発作時や，乳児，小児，高齢者などで吸入粉末剤や吸入エアゾール剤が使用できない場合に適している(**表 6-4** 参照)．携帯型ネブライザもあるが，一般に電源を使用するものが多く使用場所が限られるため，外出時には使用しにくい．

表 6-12　ネブライザを用いる吸入液剤の薬効に基づく分類

薬効分類	薬物	製品名	吸入装置	適応
吸入ステロイド薬(ICS)	ブデソニド	パルミコート®	ジェット式ネブライザ	気管支喘息
短時間作用性β₂刺激薬(SABA)	dl-イソプレナリン塩酸塩	アスプール®	ネブライザ	気管支喘息，急性気管支炎，慢性気管支炎，気管支拡張症，肺気腫
	トリメトキノール塩酸塩水和物	イノリン®	ネブライザ	気管支喘息
	サルブタモール硫酸塩	ベネトリン®	ネブライザ	気管支喘息，小児喘息，肺気腫，急性気管支炎，慢性気管支炎，肺結核
	プロカテロール塩酸塩水和物	メプチン®	ネブライザ	気管支喘息，慢性気管支炎，肺気腫
抗アレルギー薬	クロモグリク酸ナトリウム	インタール®	電動式ネブライザ	気管支喘息
去痰薬	ブロムヘキシン塩酸塩	ビソルボン®	ネブライザ	急性気管支炎，慢性気管支炎，肺結核など
	アセチルシステイン	ムコフィリン®	ネブライザ	慢性気管支炎，肺気腫，肺結核など

略称は表 6-1 参照．

d 吸入エアゾール剤　Metered-Dose Inhalers

[定　義]
　吸入エアゾール剤は，容器に充てんした**噴射剤**とともに，一定量の有効成分を噴霧する定量噴霧式吸入剤である．

［製造方法］

有効成分に溶剤および適切な分散剤・安定化剤（p. 145　**表 4-7** 参照）などを加えて溶液または懸濁剤とし，液状の噴射剤とともに耐圧性の容器に充てんし，定量バブルを装着する．

［試験法］

吸入剤の送達量均一性試験法（p. 246 参照），**吸入剤の空気力学的粒度試験法**（p. 249 参照）に適合する（粉末吸入剤と同様）．

［容　器］

耐圧性の密封容器を用いる．

［特　徴］

Let's try!
☑ *p.298,
問 16*

定量バルブを備えた容器のエアゾール缶を装着するための吸入口とキャップを備えた専用の吸入容器からなる（**図 6-2**）．吸入エアゾール剤はすべて内圧を有するため，アルミニウムやステンレス製の容器には，内圧に耐えることができる耐圧性と，内溶液が洩れず気体の侵入しない密封性が必要となる．吸入エアゾール剤には，使用目的によって固体粒子，溶液，分散液が噴霧剤（液化ガスあるいは圧縮ガス）とともに充てんされている．溶解補助剤としてエタノールが添加されているものは，常に一定量の噴霧が可能であることから吸入前に容器を振る必要がないが，エタノール未添加のものは吸入前に容器を数回よく振る必要がある．キャップを外し，息を吐き出した後，吸入時には，①吸入口を直接口に軽くくわえて吸入する方法（クローズドマウス法），②吸入口をくわえないで吸入口を口から 3〜4 cm 離して吸入する方法（オープンマウス法）があり，吸入方法の選択が可能である．クローズドマウス法は手技が容易であり，オープンマウス法は薬剤の肺内到達率が高い特徴がある．

息をゆっくり吸い込みながら，上部のエアゾール缶の底を強く 1 回押すことで，一定量の薬を噴出させる．噴霧剤によってエアゾール化された薬剤を自然な呼吸で吸入できるので，呼吸機能が低下した患者でも使用できる（**表 6-4** 参照）．しかし，薬剤の噴霧と連動して吸入する必要があるため，吸入効率の上昇や確実な吸入に吸入補助具（スペーサー）を使用することがある．吸入器から直接噴霧された比較的大きな粒子径のものは吸入補助具内に落ちるため，吸入に適した小さな粒子径のものだけを吸入できるようになる．吸入補助具の使用により確実な治療効果が期待でき，口腔や咽頭に付着することがないため，副作用の発現を防ぐことができる．ソフトミスト吸入器は，噴霧ガスを使わずに一定量の薬剤を噴霧することができる（**図 6-3**）．長時間作用性抗コリン薬（スピリーバ®，**表 6-1** 参照）と長時間作用性 β_2 刺激薬，長時間作用性抗コリン薬（スピオルト®，**表 6-2** 参照）で使用される吸入器である．ほかの吸入器と異なる特殊な構造をしているため操作が複雑であるが，噴霧された霧（ミスト）が目でみえるので，吸気力が弱い患者にも幅広く使用できる．

III 各種医薬品製剤

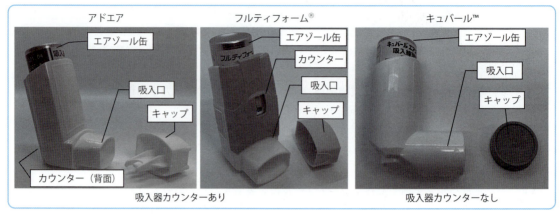

図 6-2 代表的なエアゾール剤（加圧噴霧式定量吸入器，pMDI*）の外観
* pMDI：pressurized metered dose inhaler.

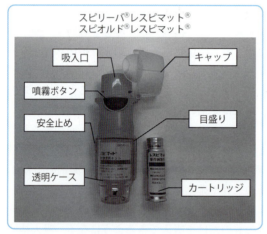

図 6-3 エアゾール剤（ソフトミスト吸入器，SMI*）の外観
* SMI：soft mist inhaler.

7 目に投与する製剤 Preparations for Ophthalmic Application

学習の目標

- 製剤総則に定められた目に投与する製剤の種類と特徴を説明できる.
- 目に投与する製剤の製造方法と特徴を説明できる.
- 目に投与する製剤に用いられる代表的な添加物の種類と性質について説明できる.

6. 目に投与する製剤の剤形の分類と試験法および容器（製剤総則より）

大分類・中分類	試験法など	容器
6-1. 点眼剤	無菌試験法 点眼剤の不溶性異物検査法（水溶液） 点眼剤の不溶性微粒子試験法	不溶性異物検査法の試験に支障をきたさない透明性のある気密容器
6-2. 眼軟膏剤	無菌試験法 眼軟膏剤の金属製異物試験法 適切な粘性	微生物の混入を防ぐことのできる気密容器

a 点眼剤 Ophthalmic Preparations

［定　義］

　点眼剤は，**結膜囊**などの眼組織に適用する，液状，または用時溶解もしくは用時懸濁して用いる剤形の**無菌製剤**である.

［製造方法］

　点眼剤は無菌の製剤であることから，滅菌や無菌操作が必要である. 注射剤のように，できるだけ速やかに調製を行わなければならない. 製造に用いる溶剤，または本剤に添付された溶解液などは，使用に際して無害なもので，治療効果を妨げるものであってはならない. **水性点眼剤**の溶剤には，**精製水**または**適切な水性溶剤**を用いる. 添付する溶解液には，滅菌精製水または滅菌した水性溶剤を用いる. **非水性点眼剤**の溶剤には，**植物油**を用いる. また，**適切な有機溶媒**も非水性溶剤として用いることができる. しかし，点眼剤または点眼剤に添付された溶解液などには，**着色だけを目的とする物質**を加えてはならない. なお，点眼剤では調製の過程で滅菌操作が加わるため，溶剤となる精製水は滅菌したものを使用する必要はない. ただし，**用時溶解して使用する点眼剤の溶剤**として使用する場合には，溶解した液をそのまま点眼するため**滅菌精製水**を用いなければならない.

［試験法］

　水性点眼剤の場合，本剤および添付された溶解液は，**無菌試験法，点眼剤の不溶性異物検査法，点眼剤の不溶性微粒子試験法**に適合する（p. 236, 250 参照）. **非水性点眼剤**の場合，無菌試験法，点眼剤の不溶性微粒子試験法に適合する. さらに，**懸濁性点眼剤**の場合，無菌試験法，点眼剤の不溶性微粒子試験法のほか，**放出性試験法**および**粒子径試験法**に適合する.

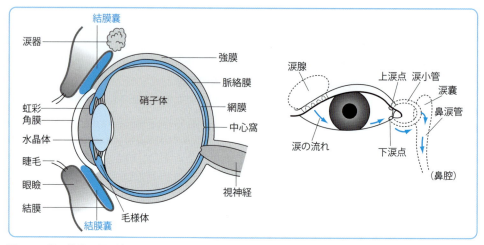

図 7-1　眼の構造と涙の流れ

[容器・包装]

点眼剤の不溶性異物検査法の試験に支障をきたさない透明性のある**気密容器**を用いる．製剤の品質に水分の蒸散が影響を与える場合は，低水蒸気透過性の容器を用いるか，低水蒸気透過性の包装を施す．

[特　徴]

本剤を製するには，有効成分に添加剤を加え，溶剤などに溶解，懸濁して一定容量としたもの，または有効成分に添加剤を加えたものを容器に充てんする．**懸濁性点眼剤中の粒子**は，**最大粒子径 75 μm 以下**である．微生物による汚染に十分に注意し，調製から滅菌までの操作は製剤の組成や貯法を考慮してできるだけ速やかに行う．有効成分の濃度を％で示す場合には **w/v%** を用いる．用時溶解または用時懸濁して用いる場合，その名称に「点眼用」の文字を冠するものには，溶解液または懸濁用液を添付することができる．

結膜は眼瞼の裏側から眼の強膜の表面，結膜の縁までを覆う一続きの半透明の粘膜である．眼瞼結膜と眼球結膜から成り立ち，眼瞼結膜はまぶたの裏側を覆い，眼球結膜は眼球強膜の表面を覆っている．この眼瞼結膜と眼球結膜によってできる空隙を**結膜嚢**という（図 7-1）．結膜嚢は約 30 μL の容積で，通常 10 μL 程度の涙液が存在している．点眼された薬物は，涙液と混合して，主として角膜を透過して眼内に移行する．また，涙液とともに涙点から流出するため，点眼後に涙嚢部(目頭)を圧迫することで，涙管への移行を防いで，全身性の副作用を抑え，眼組織への薬物の浸透効果を高めることができる．

[添加剤]

水性溶剤として精製水を用いる．また，等張化剤，pH 調整剤，保存剤，安定化剤など注射剤とほぼ同様の添加剤が使用される(p. 145 **表 4-7** 参照)．涙液は緩衝作用を持つため，pH 4.8〜8.5 の範囲では，眼粘膜に刺激が少ないといわれている．**ホウ酸**や**ホウ砂**は，注射剤では溶血性や毒性を誘発するので使用禁止であるが，殺菌力が強いので洗眼薬として用いられ，点眼剤の添加剤として使用できる．

b 眼軟膏剤　Ophthalmic Ointments

[定　義]
　眼軟膏剤は，結膜嚢などの眼組織に適用する半固形の無菌製剤である．

[製造方法]
　眼軟膏剤も無菌の製剤であるため，無菌操作を必要とし，汚染を防止するため十分注意して操作はできるだけ速やかに行わなければならない．ワセリンなどの適当な基剤と医薬品の溶液または微細な粉末を均等に混和し，チューブまたはその他の気密容器に充てんする．ワセリンなど油脂性の基剤は，溶解後，ろ過して微粒子を除き，さらに乾熱滅菌する．ただし医薬品粒子の大きさは 75 μm 以下とする．主薬が水溶性で，液状で安定な場合には，水溶性の医薬品は少量の精製水に溶解し，ろ過滅菌した後，水溶液を精製ラノリンに吸収させて基剤と混和する．界面活性剤を用いる場合もある．また，主薬が水溶性で，液状で不安定な場合および主薬が水に難溶性の場合には，主薬はあらかじめ無菌操作により製造するか，適当な方法で滅菌する．主薬を少量の流動パラフィンで懸濁状とした後，基剤と練合する．

[試験法]
　無菌試験法に適合することが必要で，メンブランフィルター法により試験を行う（p. 237 参照）．その他，眼軟膏剤の金属性異物試験法に適合する（p. 251 参照）．眼組織に適用するうえで適切な粘性を有する．

[容器・包装]
　微生物の混入を防ぐことのできる気密容器を用いる（p. 263 表 16-2 参照）．製剤の品質に水分の蒸散が影響を与える場合は，低水蒸気透過性の容器を用いるか，または低水蒸気透過性の包装を施す．エポキシ樹脂を内面にコーティングしたアルミニウム性のチューブが汎用される．

[特　徴]
　点眼する際には，チューブから直接，あるいは滅菌したガラス棒を用いて下眼瞼内に挿入する（図 7-2）．軽くマッサージするかまばたきを行って，軟膏を結膜嚢内に拡散させる．油脂性基剤に医薬品を均質に練合したものでもあるため，結膜嚢に適用したとき，異物感を感じたり，基剤が膜をつくり視界がぼやけて使用感が悪くなったりするなどの欠点がある．しかし，点眼剤と比べて局所への滞留時間が長く持続効果がある．

[添加剤]
　眼軟膏の基剤は，目に刺激がなく，結膜嚢内で広がりやすいことが必要なため，通常よりも軟らかい軟膏が用いられる．ワセリン，プラスチベースが使用され，また，流動パラフィンや精製ラノリンが稠度の調整に添加される．保存剤として，パラオキシ安息香酸エステル類が使用される（p. 131 参照）．

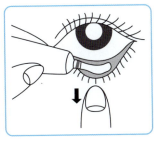

図 7-2　眼軟膏の使用方法

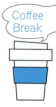

国内唯一のマクロライド系抗生物質点眼剤

　1％アジスロマイシン点眼液（アジマイシン® 点眼液1％，千寿製薬(株)）は，2019年に製造販売承認された国内で唯一のマクロライド系抗生物質点眼剤である．結膜炎，眼瞼炎，麦粒腫，涙嚢炎に適応が認められ，眼瞼への移行性，滞留性が非常に高い薬剤である．眼感染症の原因となるレンサ球菌属，ブドウ球菌属，肺炎球菌，コリネバクテリウム属，インフルエンザ菌，アクネ菌に対して抗菌作用を示す．本剤の製剤学的特性として，粘稠剤にポリカルボフィルが配合されおり，結膜・角膜・眼瞼への移行性および滞留性が良好なDDS製剤である．使用法に関する服薬指導上の注意点としては，粘稠性の性質のため，使用時はキャップをしたまま点眼容器を下に向け，数回降ってから点眼をするように指導する必要がある．

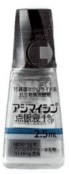

図　アジマイシン®点眼液1％
［千寿製薬(株)］

8 耳に投与する製剤 Preparations for Optic Application

学習の目標
- 製剤総則に定められた耳に投与する製剤の種類と特徴を説明できる.
- 耳に投与する製剤の製造方法と特徴を説明できる.
- 耳に投与する製剤に用いられる代表的な添加物の種類と性質について説明できる.

7. 耳に投与する製剤の剤形の分類と試験法および容器(製剤総則より)

大分類・中分類	試験法など	容器
7-1. 点耳剤	無菌試験法(無菌に製する場合)	気密容器

a 点耳剤 Ear Preparations

[定義と特徴]

　点耳剤は，**外耳**または**中耳**に投与する，液状，半固形または用時溶解もしくは用時懸濁して用いる固形の製剤である．有効成分の濃度を％で示す場合には **w/v%** を意味する．**水性点耳剤**，**非水溶性点耳剤**に分類できる．点耳剤にはステロイドホルモン類，抗生物質，耳垢水などがある．図 8-1 に耳の構造を示す．

[製造方法]

　本剤を製するには，有効成分に添加剤を加え，溶剤などに溶解もしくは懸濁して一定容量としたもの，または有効成分に添加剤を加えたものを点耳容器に充てんする．ただし，微生物による汚染に十分に注意し，操作は製剤の組成や貯法を考慮してできるだけ速やかに行

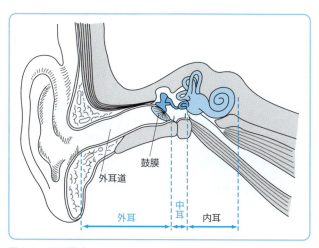

図 8-1　耳の構造

う．本製剤を無菌に製する場合は点眼剤の製法に準じる．用時溶解または用時懸濁して用いる場合，その名称に「点耳用」の文字を冠するものには，溶解液または懸濁用液（以下，「溶解液など」という）を添付することができる．本剤を製するに用いる溶剤，または本剤に添付する溶解液は，**水性溶剤**として**精製水**または**適切な水性溶剤**を用い，無菌に製する場合は，添付する溶解液などには，滅菌精製水または滅菌した水性溶剤を用いる．非水性溶剤としては**植物油**を用いる．また，**適切な有機溶剤**も非水性溶剤として用いることができる．さらに，本剤または本剤に添付する溶解液などには，**着色だけを目的とする物質**を加えてはならない．本剤で多回投与容器に充てんするものには，微生物の発育を阻止するに足りる量の適切な**保存剤**を加えることができる．

［試験法］

本剤および添付された溶解液などで，無菌に製する場合は**無菌試験法**に適合する（p. 236 参照）．**気密容器**を用いる．

［容器・包装］

製剤の品質に水分の蒸散が影響を与える場合は，低水蒸気透過性の容器を用いるか，または低水蒸気透過性の包装を施す．

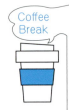

Coffee Break

手術がいらない⁉　鼓膜穿孔を対象とした初の治療薬

2019 年，鼓膜穿孔治療薬トラフェルミン（リティンパ® 耳科用 250 μg セット，ノーベルファーマ（株））が製造販売承認された．トラフェルミンは塩基性線維芽細胞増殖因子（bFGF）を主成分とする凍結乾燥製剤（250 μg/バイアル），添付溶解液としてベンザルコニウム塩化物液（2.5 mL/バイアル），鼓膜用ゼラチンスポンジからなるセット製剤である．

適応は鼓膜穿孔で，トラフェルミンを溶解液で 100 μg/mL の濃度に調製し，溶液全量をゼラチンスポンジに浸潤させて成形し，鼓膜穿孔縁の新鮮創化後，鼓膜穿孔部を隙間なく塞ぐように留置して使用する．従来，鼓膜穿孔に対する治療法としては鼓膜形成術や鼓膜穿孔閉鎖術などが行われているが，侵襲性が高いこと，鼓膜の浅在化や肥厚化により聴力低下の可能性があること，複雑な形状の穿孔や大きな穿孔を閉鎖できないことなどの課題があった．リティンパ® の発売により，鼓膜穿孔治療に際して，鼓膜穿孔の大きさ・形状に関係なく，外来受診でも実施できる低侵襲性の治療が可能となった．

トラフェルミンの鼓膜穿孔に対する作用機序は，それが主に鼓膜上皮層に存在する bFGF 受容体に作用し，内皮細胞，線維芽細胞およびケラチノサイトの増殖や分化を刺激する．これにより，上皮下結合組織の迅速な増殖を促すことで，穿孔した鼓膜を修復する．また，この医薬品は，トラフェルミンをゼラチンスポンジに浸潤させることでサイズや形状の調整が可能となり，複雑な形状の穿孔や大きな穿孔でも漏らさずトラフェルミンの効果を発揮させ，鼓膜を再生させることができる．

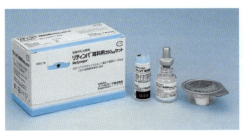
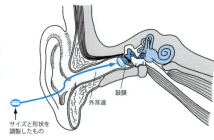

図　リティンパ®耳科用 250 μg セットと投与方法
［ノーベルファーマ（株）］

9 鼻に適用する製剤 Preparations for Nasal Application

学習の目標
- 製剤総則に定められた鼻に適用する製剤の種類と特徴を説明できる．
- 鼻に投与する製剤の製造方法と特徴を説明できる．
- 鼻に投与する製剤に用いられる代表的な添加物の種類と性質について説明できる．

8. 鼻に適用する製剤の剤形の分類と試験法および容器（製剤総則より）

大分類・中分類	試験法など	小分類	容器
8-1. 点鼻剤	適切な噴霧量の均一性（定量噴霧式製剤）	8-1-1. 点鼻粉末剤	密閉容器
		8-1-2. 点鼻液剤	気密容器

a 点鼻剤 Nasal Preparations

点鼻剤は，鼻腔または鼻粘膜に投与する製剤である．本剤には，**点鼻粉末剤**および**点鼻液剤**がある．本剤は，必要に応じて，スプレーポンプなどの適切な噴霧用の器具を用いて噴霧吸入する．本剤のうち，**定量噴霧式製剤**は，別に規定するもののほか，**適切な噴霧量の均一性**を有することが必要である．

1) 点鼻粉末剤 Nasal Dry Powder Inhalers

［定　義］
点鼻粉末剤は，鼻腔に投与する微粉状の点鼻剤である．

［製造方法］
本剤を製するには，有効成分を適度に微細な粒子とし，必要に応じて添加剤と混和して均質とする．粉末化されたものをカプセルに充てんし，噴霧専用の容器を付すか，あるいは粉末を噴霧容器に直接充てんする．

［試験法］
定量噴霧式製剤については，適切な**噴霧量の均一性**を有する必要がある．

［容器・包装］
密閉容器を用いる（p. 263 **表 16-2** 参照）．製剤の品質に湿気が影響を与える場合は，防湿性の容器を用いるか，または防湿性の包装を施す．

［特　徴］
粉末がスプレーポンプ内に充てんされており，一噴霧することで一定量の医薬品粉末が噴霧されるように設計されている．アレルギー性鼻炎や血管運動性鼻炎の治療にベクロメタゾンプロピオン酸エステルの点鼻粉末剤などがある（**図 9-1**）．

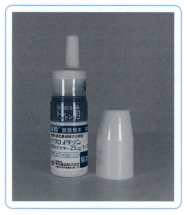

図 9-1　点鼻粉末剤

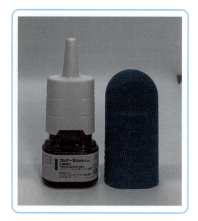

図 9-2　点鼻液剤

2) **点鼻液剤**　Nasal Solutions

[定　義]

　点鼻液剤は，鼻腔に投与する液状，または用時溶解もしくは用時懸濁して用いる固形の点鼻剤である．

[製造方法]

　本剤を製するには，有効成分に溶剤および添加剤などを加え，溶解または懸濁し，必要に応じてろ過する．等張化剤・pH 調節剤（p. 145　**表 4-7** 参照）などを用いることができる．用時溶解または用時懸濁して用いる本剤で，その名称に「点鼻用」の文字を冠するものには，溶解液または懸濁用液を添付することができる．本剤で多回投与容器に充てんするものは，微生物の発育を阻止するに足りる量の適切な保存剤を加えることができる．

[試験法]

　定量噴霧式製剤については，適切な**噴霧量の均一性**を有する．

[容器・包装]

　気密容器を用いる（p. 263　**表 16-2** 参照）．製剤の品質に水分の蒸散が影響を与える場合は，低水蒸気透過性の容器を用いるか，または低水蒸気透過性の包装を施す．

[特　徴]

　アレルギー性鼻炎や血管運動性鼻炎の治療や鼻づまりの改善などの局所作用のための用途，あるいは中枢性尿崩症，子宮内膜症などの全身作用のための用途にも使用される．フルチカゾンプロピオン酸エステル（フルナーゼ®）（**図 9-2**），デスモプレシン酢酸塩（デスモプレシン点鼻液），ブセレリン酢酸塩（スプレキュア®），ナファレリン酢酸塩（ナサニール点鼻液）などがある．

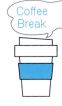

注射剤以外で初の治療薬！　低血糖時救急治療のための点鼻粉末製剤

　2020年に低血糖時救急治療薬，グルカゴン点鼻粉末剤3 mg（バクスミー®点鼻粉末剤3 mg，日本イーライリリー(株)）の製造販売が承認された．バクスミーは，グルカゴン粉末を点鼻容器に充てんした経鼻投与用製剤で，投与時にそのまま使用できる単回使用，使い捨ての外用製剤である．グルカゴンは29個のアミノ酸からなるポリペプチドホルモンであり，肝臓のグルカゴン受容体を活性化することにより，グリコーゲンの分解および肝臓からのグルコースの放出が刺激され，低血糖状態が改善する．適応は「低血糖時の救急処置」，用法用量は「1回3 mgを鼻腔内に投与」となっている．インスリンなどの糖尿病治療薬を使用中に発現する頻度が高い副作用として，低血糖症状が挙げられる．この低血糖症状はブドウ糖の摂取により改善が見込まれるが，急激に血糖値が低下した場合などには患者が自力で対処できなくなり，大脳機能低下による意識障害を引き起こす重症低血糖に陥ることがある．その場合には意識を失っているので，回復には他者の介助を必要とする．したがって，バクスミー®点鼻粉末剤は介助者による緊急使用を可能とする，注射剤以外の初の製剤である．薬剤は噴霧器に充てんされており，点鼻容器の先端を鼻に入れ，注入ボタンを押すことで緊急時に迅速かつ簡便に投与できる．

　バクスミー®点鼻粉末剤3 mgは主成分のグルカゴン以外に，製剤添加物としてβ-シクロデキストリン，ドデシルホスホコリンを含有する．β-シクロデキストリンは7つのD-グルコースがα-1, 4結合した環状のオリゴ糖であるが，中心に空洞の疎水領域を持ち，グルカゴン分子の疎水領域をその空洞に引き込むことにより，凝集性を抑制し，水溶性を増加させる働きがあるので，グルカゴンの経鼻投与による吸収を促進させている．

176 Ⅲ 各種医薬品製剤

10 直腸に適用する製剤 Preparation for Rectal Application

学習の目標
● 製剤総則に定められた直腸に適用する製剤の種類と特徴を説明できる.
● 直腸に適用する製剤の製造方法と特徴を説明できる.
● 直腸に適用する製剤に用いられる代表的な添加剤の種類と性質について説明できる.

9. 直腸に適用する製剤の剤形の分類と試験法および容器（製剤総則より）

大分類・中分類	試験法など	容器
9-1. 坐剤	製剤均一性試験法 適切な放出性	密閉容器
9-2. 直腸用半固形剤	適切な粘性	気密容器
9-3. 注腸剤		

　直腸に適用する製剤には，一定の形状の固形の製剤を直腸内に挿入する坐剤，半固形の製剤を肛門内や周囲に適用する直腸用半固形剤，液状やゲル状の製剤を肛門から直腸内に注入するような注入腸剤がある．いずれの製剤も乳幼児から高齢者まで幅広く使用できる剤形である．

a 坐 剤 Suppositories for Rectal Application

[定　義]
　坐剤は，直腸内に適用する，体温によって溶融するか，または水に徐々に溶解もしくは分散することにより有効成分を放出する一定の形状の半固形の製剤である．

[製造方法]
　製法は，有効成分に添加剤（分散剤，乳化剤など）を加えて混和して均質としたものを，加熱するなどして液状化させた基剤中に溶解または均一に分散させ，容器に一定量充てんし，固化・成形する．

[試験法]
　本剤は，製剤均一性試験法に適合する（p. 228 参照）．油脂性基剤を用いたものは，有効成分の放出性の評価に代えて溶融性の評価によることができる．溶融性は，融点測定法第 2 法により測定するとき，適切な融解温度を示す（腟用坐剤と同様）．

[容器・包装]
　密閉容器を用いる（p. 263 表 16-2 参照）．製剤の品質に湿気が影響を与える場合は，防湿性の容器を用いるか，または防湿性の包装を施す（腟用坐剤と同様）．

[特　徴]
　坐剤は挿入後，直腸下部から吸収された薬物[*1]が肝臓を通過することなく下直腸静脈か

ら直接全身循環に流入するため，**初回通過効果**[*2]**を受けない**など，いくつかの利点があるが，使用の際に不快感や抵抗感を持つなどの欠点もある（**表10-1**）.

坐剤は使用目的により**全身作用**するものと**局所作用**するものに分類でき，近年では全身作用を目的にした坐剤が増えている（**表10-2**）.全身作用を目的とする坐剤には，**アセトアミノフェン**（解熱鎮痛），**ジアゼパム**（熱性けいれん），**ドンペリドン**（吐き気），**ブプレノルフィン**（鎮痛），**モルヒネ**（がん性疼痛）などがある.局所作用を目的とする坐剤は，痔疾患[*3]の治療や潰瘍性大腸炎などに使用される.

坐剤は肛門内側にできたいぼ痔やきれ痔に適した剤形であり，肛門内で溶けることで，薬物が徐々に放出されて直腸粘膜内の患部に直接作用する.

表10-1 坐剤の特徴

利点	欠点
初回通過効果を受けない 即効性が期待できる 経口投与できない患者（嘔気・嘔吐やけいれん時など）にも適用できる 胃腸障害が軽減できる 食事摂取の影響を受けない 苦味や不快臭のある薬剤にも適用できる 製剤設計による吸収の調節ができる	使用に対する煩わしさや抵抗感がある 携帯時に基剤が軟化する 下痢症状を伴う場合には使用できない 挿入時に直腸粘膜が刺激され，便意を生じる 吸収されるまで排便を我慢しなければならない

表10-2 坐剤の作用目的による分類

作用	適用	薬物
全身作用	解熱鎮痛	アセトアミノフェン
	消炎鎮痛	インドメタシン，ケトプロフェン，ジクロフェナクナトリウム
	熱性けいれん	ジアゼパム
	抗生物質	セフチゾキシムナトリウム
	消化管機能改善	ドンペリドン
	抗けいれん	フェノバルビタールナトリウム
	鎮痛（非麻薬性）	ブプレノルフィン塩酸塩
	抗不安（麻酔前投薬）	ブロマゼパム
	検査時の催眠・鎮静	抱水クロラール
	がん性疼痛（麻薬性）	モルヒネ塩酸塩水和物
局所作用	痔疾患	ジフルコルトロン吉草酸エステル/リドカイン
	潰瘍性大腸炎	サラゾスルファピリジン，メサラジン
	排便機能促進	ビサコジル

[*1] 坐剤の挿入後，一部の薬物は直腸上部から吸収され，上直腸静脈から門脈系に流入するため，初回通過効果を受ける.
[*2] 経口投与された薬物は小腸での粘膜代謝を受け，吸収された薬物は，門脈を通過し肝臓に運ばれ，代謝を受けて一部が分解される（初回通過効果）.
[*3] 痔疾患とは肛門内または肛門周囲にできる疾患の総称であり，痔核（いぼ痔），裂肛（きれ痔），痔ろう（穴痔）の大きく3つに分けられる.

本剤は，**適切な放出性**を有する．坐剤の形状は，**紡錘形**または**円錐形**である．坐剤の基剤には，**油脂性基剤**または**親水性基剤**を用いる．親水性基剤には**水溶性基剤**と**乳剤性基剤**がある．坐剤に使用する主な基剤の分類とその特徴を**表 10-3** に示す．**油脂性基剤**は融点が体温よりも少し低い（35℃前後）ことから，直腸内の体温により基剤が融解することで薬物を放出する．そのため，室温[*1] で保存すると基剤が融解するおそれがあるため，一般に**冷所**[*1] に**保存する**必要がある．

一方，**水溶性基剤**は融点が体温よりはるかに高い（50〜60℃）ことから，体温では融解せず，直腸内の分泌液により基剤が徐々に融解することで，薬物を放出する（**表 10-3**）．この基剤の溶解特性から，冷所で保存する必要がないため，高温を避けて室温で保存することができる．

代表的な油脂性基剤には，**ハードファット**（ウイテプゾール®，ホスコ®）がある（**表 10-4**）．ハードファットは半合成油脂性基剤であり，組成 C_{12}〜C_{18} までの飽和脂肪酸のモノ，ジ，トリグリセリドの混合物である．ハードファットは，カカオ脂[*2] でみられる結晶多形がなく，薬物の放出特性もすぐれており，融点，凝固点の異なるいくつかの種類がある．これらの基剤の種類や割合を薬物の性質に応じて調節することで坐剤の製剤特性を変えること

表 10-3　坐剤基剤の分類とその特徴

分類	油脂性基剤	水溶性基剤
薬物放出	直腸内体温によって，基剤が融解し，薬物を放出する	直腸内分泌液によって基剤が融解し，薬物を放出する
融解	一般に融点が 34〜36℃程度であるため，体温によって融解する	一般に融点が 50〜60℃程度であるため，体温によって融解しない
代表的な基剤	ハードファット（ウイテプゾール）	マクロゴール，グリセロゼラチン
保存条件	一般に冷所保存	一般に室温保存

表 10-4　ハードファットの主な理化学的性質と特徴

	油脂性基剤		
	ホスコ H-15	ホスコ E-75	ホスコ S-55
融点	33.5〜35.5℃	37〜39℃	33.5〜35.5℃
凝固点	32.5〜34.5℃	32〜36℃	29〜32℃
水酸基価	<15	<15	50〜65
特徴	・薬物の安定性を考えた場合，最も理想的で一般的な坐剤の基剤 ・融点と凝固点の温度差が小さいため，坐剤用コンテナに充てん後速やかに固化し，配合する薬物の沈降を防止することができる ・急冷するとピンホールやひび割れなどを生じることがあるため，室温で放冷後，冷却する必要がある	・融点が体温より高い特殊な坐剤の基剤 ・著しい融点降下作用を持つ薬物の配合に適する ・ほかの坐剤基剤と混合することにより融点の調節に適する	・密度の高い薬物を分散させる能力が高い基剤 ・配合する薬物の分散性を改善し，吸収を促進する作用がある ・粘膜のぬれを促進することから，腟坐剤にも使用される

［ホスコ H-15/ホスコ E-75/ホスコ S-55 の添付文書（丸石製薬（株））をもとに筆者作成］

[*1] 製剤総則における室温は 1〜30℃，冷所は 15℃以下と規定されている（p.108 **図 1-4** 参照）．

[*2] カカオ脂：天然の油脂性基剤である．α（融点 23℃），β（融点 34.5℃：最も安定），β'（融点 28℃），γ（融点 18.9℃：最も不安定）の少なくとも 4 種類の結晶多形があるため，近年では使用されない．

表 10-5　局方収載マクロゴールの主な理化学的性質と特徴

	水溶性基剤				
	マクロゴール 400	マクロゴール 1500[*2]	マクロゴール 4000	マクロゴール 6000	マクロゴール 20000
n[*1]	7〜9	5〜6，28〜36 の等量混合物	59〜84	165〜210	340〜570
外観	液体	固体	固体	固体	固体
	透明	ワセリン様	パラフィン様の塊，薄片または粉末	パラフィン様の塊，薄片または粉末	パラフィン様の薄片または粉末
平均分子量	380〜420	約 300〜約 1,500	2,600〜3,800	7,300〜9,300	15,000〜25,000
凝固点	4〜8℃	37〜41℃	53〜57℃	56〜61℃	56〜64℃
吸湿性	ある	記載なし	ほとんどない	ほとんどない	記載なし

[*1] マクロゴールは酸化エチレンと水との付加重合体で，$HOCH_2(CH_2OCH_2)_nCH_2OH$ で表される.
[*2] マクロゴール 300 とマクロゴール 1540 の等量混合物.

ができる.

　代表的な水溶性基剤には，**マクロゴール**（ポリエチレングリコール）がある（**表 10-5**）（p. 192 軟膏剤参照）. マクロゴールはその平均分子量の増加に伴い融点が高くなる. 坐剤の基剤にはこれらのうち主に平均分子量 1,000[*]〜6,000 の固体状のものを適当な混合比率で組み合わせて使用し，薬物の性質に応じて放出性などを考慮して製剤化する.

　マクロゴール 400（液状）は溶解性を調節するためにドンペリドン坐剤（ナウゼリン®）やブプレノルフィン坐剤（レペタン®）に添加されている. その他，グリセロゼラチンは，グリセリン（70％）に顆粒状にしたゼラチン（20％）と精製水（10％）の割合で溶融法により調製するゲル状の水溶性基剤である. 薬物を持続的に放出できることから，直腸内での局所作用を目的とした薬物の基剤として使用される.

1）坐剤の併用順序と間隔

　基剤の物性は，坐剤からの薬物の放出性と直腸粘膜からの吸収性に大きく影響する. そのため，一般に坐剤は単独で用いられるが，油脂性基剤と水溶性基剤のような異なる基剤を併用する場合には，基剤の種類によって挿入する順序と投与する間隔に注意する必要がある（**表 10-6**）. 小児の発熱時に熱性けいれんの予防目的で**ジアゼパム坐剤**（ダイアップ®，水溶性基剤）と**アセトアミノフェン坐剤**（アンヒバ®，油脂性基剤）を同時に併用すると，投与後初期のジアゼパムの吸収が抑制されてジアゼパムの血中濃度が低下する（**図 10-1**）. これは，脂溶性薬物であるジアゼパムが直腸から吸収される前に，アセトアミノフェン坐剤の油脂性基剤中に取り込まれるためである（**図 10-2**）. したがって，水溶性基剤の坐剤を先に投与し，薬物の血中濃度が上昇するまで 30〜60 分以上投与間隔をあけた後に，次の油脂性基剤の坐剤を挿入することが望ましい. ドンペリドン坐剤（ナウゼリン®，水溶性基剤）とアセトアミノフェン坐剤（アンヒバ®，油脂性基剤）を併用する場合も同様である. 一方，モルヒネ坐剤（アンペック®）とジクロフェナック坐剤（ボルタレン®サポ®）のような同じ油脂性基剤からなる坐剤の併用は，緊急性のある坐剤から投与し，最初の坐剤の挿入から 5 分経過後に次の坐剤を投与することができる.

＊ マクロゴール 1000（半固形）とマクロゴール 1540（半固形）は，局方には収載されていないが，医薬品製造用添加剤として使用される.

表 10-6 坐剤の基剤による分類

分類	基剤	薬物	製品	適用
油脂性基剤	ハードファット	アセトアミノフェン	アルピニー®坐剤 アンヒバ®坐剤 カロナール®坐剤	解熱鎮痛
		サラゾスルファピリジン	サラゾピリン®坐剤	潰瘍性大腸炎
		ビサコジル	テレミンソフト®坐剤	排便機能促進
		フェノバルビタールナトリウム	ルピアール®坐剤 ワコビタール®坐剤	抗けいれん
		モルヒネ塩酸塩水和物	アンペック®坐剤	がん性疼痛(麻薬性)
		ブロマゼパム	ブロマゼパム®坐剤	抗不安(麻酔前投薬)
		ジフルコルトロン吉草酸エステル/リドカイン	ネリプロクト®坐剤	痔疾患
	ハードファット/カプリン酸ナトリウム	セフチゾキシムナトリウム	エポセリン®坐剤	抗生物質
	グリセリン脂肪酸エステル	ジクロフェナクナトリウム	ボルタレン®サポ®	消炎鎮痛
水溶性基剤	マクロゴール類	ジアゼパム	ダイアップ®坐剤	熱性けいれん
		ドンペリドン	ナウゼリン®坐剤	消化管運動改善
		ブプレノルフィン塩酸塩	レペタン®坐剤	鎮痛(非麻薬性)
		メサラジン	ペンタサ®坐剤	潰瘍性大腸炎
	グリセロゼラチン	抱水クロラール	エスクレ®坐剤	検査時の催眠・鎮静
乳剤性基剤	マクロゴール/ハードファット	インドメタシン	インテバン®坐剤	消炎鎮痛

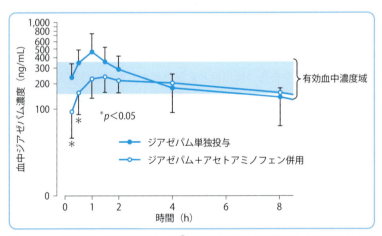

図 10-1 ジアゼパム坐剤(ダイアップ®)の直腸内投与後初期の血中濃度におよぼすアセトアミノフェン坐剤(アンヒバ®)の影響
[武井研二ほか, 小児科臨床, 51, 2297-2301, 1998]

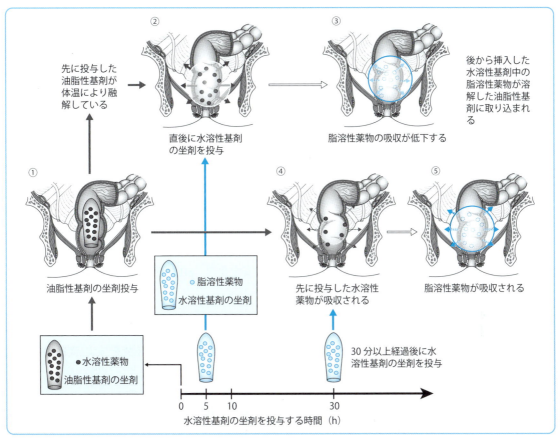

図 10-2　水溶性基剤の坐剤の直腸粘膜からの薬物吸収におよぼす油脂性基剤の坐剤の影響

b 直腸用半固形剤　Semi-solid Preparations for Rectal Application

[定　義]

　直腸用半固形剤は肛門周囲または肛門内に適用する製剤であり，**クリーム剤**，**ゲル剤**または**軟膏剤**がある．

[製造方法]

　製法は，有効成分を添加剤とともに精製水およびワセリンなどの油性成分で乳化するか，または高分子ゲルもしくは油脂を基剤として有効成分および添加剤とともに混和して均質とする．直腸用半固形剤の製法は，皮膚に適用するクリーム剤（p. 193 参照），ゲル剤（p. 194 参照），軟膏剤（p. 192 参照）に準ずる．

　本剤のうち，変質しやすいものは，用時調製する．多回投与する製剤には，微生物の発育を阻止するに足りる量の適切な保存剤を加えることができる．

[容器・包装]

　気密容器を用いる（p. 263　**表 16-2** 参照）．製剤の品質に水分の蒸散が影響を与える場合は，低水蒸気透過性の容器を用いるか，または低水蒸気透過性の包装を施す（注腸剤と同様）．

［特　徴］

本剤は，直腸に適用するうえで**適切な粘性**を有する．直腸用半固形剤は，主に**局所作用**を目的に，痔疾患の治療に使用される．肛門内だけでなく肛門の外側や肛門周囲の「いぼ痔」や「きれ痔」に直接塗布や注入するのに適した剤形である（p. 177　脚注*³ 参照）．多回投与する容器に充てんされた半固形剤は，肛門周囲の患部や半固形剤に手を触れずに塗布や注入できるため，衛生面でもすぐれている．

c　注腸剤　Enemas for Rectal Application

［定　義］

注腸剤は，肛門を通して適用する**液状**または**粘稠なゲル状**の製剤である．

［製造方法］

製法は，有効成分を精製水または適切な水性溶剤などに溶解または懸濁して一定容量とし，容器に充てんする．添加剤には分散剤，安定化剤，pH調節剤などを用いることができる．

［容器・包装］

気密容器を用いる（p. 263　**表 16-2** 参照）．製品の品質に水分の蒸散が影響を与える場合は，低水蒸気透過性の容器を用いるか，または低水蒸気透過性の包装を施す（直腸用半固形剤と同様）．

［特　徴］

注腸剤には，**全身作用**を目的にするものと**局所作用**を目的にするものがある．抱水クロラール注腸剤（エスクレ®）は，全身作用を目的に理学検査時における鎮静・催眠や静脈注射が困難なけいれん重積状態に使用される．局所作用を目的とする注腸剤は，ブテソニド注腸剤（レクタブル®），メサラジン注腸剤（ペンタサ®），プレドニゾロンリン酸エステルナトリウム注腸剤（プレドネマ®）およびベタメタゾンリン酸エステルナトリウム注腸剤（ステロネマ®）があり，潰瘍性大腸炎や局限性腸炎などに使用される．その他，排便を促進する50%グリセリンの浣腸液がある．注腸剤の投与は，薬液を患部周囲まで直接届けるために，注入器のチューブやノズルの先端を肛門内に挿入後，注入器を押して薬液を注入する．投与する際には直腸粘膜を傷付けないように慎重に挿入する．一定時間うつぶせで静止する必要があり，投与後に肛門から薬液が漏れてしまう問題点がある．

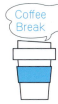

日本初の注腸フォーム製剤（泡状製剤）

　ブデソニドを有効成分とする潰瘍性大腸炎治療剤（レクタブル®2 mg 注腸フォーム 14 回，EAファーマ（株））は，1 回プッシュで直腸から S 状結腸に到達する注腸フォーム製剤（泡状製剤）である（図）．泡状のため腸管内での薬液が広がるため薬液の保持性が高いことから，直腸内に噴射後に肛門から薬液が漏れにくい製剤特性がある．従来の液状の注腸剤では投与の際に横になる必要があったが，液垂れしないことから立ったままで肛門に注入できる．注腸フォーム製剤は直接直腸に注入するため，初回通過効果を回避し，局所で強力な抗炎症作用を発揮することができる．

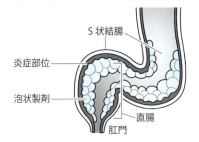
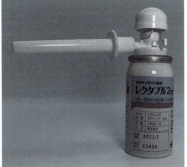
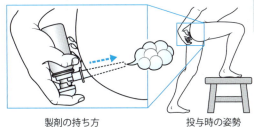

図　注腸フォーム製剤（泡状製剤）の投与イメージ（左）と製剤外観（右）

184 Ⅲ　各種医薬品製剤

11　腔に適用する製剤　Preparations for Vaginal Application

学習の目標
- 製剤総則に定められた腔に適用する製剤の種類と特徴を説明できる.
- 腔に適用する製剤の製造方法と特徴を説明できる.
- 腔に適用する製剤に用いられる代表的な添加剤の種類と性質について説明できる.

10. 腔に適用する製剤の剤形の分類と試験法および容器（製剤総則より）

大分類・中分類	試験法など	容器
10-1. 腔錠	製剤均一性試験法	密閉容器
10-2. 腔用坐剤	適切な放出性	

　腔に適用する製剤には，婦人科領域において腔内の細菌，腔カンジダ菌・トリコモナス腔炎などの真菌を殺菌したり，炎症やびらんを治療するための製剤がある．一定の形状をした固形の**腔錠**と半固形の**腔用坐剤**がある.

a　腔　錠　Tablets for Vaginal Use

［定　義］
　腔錠は，腔に適用する，水に徐々に溶解または分散することにより有効成分を放出する一定の形状の**固形**の製剤である.

［製造方法］
　製法は，錠剤に準ずる（p. 112 参照）.

［試験法］
　本剤は，**製剤均一性試験法**に適合する（p. 228 参照）.

［容器・包装］
　密閉容器を用いる（p. 263 **表 16-2** 参照）．製剤の品質に湿気が影響を与える場合は，防湿性の容器を用いるか，または防湿性の包装を施す（腔用坐剤と同様）.

［特　徴］
　本剤は，**適切な放出性**を有する．腔錠の形状は，経口用錠剤と識別性を高めるため，完全な円形のものは少ない（**表 11-1**）．一般に経口用錠剤よりもサイズが大きく，特殊な外観をしたものが多い．抗真菌薬，抗菌薬，腔炎治療薬などの腔錠がある.

表 11-1　腔に適用する代表的な固形の錠剤

薬物	製品名	製剤の形状				効能・効果
		長径 (mm)	短径 (mm)	厚さ (mm)	外観*	
イソコナゾール硝酸塩	アデスタン®腔錠	26.0	14.0	6.2		カンジダに起因する腔炎, 外陰腔炎
	イソコナゾール硝酸塩腔錠	20.2	11.0	6.8		
オキシコナゾール硝酸塩	オキナゾール®腔錠	20.0	12.0	5.7		
	オキシコナゾール硝酸塩腔錠	20.0	12.0	5.8		
クロトリマゾール	エンペシド®腔錠	24.7	10.2	6.5		
	クロトリマゾール腔錠	12.4	7.4	3.6		
エストリオール	ホーリンV®腔用錠	12.0	7.0	4.7		腔炎, 子宮頸管炎, 子宮腔部びらん
	エストリール®腔錠	12.0	7.5	3.3		
クロラムフェニコール	クロマイ®腔錠	17.6	10.0	5.5		細菌性腔炎
	クロラムフェニコール腔錠	15.1	15.1	4.1		
チニダゾール	チニダゾール腔錠	15.3	15.3	4.9		トリコモナス腔炎
メトロダニゾール	フラジール®腔錠	15.0	15.0	4.0		トリコモナス腔炎, 細菌性腔症

* 製剤の外観は, 実際の製剤サイズを対比したものではない.

b 腔用坐剤　Suppositories for Vaginal Use

［定　義］

　腔用坐剤は, 腔に適用する, 体温によって溶融するか, または水に徐々に溶解もしくは分散することにより有効成分を放出する一定の形状の**半固形**の製剤である.

［製造方法］

　製法は, 坐剤に準じる(p. 176 参照).

［試験法］

　本剤は, **製剤均一性試験法**に適合する(p. 228 参照). 油脂性基剤を用いたものは, 有効成分の放出性の評価に代えて溶融性の評価によることができる. 溶融性は, 融点測定法第 2 法により測定するとき, 適切な融解温度を示す(坐剤と同様).

186　Ⅲ　各種医薬品製剤

［容器・包装］

　密閉容器を用いる．（p. 263 **表 16-2** 参照）製剤の品質に湿気が影響を与える場合は，防湿性の容器を用いるか，または防湿性の包装を施す（腟錠と同様）．

［特　徴］

　本剤は，**適切な放出性**を有する．腟に適用する代表的な半固形の坐剤とその形状を**表11-2** に示す．腟用坐剤の形状は，製剤総則には「球形または卵形」と記載されているが，基本的に直腸に適用する坐剤と同じように，**円錐形**または**紡錘形**である（坐剤と同様）．真菌に起因する腟炎，妊娠中期の治療的流産，黄体ホルモンの補充などの目的に腟坐剤が使用される．

表 11-2　腟に適用する代表的な半固形の坐剤

薬物	製品名	基剤[*1]	製剤の形状 全長 (mm)	製剤の形状 外観[*2]	効能・効果
ミコナゾール硝酸塩	フロリード®腟坐剤	ハードファット	29.0	紡錘形	カンジダに起因する腟炎，外陰腟炎
ソルコセリル	ソルコセリル®腟座薬	ハードファット	33.0	紡錘形	子宮腟部びらん
ゲメプロスト	プレグランディン®腟坐剤	ハードファット	26.0	紡錘形	妊娠中期における治療的流産
プロゲステロン	ルテウム®腟用坐剤	ハードファット	29.4	紡錘形	生殖補助医療における黄体補充

[*1] C_{12}-C_{18} トリグリセリドの混合物からなる油脂性基剤．腟内体温で融解し薬物を溶出する（p. 178 参照）．
[*2] 製剤の外観は，実際の製剤サイズを対比したものではない．

12 皮膚などに適用する製剤 **187**

12 皮膚などに適用する製剤 Preparations for Cutaneous Application

学習の目標

- 製剤総則に定められた皮膚などに適用する製剤の種類と特徴を説明できる.
- 皮膚などに適用する製剤の製造方法と特徴を説明できる.
- 皮膚などに適用する製剤に用いられる代表的な添加剤の種類と性質について説明できる.

11. 皮膚などに適用する製剤の剤形の分類と試験法および容器（製剤総則より）

大分類・中分類	試験法など	小分類	容器
11-1. 外用固形剤	製剤均一性試験法（分包品）	11-1-1. 外用散剤	密閉容器
11-2. 外用液剤	製剤均一性試験法（乳化，懸濁化したものは除く）	11-2-1. リニメント剤	気密容器
		11-2-2. ローション剤	
11-3. スプレー剤	適切な噴霧量の均一性（定量噴霧式製剤）	11-3-1. 外用エアゾール剤	耐圧性の容器
		11-3-2. ポンプスプレー剤	気密容器
11-4. 軟膏剤	適切な粘性		気密容器
11-5. クリーム剤			
11-6. ゲル剤			
11-7. 貼付剤	製剤均一性試験法（経皮吸収型製剤）粘着力試験法皮膚に適用する製剤の放出試験法	11-7-1. テープ剤	密閉容器
		11-7-2. パップ剤	気密容器

　皮膚に適用する製剤には，皮膚の表皮の疾患部位や皮下や筋肉の局所作用を期待した固形，半固形，液状の製剤が使用されている．皮膚を通して有効成分を全身循環血液に送達させることを目的とした**経皮吸収型製剤**も含まれる．経皮吸収型製剤からの有効成分の放出速度は，適切に調節される．全身作用を目的とした経皮吸収型製剤は**経皮治療システム**（transdermal therapeutic system：TTS）と呼ばれる.

a 外用固形剤 Solid Dosage Forms for Cutaneous Application

［定　義］
　外用固形剤は，**皮膚**（頭皮を含む）**または爪**に，**塗布**または**散布**する固形の製剤である．本剤には外用散剤が含まれる.

［試験法］
　本剤の分包品は，**製剤均一性試験法**に適合する（p. 228 参照）.

［容器・包装］
　密閉容器を用いる（p. 263 表16-2 参照）．製剤の品質に湿気が影響を与える場合は，防湿

188   Ⅲ　各種医薬品製剤

性の容器を用いるか，または防湿性の包装を施す．

1)　外用散剤 Powders for Cutaneous Application

［定　義］

　外用散剤は，粉末状の外用固形剤である．

［製造方法］

　製法は，有効成分に賦形剤などの添加剤を加えて混和して均質とした後，粉末状とする．

［特　徴］

　外用散剤は，褥瘡，手術創，熱傷・外傷における皮膚のびらん・潰瘍などに使用される．

b　外用液剤 Liquids and Solutions for Cutaneous Application

［定　義］

　外用液剤は，皮膚(頭皮を含む)または爪に塗布する液状の製剤である．外用液剤にはリニメント剤およびローション剤が含まれる．

［製造方法］

　製法は，有効成分に溶剤，添加剤などを加え，溶解，乳化または懸濁し，必要に応じて，ろ過する．本剤のうち，変質しやすいものは，用時調製する．

［試験法］

　本剤の分包品は，製剤均一性試験法に適合する(p. 228 参照)．

［容器・包装］

　気密容器を用いる(p. 263 表 16-2 参照)．製剤の品質に水分の蒸散が影響を与える場合は，低水蒸気透過性の容器を用いるか，低水蒸気透過性の包装を施す．

1)　リニメント剤 Liniments

［定　義］

　リニメント剤は，皮膚にすり込んで用いる液状または泥状の外用液剤である．現在，リニメント剤はほとんど使用されない*．

2)　ローション剤 Lotions

［定　義］

　ローション剤は，有効成分を水性の液に溶解または乳化もしくは微細に分散させた外用液剤である．

［製造方法］

　製法は，有効成分，添加剤および精製水を用いて溶液，懸濁液または乳濁液として全体を均質とする．

---

　* 日局 18 には，フェノール・亜鉛化リニメント(カチリ)とジフェンヒドラミン・フェノール・亜鉛華リニメントが収載されている．フェノール・亜鉛化リニメントは皮膚そう痒症，汗疹，じん麻疹，虫さされに適用されるが，患部にすり込まずに塗布する．リニメント剤にはフェノールがわずかに含まれており皮膚に対して刺激性があるため，損傷皮膚や粘膜には適用しない．

[特 徴]

ローション剤は水分含量が多いので，リニメント剤と比べて流動性は大きい．そのため，保存中に成分を分離することがあっても，その本質が変化していないときは，用時混和して均質として使用できる．添加剤には，速く乾燥させる速乾性と冷感を与える目的でエタノール，保湿と患部への定着性をよくするためにグリセリンやプロピレングリコールなどが使用される．ローション剤の適用による分類を**表 12-1** に示す．ローション剤は，**懸濁液**（懸濁性ローション剤）および**乳濁液**（乳濁性ローション剤）に分類される．ローション剤に使用される代表的な懸濁化剤および乳化剤を**表 12-2** に示す．

表 12-1 ローション剤の適用による分類

適用	薬物	製品名
副腎皮質ホルモン	クロベタゾールプロピオン酸エステル ベタメタゾン酪酸エステルプロピオン酸エステル ベタメタゾン吉草酸エステル ベタメタゾン吉草酸エステル/ゲンタマイシン硫酸塩 プレドニゾロン吉草酸エステル酢酸エステル モメタゾンフランカルボン酸エステル 酪酸プロピオン酸ヒドロコルチゾン	デルモベート®ローション アンテベート®ローション リンデロン V®ローション デルモゾール G®ローション リンデロン VG®ローション リドメックスコーワ®ローション フルメタ®ローション パンデル®ローション
消炎鎮痛	ケトプロフェン ジクロフェナクナトリウム フェルビナク	セクター®ローション ボルタレン®ローション スミル®ローション
ざ瘡(にきび)	クリンダマイシンリン酸エステル ナジフロキサシン	ダラシン T®ローション アクアチム®ローション
乾癬	タカルシトール	ボンアルファ®ローション
角化症	尿素	ウレパール®ローション パスタロン®ローション
皮膚保湿	ヘパリン類似物質	ヒルドイド®ローション
白癬症	ケトコナゾール	ニゾラール®ローション
尋常性白斑治療	メトキサレン	オクソラレン®ローション

表 12-2 ローション剤に使用される懸濁化剤と乳化剤

		添加剤	乳剤の型
懸濁化剤		アラビアゴム	
		アルギン酸ナトリウム	
		カルメロースナトリウム	
		メチルセルロース	
		ヒドロキシプロピルセルロース	
		ヒドロキシメチルセルロース	
		ポリビニルアルコール	
乳化剤/ 溶解補助剤	陰イオン性 界面活性剤	ラウリル硫酸ナトリウム	o/w 型
	非イオン性 界面活性剤	ラウロマクロゴール(HLB=11.5)	o/w 型
		ポリソルベート 80(Tween80)(HLB=15.0)	o/w 型
		モノステアリン酸グリセリン(HLB=3.8)	w/o 型
		ソルビタンセスキオレイン酸エステル(HLB=3.7)	w/o 型

190　Ⅲ　各種医薬品製剤

c　スプレー剤　Sprays for Cutaneous Application

［定　義］
　スプレー剤は，有効成分を霧状，粉末状，泡沫状またはペースト状などとして皮膚に噴霧する製剤である．スプレー剤には外用エアゾール剤およびポンプスプレー剤がある．
［製造方法］
　製法は，有効成分の溶液または懸濁液を調製し，必要に応じて，ろ過した後，容器に充てんする．
［特　徴］
　定量噴霧式製剤は，**適切な噴霧量の均一性**を有する．

1)　外用エアゾール剤　Aerosols for Cutaneous Application

［定　義］
　外用エアゾール剤は，容器に充てんした**液化ガス**または**圧縮ガス**とともに有効成分を噴霧するスプレー剤である．
［製造方法］
　製法は，有効成分の溶液または懸濁液を調製し，液状の噴射剤とともに耐圧性の容器に充てんし，連続噴射バルブを装着する．必要に応じて，分散剤，安定化剤などの添加剤を用いる．
［容　器］
　耐圧性の容器を用いる．
［特　徴］
　エアゾール剤の内部構造を**図 12-1** に示す．エアゾール剤は薬物溶液，噴射剤，容器，バルブ，アクチュエーターを組み合わせることで構成される．
　エアゾール剤に使用される噴射剤とその特徴を**表 12-3** に示す．エアゾール剤は，すべて内圧を有するため，容器は内圧に耐えることができる耐圧性と，内溶液が洩れない気密性が必要となる．容器内圧とノズルの噴出孔の形状や大きさを調節することで，噴出物の性状（霧状，粉末状，泡沫状，ペースト状）を変えることができる．

2)　ポンプスプレー剤　Pump Sprays for Cutaneous Application

［定　義］
　ポンプスプレー剤は，ポンプにより容器内の有効成分を噴霧するスプレー剤である．
［製造方法］
　製法は，有効成分および添加剤を溶解または懸濁し，充てん後の容器にポンプを装着する．
［容　器］
　気密容器を用いる（p. 263 **表 16-2** 参照）．製剤の品質に水分の蒸散が影響を与える場合は，低水蒸気透過性の容器を用いるか，低水蒸気透過性の包装を施す．
［特　徴］
　ポンプスプレー剤の適用による分類を**表 12-4** に示す．ポンプスプレー剤は消炎鎮痛，表面麻酔，白癬症などに使用される．ポンプスプレー剤は，容器に内圧がかからないため耐圧性にする必要はないが，内溶液が洩れない気密性が必要となる．

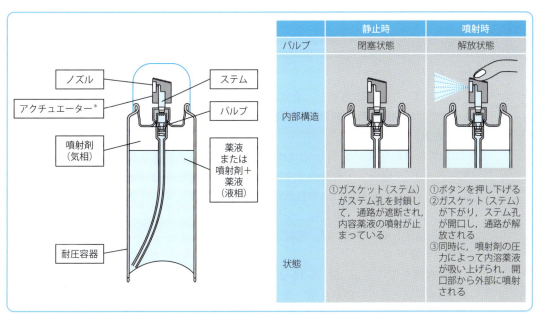

図 12-1　エアゾール剤の内部構造
＊ アクチュエーターはバルブ本体とガスケット（ステム）を介して連結し，内容薬液を放出させるための作動部．

表 12-3　エアゾール剤に使用される噴射剤とその特徴

		噴射剤	
		液化ガス	圧縮ガス
特徴		・臨界温度が高い ・常温付近で加圧することにより簡単に液化される	・臨界温度が低い ・常温近くで加圧しても液化しにくい
噴射剤	気相	噴射剤が圧縮された状態で充てんされている	
	液相	薬物溶液と噴射剤が相溶した2相の状態で充てんされている	薬物溶液のみが充てんされている
外用エアゾール剤		液化石油ガス（LPG） ジメチルエーテル（DME）	二酸化炭素（CO_2） 窒素（N_2）
吸入エアゾール剤		代替フロン	

表 12-4　ポンプスプレー剤の適用による分類

適用	薬物	製品名
消炎鎮痛	フェルビナク	スミル®外用ポンプスプレー フェルビナク外用ポンプスプレー
	ロキソプロフェンナトリウム	ロキソプロフェンナトリウム外用ポンプスプレー
表面麻酔	リドカイン	キシロカインポンプスプレー リドカインポンプスプレー
白癬症	ケトコナゾール	ケトコナゾール外用ポンプスプレー

d 軟膏剤 Ointments

[定　義]

軟膏剤は，皮膚に塗布する，有効成分を基剤に溶解または分散させた半固形の製剤である．本剤には**油脂性軟膏剤**および**水溶性軟膏剤**がある．

[製造方法]

油脂性軟膏剤を製するには，油脂類，ろう類，パラフィンなどの炭化水素類などの油脂性基剤を加温して融解し，有効成分を加え，混和して溶解または分散させ，全体が均質になるまで混ぜて練り合わせる．水溶性軟膏剤を製するには，マクロゴールなどの水溶性基剤を加温して加温して融解し，有効成分を加え，全体が均質になるまで混ぜて練り合わせる．本剤のうち，変質しやすいものは，用時調製する．

[容器・包装]

気密容器を用いる（p. 263 **表 16-2** 参照）．製剤の品質に水分の蒸散が影響を与える場合は，低水蒸気透過性の容器を用いるか，低水蒸気透過性の包装を施す．

[特　徴]

本剤は，皮膚に適用するうえで適切な粘性を有する．軟膏剤の基剤の分類とその特徴を**表 12-5** に示す．**油脂性基剤**は皮膚を被覆して保護作用と軟化作用があり，乾燥型から湿潤型まで皮膚疾患に対する適応範囲が広い．代表的な油脂性基剤には白色ワセリンやプラスチベースがある（**表 12-6**）．**水溶性基剤**は皮膚の水性分泌物を吸着除去する作用があることから，湿潤型の皮膚疾患に使用される（**表 12-5**）．代表的な水溶性基剤にマクロゴール軟膏がある．マクロゴールは酸化エチレンと水との付加重合体で，重合度が増すにつれて，液体から固体に移行する（p. 179 **表 10-5** 参照）．重合度によって，それぞれの名称の後に 400，4000 などの数字をつける．この数字は 1500 を除き，分子量の程度を示している．平均分子量が 1,000 未満のものは液体，1,000 以上のものは固体である．吸湿性は分子量の増加とともに減少するが，水への溶解性は分子量にかかわらず極めて高い．マクロゴール軟膏は，常温で固体のマクロゴール 4000 と液体のマクロゴール 400 の等量混合物である．有効成分の含量が一定で，基剤の組成比が一定の範囲内であれば，その割合を変更することで軟膏の稠度を調節することができる．

表 12-5　軟膏剤の基剤の分類とその特徴

分類	適用皮膚疾患	特徴	例
油脂性基剤	乾燥型〜湿潤型	皮膚の被覆，保護作用がある 軟化作用がある （かさぶたを軟化して自然に脱落させる） 適応範囲が広い 刺激性が低い 皮膚浸透性が低い 使用感がよくない 水洗除去が困難	白色ワセリン 流動パラフィン プラスチベース シリコン 植物油 ミツロウ サラシミツロウ 単軟膏 白色軟膏（サラシミツロウ＋白色ワセリン）
水溶性基剤	湿潤型	水性分泌物を吸着除去するため，湿潤面を乾燥させる作用 水溶性が高い 水洗除去が容易	マクロゴール軟膏 マクロゴール

Let's try!
p.299, 問 22

表 12-6　代表的な油脂性基剤の特徴

種類	特徴
白色ワセリン	石油から得た炭化水素類の混合物を脱色して精製したもの 中性で刺激性がない 吸水性は小さい 水・エタノールにほとんど溶けない
プラスチベース	流動パラフィン(95%)に分子量 21,000 のポリエチレン樹脂を 5%加えて，加熱後，冷却しゲル化したもの 温度変化による稠度の変化が少ない

e　クリーム剤　Creams

[定　義]

　クリーム剤は，皮膚に塗布する，**水中油型**または**油中水型**に乳化した半固形の製剤である．油中水型に乳化した親油性の製剤については油性クリーム剤と称することができる．

[製造方法]

　本剤を製するには，通例，ワセリン，高級アルコールなどをそのまま，または乳化剤などの添加剤を加えて油相とし，別に，精製水をそのまま，または乳化剤などの添加剤を加えて水相とし，そのいずれかの相に有効成分を加えてそれぞれ加温し，油相および水相をあわせて全体が均質になるまでかき混ぜて乳化する．本剤のうち，変質しやすいものは，用時調製する．

[容器・包装]

　気密容器を用いる(p. 263　**表 16-2** 参照)．製剤の品質に水分の蒸散が影響を与える場合は，低水蒸気透過性の容器を用いるか，低水蒸気透過性の包装を施す．

[特　徴]

　本剤は，皮膚に適用するうえで適切な粘性を有する．クリーム剤の乳剤性基剤には，連続相が水である**水中油型**(o/w)，連続相が油相である**油中水型**(w/o)の 2 つのタイプがある(**図12-2**)．クリーム剤の基剤の分類とその特徴を**表 12-7** に示す．クリーム剤は皮脂腺からの分泌物質と容易に混和し，皮膚との親和性がよいため，薬物の浸透性が高い．主に乾燥型の皮膚疾患に使用される．湿潤面に使用すると分泌物の再吸収により症状を悪化させる場合がある．基剤に水相を有するため，保存中に水分が蒸発し物理的安定性が低下するため保存剤を配合する．代表的なクリーム剤の製造方法を**表 12-8** に示す．親水クリームや吸水クリームには，乳化剤として非イオン性界面活性剤のモノステアリン酸グリセリン(w/o 型)とポリ

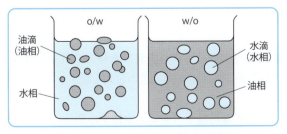

図 12-2　クリーム剤の水中油型(o/w)と油中水型(w/o)

表 12-7　クリーム剤の基剤の分類とその特徴

分類			適用皮膚疾患	特徴	例
乳剤性基剤	水中油型(o/w 型)		乾燥型	薬物を浸透させる作用が強い 使用感がよい 外観がきれいで清潔感がある 水洗除去容易 湿潤面では分泌物の再吸収により症状を悪化させる	親水クリーム バニシングクリーム[*2]
	油中水型(w/o 型)	水相あり	乾燥型		吸水クリーム 加水ラノリン コールドクリーム[*3]
		水相なし[*1]			親水ワセリン 精製ラノリン

[*1] 水相を欠く乳剤性基剤，水分を加えると w/o 型乳剤性基剤となる．
[*2] 皮膚に塗布後，クリームの白色が消える．
[*3] 基剤中の水分蒸散の際に気化熱を奪う．

表 12-8　代表的なクリーム剤の製造方法

種類	特徴
親水クリーム (o/w 型)	・白色ワセリン，ステアリルアルコール(乳化補助剤)の混合物に，非イオン性界面活性剤のモノステアリン酸グリセリン(w/o 型)とポリオキシエチレン硬化ヒマシ油 60(o/w 型)を乳化剤として加え，これに精製水，プロピレングリコール(保湿剤)，少量の保存剤を分散させる
吸水クリーム (w/o 型)	・白色ワセリン，セタノール(乳化補助剤)，サラシミツロウの混合物に非イオン性界面活性剤のソルビタンセスキオレイン酸エステル(w/o 型)とラウロマクロゴール(o/w 型)を乳化剤として加え，これに精製水と少量の保存剤を分散させる
親水ワセリン (w/o 型)*	・白色ワセリンにサラシミツロウ，乳化剤としてステアリルアルコールまたはセタノールに，コレステロールを加えたもの

* 水相を欠く乳剤性基剤，水分を加えると w/o 型乳剤性基剤となる．

オキシエチレン硬化ヒマシ油 60(o/w 型)や，ソルビタンセスキオレイン酸エステル(w/o 型)とラウロマクロゴール(o/w 型)が使用される(**表 12-2**)．

ゲル剤　Gels

[定　義]

　ゲル剤は，皮膚に塗布するゲル状の製剤である．本剤には**水性ゲル剤**および**油性ゲル剤**がある．

[製造方法]

　水性ゲル剤を製するには，有効成分に高分子化合物，そのほかの添加剤および精製水を加えて溶解または懸濁させ，加温および冷却，またはゲル化剤を加えることにより架橋させる．油性ゲル剤を製するには，有効成分にグリコール類，高級アルコールなどの液状の油性基剤およびそのほかの添加剤を加えて混和する．

[容器・包装]

　気密容器を用いる(p. 263　**表 16-2** 参照)．製剤の品質に水分の蒸散が影響を与える場合は，低水蒸気透過性の容器を用いるか，低水蒸気透過性の包装を施す．

[特　徴]

　本剤は，皮膚に適用するうえで**適切な粘性**を有する．**水性ゲル剤**はヒドロゲル(ハイドロゲル)とも呼ばれ，カーボポール，ヒドロキシプロピルセルロースなどの高分子にエタノー

ル，水などを配合したゲル基剤は透明感がある．水性ゲル剤は，消炎鎮痛の目的，尋常性ざ瘡（にきび）や乾癬の治療に使用される．塗布時にエタノールの揮発により急速に乾燥するため，虫刺され，かゆみ止めの抗ヒスタミン薬などにも利用され，清涼感・爽快感がある．エタノールは有効成分の溶解性の改善だけでなく，吸収を促進させる作用を持つ．

油性ゲル剤は，リオゲルとも呼ばれ，水分を吸収しやすく，乳剤性基剤と油脂性基剤の中間的な性質である．油性ゲルの基剤には，半固形の **FAPG 基剤** がある．FAPG 基剤は，プロピレングリコール（propylene glycol：PG）溶液に，ステアリルアルコールやセチルアルコールのような脂肪族アルコール（fatty alcohol：FA）を懸濁させて混合ゲル化したものであり，FA の含量を 25％から 50％に段階的に増加させるとその粘度が上昇する．

g 貼付剤　Patches

[定　義]

貼付剤は，皮膚に貼付する製剤である．本剤にはテープ剤およびパップ剤がある．

[製造方法]

本剤を製するには，通例，高分子化合物またはこれらの混合物を基剤とし，有効成分を基剤と混和し均質とし，支持体またはライナー（剥離体）に展延して成形する（**図 12-3**）．また，放出調節膜を用いた経皮吸収型製剤とすることができる．必要に応じて粘着剤，吸収促進剤などの添加剤を用いる．

[試験法]

経皮吸収型製剤は，**製剤均一性試験法**に適合する（p. 228 参照）．本剤は**粘着力試験法**に適合する（p. 252 参照）．本剤は**皮膚に適用する製剤の放出試験法**に適合する（p. 253 参照）．

[特　徴]

局所作用を目的とする貼付剤は，主に非ステロイド性消炎鎮痛剤を有効成分として，関節周囲炎，腱鞘炎，筋肉痛，外傷後の腫脹・疼痛などに使用される（**表 12-9**）．

1）テープ剤　Tapes

Let's try!
p.300,
問 24

[定　義]

テープ剤は，**ほとんど水を含まない**基剤を用いる貼付剤である．本剤には，**プラスター剤**および**硬膏剤**を含む．

[製造方法]

製法は，通例，樹脂，プラスチック，ゴムなどの非水溶性の天然または合成高分子化合物を基剤とし，有効成分をそのまま，または有効成分に添加剤を加え，全体を均質とし，布に展延またはプラスチック製フィルムなどに展延もしくは封入して成形する．また，有効成分と基剤またはそのほかの添加剤からなる混合物を放出調節膜，支持体およびライナー（剥離

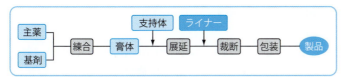

図 12-3　貼付剤の一般的な製造工程

表 12-9　局所作用を期待する代表的な貼付剤

薬効分類	薬物	製品 テープ剤	製品 パップ剤
非ステロイド消炎鎮痛薬	インドメタシン	カトレップ®テープ セラスター®テープ	アコニップ®パップ イドメシンコーワパップ インサイド®パップ インテナース®パップ カトレップ®パップ コリフメシン®パップ ゼムパック®パップ ハップスター®ID ラクティオン®パップ
	ケトプロフェン	モーラス®テープ	モーラス®パップ
	ジクロフェナクナトリウム	ナボール®テープ ボルタレン®テープ	ナボール®パップ
	フェルビナク	セルタッチ®テープ スミル®テープ ファルジー®テープ	セルタッチ®パップ
	フルルビプロフェン	ゼポラス®テープ フループ®テープ ヤクバン®テープ	アドフィード®パップ ゼポラス®パップ フルルバン®パップ
	エスフルルビプロフェン・ハッカ油	ロコア®テープ	
	ロキソプロフェンナトリウム水和物	ロキソニン®テープ	ロキソニン®パップ
サリチル酸メチル配合薬	サリチル酸メチル・dl-カンフル・l-メントール		MS 冷シップ
	サリチル酸メチル・dl-カンフル・トウガラシエキス		MS 温シップ
副腎皮質ステロイド薬	フルドロキシコルチド	ドレニゾン®テープ	
局所麻酔薬	リドカイン	ペンレス®テープ	

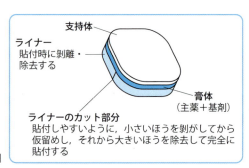

図 12-4　テープ剤の製造模式図

体)でできた放出体に封入し成形して製することができる(**図 12-4**)．

[容器・包装]

　密閉容器を用いる(p. 263　**表 16-2** 参照)．製剤の品質に湿気が影響を与える場合は，防湿性の容器を用いるか，防湿性の包装を施す．

[特　徴]

　局所作用を目的にした**テープ剤**は，非ステロイド性消炎鎮痛薬のほかに，湿疹・皮膚炎群に副腎皮質ホルモンテープ剤(ドレニゾン®)，静脈留置針穿刺時の疼痛緩和にリドカインテープ剤(ペンレス®)が使用される(**表 12-9**)．全身作用を目的としたテープ剤には，多くの

疾患に対する治療の目的で**経皮吸収型製剤**がある（**表 12-10**）．テープ剤は肝初回通過効果を回避することができるが，角質層から皮膚を透過できる薬物の物性値は限られる（**表 12-11**）．一般に，分子量が小さいこと（＜500 Da），適度な脂溶性を有すること（オクタノール・水分配係数 log P≒2〜4）および融点が低い（＜200℃）などの限られた性質を有する薬物が挙げられる（**表 12-10**）．経皮吸収速度は，分子量が小さい薬物，あるいは融点が低い薬物のほうが速くなる傾向がある．

2）**パップ剤** Cataplasma/ Gel Patches

［定　義］

パップ剤は，**水を含む基剤**を用いる貼付剤である．

表 12-10　全身作用を期待する経皮吸収型製剤

薬効分類	薬物	医薬品名	分子量	オクタノール/水分配係数（log P）	融点（℃）	適用
禁煙補助薬	ニコチン	ニコチネル®TTS	162.2	1.1	−79	ニコチン依存症の禁煙補助
冠動脈拡張薬	ニトログリセリン	ニトロダーム®TTS	227.7	1.0	13	狭心症
	硝酸イソソルビド	フランドル®テープ	236.1	1.3	70	狭心症，心筋梗塞（急性期を除く），その他の虚血性心疾患
気管支拡張薬	ツロブテロール	ホクナリン®テープ	227.7	3.1	89〜91	気管支喘息などによる呼吸困難など諸症状の寛解
アルツハイマー型認知症治療薬	リバスチグミン	リバスタッチ®パッチ イクセロン®パッチ	250.3	2.3	123	認知症症状の進行抑制
女性ホルモン薬	エストラジオール	エストラーナ®テープ	272.3	4.2	173〜179	更年期障害症状の軽減
ドパミン作動薬（非麦角系）	ロピニロール塩酸塩	ハルロピ®テープ	296.8	2.7	244	パーキンソン病
抗ヒスタミン薬	エメダスチンフマル酸塩	アレサガ®テープ	302.4	1.3	149〜152	アレルギー性鼻炎
パーキンソン病治療剤	ロチゴチン	ニュープロ®パッチ	315.4	4.7	75〜77	パーキンソン病
β_1 遮断薬	ビソプロロール	ビソノ®テープ	325.4	2.6	29	本態性高血圧症（軽症〜中等症）
持続性疼痛治療薬	フェンタニル	デュロテップ®MTパッチ	336.4	3.9	83〜84	各種がん性疼痛の鎮痛（麻薬性）
過活動膀胱治療薬	オキシブチニン塩酸塩	ネオキシ®テープ	357.4	4.3	56〜58	過活動膀胱における尿意切迫感，頻尿および切迫性尿失禁
非定型抗精神病薬（セロトニン・ドパミン拮抗薬）	ブロナンセリン	ロナセン®テープ	367.5	5.1	123〜126	統合失調症
持続性疼痛治療薬	ブプレノルフィン	ノルスパン®テープ	467.6	3.8	209	慢性疼痛の鎮痛（非麻薬性）
	フェンタニルクエン酸塩	フェントス®テープ	528.5	3.9	83〜84	各種がん性疼痛の鎮痛（麻薬性）

198 Ⅲ 各種医薬品製剤

表 12-11 経皮吸収型製剤の特徴

利点	欠点
肝初回通過効果を受けない 経口投与できない患者にも適用できる 一定時間安定した血中濃度が維持できる(薬効の持続化) 投与(吸収)の中断・再開が容易にできる 長期間繰り返し投与ができる 吸収速度の制御ができる	作用が発現するまでに時間を要する 分子量の大きい薬物(>500)には適さない 水溶性薬物($\log P < 1$)と高脂溶性薬物($\log P > 5$)には適さない 皮膚の損傷などにより吸収が著しく変化する 同じ部位に繰り返し適用することで皮膚がかぶれる

[製造方法]

　有効成分を精製水，グリセリンなどの液状の物質と混和し，全体を均質にするか，水溶性高分子，吸水性高分子などの天然または合成高分子化合物を精製水と混ぜて練り合わせ，有効成分を加え，全体を均質にし，布などに展延して成形する．

[容器・包装]

　気密容器を用いる(p. 263 **表 16-2** 参照)．製剤の品質に水分の蒸散が影響を与える場合は，低水蒸気透過性の容器を用いるか，低水蒸気透過性の包装を施す．

[特　徴]

　パップ剤は，主に局所の消炎や鎮痛を目的に使用される(**表 12-9**)．湿布剤と呼ばれており，**冷感タイプ**と**温感タイプ**に分けられるが，両者ともサリチル酸メチルと *dl*-カンフルが添加される．冷感タイプは，打撲など頸部，腰部などの局所の炎症部位における発熱や痛み対して，比較的初期の急性期に使用される．パップ剤は水分を多く含むため，皮膚に貼付することで布を通して水分の蒸発が徐々に生じ皮膚の表面温度を 3℃ 程度低下させるとともに，*l*-メントールの作用により冷却感を与える．冷感刺激より局所患部の血管を収縮させることで炎症を抑えて痛みを軽減する．温感パップは，局所での急性的な炎症や腫脹が治まった後の炎症や痛み，あるいは慢性疾患に対して使用される．トウガラシエキスやノニル酸ワリニルアミドの作用により，皮膚の温感点を刺激して貼付部位に温かさを感じさせるが，パップ剤からの水分の蒸発に伴う気化熱による冷却効果のため，皮膚の表面温度は 2℃ 程度低下する．温感刺激により局所の血管を拡張することで炎症物質の吸収を促進し，炎症を抑えて痛みを軽減する．

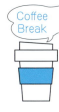

日本初のシャンプー製剤（シャンプー様外用液剤）

　ステロイドであるクロベタゾールプロピオン酸エステルを有効成分とする頭部の尋常性乾癬の治療のためのシャンプー製剤（コムクロ®シャンプー0.05％，マルホ（株））は，乾いた状態（洗髪前）の頭皮に短時間（15分間）だけ塗布し，その後水または湯でよく泡立てて洗い流す（図）．頭部の乾癬では，髪の毛の隙間からステロイドのローション剤を塗布していた．しかし頭皮におけるステロイドの経皮吸収性は高く，局所的な副作用が懸念される．また，患者が頭皮の広範囲にわたる場合や複数の箇所にある場合には，塗布後のべとつきにより使用満足度が低く，塗布するのが難しいことなどが課題であった．シャンプー製剤は洗い流すため，アドヒアランスの向上，短時間接触による副作用の軽減につながる．ほかの市販のシャンプーをあわせて使う必要はないが，普段使用しているシャンプーやリンスなどを追加で使用してもかまわないので利便性も高い．

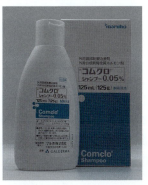

図　シャンプー製剤（シャンプー様外用液剤）の外観

Ⅲ　各種医薬品製剤

13 その他の製剤

学習の目標
- 代表的な生物関連医薬品の種類と特徴について説明できる.
- 代表的な放射性医薬品の種類と特徴について説明できる.
- 製剤総則に定められた生薬関連製剤の種類と特徴を説明できる.
- 生薬関連製剤の製造方法と特徴を説明できる.
- 生薬関連製剤に用いられる添加物の種類と性質について説明できる.

　生物関連医薬品には，微生物，動物に由来する，あるいは生物が産生する物質に由来する**生物学的製剤**と，ヒトや動物の細胞を用いて製造する，あるいはバイオテクノロジーの技術を用いて細胞を用いて生産される**生物医薬品**がある.

　放射性医薬品には診断や機能検査に用いられるものがあり，いずれも医薬品としての取り扱いのほか，放射性物質に対する安全性に留意し，放射性物質に関する法律に基づいた取り扱いが必要である.

　生薬関連製剤には，**エキス剤**，**丸剤**，**酒精剤**，**浸剤・煎剤**，**茶剤**，**チンキ剤**，**芳香水剤**，**流エキス剤**がある.

a 生物関連医薬品　Biopharmaceutical

　医薬品医療機器等法には**生物学的製剤**の定義，規定はないが，これに相当するものとして**生物由来製品**および**特定生物由来製品**を定義づけている. 生物学的製剤は WHO の定義では「動物，細胞，微生物など生物由来の物質（あるいはそれらの半合成類似体）のうち物理化学的試験だけではその力価や安全性が評価されないもの」とされ，生物学的試験法や国家検定を必要とするものと位置づけられている. 主として感染症の治療，予防，診断に用いられる病原微生物そのもの，免疫抗体などと血液そのもの，および血液成分を製剤化した製剤の総称をいい，**ワクチン**，**トキソイド**，**抗毒素**，**血液製剤**，**免疫グロブリン**，**抗生物質**，**酵素**，**ホルモン**などがこれに属する.

　近年のバイオテクノロジーの発展により，従来動物などから抽出して製造されていた医薬品について，遺伝子操作を行って大腸菌などの細胞を培養することで，目的の成分を大量に生産することが可能となった. このように細胞を培養して製造される医薬品は**生物医薬品**と呼ばれ，**バイオテクノロジー応用医薬品**と**生物起源由来医薬品**に分類される. 医薬品医療機器等法においては，生物医薬品のうち保健衛生上特別な注意が必要なものを「生物由来製品」として指定している. 生物由来製品には，遺伝子組み換え製剤（インターフェロン，インスリン，成長ホルモンなど）や自己由来製品（尿由来のアレルゲンエキス），血液製剤，ワクチンなどがあり，その中でヒト血液製剤は「特定生物由来製品」として指定されている.

　抗生物質は従来，「微生物によりつくられ，微生物の発育や機能を阻止する物質」と定義されているが，今日では，微生物がつくり出したさまざまなシード化合物に多様な化学修飾

表 13-1　ワクチン，トキソイド，抗毒素の分類

分類		例
ワクチン	不活化ワクチン	インフルエンザ，コレラ，腸チフス，パラチフス，肺炎球菌，B 型肝炎，百日咳，日本脳炎，狂犬病，発疹チフス，HPV ワクチン（2 価，4 価，9 価）
	弱毒生ワクチン	おたふくかぜ，水痘，痘そう，BCG，風疹，ポリオ，麻疹
トキソイド		ジフテリアトキソイド，破傷風トキソイド，ハブトキソイド
抗毒素		ジフテリア抗毒素，破傷風抗毒素，ハブ抗毒素，マムシ抗毒素，ボツリヌス抗毒素，ガス壊疽抗毒素

を施すことで，抗菌作用だけにとどまらず，抗真菌薬，抗ウイルス薬，抗がん薬などが開発されている．そのため抗生物質は，広義の意味では生物学的製剤であるが，通常，医薬品を分類するときには別扱いとされている．医薬品の薬効分類からみると，生物学的製剤は，ワクチン類，毒素およびトキソイド類，抗毒素類およびレプトスピラ血清類，血液製剤類，生物学的試験用製剤類，混合生物学的製剤，その他の生物学的製剤に分類されている．その他の生物学的製剤には，インターフェロン類，テセロイキン，セルモロイキン，トシリズマブ，バシリキシマブ，ムロモナブ-CD3 といったバイオ製品が挙げられる．

1)　ワクチン，トキソイド，抗毒素（表 13-1）

ワクチンには不活化ワクチンと，弱毒生ワクチンがある．不活化ワクチンは死菌あるいは抗原を抽出，あるいは遺伝子組み換えにより細胞培養により産生させた抗原を用いて免疫を獲得させるものである．不活化ワクチンとして，インフルエンザ，コレラ，腸チフス・パラチフス，肺炎球菌，B 型肝炎，百日咳，日本脳炎，狂犬病，発疹チフス，ヒトパピローマウイルス（HPV）ワクチンなどがある．弱毒生ワクチンは，ウイルスや細菌の病原性の弱い菌株を生きたまま投与して免疫を獲得させるものである．弱毒生ワクチンには，おたふくかぜ，水痘，痘そう，BCG，風疹，ポリオ，麻疹がある．トキソイドは，菌が産生する毒素を用いて，抗原性を損なわないように処理したもので，ワクチンと同様に，接種により免疫を獲得できる．抗毒素は，ジフテリアやヘビ毒などの毒をウマなどの動物を使って免疫し，血漿中の免疫グロブリンを集めたものである．ワクチン，トキソイドは予防接種に用いられ，抗毒素は治療に用いられる．前者は免疫を得るまでに時間がかかるが，得られた免疫は持続する．後者は免疫血清そのものであり，直ちに効果が現れるが持続性はない．試験用製剤としては，精製ツベルクリン，水痘抗原，インフルエンザ診断用ウイルス液，診断用乾燥風疹 HA 抗原，日本脳炎抗原，サルモネラ診断血清，赤痢診断血清などがある．

日本国内で承認されている HPV ワクチンには，HPV16，18 型をターゲットとする 2 価ワクチン（サーバリックス®），HPV6，11，16，18 型に対対する 4 価ワクチン（ガーダシル®），および HPV6，11，16，18，31，33，45，52，58 型をターゲットとする 9 価ワクチン（シルガード 9®，2020 年 7 月承認）がある．これらはいずれも，遺伝子組み換え技術を用いて HPV の殻表面のタンパク質を発現させ，ウイルスに似せた粒子（virus-like particles：VLP）を人工的に作製したものを抗原として利用する不活化ワクチンである．わが国においては 2010 年度から HPV ワクチン接種に対する公費助成が開始され，2013 年 4 月には予防接種法に基づき定期接種化さたが，接種後に広範な疼痛や運動障害などの多様な症状が報告され，わずか 2 ヵ月後の同年 6 月には厚生労働省により積極的勧奨の一時差し控えが発出された．欧米各国での HPV ワクチンの接種率が 40〜80％であるのに対し，HPV ワクチンの接種が自由意志

に委ねられていたわが国での接種率は 2016 年現在でわずか 0.6％にとどまった．しかし，2021 年 11 月に安全性について特段の懸念が認められないことが確認され，接種による有効性が副反応のリスクを明らかに上回ると認められたため，積極的な勧奨の差し控えが終了した．当初，HPV ワクチンの子宮頸がん予防効果は約 10 年間持続すると報告されてはいるが，わが国では 2010 年度以降，ワクチン接種群/非接種群が存在する結果となった．また，子宮頸がんに関連する HPV の型は現在カバーされる 9 つの型以外にも存在することから，ワクチン接種の予防効果については今後の検証を待たなくてはならない．

2) 生物医薬品

生物医薬品はヒトや動物または微生物などの細胞を培養して製造される医薬品であり，バイオテクノロジー応用薬品と生物起源由来薬品とに分類される．

バイオテクノロジー応用医薬品として最初に開発されたものは，ヒトインスリンである．以前はブタやウシなどの膵臓から抽出したインスリン製剤が使用されていたが，種の異なるインスリンはヒトにとって異物となり，免疫反応が誘発される場合があった．しかし，ヒトのインスリン遺伝子を大腸菌に導入し，大腸菌にヒトインスリンを産生させることによって，免疫反応の問題やロットによる効力差が改善され，品質の高いインスリンの安定供給が可能になった．このような遺伝子組み換えによるバイオテクノロジー応用医薬品としては，ほかにヒト成長ホルモン，インターフェロン，ワクチン，エリスロポエチン，インターロイキン，血液凝固因子などがある．

生物起源由来医薬品は，本来動物の生体内でつくられるものを細胞を培養することによって産生させるもので，ウロキナーゼ，インターフェロン，組織プラスミノーゲン活性化因子，モノクローナル抗体などがある．インターフェロンは B 型，C 型肝炎のウイルスの増殖抑制や，がん，白血病の治療に用いられる．現在，臨床に用いられているインターフェロンには，インターフェロン α，インターフェロン α-2a，インターフェロン α-2b，インターフェロン β，インターフェロン β-1b，インターフェロン γ がある．それらの製造には，ヒト細胞を培養し，生ウイルスや不活化ウイルスを用いてインターフェロンを培養細胞に誘導・産生させる場合と，大腸菌にヒトのインターフェロン α や β あるいは γ 遺伝子を組み込み，遺伝子組み換えによりヒトインターフェロンを産生させて抽出精製する方法がある．また，モノクローナル抗体，トシリズマブは，マウスで作製された抗ヒト IL-6 レセプターモノクローナル抗体をもとに遺伝子組み換え技術により産生されたヒト化モノクローナル抗体で，これらが IL-6 より先に免疫応答タンパクの鍵穴に結合し，異常な免疫タンパク生成を阻害する分子標的医薬品である．関節リウマチ，全身型突発性若年性関節炎に適用される．バシリキシマブは IL-2 レセプター α 鎖（CD25）に対するヒト/マウスキメラ型モノクローナル抗体で，シクロスポリンおよびステロイドと併用することにより，急性拒絶反応の発現を抑制する．しかし，これら生物医薬品には細胞株の安定性，遺伝子の安定性，ウイルスによる汚染，培地由来の成分の問題など，安全供給の面で注意すべき点がある．

3) 再生医療等製品

再生医療等製品とは，ヒトや動物由来の細胞に培養や加工などを行い，身体の構造や機能の再建，修復，あるいは形成を促す製品で，疾病の治療や予防を目的として使用される．その他，遺伝子治療などヒトや動物の細胞に遺伝子を導入して使用するものも含まれる．これらは「医薬品，医療機器等の品質，有効性及び安全性の確保等に関する法律」で規定されて

いる．

　再生医療等製品の特性として，アンメット・メディカルニーズに対応した製品であるため，治験に登録できる患者数に制限があること，治験において対照試験で，治療上の有用性の真のエンドポイントを示すことが困難な場合があること，および原材料の細胞の品質が不均一であることによる評価の困難さなどが挙げられる．したがって，従来の医薬品のように承認に至るまでの規制をそのまま適用してしまうと，治験や承認審査が長期化するリスクが高くなる．そこで，再生医療等製品の特性を踏まえた規制の構築として，期限つきで特別に早期に承認できる条件・期限付承認制度が 2013 年に導入された．これにより，開発に要する期間を短縮できるようになった．従来の医薬品について承認を取得するためには安全性と有効性を証明しなければならないが，条件・期限付承認制度では，安全性を確認したうえで有効性を推定できる治験のデータがあれば，承認申請することができる．また，条件・期限付承認を得た再生医療等製品は保険適用の対象となり，企業は，条件・期限付承認を取得してからさらに有効性と安全性を検証し，7 年以内の期限内に再度承認申請を行って承認されれば，引き続き販売できる．再生医療等製品には，細胞を使って身体の構造等の再建する製品，ウイルスに先天的に欠損した遺伝子を保持させ，患者に投与して遺伝性疾患を治療することを目的とした製品など，国内で承認されているものは 13 ある（2021 年 6 月現在）．

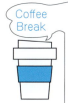

非常に高額ながん免疫細胞療法薬
　チサゲンレクルユーセル（キムリア® 点滴静注，ノバルティスファーマ（株），2019 年 3 月承認）は，患者末梢血由来の T 細胞に，遺伝子組み換えレンチウイルスベクターを用いて CD19 抗原を特異的に認識する CAR（キメラ抗原受容体）を導入し，培養・増殖させた T 細胞を構成細胞としたヒト体細胞加工製品であり，患者の体内に点滴静注で戻すことにより，CD19 抗原を細胞表面に発現する B 細胞性の腫瘍を認識して攻撃する新規のがん免疫細胞療法薬である．キムリアによる治療では継続的な投与を必要とせず，投与は一度のみである．CD19 陽性再発または難治性の B 細胞性急性リンパ芽球性白血病，ならびに CD19 陽性再発または難治性のびまん性大細胞型 B 細胞リンパ腫の治療に適用される．薬価は 3264 万 7761 円 /1 患者あたりと非常に高額である．

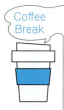

国内最高額の脊髄性筋萎縮症治療薬
　オナセムノゲン アベパルボベク（ゾルゲンスマ® 点滴静注，ノバルティスファーマ（株），2020 年 3 月承認）は，アデノ随伴ウイルス 9（AAV9）型のカプシドタンパク質の殻に，ヒト生存運動ニューロン遺伝子を封入した非増殖性の遺伝子組み換えアデノ随伴ウイルスである．点滴で静脈内に投与し，抗 AAV9 抗体が陰性の患者の脊髄性筋萎縮症の治療に使用される．薬価は 1 億 6707 万 7222 円 /1 患者あたりであり，国内最高額である．

4）血液製剤

　血液製剤はヒトの血液に由来する製剤をいう．血液製剤は，**全血製剤**，**血液成分製剤**，**血漿分画製剤**に分類される．人全血液，赤血球製剤，人血漿，血小板，血漿タンパク質，血清アルブミン，人フィブリノゲン，人血液凝固因子，人免疫グロブリン，人アンチトロンビン，ハプトグロビンがあり，その概要を**表 13-2** に示した．全血，赤血球製剤，血小板製剤については，輸血による GVHD（graft versus host disease：移植片対宿主病）に対する予防処置として 15～50 Gy 以下の線量で照射することにより輸血後 GVHD を減少させることが

表 13-2　代表的な血液製剤

分類	製剤一般名	有効期間・保存	概要・適用
全血製剤	人全血液 照射人全血液	採血後 21 日間 2〜6℃	大量失血
血液成分製剤	人赤血球濃厚液 照射人赤血球濃厚液	採血後 21 日間 2〜6℃	遠心分離によって赤血球層を集めたもの
	洗浄人赤血球浮遊液 照射洗浄人赤血球浮遊液	製造後 24 時間 2〜6℃	遠心分離して集めた赤血球を洗浄して白血球を除去したもの
	白血球除去赤血球 照射白血球除去赤血球		特殊なフィルターを用いて白血球をできるだけ除去したもの
	解凍人赤血球濃厚液 照射解凍人赤血球濃厚液	製造後 12 時間以内 2〜6℃	まれな血液型の血液は，赤血球を凍結保存し，必要なときに解凍，洗浄して使用
	合成血 照射合成血	製造後 24 時間以内 2〜6℃	O 型の赤血球に AB 型の血漿を加えたもの．ABO 式血液型不適合による新生児溶血性疾患
	新鮮凍結人血漿	採血後 1 年間 −20℃ 以下	血液凝固因子の補充，循環血漿量不足の補充
	人血小板濃厚液 照射人血小板濃厚液	採血後 72 時間 20〜24℃，要振とう	血小板減少症
血漿分画製剤	人血清アルブミン	国家検定の日から 2 年間有効 30℃以下，禁凍結	出血性ショック，やけどや腎障害などによるアルブミン喪失または合成能低下
	乾燥濃縮人血液凝固第Ⅷ因子		血友病 A 患者 遺伝子組み換え製剤もある
	人免疫グロブリン	国家検定の日から 2 年間有効 10℃以下，禁凍結	無・低グロブリン血症，麻疹や A 型肝炎，ポリオの発症予防および症状軽減．特発性血小板減少性紫斑病など
	抗人免疫グロブリン		抗破傷風：破傷風の発症予防および治療，抗 Rho：血液型不適合による溶血，抗 HBs：HB ウイルス汚染血液による輸血事故の際の B 型肝炎の発症予防
	乾燥濃縮人アンチトロンビンⅢ		血栓形成傾向，汎発性血管内凝固症候群（DIC）
	人ハプトグロビン		熱傷，熱傷，輸血などによる溶血反応によるヘモグロビン血症治療

できる．しかし，放射線照射を行った全血および赤血球製剤では保存中にカリウム濃度の上昇が認められるため，新生児や高カリウム血症，腎障害のある患者では注意が必要である．**血漿分画成分**には，アルブミン，フィブリノゲン，血液凝固因子，免疫グロブリン，アンチトロンビン，ハプトグロビンがある．これらのタンパク質起源の製剤は血液の分別沈殿法，イオン交換クロマトグラフィーやアフィニティクロマトグラフィーなどのクロマトグラフィーを組み合わせることによって分離精製される．ヒトの血漿中にはタンパク質が約 7〜8％含まれ，その約 60％はアルブミンで浸透圧や血流量の維持に役立っている．アルブミン製剤は低アルブミン血症や出血性ショックに使用される．また，血漿タンパク質の約 25％はグロブリンで，免疫機能を担っている．低，無γグロブリン血症や特発性血小板減少性紫斑病，重症感染症での抗生物質との併用治療などに用いられている．**血液凝固因子製剤**は血友病に，アンチトロンビンは血栓形成傾向や**汎発性血管内凝固症候群（DIC）**に用いられている．ハプトグロビンはヘモグロビンと特異的に結合する糖タンパク質で，溶血によるヘモグロビン血症やヘモグロビン尿症の治療に用いられる．

a) 血液製剤の問題点

血液製剤の原料血液は献血によるものであるが，不足分については輸入されている．近年，輸血による HIV，肝炎ウイルス，変異型クロイツフェルト・ヤコブ病などの感染が問題となったが，血液製剤の安全性確保が非常に重要である．血液製剤の安全性確保には献血時の問診および原料血液の検査が重要な項目となる．感染症のスクリーニングには，HBs 抗原，HBc 抗体，HBs 抗体，HCV 抗体，HTLV（ヒト T リンパ球向性ウイルス）抗体，HIV1，2 抗体を用いたウイルスに対する検査と梅毒に対する検査が行われている．しかし，**ウインドウピリオド**（感染初期にウイルス量が少なく検査の検出限度以下であるため，感染していることを検査で検出できない期間）を短縮し，検出効率を高めることはできても，ウイルスの存在を完全に否定することはできない．エプスタイン・バーウイルスや，サイトメガロウイルス，ヒトパルボウイルス B19，プリオンなどについては有効なスクリーニング法が確立されておらず，問診で感染の疑いがある血液を排除することが重要な汚染防止対策となっている．ウイルスの除去，または不活化を行うには，加熱法，免疫吸着法，界面活性剤処理法，有機溶媒による方法，膜ろ過法などがあり，これらが組み合されて処理されている．しかし必ずしもすべてのウイルスを不活化または除去できるわけではなく，さまざまな問題点が残されている．

b) 生物学的製剤の添加剤

生物学的製剤には**保存剤**を添加することができる．以前は添加する保存剤としてチメロサールを 0.01％の濃度で添加することが生物学的製剤基準の医薬品各条で規定されていたが，ほかの保存剤を添加することができるという条文に改められ，チメロサール以外の保存剤の使用が可能になった．チメロサールは水銀を含み，過敏症（発熱，発疹，蕁麻疹，紅斑，かゆみなど）が報告されている．

血液製剤については，採血時の血液凝固を防ぐため，クエン酸ナトリウムが添加される．血液保存液には A 液と C 液があり，A 液にはクエン酸，クエン酸ナトリウム，ブドウ糖が含まれ，C 液には上記にリン酸二水素ナトリウムが加えられる．赤血球の保存には MAP 液が使用される（**表 13-3**）．MAP 液にはアデニンが含まれているため赤血球の機能が保持されやすい．ウイルスを不活化するために 60℃，10 時間の液状加熱処理を行う場合，タンパク質を安定化させるためにアセチルトリプトファンナトリウムやカプリル酸ナトリウムが添加される．グロブリン製剤ではアミノ酸が**安定化剤**として使用される．

表 13-3　血液保存液および赤血球保存液の組成

血液保存液	組成		赤血球保存液 MAP 液	組成
	A 液（g/L）	C 液（g/L）		（g/L）
• クエン酸ナトリウム	22.0	26.30	• D-マンニトール	14.57
• クエン酸	8.0	3.27	• アデニン	0.14
• ブドウ糖	22.0	23.20	• リン酸二水素ナトリウム	0.94
• リン酸二水素ナトリウム	—	2.51	• クエン酸ナトリウム	1.50
			• クエン酸	0.20
			• ブドウ糖	7.21
			• 塩化ナトリウム	4.97

c) 血液製剤の管理

　血液製剤は，人体の一部である血液を原料とする点でほかの医薬品とは異なり，採血時の問診や採取された血液に対する検査，ウイルスの不活化・除去工程の充実などにより，安全性の確保・向上がなされているが，血液製剤による未知のウイルスなどの混入を完全に否定することはできない．したがって，将来，血液製剤の投与による患者へのウイルスなどの感染のおそれが生じた場合，当該製剤の投与に関し患者への連絡が必要となる可能性がある．各医療機関および薬局においては**血液製剤管理簿**を作成のうえ，血液製剤の製品名，製造番号，当該製剤の投与日または処方日，投与または処方を受けた患者の氏名，住所などの記録を同管理簿に記載し，**20 年間**保管・管理しなければならない．

b 放射性医薬品　Radiopharmaceuticals

　放射性医薬品は放射性同位元素（放射性核種）を含んだ医薬品で，**治療用医薬品**，**診断用医薬品**，**体外診断用医薬品**の 3 種類に分類される．放射性医薬品の一般の医薬品と異なる点は，**診断**や**治療**の手段として**放射線**を利用するもので，用いられる物質量は極めて微量であり，取り扱い上，放射能表示に検定日または検定日における放射能が記載されること，放射能標識，有効期間の表示が要求されていることなどである．

1) 治療用医薬品

　治療用医薬品は一般に β 線を放出する放射性核種を有効成分とする．β 線などの放射線には細胞増殖抑制作用，殺細胞作用があるので，β 線放出核種を含む治療用医薬品はそれを利用してがんの治療に使用される．また，治療用医薬品それ自体のがん集積能力を利用して静脈内に投与する場合，または放射性同位元素を含む液体あるいは固体として直接がん組織に入れる場合もある．がん組織に集まった放射性同位元素は，それ自身が放出する β 線などによって，がん細胞の増殖を抑制したり死滅させたりする．液体で静脈内投与される治療用医薬品の代表例はヨウ化ナトリウム（^{131}I）やストロンチウム塩化物（^{89}Sr）である．ヨウ化ナトリウムは（^{131}I）は甲状腺がんに取り込まれる性質があるため，甲状腺がんの治療に利用される．ストロンチウム塩化物（^{89}Sr）はがんの骨転移部分に集積するため，骨転移疼痛の緩和に利用される．治療用医薬品の核種は，そのほとんどが原子炉で生産されている．

2) 診断用医薬品

　診断用医薬品は多くの場合，低〜中エネルギーの γ 線を放出する放射性核種で，標識された化合物を有効成分とする．脳・心臓・肝臓などの臓器，がん，疾患あるいは診断目的に応じたさまざまな化学構造の製剤がある．これらは，いずれも診断したい病態，たとえば血流量やエネルギー代謝の変化に応じて特異的に分布するように有効成分の分子構造が設計されている．^{131}I ヨウ化ナトリウムは甲状腺がんの治療に用いられる．また，ヨウ素には ^{123}I，^{125}I，^{131}I との 3 種類の核種が存在するが，医療用に使用されるのは ^{123}I と ^{131}I である．^{123}I は半減期が短いので，甲状腺機能の診断に用いられている．また ^{99m}Tc は ^{99}Mo の娘核種であり，ジェネレータでミルキングによって製造される短半減期の核種で，さまざまな診断に用いられる．過テクネチウム酸イオンはヨウ素イオンに類似した挙動を示し，血液脳関門に障害がある場合には脳内によく集積するので，脳腫瘍の診断に利用される．診断用医薬品は，その対象患者に投与すると，疾患の状態に応じた特有の体内分布を示す．その分布は，診断用医

表 13-4　ポジトロン断層撮影（PET）に使用される主な診断薬

核種	半減期	主な診断薬	適用
^{11}C	20分	メチオニン 酢酸 メチルスピペロン	アミノ酸代謝，腫瘍検査 心筋の検査 脳機能検査（ドパミンD_2受容体）
^{13}N	10分	アンモニア	心筋血流量の検査
^{15}O	2分	酸素ガス 水	脳酸素消費量の検査 脳血流量の検査
^{18}F	110分	フルオロデキオキシグルコース フルオロドーパ	腫瘍検査，心機能検査，脳機能検査 脳機能検査（ドパミン代謝）

薬品が放出するγ線を体外から三次元的に検出し，放射能分布として**シンチレーションカメラ，単一フォトン放射断層撮影**（single photon emission computed tomography：SPECT）装置などの核医学診断装置により画像化される．診断用医薬品の体内分布は患者個々の病気の状態を正確に反映するので，問題となる臓器内の分布状態およびその時間的変化から病態を診断することができる．診断用核種は原子炉あるいはサイクロトロンで生産されている．また最近では，^{11}C, ^{13}N, ^{15}O, ^{18}F などの陽電子放出核種を用いた**ポジトロン断層撮影**（positoron emission tomography：PET）装置による非侵襲的な生体機能診断法が普及している．これらはサイクロトロンを用いて製造される短寿命核種である（**表13-4**）．

3）　体外診断用医薬品

　　ある種の疾病は，特定のビタミンやホルモンの欠乏ないしは過剰によって引き起こされる．疾病に応じて体内に出現あるいは変動するそれら成分を同定・定量することにより，病気の診断に役立つ．しかし，これらの成分があまりに微量な場合，一般的な化学的方法では

表 13-5　日本薬局方収載の放射性医薬品

放射性医薬品	核種	半減期	適用	壊変形式
2-デオキシグルコース	^{11}C	20分	脳の代謝機能の診断	β^+
クロム酸ナトリウム注射液	^{51}Cr	28日	血流量および赤血球寿命の測定	β^+, EC
クエン酸第二鉄	^{59}Fe	45日	鉄代謝，造血機能，貧血の診断	β^-
シアノコバラミン	^{57}Co	272日	ビタミンB_{12}の吸収の診断	EC
シアノコバラミン	^{58}Co	71日	ビタミンB_{12}の吸収の診断	EC, β^+
ガリウムクエン酸塩	^{67}Ga	3.3日	悪性腫瘍，炎症性疾患の診断	EC
ジメルカプトコハク酸錯体	^{99m}Tc	6時間	腎疾患の診断	IT, β^-
過テクネチウム酸ナトリウム			脳腫瘍，脳血管障害，甲状腺・唾液腺の診断	
インジウム塩化物	^{111}In	2.8日	造血骨髄疾患の診断	EC
ヨウ化ナトリウムカプセル	^{123}I	13時間	甲状腺機能の診断	EC
ヨウ化ナトリウムカプセル	^{131}I	8.0日	甲状腺機能亢進症，甲状腺がんの治療 甲状腺がん転移巣の診断	β^-
ヨウ化血清アルブミン	^{131}I	8.0日	血液量，心拍出量の診断	β^-
ヨウ化ヒプル酸ナトリウム	^{131}I	8.0日	腎・尿路疾患の診断	β^-
キセノンガス，キセノン注射液	^{133}Xe	5.2日	局所血流，肺換気能検査	β^-
金コロイド	^{198}Au	2.7日	骨髄機能の診断	β^-
タリウム塩化物	^{201}Tl	73時間	シンチグラフィーによる心筋，副甲状腺，腫瘍の診断	EC

EC：軌道電子捕獲，IT：核異性体転移，β^-：β^-壊変，β^+：β^+壊変．

208   III 各種医薬品製剤

検出・定量できない場合が多い. **体外診断用医薬品**は，このような生体成分中に含まれる極微量成分を検出・定量するための医薬品であり，ビタミンD，甲状腺ホルモン，下垂体ホルモンなどは代表的な検査対象である（**表13-5**）.

c 生薬関連製剤 Preparations Related to Crude Drugs

■生薬関連製剤剤形の分類と試験法および容器（製剤総則より）

大分類・中分類	試験法など	容器
1. エキス剤	重金属試験法	気密容器
2. 丸剤	崩壊試験法	密閉容器または気密容器
3. 酒精剤		気密容器（火気を避けて保存）
4. 浸剤・煎剤		気密容器
5. 茶剤		密閉容器または気密容器
6. チンキ剤		気密容器（火気を避けて保存）
7. 芳香水剤		気密容器
8. 流エキス剤	重金属試験法	

1) エキス剤 Extracts

Let's try!
☑ p.300,
問26

[定　義]
　エキス剤は，**生薬**の浸出液を濃縮して製したもので，**軟エキス剤**と**乾燥エキス剤**がある.

[製造方法]
　エキス剤を製するには，適切な大きさとした生薬に適切な浸出剤を加え，一定時間**冷浸**，**温浸**または**パーコレーション法**に準じて浸出し，あるいは，生薬の全量に水10〜20倍量を加えて一定時間加熱し，遠心分離などにより固-液分離する. 得られた浸出液を適切な方法で濃縮または乾燥する.

　冷浸（p.108 **図1-4** 参照）：生薬を適切な容器に入れ，全量の約3/4に相当する量の浸出剤を加え，密閉してときどきかき混ぜながら約5日間または可溶性成分が十分溶けるまで常温で放置した後，布ごしする. さらに，残留物に適量の浸出剤を加えて洗い，圧搾し，浸出液および洗液をあわせて全量とし，約2日間放置した後，上澄液をとるか，またはろ過して澄明な液とする.

　温浸（p.108 **図1-4** 参照）：温浸は冷浸より高い35〜45℃で浸出を行う. 温度が高くなると抽出効率が上がり，抽出時間を短縮できるが，熱に不安定な成分を含む場合は使用できない. いずれも主成分に含量の規定がある場合，浸出液を定量し，必要に応じて適当な賦形剤を加えて，規定の含量に調節する. たとえばカンゾウエキスでは，「常水」または「精製水」を浸出液として冷浸法で抽出される. ホミカエキスでは，「エタノール」，「酢酸」，「精製水」からなる第1浸出剤と70%エタノールを第2浸出剤として用い，パーコレーション法によって浸出する. 浸出液は布ごしなどの方法で生薬を除き，常圧または減圧下で濃縮し，軟エキス剤が調製される. 濃縮液を乾燥すると乾燥エキス剤となる. 乾燥工程には噴霧乾燥機や凍結乾燥機などが用いられる（p.220 参照）.

　パーコレーション法：生薬にあらかじめ浸出剤を少量ずつ加え，よく混和して潤し，密閉して室温で約2時間放置する. これを適切な浸出器（**パーコレーター**，**図13-1**）になるべく密に詰め，浸出器の下口を開いた後，生薬が覆われるまで徐々に上方から浸出剤を加え，浸

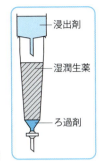

図 13-1　パーコレーターの構造

出液が滴下し始めたとき，下口を閉じて密閉し，室温で 2〜3 日間放置した後，毎分 1〜3 mL の速度で浸出液を流出させる．さらに，浸出器に適量の浸出剤を加えて流出を続け全量とし，よく混和し，2 日間放置した後，上澄液をとるか，またはろ過して澄明な液とする．この操作中，放置時間および流出速度は生薬の種類と量とによって適切に変更することができる．

[試験法]
　重金属試験法に適合する（流エキス剤と同様）．

[容　器]
　気密容器を用いる（p. 263　**表 16-2** 参照）．

[特　徴]
　軟エキス剤は水あめ様の稠度のある半固形製剤で，**乾燥エキス剤**は砕くことのできる固塊，粒状または粉末の固形製剤である．これを製するに用いた生薬の臭味がある．現在市場で用いられている生薬製剤の大部分は粉末または顆粒状のエキス剤である．ロートエキス（鎮痛・鎮痙薬），ホミカエキス（苦味健胃薬）があるが，作用が強いので，ロートエキス散，ホミカエキス散などの希釈散として用いられている．

2）　丸　剤　Pills

[定　義]
　丸剤は，経口投与する**球状**の製剤である．

[製造方法]
　有効成分に賦形剤，結合剤，崩壊剤またはその他適切な添加剤を加えて混和して均質とした後，結合液を加えて練合し，適切な大きさに分割した後，球状に成形する．顆粒剤の湿式法と同様に製造され，転動造粒装置や製丸機（マルメライザー）を用いて球形に成型される．また，適切な方法により**コーティング**を施すことができる（p. 223 参照）．

[試験法]
　崩壊試験法に適合する．

[容　器]
　密閉容器または**気密容器**を用いる（p. 263　**表 16-2** 参照）．

[特　徴]
　顆粒剤に比べると粒子径が大きく，1 粒ずつ数えて服用できる．また，錠剤やカプセル剤と比べると丸剤は小さく，服用しやすい．しかし，湿式の製法でつくられるので，熱や水分に弱い医薬品には向かない．錠剤やカプセル剤などと比べて崩壊しにくく，質量偏差が大きい．

3) 酒精剤 Spirits

[定　義]

　酒精剤は，揮発性の有効成分をエタノールまたはエタノールと水の混液に溶解して製した**液状**の製剤である．

[製造方法]

　酒精剤は，揮発性の医薬品をエタノールまたはエタノールと水の混合液に溶かして調製する．代表例として，ヨードチンキの場合，ヨウ化カリウムを精製水に溶かしたのちヨウ素を溶かし，エタノール濃度が70%になるように99%または95%エタノールを加えて調製する．ヨウ化カリウムはヨウ素の溶解補助剤として使用される．

[容器と保存]

　気密容器を用いる（p.263　**表16-2**参照）．酒精剤はエタノールの含量が多いので，**火気を避けて保存**しなければならない（チンキ剤と同様）．

[特　徴]

　局方収載品に，アンモニア・ウイキョウ精，サリチル酸精（水虫・たむし），トウガラシ・サリチル酸精，複方サリチル酸メチル精，ヨード・サリチル酸・フェノール精，**ヨードチンキ**（手術部位の皮膚消毒）がある．**ヨードチンキ**は生薬を含まないため，製剤の分類上，チンキ剤ではなく酒精剤である．

4) 浸剤・煎剤 Infusions and Decoctions

Let's try!
☑ *p.300,*
問28

[定　義]

　浸剤および煎剤は，いずれも生薬を常水で浸出して製した**液状**の製剤である．

[製造方法]

　本剤を製するには，生薬をその使用部位により**粗切**（葉，花，全草），**中切**（材，茎，皮，根，根茎），**細切**（種子，果実）とし，その適量を，浸煎剤器に入れて下記の方法で浸出し，布ごしして調製する（p.109　**表1-3**参照）．

　浸剤：生薬50gに常水50mLを加え，約15分間潤した後，熱した常水900mLを注ぎ，かき混ぜながら5分間加熱し，冷後，布ごしする．

　煎剤：1日量の生薬に常水400〜600mLを加え，30分以上かけて水分が半量となるのを目安として煎じ，温時，布ごしする．煎剤は用時調製する．

[容器と保存]

　気密容器を用いる（p.263　**表16-2**参照）．煎剤は用時調製であるが，適切な保存剤を添加すれば4日程度の保存が可能である．

[特　徴]

　生薬の臭味がある．浸剤・煎剤は古くから用いられていた医薬品であるが，液状の製剤で生薬の抽出成分を含むので，保存性と安定性に欠ける．局方収載品はないが，キキョウ浸，ウワウルシ煎が知られている．近年では，生薬成分は固形のエキス剤として使用されることが多い．

5) 茶　剤 Teabags

[定　義]

　茶剤は，**生薬**を組末から粗切の大きさとし，1日量または1回量を紙または布の袋（ティーバッグ）に充てんした製剤である．

[容　器]

密閉容器または**気密容器**を用いる（p. 263 **表 16-2** 参照）．

[特　徴]

　本剤の使用は浸剤・煎剤の製法に準じる．生薬，茶類をはじめ，ハーブなど，さまざまな製品に利用されている．

6)　チンキ剤 Tinctures

[定　義]

　チンキ剤は，生薬をエタノールまたはエタノールと精製水の混液で浸出して製した**液状**の製剤である．

[製造方法]

　生薬を**粗末**または**細切**とし，浸出法またはパーコレーション法により製する（p. 109 **表 1-3** 参照）．

[容器と保存]

　気密容器を用いる（p. 263 **表 16-2** 参照）．チンキ剤はエタノールの含量が多いため，**火気を避けて保存**しなければならない（酒精剤と同様）．

[特　徴]

　局方には，アヘンチンキ（止瀉，鎮痛，鎮咳），苦味チンキ（矯味，矯臭，苦味健胃薬），トウガラシチンキ（局所刺激薬），トウヒチンキ（芳香剤），ホミカチンキ（苦味健胃薬）の 5 種類が収載されている．

7)　芳香水剤 Aromatic Waters

[定　義]

　芳香水剤は，精油または揮発性物質を飽和させた澄明な**液状**の製剤である．

[容　器]

　気密容器を用いる（p. 263 **表 16-2** 参照）．

[特　徴]

　本剤は，これを製するに用いた精油または揮発性物質の臭味を有する．局方収載品にはハッカ水（矯味，矯臭）とキョウニン水（鎮咳，去痰）がある．ハッカ水は，外用剤である複方ヨードグリセリン（咽頭炎，喉頭炎，扁桃炎，殺菌・防腐・消毒薬）にも含まれる．

8)　流エキス剤 Fluidextracts

[定　義]

　流エキス剤は，**生薬**の浸出液で，その 1 mL 中に生薬中の可溶性成分を含むように製した**液状**の製剤である．ただし，成分含量に規定のあるものはその規定を優先する．

[試験法]

　重金属試験法に適合する（エキス剤と同様）．

[容　器]

　気密容器を用いる（p. 263 **表 16-2** 参照）．

[特　徴]

　本剤は，これを製するに用いた生薬の臭味がある．ウワウルシ流エキス（尿路防腐薬），キキョウ流エキス（鎮咳，去痰剤），コンズランゴ流エキス（芳香性苦味健胃薬）などが局方に収

載されている．エキス剤と同様の方法で，生薬を粗末または細切とし，パーコレーション法により浸出して調製する（p. 208 参照）．

14 単位操作

学習の目標
- 製剤化の単位操作について説明できる.
- 単位操作を組み合わせて, 代表的な製剤の具体的な製造方法を説明できる.
- 汎用される製剤機械について説明できる.
- 汎用される容器, 包装の種類や特徴について説明できる.

製剤は粉砕や分級あるいは打錠や乾燥など, さまざまな工程が組み合されて製造される. この1つひとつの工程を単位操作と呼ぶ. 個々の製剤の製造方法は製剤各論で紹介した. ここでは, 代表的な単位操作とその操作に関連する機器を紹介する.

a 粉 砕

粉砕とは, 外部から力を与えて固体の粒子径を小さくすることである.

固体の粒子径を小さくすると, 表面積が大きくなり溶解速度が速まり, 体内での吸収効率も上昇する. また, 粒子径の分布を揃えることでほかの成分との混合性がよくなり, 製品の均一性が向上する. 打錠や造粒時の結合力が増大する. 粉砕は, 固形の医薬品や添加剤を取り扱う際に, 最初に必要な操作である.

粉砕には, 打撃, 圧縮, 切断, 衝突, 磨砕などの方法があり, 打撃力, 圧縮力, 衝突力, せん断力, 摩擦力などが作用している.

粉砕機は力を与える媒体により2つのタイプに大別できる. 装置によって機械的に力を加えて破砕するタイプと, 高速の流体を使って破砕するタイプである.

(i) 機械的に力を与えるもの

ボールミル(図14-1a):ボールが入った円筒形の容器の中に原料を入れて, 容器を回転させる. ボールと原料がぶつかる衝撃力, 摩擦力によって破砕される. 回転ではなく, 容器を振動させる振動ボールミルもある. 振動ボールミルは回転式ボールミルよりボールの衝撃力が強く, 衝撃回数も多くなるため, 粉砕効率が高く, 微粉末化もできる.

ローラーミル(図14-1b):ローラーの間に原料を挟み込み押しつぶす.

ハンマーミル(図14-1c):回転するハンマーに原料をぶつけ, 衝撃によって破砕する. 衝撃により熱が発生するため, 熱に弱い医薬品には適さない.

(ii) 流体により力を与えるもの

ジェットミル(図14-1d, e):窒素や空気などの気体を高速で吹き出し, 原料同士のぶつかり, あるいは原料と装置器壁との衝撃によって破砕する. 発熱がなく微粉砕が可能であるが, ランニングコストが高い. 液体を高速で噴出し, 混合, 乳化, 粉砕を行う湿式のジェットミルもある.

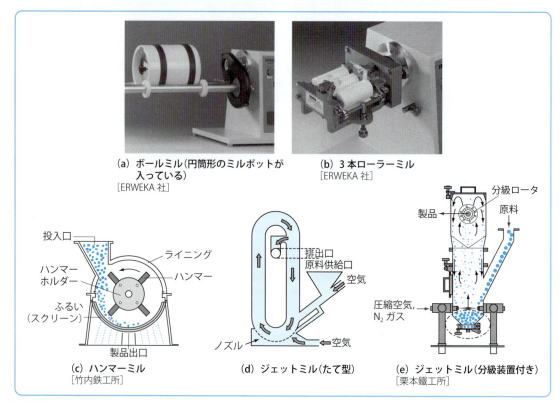

図 14-1 粉砕機

b 分　級

　分級とは，粉体を粒子径や密度によって区別し，分別する操作である．原料粉体や，粉砕後の粉体，また製造工程途中の中間製品である粉粒体中の異物の除去，あるいは粒度を調整するために，分級操作が行われる．
　分級には，粒体に**重力**や**遠心力**などの力を作用させて粒子の落下速度や落下位置の違いを利用して粒子の大きさや密度で分ける方法と，ふるいによって粒子径の差により分別する**ふるい分け法**がある．

(i) 重力，遠心力を作用させるもの（図 14-2a, b）
　流体中で粒子の分級を行う方法で，重力式，遠心力式のいずれも湿式と乾式がある．湿式は流体として液体を，乾式は空気を利用する．
　重力式分級機：下方から上に向かって一定速度で空気を送り，その気流中に粉体を送入する．径の大きな粒子は重力が大きく作用して下方へ落ち，径の小さな粒子は気流とともに上昇して分級される．
　遠心式分級機：流体の旋回（サイクロン式），またはエアセパレータと呼ばれる分級ローターにより粉体に遠心力を与えて，粒子径の小さなものと大きなものを分級する．ローターの回転数により分級する粒子のサイズを調節できる．

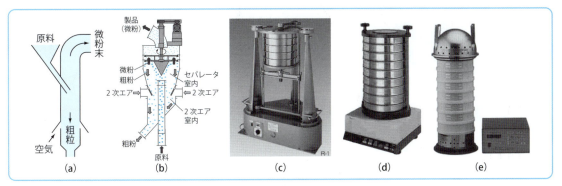

図 14-2 分級機
(a) 重力式，(b) 遠心力式分級機［栗本鐵工所］，(c) ロータップふるい振とう機［(株)タナカテック］，
(d) 電磁式ふるい振とう機［(株)レッチェ］，(e) 音波ふるい振とう機［筒井理化学器械(株)］

(ii) ふるい分けによるもの（図 14-2c, d, e）

ふるい分けは，一定の大きさの網目を通して，通過できる粒子と通過できない粒子とに分別する操作である．

ロータップふるい振とう機：水平方向での円運動とハンマーの打撃により振動を与え，試料のふるい分けを行う．

電磁式ふるい振とう機：電磁誘導による駆動力を利用して，垂直，ねじれ，円運動を与えてふるい分けを行う．

音波ふるい振とう機：音波により粉体を上下動させてふるい分ける．音波式に，電磁式あるいは機械的打撃による平面方向の運動を加えたものが多い．

c 混合，混練・捏和，撹拌

混合，混練・捏和，撹拌は固体や液体の均質化に用いられる用語である．種類の異なった粉体を混ぜ合わせて均質にする操作を**混合**という．液体と粉体を混ぜ合わせる場合は**混練，捏和**という用語が用いられ，異なる溶液を混ぜ合わせて均質にする操作を**撹拌**という．いずれも粉体または液体，あるいは粉体と液体とを混ぜ合わせて均質にすることである．混練と捏和の違いは明確ではないが，液体が少ない場合が混練，液体が多くなると捏和といわれる．

混合，混練・捏和，撹拌は，いずれも医薬品と添加剤などの原料を均一に分散させ，均質化するために行われる．均質化がうまくいかなければ，混合後の各単位操作で製造上の不具合が生じたり，製品の均一性が失われたりする．

混合装置には，混合様式により**拡散式**と**対流式**がある．

拡散式（図 14-3a, b）：容器を回転させて，内容物を混ぜ合わせる．**V 型混合機，回転揺動型混合機**などがある．回転揺動型は容器の回転運動と同時に揺動運動を行い，効率よく混合できる．粒度に差がある粉粒体を混合する場合，最適時間があり，長時間の混合により再分離が起こる場合がある．

対流式（図 14-3c, d）：容器内部にスクリューやらせん状の羽根を持ち，羽根やスクリューの回転によって粉体を移動し，これを繰り返すことによって混ぜ合わせる．**リボン型**（リボ

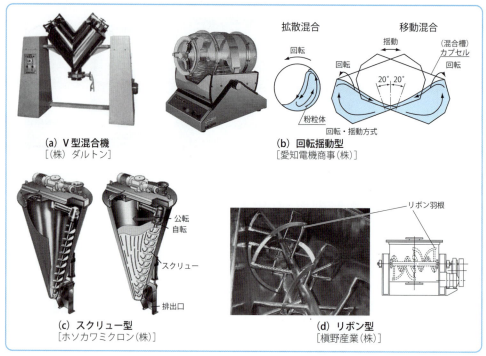

図14-3 混合機

ン羽根が2重に組み合され，おのおの逆方向にねじられたもの），**スクリュー型**などがある．スクリュー式ミキサーはスクリューが自転運動と公転運動を行い，上昇運動と分散・移動運動が同時に行われ効率よく混合できる．

　混練・捏和および撹拌についても混合と同様の原理と装置が用いられるが，混合と比較するとさらに強いせん断力が必要になる．パドルやスクリュー，ブレードなどの撹拌具が公転と自転を行いながら，全体を混合するものがよく用いられる．容器を自転，公転させて遠心力を利用して混合するものは，粘性の液体や，半固形製剤などに用いられる（**図 14-4a**）．

　撹拌機には，回転シャフトにさまざまな形態の羽根やブレードを持つもの（**図 14-4b, c**），ローターの回転によるもの，ポンプで気体を送り込む気流式のものなどがある．回転シャフトにタービン型，スクリュー型などの羽根を持ち，液体内で回転するものは，せん断力は低いが流動効果は大きく，大量の溶液を処理でき，粘度が低いものから高いものまで，広い範囲で溶液を混ぜ合わせることができる．ブレードを溶液内で回転させるものは，流動作用およびせん断力が大きく，粘度の高い溶液での粉体の溶解，分散に用いられる．ローターの回転によるものでは，ローターの回転によって生じる遠心力で液体がステーターを通るときに与えられるせん断力により混合される．固体の溶解や，懸濁・乳化にも利用される．比較的粘度の低いものに適している．

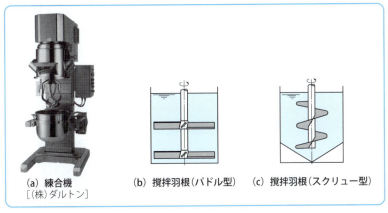

(a) 練合機 [(株)ダルトン]　(b) 撹拌羽根（パドル型）　(c) 撹拌羽根（スクリュー型）

図 14-4　混練・捏和・撹拌機

d　造　粒

Let's try!
p.301,
問 29, 30

造粒とは，粉体を粒状にする操作である．粉体は製剤工程の中で，飛散性，充てん性，流動性などの物性が，取り扱い上問題となることがある．造粒は，これらの粉体の物性を改善したり，製剤の中間製品としての造粒物を製造したり，細粒や顆粒剤などの製剤を製造する目的で行われる．

造粒方法は溶剤添加の有無により，**湿式法**と**乾式法**に分けられる．

（i）湿式法

造粒工程に液状の結合剤を用いる方法で，結合剤は溶媒に溶解または懸濁した状態で加えられる．近年，機械の進歩により，いずれの造粒機械でも，混合，造粒，乾燥，コーティングなどを1つの装置で行えるものもある．湿式造粒には**押し出し造粒，撹拌造粒，破砕造粒，転動造粒，流動層造粒，噴霧乾燥造粒**などの方法がある．

押し出し造粒装置（**図 14-5a**）：粉体に液状の結合剤を加えて練合する．練合した湿塊にスクリューやローラーで圧力をかけて，スクリーンの穴から押し出す．**円柱状で密度が高く均質**な造粒物が得られる．

撹拌造粒装置（**図 14-5b**）：撹拌羽根によって粉体を撹拌しながら，液体状の結合剤を注入し，撹拌・せん断により造粒する．内部のチョッパーによりせん断される．羽根による回転により転動作用も受けるため，**比較的球形に近い造粒物**が得られる．

破砕造粒装置（**図 14-5c**）：破砕造粒には湿式と乾式がある．いずれも，特殊なナイフカッターを回転させて，せん断，摩砕作用により造粒する．破砕物はスクリーンを通して粒子径により分別される．

転動造粒装置（**図 14-5d**）：転動造粒は原料の粉体をパン型，ドラム型などの容器の中で撹拌羽根の作用により転動させるか，ローターの回転により遠心力を与え，外壁部に集まった粒子にスリットを通してエアを送り込むことで転動作用を起こさせる．この粉体に溶液状の結合剤をスプレーして，粒子に回転運動を与えて造粒する．**最も球形に近い造粒物**が得られる．

流動層造粒装置（**図 14-5e**）：流動層造粒は，装置内に下部より熱風を送り込み，粉体を流動状態に保つ．流動状態の粉体に溶液状の結合剤を噴霧することで，粒子に付着した結合剤

218　III　各種医薬品製剤

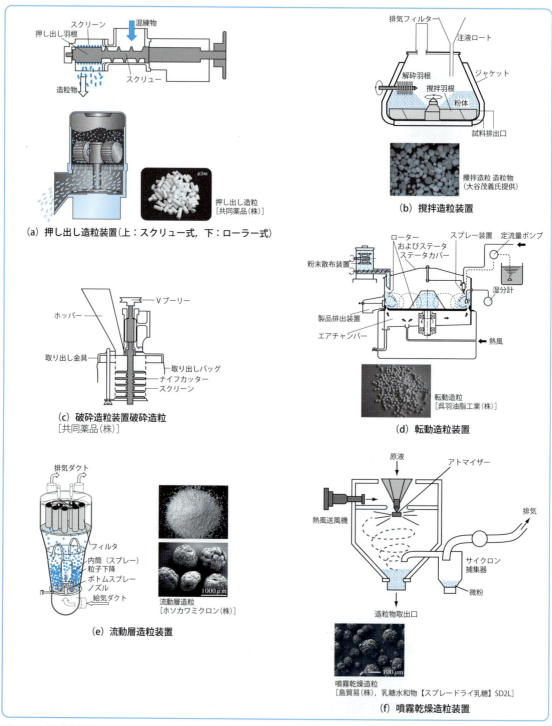

図 14-5　湿式造粒装置

が乾燥固化して粒子が成長したり，結合剤溶液の付着により粉体同士が凝集して造粒される．粒度分布が広く，**密度の低い造粒物**ができる．流動層造粒装置は，**造粒**，**コーティング**，**乾燥**を1台で連続的に行うことができる（p. 219, 223 参照）．

噴霧乾燥造粒装置(**図 14-5f**)：噴霧乾燥造粒は医薬品と添加剤をすべて混合した原料溶液または懸濁液を，乾燥室の中に高速で噴霧して造粒する．液滴は高温気流中で瞬間的に乾燥して粉粒体となる．高温気流と接触する時間が短いため，熱による変質が少ない．比較的粒子形の小さい，**球形の造粒物**が得られる．

(ii) 乾式法

乾式の造粒方法は破砕造粒(乾式)のみで，粉体の圧縮成形部分と成形物の破砕部分から構成される．

破砕造粒装置(**図 14-6**)：破砕造粒には湿式と乾式があり，いずれもナイフ，カッターなどの回転によりせん断，摩砕造粒するものである．乾式の破砕造粒法では，原料の粉体に圧力を与えて圧縮し，塊状または板状などに成形する．その成形物を破砕および解碎して造粒物を得る．図の装置は原料を 2 本のローラーの間に挟み込み，板状とした後，破砕機で解碎するものである．圧縮されるため，密度が高く，**不定形の造粒物**が得られる．

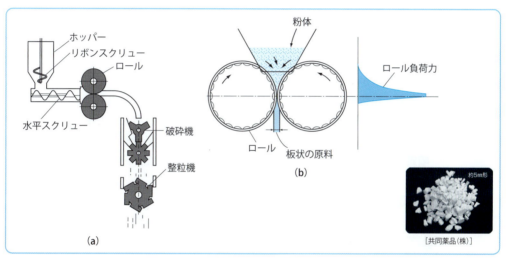

図 14-6　乾式造粒装置(破砕造粒)
[(a) 製剤機械技術研究会(編)，"製剤機械技術ハンドブック"，地人書館，p. 85，(株)マツボーより引用]
[(b) 日本粉体工業技術協会(編)，"造粒ハンドブック"，オーム社，1991，p. 217 より引用]

e 乾　燥

乾燥とは，原料や製品中の水や有機溶媒などの液体を除去することである．

乾燥は，製品中に残る不要な水分，揮発性有機溶媒の除去，あるいは水分の除去による安定性，保存性の向上，および粉体の物性改善を目的として行われる．乾燥には試料を加熱して乾燥させる加熱法と，減圧などにより液体を除去する方法がある．加熱型乾燥装置は，乾燥様式から**直接加熱型**と**間接加熱型**に分けられる．

(i) 直接加熱型乾燥装置

いずれも温風を試料に吹きつけて乾燥させるもので，下記のようなものがある．

箱型乾燥装置(**図 14-7a**)：平行流式と通気式の 2 方式がある．平行流乾燥機は，棚に置かれたトレイの上に試料を広げ，その上を温風が通過して乾燥させる方法で，処理量は多い

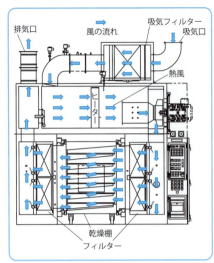

図 14-7　箱型乾燥装置
［長門電気工作所］

が，乾燥時間が長い．通気式乾燥機は，網上のトレイに試料を広げ，粉体中を温風が通過して乾燥させる方式である．平行流よりも乾燥速度が速い．いずれの場合も，試料の層が厚いと乾燥にむらが生じ，時間がかかる．

流動層造粒装置（**図 14-5e**）：流動層乾燥装置にスプレーを組み合わせた流動層造粒装置は**造粒**，**コーティング**，**乾燥**を同一の装置で行える．多孔板を通じて下方から送り込まれる熱風により，乾燥される方式である．熱伝達率が高く，処理能力が大きい．

噴霧乾燥装置（**図 14-5f**）：噴霧乾燥造粒装置のことで，液体を熱風中に噴霧して瞬時に乾燥すると同時に粒子化する．

(ii) 間接加熱型乾燥装置

試料に直接温風を当てずに外部から間接的に加熱して乾燥させる．減圧，超音波などを併用して乾燥するものもある．

(iii) 凍結乾燥装置

低温で溶液状の試料は凍結，粉粒体は内部の水分を凍結させておき，高真空下で水分を気化させて乾燥する．熱に不安定な物質の乾燥に用いられる．熱に不安定で，溶液状でも不安定な医薬品を注射剤とする場合，ろ過滅菌した後の製造工程に凍結乾燥が取り入れられている．ランニングコストが高く，乾燥時間が長い．間接加熱を行う場合もある．

(iv) マイクロ波乾燥装置

マイクロ波により試料中の水分子を振動させ，この振動により試料内部から加熱して，水分を除去，乾燥させる．マイクロ波による加熱は急速で，短時間で処理できるため，熱に不安定な物質でも，その成分を比較的損なうことなく乾燥できる．

f　打　錠

(i) 錠剤機（打錠機）

粉粒体を圧縮して，一定の形に成形し，錠剤を製造する操作を**打錠**または**製錠**という．打錠操作に用いられる装置を打錠機または錠剤機といい，装置の形と打錠方法により，**単発式錠剤機**と**ロータリー式錠剤機**に大別される．

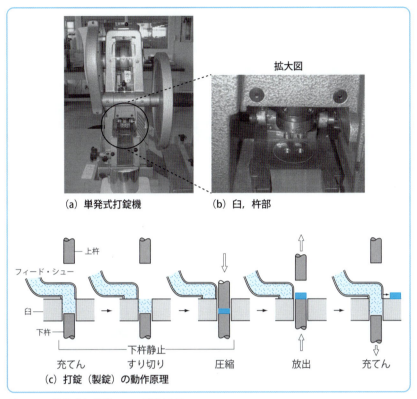

図 14-8 単発式打錠機とその動作原理

単発式錠剤機（**図 14-8**）：単打式または**エキセントリック型錠剤機**ともいわれ，臼と杵が1セットあり，1回の打錠で1錠が圧縮成形される．下杵の高さを調節することで，**錠剤の質量**を調整できる．上杵が下降して，圧縮し錠剤が成形される．次いで，下杵が上昇して臼から錠剤を排出する．上杵から圧力がかかるため，錠剤の下面より上面に大きな応力が働く．（図 14-8bは臼と杵が2つある双発型：原理は同じ．）

ロータリー式錠剤機（**図 14-9**）：回転板に数十本の杵と臼を取り付けることができ，回転板が1回転すると臼の数だけ錠剤が製造され，大量生産に向いている．個々の臼に原料の顆粒または粉末をホッパーから定量的に充てんし，杵が加圧ロールを通過するときに，上下から同時に圧力をかけて圧縮成形する．錠剤は打錠後，下杵が上昇して臼穴から持ち上げられ，スクレーパーで機外に排出される．単発式錠剤機と同様に，下杵の位置で**錠剤の質量**を調節できる．また，上と下から同時に圧縮されるため，錠剤の上面にも下面にもほぼ均一に圧力がかかる．

ほかに有核錠や多層錠用の錠剤機や，滑沢剤を臼内に薄く噴霧し，顆粒あるいは粉体に滑沢剤を加える必要のない錠剤機などがあるが，基本原理はロータリー式または単発式の打錠法と同じである．有核錠の打錠工程を**図 14-10** に示した．

(ii) 打錠障害

打錠障害の概念図と主な原因を**表 14-1** に示した．**キャッピング**（錠剤の上面が帽子状に剥離する現象）やチッピング（錠剤の端が欠ける），**ラミネーション**（錠剤が層状に割れる現象），**スティッキング**（杵に原料粉末が付着し，錠剤の表面に欠けが生じる現象）や**ピッキン**

Let's try!
p.302, 問33

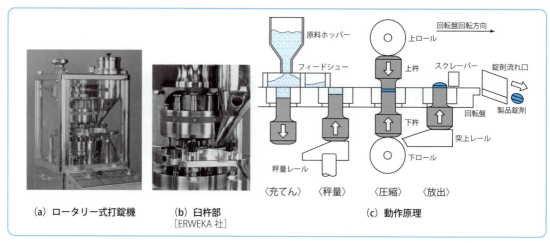

図 14-9　ロータリー打錠機とその動作原理

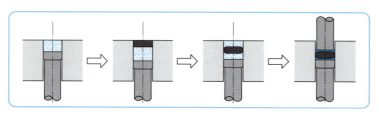

図 14-10　有核錠打錠機の動作原理

表 14-1　打錠障害の現象と原因

打錠障害	主な原因
キャッピング　capping（上部が帽子状に割れる） チッピング　chipping（錠剤の端が欠ける）	圧縮時に粉体中の空気が特定の場所に移動，あるいは，圧縮終了後，臼内で錠剤の特定場所に応力が作用して，破断面が生じる ・結合剤が少ない　・微粉末が多い ・顆粒中の水分が少ない
ラミネーション　lamination（中央部が層状に割れる）	圧縮時に粉体中の空気が逃げ場を失い，特定の部位に集まって結合力が弱まるために発生する ・結合剤が少ない　・滑沢剤が多い　・圧縮速度が速い
スティッキング　sticking ピッキング　picking（錠剤表面に傷が生じる）	錠剤表面と杵の付着力が，錠剤の内部の結合力より強い場合に発生する ・微粉末が多い　・顆粒中の水分が多い ・結合剤が多い　・滑沢剤が少ない
バインディング　binding ダイフリクション　die friction（錠剤側面に傷が生じる）	錠剤と臼の壁面の摩擦が大きい場合に発生する ・滑沢剤が少ない　・圧縮圧力が大きすぎる

グ（錠剤表面に小さな傷が生じる現象），**バインディング**または**ダイフリクション**（錠剤の側面と臼の間に摩擦が生じ，傷ができる現象）などがあり，結合剤や，滑沢剤，打錠条件などさまざまな要因がある．

g コーティング

コーティングは，粉粒体や錠剤などの表面を適切な物質で被覆する操作である．

コーティングは，光や酸素，水蒸気などとの主成分の接触による変質，劣化防止，安定化，苦みやにおいの**マスキング**，徐放化や腸溶化などの製剤上の**機能性付加**，商品価値の付加などを目的として行われる．

コーティング装置は，粉粒体の動かし方から，パンコーティング装置と流動コーティング装置に大別される．

パンコーティング装置(図14-11)：パンと呼ばれる回転ドラム内で，コーティングされる核粒子にコーティング液をスプレーする．パンコーティング装置には，コーティングの核粒子の表面を乾燥空気が流れる傾斜型のパン(図14-11a)と，内部に通気され乾燥も同時に行うことができる通気乾燥型のパン(図14-11b)がある．

流動層造粒・コーティング装置(図14-5e)：下部から空気を送風し，コーティングされる核粒子は装置内で流動する．この流動している核粒子にコーティング液をスプレーする．コーティング液は，上部(トップスプレー)，下部(ボトムスプレー)，側面(タンジェンシャルスプレー)などからスプレーされる．下部から空気が送られることで，粉体の運動と**乾燥**を同時に行うことができる．

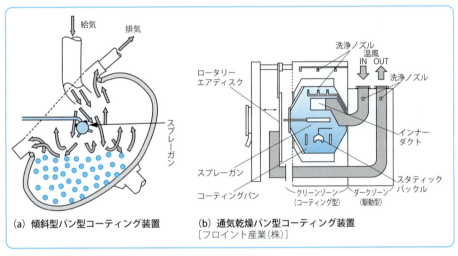

図14-11 パンコーティング装置

h 乳化・懸濁化

乳化とは，水と油のように互いに混ざり合わない溶液を，一方を微粒子としてもう一方の溶液中に均一に分散させることである．また，懸濁とは，溶液中に固体の微粒子を均一に分散させることである．

乳化・懸濁化は，混ざり合わないものの均質化，乳剤・懸濁剤の調製，クリーム剤や坐剤

などの調製，原料のにおいや味のマスキング，吸収性の改善などを目的として行われる．

乳化や懸濁化に用いる装置は，混練・捏和，撹拌と同様に，液体と液体，あるいは液体と固体の均質化を行う操作を伴い，共通する装置も多い．**撹拌羽根による回転**を利用したもの（**図 14-4b, c 参照**），**ローター**を利用したもの，**超音波**によるもの，非常に高い**圧力**を利用したものなどがある．

(i) ローターのせん断力によるもの

<u>コロイドミル</u>（**図 14-12a**）：コロイドミルはローター/ステーター式の一種である．ローター/ステーター式は高速回転するローターとその外側に固定されたステーターで構成される．ローターの回転スピードによってせん断効率，粉砕力，粒子のサイズが変化する．ポンプから送り込まれた原液は，ステーターと高速で回転するローターとの非常に狭い隙間を通り抜ける．そのときに，強いせん断力を受けて**乳化**される．**粉砕**や**乳化**に使用される．

(ii) 超音波によるもの

<u>超音波ホモジナイザー</u>（**図 14-12b**）：溶液中に超音波を照射すると，微細な真空の泡が発生する．この空洞化現象を**キャビテーション**という．真空の泡はすぐに崩壊するが，崩壊する際に局所的に，周囲の液体に高い圧力差を生じる．これをキャビテーション力といい，瞬間的な高衝撃力で溶液の**乳化**や微粒子の**分散**を行う．その他，超音波は**混合**や**破砕**にも用いられる．

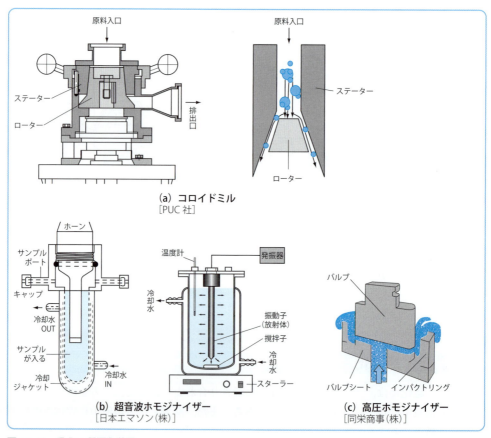

図 14-12　乳化・懸濁化装置

(iii) 圧力によるもの

高圧ホモジナイザー（図 14-12c）：高圧ポンプと溶液が通過する狭い流路から構成され，溶液に非常に高い圧力をかけて狭い空間を通過させる．そこで生じる高いせん断力とキャビテーション力により，**乳化**または**懸濁化**が行われる．狭い間隙を高速の溶液が移動するとき，超音波と同様に空洞化が起こり，空洞が崩壊するときに局所的に大きな圧力差が生じ，分散相が微粒子化する．乳化にも懸濁化にも用いられる．非常にサイズの小さい粒子が形成され，脂肪乳剤や DDS 用の微粒子の製造にも用いられる．

i カプセル充てん

カプセル剤には**硬カプセル**と**軟カプセル**があり，固形，半固形，液状のいずれも充てんできる．硬カプセルはゼラチンなどを主成分としてつくられ，カプセルに成分を充てんして製造される．一方，軟カプセルは液状，懸濁状の成分が充てんされ，成分の充てんとカプセルの成形が同時に行われる．

(i) 硬カプセルへの充てん

粉体を硬カプセルに充てんするには，**ディスク式，オーガー式，ダイコンプレス式**，チューブ式などの方法がある．

ディスク式（図 14-13a）：粉体の重量でカプセル内に充てんする方法で，流動性のよい顆

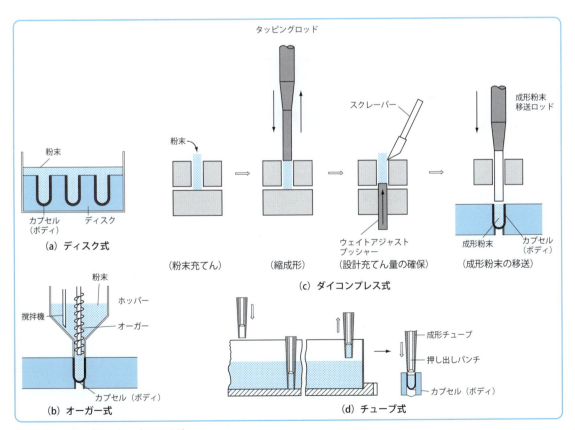

図 14-13　硬カプセル剤の充てん方法

粒に用いられる．

オーガー式（**図 14-13b**）：錐状のオーガーの回転でカプセルに粉末を充てんする．

ダイコンプレス式（**図 14-13c**）：成形用の型にタッピングして粉体を充てんし，その充てん物をカプセル内に挿入する．

チューブ式（**図 14-13d**）：成形用の容器内に粉体を充てんしカプセル内に移す．また，液状の医薬品も硬カプセルに充てんが可能で，溶液を充てんした後，硬カプセルのキャップとボディをシールして液漏れを防ぐ．

(ii) 軟カプセルへの充てん

ロータリーダイ法（**図 14-14a**）：軟カプセルを構成するゼラチンシートを，カプセルの型を彫り込んだダイロールというローラーの上に密着させ，その隙間に薬液を流し込み，左右両方のカプセル型が接着された後，打ち抜いてカプセルが形成される．

シームレス法（滴下法）（**図 14-14b**）：2重構造になったノズルの内側に薬液を，外側にカプセルの皮膜液を流し込む．ノズルの先端から，原料液を包むように皮膜液が流出し，硬化液中で軟カプセルが形成される．成形されたカプセルは球状でつなぎ目がない．

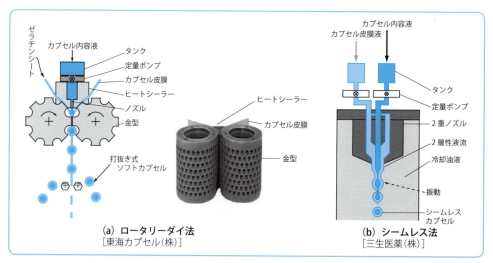

図 14-14 軟カプセル充てん機

15 日本薬局方一般試験法

学習の目標

- 主な剤形・製剤に適用される日本薬局方一般試験法について概説できる.
- 代表的な滅菌法の種類および特徴を説明できる.
- 最終滅菌法と無菌操作法の相違を説明できる.

一般試験法は，医薬品各条に共通する試験法，医薬品の品質評価に有用な試験法およびこれに関連する事項を定めたものである．一般試験法は試験方法の特徴によって主に 1. 化学的試験法，2. 物理的試験法，3. 粉体物性測定法，4. 生物学的試験法/生化学的試験法/微生物学的試験法，5. 生薬試験法，6. 製剤試験法，7. 容器・包装材料試験法に分類される．本項では，本章第 2 項以降に掲載の医薬品製剤に関連する一般試験法の概要を解説する．また，注射剤，点眼剤など無菌製剤の製造および品質に影響をおよぼす滅菌，無菌操作法について述べる．

a 一般試験法

表 15-1 は，一般試験法の対象となる主な剤形と当該試験に関連する製剤について分類している．

表 15-1 主な剤形・製剤に適用される日本薬局方一般試験法（次ページへつづく）

一般試験法	試験対象の主な剤形または関連する製剤	参照ページ
1) 製剤均一性試験法	錠剤，カプセル剤，顆粒剤(分包品)，散剤(分包品)，経口液剤(分包品)，シロップ剤(分包品)，経口ゼリー剤，経口フィルム剤，口腔用錠剤，口腔用液剤(分包品)，注射剤(用時溶解・懸濁，埋め込み注射剤)，坐剤，腟錠，腟用坐剤，外用固形剤(分包品)，外用液剤(分包品のうち経皮吸収型製剤)，貼付剤(経皮吸収型製剤)	p. 228
2) 溶出試験法	錠剤，カプセル剤，顆粒剤，散剤，懸濁剤，シロップ剤(懸濁)，経口ゼリー剤，経口フィルム剤	p. 231
3) 崩壊試験法	錠剤，カプセル剤，顆粒剤，丸剤	p. 234
4) 製剤の粒度の試験法	顆粒剤	p. 236
5) 無菌試験法	注射剤，点眼剤，眼軟膏剤，腹膜透析用剤	p. 236
6) エンドトキシン試験法	注射剤(皮内，皮下および筋肉内投与のみに用いるものを除く)，透析用剤(腹膜透析用剤，血液透析用剤)	p. 237
7) 発熱性物質試験法	注射剤	p. 239
8) 鉱油試験法	注射剤(非水性溶剤)，点眼剤(非水性溶剤)	p. 240
9) 注射剤用ガラス容器試験法	注射剤，腹膜透析用剤	p. 241
10) プラスチック製医薬品容器試験法	注射剤，腹膜透析用剤	p. 241

228 Ⅲ 各種医薬品製剤

表 15-1　主な剤形・製剤に適用される日本薬局方一般試験法(つづき)

一般試験法	試験対象の主な剤形または関連する製剤	参照ページ
11) 輸液用ゴム栓試験法	注射剤(輸液剤),腹膜透析用剤	p. 243
12) 注射剤の不溶性異物検査法	注射剤,腹膜透析用剤	p. 244
13) 注射剤の不溶性微粒子試験法	注射剤,腹膜透析用剤	p. 244
14) タンパク質医薬品注射剤の不溶性微粒子試験法	注射剤	p. 245
15) 注射剤の採取容量試験法	注射剤,腹膜透析用剤	p. 246
16) 吸入剤の送達量均一性試験法	吸入剤(吸入粉末剤,吸入エアゾール剤)	p. 246
17) 吸入剤の空気力学的粒度測定法	吸入剤(吸入粉末剤,吸入エアゾール剤)	p. 249
18) 点眼剤の不溶性異物検査法	点眼剤	p. 250
19) 点眼剤の不溶性微粒子試験法	点眼剤	p. 250
20) 眼軟膏剤の金属性異物試験法	眼軟膏剤	p. 251
21) 粘着力試験法	貼付剤	p. 252
22) 皮膚に適用する製剤の放出試験法	貼付剤	p. 253
23) アルコール数測定法	チンキ剤,酒精剤,注射剤(ジゴキシン注射液)	p. 254
24) 半固形製剤の流動学的測定法	口腔用半固形剤,眼軟膏剤,軟膏剤,クリーム剤,ゲル剤	p. 255
25) 微生物限度試験法	非無菌製剤	p. 256

1)　製剤均一性試験法［一般試験法　6.02］

［定　義］

　個々の製剤の間での有効成分含量の均一性の程度を示すための試験法である(**表 15-2**).別に規定される場合を除き,単剤または配合剤に含まれる個々の有効成分に対して適用される.

　錠剤,カプセル剤,散剤または顆粒剤の分包品,アンプル入り注射剤などは,個々の製剤中に有効成分の1回服用量または複数個で1回用量になるように有効成分を含有している.そのような製剤の有効成分の含量の均一性を保証するには,ロット内の個々の製剤中の有効成分量が,表示量を中心とした狭い範囲内にあることを確認する必要がある.ただし,懸濁剤,乳剤またはゲルからなる外用の皮膚適用製剤へは本試験を適用しない.

　製剤含量の均一性は,**表 15-3** に示すように含量均一性試験または質量偏差試験のいずれかの方法で試験される.

表 15-2　含量均一性試験と質量偏差試験の違い

	含量均一性試験	質量偏差試験
定義	個々の製剤の有効成分含量を測定し,それぞれの成分の含量が許容域内にあることを**確認**する試験である	個々の製剤の質量(内容物)を測定し,有効成分濃度(有効成分質量/製剤質量)が均一であることを**推定**する試験である

表 15-3 製剤均一性試験法の各製剤への適用

剤形	タイプ	サブタイプ	含量/有効成分濃度 25 mg 以上かつ 25%以上	含量/有効成分濃度 25 mg 未満または 25%未満
錠剤	素錠		質量偏差	含量均一性
錠剤	コーティング錠	フィルムコーティング錠	質量偏差	含量均一性
錠剤	コーティング錠	その他	含量均一性	含量均一性
カプセル剤	硬カプセル		質量偏差	含量均一性
カプセル剤	軟カプセル	懸濁剤, 乳化剤, ゲル	含量均一性	含量均一性
カプセル剤	軟カプセル	液剤	質量偏差	質量偏差
個別容器に入った固形製剤(分包品, 凍結乾燥製剤等)	単一組成		質量偏差	質量偏差
個別容器に入った固形製剤(分包品, 凍結乾燥製剤等)	混合物	最終容器内で溶液を凍結乾燥した製剤	質量偏差	質量偏差
個別容器に入った固形製剤(分包品, 凍結乾燥製剤等)	混合物	その他	含量均一性	含量均一性
個別容器に入った製剤(完全に溶解した液)			質量偏差	質量偏差
その他			含量均一性	含量均一性

[試 験]

(i) 含量均一性試験

試料 30 個以上をとり, 試料 10 個について下記の方法に従って試験する.

a)固形製剤	個々の製剤中の有効成分含量を適切な方法で測定し, 判定値を計算する
b)液剤または半固形製剤	個々の容器から通常の使用法に従って内容物を取り出し, よく混合する. 表示量あたりの有効成分含量を適切な方法で測定し, 判定値を計算する

判定値の計算

次の式に従って**判定値**を計算する.

$$|M - \overline{X}| + ks$$

M：基準値

$\overline{X}$：表示量に対する％で表した個々の含量の平均($x_1, x_2, \cdots, x_n$)

$x_1, x_2, \cdots, x_n$：試験した個々の試料に含まれる有効成分含量(表示量に対する％)

n：試料数(試験した試料の全個数)

k：判定係数(試料数 n が 10 のとき：2.4, 試料数 n が 30 のとき：2.0)

s：標準偏差

$$s = \sqrt{\frac{\sum_{i=1}^{n}(x_i - \overline{X})^2}{n-1}}$$

(ii) 質量偏差試験

ロットを代表する試料となるよう 30 個以上をとり, 試料 10 個について次の方法に従って試験する.

a) 素錠またはフィルムコーティング錠	個々の質量を精密に量り，定量法により求めた平均含量から，計算により個々の試料の含量推定値を求め，表示量に対する%で表す．判定値を計算する
b) 硬カプセル剤	個々の質量をカプセルごと精密に量る．カプセルから内容物を適切な方法で除去し，個々の空カプセルの質量を精密に量る．個々の試料の質量から対応する空カプセルの質量を差し引いて，それぞれの試料の内容物の質量を求める．内容物の質量と定量法により求めた平均含量から，計算により個々の試料の含量推定値を求め，表示量に対する%で表す．判定値を計算する
c) 軟カプセル剤	個々の質量をカプセルごと精密に量る．カプセルを切り開き，内容物を適当な溶媒で洗い出す．個々の空カプセルの質量を精密に量り，個々の試料の質量から対応する空カプセルの質量を差し引いて，内容物の質量を求める．内容物の質量と定量法により求めた平均含量から，計算により個々の試料の含量推定値を求め，表示量に対する%で表す．判定値を計算する
d) 錠剤とカプセル剤以外の固形製剤	「硬カプセル剤」の項に記載した方法と同様に，個々の製剤について試験する．判定値を計算する
e) 液剤	内容液の質量を正確に量る．取り出した個々の内容液の質量または容量と定量法により求めた含量から含量推定値を求め，表示量に対する%で表す．判定値を計算する

判定値の計算

次の式に従って**判定値**を計算する．

$$|M-A|+ks$$

M：基準値

A：適当な方法で測定して求めた有効成分含量（表示量に対する%）

$$x_i = w_i \times A/\overline{W}$$

$x_1, x_2, \cdots, x_n$：試料1個に含まれる有効成分含量の推定値

$w_1, w_2, \cdots, w_n$：試験した個々の試料の質量

$\overline{W}$：個々の質量（$w_1, w_2, \cdots, w_n$）の平均値

n：試料数（試験した試料の全個数）

k：判定係数（試料数nが10のとき：2.4，試料数nが30のとき：2.0）

s：標準偏差

$$s = \sqrt{\frac{\sum_{i=1}^{n}(x_i - A)^2}{n-1}}$$

［判 定］

　固形製剤，半固形製剤および液剤について，別に規定するもののほか，次の判定基準を適用する．

　a）初めの試料10個

　　　　判定値≦15.0%のとき：適合

　　　　判定値＞15.0%のとき：さらに残りの試料20個について同様に試験を行い，判定値を計算する．

　b）30個の試料（2回の試験の合計）

　　　　判定値≦15.0%

　　　　　かつ 　　　　　　　　　　　　　　　　適合

　　　　0.75 M≦個々の製剤の含量≦1.25 M

2) **溶出試験法**［一般試験法　6.10］

［定　義］

　経口製剤について溶出試験規格に適合しているかどうかを判定するために行うものであるが，あわせて著しい生物学的非同等を防ぐことを目的としている．

　本試験における試料とは，最小投与量に相当するもので，錠剤では1錠，カプセル剤では1カプセル，その他の製剤では規定された量を意味する．

［試験法・適用製剤］

　溶出試験法の装置と概要を**図15-1**，**表15-4**に示す．

［判　定］

　試験の適否の判定は**表15-5**，**表15-6**，**表15-7**に従って行う．

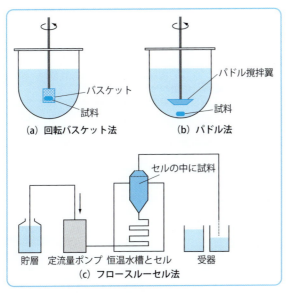

図15-1　溶出試験法の試験装置

232 Ⅲ 各種医薬品製剤

表 15-4 溶出試験法の概要

		回転バスケット法	パドル法	フロースルーセル法
装置		回転軸，円筒形バスケット(試料を乾燥したバスケットに入れる)	パドル(撹拌翼，回転軸)，シンカー(試料が浮く場合に，医薬品各条で規定されているものを使用することができる)	試験液の貯槽，送液用ポンプ，フロースルーセル，恒温水槽
適用製剤	即放性製剤	◯	◯	◯
	徐放性製剤	◯	◯	◯
	腸溶性製剤	◯	◯	
操作法	試験液	**即放性製剤，徐放性製剤** 適切な試験液を用いる．緩衝液を用いる場合は，pH を規定値の±0.05 以内となるように調整する．試験液は 37±0.5℃に保ち，規定された容器に規定された容量(＋1％)を入れる．試料の表面に気泡が付かないように各容器に試料を入れ，直ちに規定された回転速度で装置を作動させる **腸溶性製剤** 別に規定するもののほか，溶出試験第 1 液(pH 1.2)および第 2 液(pH 6.8)による 2 つの試験を独立して行う．即放性製剤の項と同じ操作をする	**即放性製剤，徐放性製剤** 試験液は回転バスケット法およびパドル法の項の指示に従う．37±0.5℃に加温した試験液を，ポンプを用いて規定された流量でフロースルーセル底部よりセル内に導入する	
	試験液の採取・測定	**即放性製剤，徐放性製剤** 試験液の上面と回転バスケットまたはパドルの撹拌翼の上面との中間で，容器壁から 10 mm 以上離れた位置から，試験液を採取する．指示された分析法を用いて溶出した有効成分量を測定する **腸溶性製剤** 操作は，即放性製剤の項における指示に従う	**即放性製剤，徐放性製剤** 試験液のフラクションを採取する．規定された分析法を用いて溶出した有効成分量を測定する	
	試験時間	**即放性製剤** 測定点が 1 時点：規定された溶出率に達した場合は，規定された時間より早く試験を終了することができる 上記以外：規定された時間の±2％以内で試験液を採取する **徐放性製剤** 通常 3 時点の測定を行い，単位は時間で表示する **腸溶性製剤** ・第 1 液による試験 　錠剤，カプセル剤：2 時間 　顆粒剤：1 時間 ・第 2 液による試験 　即放性製剤の項と同じ 試験液は規定時間の±2％以内に採取する		

表 15-5 即放性製剤の判定基準

判定法	水準	試験個数	判定基準
判定法 1	S1	6	個々の試料からの溶出率が Q＋5％以上のとき，適合．不適合の場合は S2 を行う
	S2	6	12 個(S1＋S2)の試料の平均溶出率≧Q，Q－15％未満のものがないとき，適合．不適合の場合は S3 を行う
	S3	12	24 個(S1＋S2＋S3)の試料の平均溶出率≧Q，Q－15％未満のものが 2 個以下，Q－25％未満のものがないとき，適合
判定法 2			①試料 6 個の個々の試料からの溶出率がすべて医薬品各条に規定する値のとき，適合．規定する値から外れた試料が 1 個または 2 個のときは，②を行う ②新たに試料 6 個をとり試験する．12 個(①＋②)のうち，10 個以上の試料の個々の溶出率が規定する値のとき，適合

医薬品各条で Q 値が規定されている場合は判定法 1 に従い，その他の場合は判定法 2 に従う．Q 値は，規定された有効成分の溶出率であり，表示量に対する百分率で表す．

15　日本薬局方一般試験法　**233**

表 15-6　徐放性製剤の判定基準

判定法	水準	試験個数	判定基準
判定法 1	L1	6	すべての個々の溶出率が，それぞれの規定範囲内（限度値も含む）であり，かつ，最終試験時間に規定された値以上のとき，適合．不適合の場合は L2 を行う
	L2	6	a) 12 個（L1+L2）の試料の平均溶出率が，規定範囲内（限度値も含む）であり，かつ，試験終了時に規定された値以上 b) 個々の試料からの溶出率が，規定範囲の表示量±10%を超えるものがなく，かつ，試験終了時に規定値の表示量−10%未満のものがない a），b) を満たすとき，適合．不適合の場合は L3 を行う
	L3	12	a) 24 個（L1+L2+L3）の試料の平均溶出率が，規定範囲内（限度値も含む）であり，かつ，試験終了時に規定された値以上 b) 24 個のうち，規定範囲の表示量±10%を超えるものが 2 個以下であり，かつ，試験終了時に規定値の表示量−10%未満のものが 2 個以下 c) 規定範囲の表示量±20%を超えるものがなく，かつ，試験終了時に規定値の表示量−20%未満のものがない a），b），c) を満たすとき，適合
判定法 2			① 試料 6 個の個々の試料からの溶出率がすべて医薬品各条に規定する値のとき，適合．規定する値から外れた試料が 1 個または 2 個のときは，② を行う ② 新たに試料 6 個をとり試験する．12 個（①+②）のうち，10 個以上の試料の個々の溶出率が規定する値のとき，適合

限度値は，規定された各試験液採取時間でのそれぞれの溶出率 Q_i の値である．各条に複数の範囲が示されている場合は，それぞれの範囲で判定基準を適用する．

表 15-7　腸溶性製剤の判定基準

判定法	水準	試験個数	判定基準
判定法 1	第 1 液	A1	6	個々の試料からの溶出率が 10%以下のとき，適合．不適合の場合は A2 を行う
		A2	6	12 個（A1+A2）の試料の平均溶出率が 10%以下で，かつ，25%を超えるものがないとき，適合．不適合の場合は A3 を行う
		A3	12	24 個（A1+A2+A3）の試料の平均溶出率が 10%以下で，かつ，25%を超えるものがないとき，適合
	第 2 液	B1	6	個々の試料からの溶出率が Q+5%以上のとき，適合．不適合の場合は B2 を行う
		B2	6	12 個（B1+B2）の試料の平均溶出率≧Q，Q−15%未満のものがないとき，適合．不適合の場合は B3 を行う
		B3	12	24 個（B1+B2+B3）の試料の平均溶出率≧Q，Q−15%未満のものが 2 個以下，Q−25%未満のものがないとき，適合
判定法 2			溶出液第 1 液，第 2 液による試験とも， ① 試料 6 個の個々の試料からの溶出率がすべて医薬品各条に規定する値のとき，適合．規定する値から外れた試料が 1 個または 2 個のときは，② を行う ② 新たに試料 6 個をとり試験する．12 個（①+②）のうち，10 個以上の試料の個々の溶出率が規定する値のとき，適合

医薬品各条において，溶出試験第 2 液による試験で Q 値が規定されている場合は判定法 1 に従い，その他の場合は判定法 2 に従う．
Q 値は，各条に規定された有効成分の溶出率であり，表示量に対する百分率で表す．

3) 崩壊試験法 ［一般試験法 6.09］

［定　義］

　　錠剤，カプセル剤，顆粒剤，シロップ用剤，丸剤が試験液中，定められた条件で規定時間内に崩壊するかどうかを確認する試験法である．本試験は，製剤中の有効成分が完全に溶解するかどうかを確認することを目的としていない．

［装　置］

　　試験器（図 15-2a），ビーカー（図 15-2b），ガラス管（図 15-2c），恒温槽，および電動機からなり，操作法に従い補助盤（図 15-2d）または補助筒（図 15-2e）を用いる．

［操作法］

(i) 即放性製剤

　　別に規定するもののほか，試験液に水を用い，37±2℃で試験器を作動させる．規定の試験時間について試験を行い，試験器を試験液から引き上げ，試料の崩壊の様子を観察する．試料の残留物をガラス管内または補助筒内にまったく認めないか，または認めても明らかに原形をとどめない軟質の物質であるとき，あるいは不溶性の剤皮またはカプセル皮膜の断片であるとき，試料は崩壊したものとする．

　　生薬を含む丸剤については，水を試験液とすると崩壊しないものがあるため，試験液に崩壊試験第 1 液（pH 1.2）と第 2 液（pH 6.8）を用いる．

　　顆粒剤およびシロップ用剤については，30 号ふるい（500 μm）を用いて製剤の粒度の試験法に準じてふるい，30 号ふるいに残留するもの 0.10 g ずつをそれぞれ補助筒 6 個にとり，補助筒を試験器のガラス管に 1 個ずつ入れる．試験液に水を用いる．

(ii) 腸溶性製剤

　　別に規定するもののほか，崩壊試験第 1 液（pH 1.2）および第 2 液（pH 6.8）による 2 つの試験を別々に行う．即放性製剤の操作法に従って試験器を作動させ，試料の崩壊の様子を観察する．

腸溶錠および腸溶性カプセル剤

　　規定の試験時間が経過した後，腸溶錠および腸溶性カプセル剤が壊れた場合，または腸溶性皮膜が開口，破損した場合，試料は崩壊したものとする．

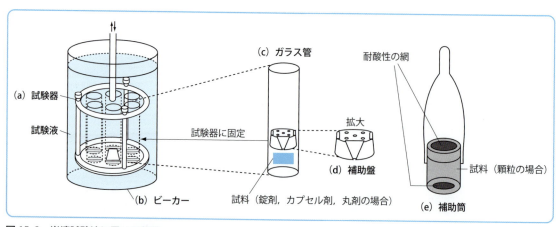

図 15-2　崩壊試験法に用いる装置

15　日本薬局方一般試験法　　*235*

腸溶顆粒剤および腸溶顆粒を充てんしたカプセル剤

　顆粒剤またはカプセル剤中より取り出した内容物を30号ふるい（500 μm）を用いて製剤の粒度の試験法に準じてふるい，30号ふるいに残留するもの0.10 gずつをそれぞれ補助筒6個にとり，補助筒を試験器のガラス管に1個ずつ入れ，試験を行う．

　表15-8に崩壊試験の条件と判定条件を示す．

　各条中に方法が指定されている医薬品を**表15-9**に示す．

表15-8　崩壊試験の条件と判定条件

分類	剤形	試験液	試料	補助盤	補助筒	試験時間	判定条件
即放性製剤	錠剤（素錠）	水	6個	規定による		30分	①すべての試料が崩壊した場合，適合 ②1個または2個が崩壊しなかった場合，さらに12個の試料について試験し，計18個の試料うち16個以上の試料が崩壊した場合，適合
	カプセル剤	水	6個	規定による		20分	錠剤と同じ
	コーティング錠	水	6個	規定による		60分	
	丸剤（生薬を含まない）	水	6個	規定による		60分	
	丸剤（生薬を含む）	第1液	6個	規定による		60分	第1液による試験で，試料の残留物を認めるときは，引き続き崩壊試験液第2液で行う 判定は，丸剤（生薬を含まない）に準じる
		第2液	6個	規定による		60分	
	剤皮を施していない顆粒剤・シロップ用剤	水	0.10 g×6筒		○	30分	①すべての補助筒内の試料が崩壊した場合，適合 ②1個または2個の補助筒内の試料が崩壊しなかった場合，さらに12個の試料について試験し，計18個の試料うち16個以上の試料が完全に崩壊した場合，適合
	剤皮を施した顆粒剤	水	0.10 g×6筒		○	60分	剤皮を施していない顆粒剤・シロップ用剤と同じ
腸溶性製剤	腸溶錠および腸溶性カプセル剤	第1液	6個	規定による		120分	①すべての試料が崩壊しない場合，適合 ②1個または2個が崩壊した場合，さらに12個の試料について試験し，計18個の試料うち16個以上の試料が崩壊しない場合，適合
		第2液	6個	規定による		60分	①すべての試料が崩壊した場合，適合 ②1個または2個が崩壊しなかった場合，さらに12個の試料について試験し，計18個の試料うち16個以上の試料が崩壊した場合，適合
	腸溶顆粒および腸溶顆粒を充てんしたカプセル剤	第1液	顆粒剤またはカプセル剤中の内容物0.10 g×6筒		○	60分	試験器の網目から落ちる顆粒数が15粒以内のとき，適合
		第2液	顆粒剤またはカプセル剤中の内容物0.10 g×6筒		○	30分	①すべての補助筒内の試料が崩壊した場合，適合 ②1個または2個の補助筒内の試料が崩壊しなかった場合，さらに12個の試料について試験し，計18個の試料うち16個以上の試料が完全に崩壊した場合，適合

236 Ⅲ 各種医薬品製剤

表 15-9　各条中に崩壊試験法が指定されている医薬品

医薬品	試験時間	備考
硝酸イソソルビド錠 ニトログリセリン錠	2分	補助盤は用いない
シタグリプチンリン酸塩錠	5分	製造要件の項（溶出性の評価の代替）
コレスチミド錠 コレスチミド顆粒 ピペラジンリン酸塩錠	10分	
イソロイシン・ロイシン・バリン顆粒	15分	

4) 製剤の粒度の試験法 ［一般試験法　6.03］

［定　義］

製剤総則中の製剤の粒度の規定を試験する方法である（p. 118 参照）.

［操作法］

18 号（850 μm）および 30 号（500 μm）のふるいを用いて試験を行う（p. 117 **図 2-7** 参照）. ただし，この試験に用いるふるいの枠の内径は 75 mm とする.

①試料 10.0 g を正確に量る.

②18 号（850 μm）および 30 号（500 μm）のふるい，受器を重ね合わせる.

③上段のふるい（18 号）に量りとった試料を入れ，上蓋をする.

④3 分間水平に揺り動かしながら，ときどき軽くたたいてふるう.

⑤おのおののふるいおよび受器の残留物の質量を量る.

5) 無菌試験法 ［一般試験法　4.06］

［定　義］

無菌であることが求められている原薬または製剤に適用される試験法である. 本試験に適合する結果が得られても，それは単に本試験条件下で調べた検体中に汚染微生物が検出されなかったことを示しているだけである.

本試験は無菌条件下で行われるため，試験環境は無菌試験の実施に適したものでなければならない. 汚染を避けるためにとられる予防措置は，本試験で検出されるべきいかなる微生物にも影響を与えてはならない. 作業区域の適切な環境モニタリングおよび適切な汚染防止措置を行い，本試験の実施状態が適切であることを定期的に監視する.

［操作法］

(ⅰ)　培地および培地の適合性

無菌試験用として適している培地は**表 15-10** に示すとおりである. これらの培地の一部を 14 日間培養するとき，微生物の増殖を認めなければ，その培地は無菌であり，本試験に適合する.

表 15-10　培地および培養条件

細菌	培地	培養温度	培養期間
嫌気性菌を含む細菌	液状チオグリコール酸培地 変法液状チオグリコール酸培地（別に規定する場合）	30〜35℃	14 日以上
真菌および好気性菌	ソイビーン・カゼイン・ダイジェスト培地	20〜25℃	14 日以上

15　日本薬局方一般試験法　**237**

(ii)　製品の無菌試験

　試験は**メンブランフィルター法**または**直接法**によって行う．各試験法の概要を**表15-11**に示す．

(iii)　無菌試験への適合が要求される注射剤および眼軟膏剤，点眼剤などの非注射剤への試験の適用

　表15-12に示す方法に従って行う．

(iv)　最少供試個数

　最少供試個数は，ロットあたりの製造個数に応じて，**表15-14**に示す個数を用いる．

[観　察]

　培養期間中および最終日に，培地に肉眼的な微生物の増殖があるかどうかを調べる．

[判　定]

・微生物の増殖が観察されない場合：被験製品は無菌試験に適合する．
・微生物の増殖が観察された場合：被験製品は無菌試験に適合しない．

6)　エンドトキシン試験法 ［一般試験法　4.01］

[定　義]

　カブトガニ(*Limulus polyphemus* または *Tachypleus tridentatus*)の血球抽出成分より調製された**ライセート試薬**を用いて，グラム陰性菌由来のエンドトキシンを検出または定量する方法である．本法には，エンドトキシンの作用によるライセート試液のゲル形成を指標とする**ゲ**

表15-11　無菌試験

	メンブランフィルター法	直接法
適用	対象：ろ過可能な製品(抗菌力を有しない) 　水性液剤 　水溶性固形剤 　油および油性液剤 　軟膏剤およびクリーム剤	対象： 　油性液剤 　軟膏剤およびクリーム剤
操作	①試料をろ過器中のメンブランフィルター(孔径0.45 μm以下)上に注ぎ，ろ過する ②無菌希釈液でメンブランフィルター上を洗浄または希釈する ③メンブランフィルターをろ過器から外して培地へ移植するか，またはメンブランフィルターを装着したろ過器内に試料溶液を注いでろ過した後，ろ過器内に培地を加える ④培地を14日間以上培養する 　試験に供する各培地あたりの試料の採取量は，別に規定するもののほか，**表15-13**による	①被験製品が抗菌活性を有する場合は，適切な中和剤で中和するか，または十分な量の培地で希釈する ②油性液剤，軟膏剤およびクリーム剤については，適切な乳化剤で希釈する ③別に規定するほか，**表15-13**に示す量の製品を，その容量が培地容量の10%を超えないように培地に直接接種する ④接種した培地は14日間以上培養する

表15-12　無菌製剤(注射剤および眼軟膏剤，点眼剤)への無菌試験の適用

試験法	試験に適用する試料の採取
メンブランフィルター法	可能ならば容器内の全量を用いる．ほかに規定されていない限り，**表15-13**に示す最少試料採取量以上を用いる．必要ならば適切な無菌溶液で希釈する
直接法	ほかに規定されていなければ，**表15-13**に示す量を用いる．被験製品の同じ試料について細菌および真菌に対する無菌試験を行う．1容器中の内容量が両試験を行うのに不十分な場合は，異なる培地に接種するのに2容器以上の内容物を用いる

表 15-13　各培地あたりの最少試料採取量

容器の内容量		培地に接種する最少量
液剤	1 mL 未満	全量
	1 mL 以上 40 mL 以下	半量，ただし 1 mL 以上
	40 mL 超 100 mL 以下	20 mL
	100 mL 超	10%，ただし 20 mL 以上
	抗生物質の液剤	1 mL
懸濁または乳化して用いる非水溶性医薬品，クリーム剤または軟膏剤		200 mg 以上
固形剤	50 mg 未満	全量
	50 mg 以上 300 mg 未満	半量，ただし 50 mg 以上
	300 mg 以上 5 g 以下	150 mg
	5 g 超	500 mg

表 15-14　無菌試験に供する最少供試個数

医薬品	ロットあたりの製造個数	培地あたりの最少供試個数
注射剤	100 容器以下	10%または 4 容器のうち多い方
	101 容器以上 500 容器以下	10 容器
	501 容器以上	2%または 20 容器（表示量が 100 mL 以上の製剤の場合は，10 容器）のうち少ない方
眼軟膏剤，点眼剤などの非注射剤	200 容器以下	5%または 2 容器のうち多い方
	201 容器以上	10 容器
	単回使用製品の場合は，上欄の注射剤についての規定を適用する	
固形バルク製品	4 容器以下	各容器
	5 容器以上 50 容器以下	20%または 4 容器のうち多い方
	51 容器以上	2%または 10 容器のうち多い方

ル化法および光学的変化を指標とする**光学的定量法**がある．光学的定量法には，ライセート試液のゲル化過程における濁度変化を指標とする**比濁法**，および合成基質の加水分解による発色を指標とする**比色法**がある．

　エンドトキシンは，グラム陰性菌の細胞壁構成成分で，極めて微量で強い発熱活性を示す耐熱性の毒素である．注射剤中に発熱惹起量のエンドトキシンが含まれていないことを確認し，注射剤の安全性を確保するために本試験を行う．

　エンドトキシン試験の結果について疑義がある場合または係争が生じた場合は，別に規定するもののほか，ゲル化法の限度試験法によって最終の判定を行う．

［操作法・判定］

　器具：試験に用いるすべてのガラス製およびその他の耐熱性器具は，通例，少なくとも 250℃ で 30 分間の乾熱処理を行う．その他のプラスチック製品を用いる場合は，エンドトキシンが検出されないことおよびエンドトキシン試験に対する干渉作用のないことが確認されたものを用いる．

　溶液の調製：規定された方法に従い，エンドトキシン標準原液，エンドトキシン標準溶液および試料溶液の調製を行う．

(i)　ゲル化法

　エンドトキシンの存在によるライセート試液の凝固反応に基づいて，エンドトキシンを検出または定量する方法である．

15 日本薬局方一般試験法　　*239*

　　限度試験法：限度試験法は，被検試料が各条に規定されたエンドトキシン規格を超えるエンドトキシンを含むか否かを，ライセート試薬の表示感度に基づいてゲル化反応により判定する方法である.

方法	既定の操作に従い，A 液(試料溶液単独)，B 液(試料溶液と 2λ* エンドトキシン標準溶液)，C 液(エンドトキシン試験用水と 2λ エンドトキシン標準溶液)および D 液(エンドトキシン試験用水単独)の 4 種の液を調製し，これら 4 種の液を 1 組として試験を 2 回行う
判定	B および C 液の 2 回の試験結果がいずれも陽性で，D 液の 2 回の試験結果がいずれも陰性のとき，試験は有効とする. A 液の 2 回の試験結果がいずれも陰性のとき，被検試料はエンドトキシン試験に適合とし，いずれも陽性のとき，不適とする

*λ：ライセート試薬の表示感度. ライセート試薬に規定されている条件下でのライセート試液の凝固に必要な最小エンドトキシン濃度.

　　定量試験法：被検試料のエンドトキシン濃度をゲル化反応のエンドポイントを求めることにより測定する方法である.

方法	規定の操作に従い，限度試験法と同様に A，B，C，D 液を調製し，これら 4 種の液を 1 組として試験を 2 回行う. なお，A および C 液についてはそれぞれエンドトキシン試験用水を希釈液として 4 段階の希釈系列を作成する
濃度算出および判定	試料溶液のエンドトキシン濃度から，被検試料のエンドトキシン濃度(EU/mL，EU/mg，EU/mEq または EU/単位)を算出する. 2 回の試験により被検試料について求めた 2 つのエンドトキシン濃度(EU/mL，EU/mg，EU/mEq または EU/単位)のいずれもが，医薬品各条に規定されたエンドトキシン規格を満たすとき，被検試料はエンドトキシン試験に適合とする

(ii)　光学的定量法

方法	比濁法	ライセート試液のゲル化に伴う濁度の変化を，吸光度または透過率で測定し，被検試料中のエンドトキシン濃度を定量する. 通例，37±1℃で行う. エンドポイント-比濁法とカイネティック-比濁法がある
	比色法	ライセート試液との反応により，発色合成基質から遊離される発色基の量を吸光度または透過率で測定し，被検試料中のエンドトキシンを定量する. 通例，37±1℃で行う. エンドポイント-比色法とカイネティック-比色法がある
判定		規定の操作に従い，A，B，C，D 液を調製して試験を行う. A 液の平均エンドトキシン濃度に基づいて被検試料のエンドトキシンの濃度(EU/mL，EU/mg，EU/mEq または EU/単位)を求め，その値が医薬品各条に規定されたエンドトキシン規格を満たすとき，被検試料はエンドトキシン試験に適合とする

[適用医薬品]
- 注射剤(皮内，皮下および筋肉内投与のみに用いるものを除く)
- 注射剤を製するに用いる水性溶剤(皮内，皮下および筋肉内投与のみに用いるものを除く)
- 注射剤に添付された溶解液(皮内，皮下および筋肉内投与のみに用いるものを除く)
- 精製白糖(ただし，大容量輸液の調製に用いるもの)

7)　**発熱性物質試験法**［一般試験法　4.04］

[定　義]
　　発熱性物質(パイロジェン)の存在を**ウサギ**を用いて試験する方法である.
　　発熱性物質は，動物に投与したとき体温の異常上昇をもたらす物質の総称である.

[操作法]
試験動物および器具
　a)試験動物：体重 1.5 kg 以上の健康なウサギ.
　b)温度計：直腸体温計または体温測定装置(測定精度 ±0.1℃以内).

240 Ⅲ 各種医薬品製剤

表 15-15 発熱性物質試験の判定基準

試験回数	試験動物数	判定に用いる動物数	体温上昇度の合計による判定基準	
			陰性	陽性
1	3匹	3匹	1.3℃以下	2.5℃以上
2（再試験）	3匹	計6匹	累計3.0℃以下	累計4.2℃以上
3（再々試験）	3匹	計9匹	累計5.0℃未満	累計5.0℃以上

c）注射筒および注射針：通例250℃で30分間以上の乾熱処理をして発熱性物質を除去したもの，または滅菌済みの注射針を含むプラスチック製の注射筒で，発熱性物質が検出されないものを用いる．

d）試験用量：別に規定するもののほか，試験動物体重1kgにつき試料10mLを投与する．

方法

a）対照体温：試料注射前の40分間に，30分の間隔をとって2回測温し，それらの平均値とする．

b）試料の注射：試料を37±2℃に加温し，試験動物の耳静脈に緩徐（10分以内）に注射する．

c）体温測定：注射後3時間まで，30分以内の間隔で体温を測定する．対照体温と最高体温を比較して，その差を体温上昇度とする．

［判　定］

ウサギ3匹を用いて試験を行う．判定は，**表15-15**に示すとおりである．

1回目の試験の結果，体温上昇度の合計が1.3℃と2.5℃の間にあるとき，2回目の試験（再試験）を行う．1回目のウサギとあわせて，計6匹の体温上昇度の合計が3.0℃以下のとき発熱性物質陰性，4.2℃以上のとき発熱性物質陽性とする．6匹の体温上昇度の合計が3.0℃と4.2℃の間にあるとき，3回目の試験（再々試験）を行う．計9匹の体温上昇度の合計が5.0℃未満のとき発熱性物質陰性，5.0℃以上のとき発熱性物質陽性とする．

発熱性物質陰性のとき，被験試料は発熱性物質試験に適合する．

8）　**鉱油試験法**［一般試験法　1.05］

［定　義］

注射剤および点眼剤に用いる非水性溶剤中の鉱油を試験する方法である．植物性脂肪油中に偽和，混入される鉱物性油（パラフィン，流動パラフィン，ケロシンなど）の混在を試験する．

［操作法］

試料10mLをフラスコに入れ，水酸化ナトリウム溶液およびエタノールを加え，水浴上で澄明になるまで加熱する．次に浅い磁性皿に移し，水浴上で加熱してエタノールを蒸発し，残留物に水100mLを加えて水浴上で加熱するとき，液は濁らない．

［適用製剤・医薬品］

注射剤（非水性溶剤），**点眼剤（非水性溶剤）**，テレビン油（純度試験）．

表 15-16　注射剤用ガラス容器試験法の概要

試験項目		測定方法・規格（適合）
容器		• 無色または淡褐色透明である • 注射剤の不溶性異物検査法の試験に支障をきたす気泡があってはならない
分割使用を目的とする容器		• ゴム栓またはほかの適当な栓を用いて密封する • 栓は， 　①内容医薬品と物理的または化学的に作用しないものである 　②注射針を挿入したとき，栓の破片を混入することなく，また，注射針を抜きとったとき，直ちに外部からの汚染を防ぎ得るものである • 輸液用を目的とする容器は，輸液用ゴム栓試験法の規定に適合した栓を用いて密封する
アルカリ溶出試験	第1法	融封できる容器（アンプル）または内容 100 mL 以上の輸液用容器以外の融封できない容器（バイアル，注射筒） • 容器を粉砕後，試料に水を加えて水浴中で 2 時間加熱する．常温に冷却した後，内容液を分取し，ブロモクレゾールグリン・メチルレッド試液 5 滴を加え，0.01 mol/L 硫酸で滴定する 0.01 mol/L 硫酸の消費量 　融封できる容器　　　　　　　　　　　　0.30 mL 以下 　融封できない容器　　　　　　　　　　　2.00 mL 以下 　（容器として用いる注射筒を含む）
	第2法	融封できない内容 100 mL 以上の輸液用容器 • 容器に水（実容積の 90％の容量）を加え，蓋または栓で密封し，高圧蒸気滅菌器で 121℃，1 時間加熱した後，常温になるまで放置する．この液 100 mL を正確に量りとり，ブロモクレゾールグリン・メチルレッド試液を加え，0.01 mol/L 硫酸で滴定する 0.01 mol/L 硫酸の消費量：0.10 mL 以下
着色容器の鉄溶出試験		①着色容器 5 個以上をとる ②容器に表示された内容量の 0.01 mol/L 塩酸を入れ，融封するか，融封できない容器は蓋をした後，105℃で 1 時間加熱する ③冷後，この液について，鉄試験法の第 1 法により検液を調製し，B 法により試験を行う．比較液には鉄標準液を用いる
着色容器の遮光性試験		①着色容器 5 個をとる ②容器をできるだけ湾曲の少ない切片に切断する ③分光光度計を用い，20 nm の間隔で切片中心部の透過率を測定する（空気を対象） 　波長　　　　　　　　　　透過率 　290〜450 nm　　　　　　50％以下 　590〜610 nm　　　　　　60％以上 　590〜610 nm（※）　　　 45％以上 　※融封できない容器で器壁の厚さが 1.0 mm 以上のもの

9)　注射剤用ガラス容器試験法 ［一般試験法　7.01］

［定　義］

　注射剤用ガラス容器は，内容医薬品と物理的または化学的に作用してその性状または品質に影響を与えないもので，完全に融封できるか，またはほかの適当な方法によって微生物が侵入しないようにし，内容医薬品を保護できるものであり，**表 15-16** に示す規格に適合する．ただし，表面処理を施した輸液用容器は，アルカリ溶出試験第 1 法の融封できない容器の規定に適合した材質を用いて製する．

10)　プラスチック製医薬品容器試験法 ［一般試験法　7.02］

［定　義］

　本試験法は，プラスチック製医薬品容器の設計および品質評価に用いることができる．常に，どのような医薬品容器についても，本試験法に記述したすべての試験を行うことが必要

242　III　各種医薬品製剤

なわけではない．他方，本試験法はプラスチック製医薬品容器の設計・品質評価に必要なすべての試験方法を示すものではない．したがって，必要に応じてほかの試験を追加すべきである．

　水性注射剤に使用するプラスチック製容器は，内容医薬品と作用して，その有効性，安全性，安定性に影響を与えず，また，内容剤が微生物汚染しないものであり，**プラスチック製水性注射剤容器の規格**に適合する．

[試験項目]

(i)　灰化試験

　容器の切片を試料とし，強熱残分，重金属(重金属試験法第2法)，鉛(第1法，第2法)，カドミウム(第1法，第2法)，スズの項目について試験する．

(ii)　溶出物試験

　容器のできるだけ湾曲が少なく，厚さが均一な部分を切りとり，この切片を硬質ガラス製容器に入れ，水を加えて密栓した後，高圧蒸気滅菌器で121℃，1時間加熱した後の内容液を試験液とする．試験液について，泡立ち，pH，過マンガン酸カリウム還元性物質，紫外吸収スペクトル，蒸発残留物の項目について試験する．

(iii)　微粒子試験

　容器内の微粒子汚染を試験する．微粒子の測定は，光遮蔽粒子計数装置を用いて行う．

(iv)　透明性試験

　第1法と第2法がある．

第1法	容器表面に**凹凸やエンボス加工などがなく**，比較的湾曲の少ない容器の試験に適用できる．できるだけ湾曲が少なく厚さが均一な部分をとり，試験に用いる
第2法	被験者が肉眼で試験容器を観察して，濁った試料を判別する(官能試験) 容器表面に**凹凸やエンボス加工がある**容器の試験に適用できる．また，内容医薬品の析出などによる濁りをみつける必要があるような医薬品の容器の透明性を試験する場合に適用できる

(v)　水蒸気透過性試験

第1法	主に水性注射剤容器に適用する．容器に水を入れ，密封した後，その質量の減量を算出する
第2法	製剤の容器を通した吸湿性(水分透過)の評価に適用する

(vi)　漏れ試験

　圧力を加えたときの容器からの試験液の漏れを試験する．

(vii)　細胞毒性試験

　プラスチック中の毒性物質を検出するための試験である．プラスチック製医薬品容器材料の培地抽出液を試料として，細胞毒性を評価する．

[プラスチック製水性注射剤容器の規格]

　プラスチック製水性注射剤容器：水性注射剤に使用するプラスチック製容器をいう．

　本容器に関する試験および規格を**表15-17**に示す．

(i)　ポリエチレン製またはポリプロピレン製水性注射剤容器

　容器は，接着剤を使用していないもので，ポリエチレン製またはポリプロピレン製のものをいう．

　透明性，外観，水蒸気透過性，重金属，鉛，カドミウム，強熱残分，溶出物，細胞毒性の規格に適合する．

(ii)　ポリ塩化ビニル製水性注射剤容器

　容器は，接着剤を使用していないもので，ポリ塩化ビニルの単一重合体よりなり，可塑剤として**フタル酸ジ(2-エチルヘキシル)(DEHP)**のみを使用しているものとする．また，容器

表 15-17　プラスチック製水性注射剤容器の試験規格

試験項目	ポリエチレン製または ポリプロピレン製水性注射剤容器	ポリ塩化ビニル製水性注射剤容器	その他の水性 注射剤容器
厚さ		異なる 5 箇所を測定し，最大値と最小値の差が 0.05 mm 以内	
透明性	波長 450 nm の透過率 55％以上（第 1 法）．第 1 法で試験できない場合は第 2 法（官能試験）	同左	同左
外観	すじ，傷，泡，またはその他の欠点のないもの	同左	同左
漏れ		容器にフルオレセインナトリウム溶液を入れ密封後，10 分間加圧．内容液は漏れない	
柔軟性		漏れ試験を行った容器のゴム栓に針を刺すとき，内容液は空気で置換することなくほとんど排出する	
水蒸気透過性	容器に水を入れて密封後，規定の条件で 14 日間放置したとき，減量は 0.20％以下	同左	同左
重金属	容器切片 1.0 g 中，Pb として 20 μg 以下（重金属試験法第 2 法）	同左	材質固有の規格
鉛	原子吸光光度法にて限度 1 μg/g 以下（第 1 法）	同左（第 2 法）	
カドミウム	原子吸光光度法にて限度 1 μg/g 以下（第 1 法）	同左（第 2 法）	
スズ		限度 2 μg/g 以下（紫外可視吸光度測定法）	
塩化ビニル		容器細断片 1.0 g をテトラヒドロフラン（メタノール・ドライアイス浴で冷却）で溶解し，試料とする 限度 1 μg/g 以下（ガスクロマトグラフィー）	
微粒子		容器に水または 0.9 w/v％NaCl 溶液を入れ，121℃，25 分間加熱後，放冷して微粒子を測定．1.0 mL につき 5～10 μm 100 個以下，10～25 μm 10 個以下，25 μm 以上 1 個以下（光遮蔽型自動微粒子測定装置）	
強熱残分	残分 0.10％以下	同左	材質固有の規格
溶出物	容器細断片に水を加え，121℃，1 時間加熱した液について，「泡立ち，pH，KMnO$_4$ 還元性物質，紫外吸収スペクトル，蒸発残留物」を測定	同左	材質固有の規格
細胞毒性	コロニー法による IC$_{50}$（％）が 90％以上．その他の標準試験法を用いたときは，結果は陰性	同左	同左

は，水蒸気の透過を防ぐため容易に取り除けるもので包装することができる．この場合，水蒸気透過性試験はこの包装を施したものについて行う．

　厚さ，透明性，外観，漏れ，柔軟性，水蒸気透過性，重金属，鉛，カドミウム，スズ，塩化ビニル，微粒子，強熱残分，溶出物，細胞毒性の規格に適合する．

(iii)　その他の水性注射剤容器

　透明性，外観，水蒸気透過性，細胞毒性の規格に適合するほかに，重金属，強熱残分，溶出物などに関する当該容器の材質に固有の規格を満たす．

11)　輸液用ゴム栓試験法 ［一般試験法　7.03］

［定　義］

　輸液用ゴム栓は，輸液として用いる注射剤に使用する内容 100 mL 以上の容器に用いるゴ

244　III　各種医薬品製剤

表 15-18　輸液用ゴム栓試験法の概要

項目	試験方法・適合
カドミウム	①ゴム栓の細片 2.0 g を硫酸で灰化し，規定の方法にて処理する ②N,N-ジエチルジチオカルバミン酸ナトリウム三水和物溶液を加えて混和した後，4-メチル-2-ペンタノンを加えて激しく振り混ぜる．この操作により得た抽出液を試料溶液として原子吸光光度法で測定するとき，試料溶液の吸光度は標準溶液の吸光度以下である(限度 5 ppm)
鉛	・操作はカドミウムと同様に行う．原子吸光光度法で測定するとき，試料溶液の吸光度は標準溶液の吸光度以下である(限度 5 ppm)
溶出物試験	・試料質量の 10 倍量の水とともに，高圧蒸気滅菌器で 121℃，1 時間加熱し，室温に冷却した液を試験液とする ①性状：試験液は無色澄明．波長 430 nm および 650 nm の透過率は，それぞれ 99.0％以上である ②pH：試験液と空試験液の pH を測定するとき，その差は 1.0 以下である ③亜鉛：原子吸光光度法により測定するとき，試料溶液の吸光度は標準溶液の吸光度以下である ④過マンガン酸カリウム還元性物質：0.002 mol/L 過マンガン酸カリウム液の消費量について，本試験と空試験での差は 2.0 mL 以下である ⑤蒸発残留物：試験液 100 mL につき 2.0 mg 以下である ⑥紫外吸収スペクトル：紫外可視吸光度測定法により試験を行うとき，波長 220～350 nm における吸光度は 0.20 以下である
細胞毒性試験	・輸液用ゴム栓の培地抽出液を試料とし，既定の方法に従い培養プレートを用いて所定の期間培養する．培養終了後，細胞を固定し，コロニーを希ギムザ試液で染色する．各濃度の試料溶液でのコロニー数を計数し，増殖阻害曲線を作成してコロニー形成率が 50％となる試料溶液濃度(IC50(％))を読み取る．IC50(％)は 90％以上である
急性毒性試験	・細胞毒性試験に適合しない場合に実施する．試料質量の 10 倍量の生理食塩液を加え，高圧蒸気滅菌器で 121℃，1 時間加熱したものを試験液とする．試験液につき，空試験液を対照とし，次の条件で試験を行う ・マウス 3 匹(体重 17～23 g の均一系または純系)を 1 群とし，50 mL/kg(体重)を静脈内注射するとき，注射後 72 時間に体重減少，異常または死亡を認めない

ム栓(プラスチックなどの材料でコーティングまたはラミネートしたものを含む)をいう．

　使用するゴム栓は内容医薬品と物理的または化学的に作用してその性状または品質に影響を与えないもので，また，微生物の侵入を防止し，内容輸液の使用に支障を与えないものであり，**表 15-18** に示す規格に適合する．

12)　注射剤の不溶性異物検査法［一般試験法　6.06］

［定　義］

　注射剤中の**不溶性異物**の有無を調べる検査法である．

［検査法・判定］

　第 1 法と第 2 法がある(**表 15-19**)．

　第 1 法は，**非破壊的**に**全数**について検査を行う．

　第 2 法は**破壊検査**であり，検査の操作において，溶解時の異物混入およびアンプルを切断する際のガラス片の混入などが生じることがあるため，これらの混入をできる限り避ける．

13)　注射剤の不溶性微粒子試験法［一般試験法　6.07］

［定　義］

　注射剤(輸液剤を含む)の製剤中に意図することなく混入した，気泡ではない容易に動く外来性，**不溶性の微粒子**を測定する方法である．

［試験法］

　不溶性微粒子を測定する方法には，第 1 法と第 2 法がある．第 1 法での試験を優先する．

表 15-19　注射剤の不溶性異物検査法の概要

	検査の対象		検査方法	判定
第1法	溶液，懸濁液または乳濁液である注射剤および用時溶解または用時懸濁して用いる注射剤の溶解液	ガラス容器	・容器の外部を清浄にする ・白色光源の直下，2,000〜3,750 lx の明るさの位置で，肉眼で白黒の各色の背景で約5秒ずつ観察する	たやすく検出される不溶性異物を認めてはならない（観察しにくい場合は適宜観察時間を延長する）
		プラスチック製容器	・上部および下部に白色光源を用いて8,000〜10,000 lx の明るさの位置で，肉眼で観察する	
第2法	用時溶解または用時懸濁して用いる注射剤		・容器の外部を清浄にする ・添付された溶解液または注射用水を用いて溶解または懸濁する（操作による異物混入を避ける） ・白色光源の直下，2,000〜3,750 lx の明るさの位置で，肉眼で白黒の各色の背景で約5秒ずつ観察する	明らかに認められる不溶性異物を含んではならない（観察しにくい場合は適宜観察時間を延長する）

表 15-20　注射剤の不溶性微粒子試験法の概要

	装置	操作
第1法 光遮蔽粒子計数法	微粒子の粒径および各粒径の粒子数を自動測定できる光遮蔽原理*に基づいた光遮蔽型自動微粒子測定装置を用いる	①規定の操作によって試験液を調製する ②試験液を 5 mL 以上ずつ4画分採取する ③試験液中の微粒子の粒径が 10 μm 以上および 25 μm 以上のものについて，微粒子数を計測する ④最初の画分の計測値は棄却し，残りの計測値から試験液の平均微粒子数を計算する
第2法 顕微鏡粒子計数法	双眼顕微鏡，微粒子捕集用ろ過器およびメンブランフィルターを用いる	①規定の操作によって試験液を調製する ②ろ過器にメンブランフィルターを取り付け，試験液を注ぎ，吸引ろ過する ③フィルターをペトリ皿に移し，フィルターを風乾する．風乾後，ペトリ皿を顕微鏡のステージ上に置き，反射光下，メンブランフィルター上にある 10 μm 以上および 25 μm 以上の微粒子を計数する ④試験製剤の平均微粒子数を算出する

*光遮蔽原理：光源と受光素子を対面させ，光量を電気信号に変換する．粒子は光を遮るため，粒子が存在すると受光素子が受ける光量が弱くなる．その結果，電気信号の減衰量が粒径となり，光が遮られた回数が粒子数となる．

場合によっては，第1法で試験後に第2法で試験する（**表 15-20**）．

透明性が低いもしくは粘性の高い乳剤，コロイド，リポソーム，またはセンサー内で気泡を生じる注射剤など，第1法で試験できない場合は第2法で試験する．注射剤の粘度が高く試験に支障をきたす場合には，必要に応じて適当な液で希釈し，粘度を下げて試験する．

[判　定]

平均微粒子数によって判定する（**表 15-21**）．

14)　タンパク質医薬品注射剤の不溶性微粒子試験法 [一般試験法　6.17]

[定　義]

タンパク質医薬品注射剤中の**不溶性微粒子**を測定する方法である．注射剤の不溶性微粒子試験法の第1法・光遮蔽粒子計数法を用いて試験する．

タンパク質医薬品注射剤中の不溶性微粒子とは，製剤中の気泡ではない容易に動く不溶性の微粒子を指し，外来性の物質，製造工程に由来する物質およびタンパク質の凝集体等が含まれる可能性がある．

246　　III　各種医薬品製剤

表 15-21　注射剤の不溶性微粒子試験の判定基準

試験法	対象注射剤の表示量	判定基準(適合条件)	不適合の場合
第1法	100 mL 以上	1 mL あたり 10 µm 以上のもの 25 個以下 25 µm 以上のもの 3 個以下	規定する値を超えたときは, 第2法で試験する
	100 mL 未満	容器あたり 10 µm 以上のもの 6,000 個以下 25 µm 以上のもの 600 個以下	
第2法	100 mL 以上	1 mL あたり 10 µm 以上のもの 12 個以下 25 µm 以上のもの 2 個以下	
	100 mL 未満	容器あたり 10 µm 以上のもの 3,000 個以下 25 µm 以上のもの 300 個以下	

　本試験は抜取試験であるため,母集団の微粒子数を正しく推定するには,統計学的に適切なサンプリング計画の下で試験が行われなければならない.

［適　用］

　有効成分がペプチド,タンパク質あるいはそれらを修飾して得られる誘導体の注射剤.

［判　定］

　本注射剤中の平均微粒子数が下記に規定する値のとき,適合とする.

- 注射剤の表示量が 100 mL 以上:1 mL あたり 10 µm 以上のもの 25 個以下,25 µm 以上のもの 3 個以下.
- 注射剤の表示量が 100 mL 未満:容器あたり 10 µm 以上のもの 6,000 個以下,25 µm 以上のもの 600 個以下.

15)　注射剤の採取容量試験法［一般試験法　6.05］

［定　義］

　注射剤において,表示量よりやや過剰に採取できる量が容器に充てんされていることを確認する試験法である.

　アンプル,プラスチックバッグなどの単回投与容器または分割投与容器で提供される注射剤は,通常,表示量を投与するのに十分な量の注射液で充てんされており,過量は,製品の特性に応じて決まる.特に,薬液の粘性が高いものは,注射筒に採取する際にアンプルやバイアルの内壁付着量が大きくなるため,過量が大きく設定されている.

　懸濁性注射剤および乳濁性注射剤では,内容物を採取する前および密度を測定する前に振り混ぜる.油性注射剤および粘性を有する注射剤では,必要ならば表示された方法に従って加温し,内容物を移し替える直前に振り混ぜてもよい.測定は,20～25℃に冷やした後に行う.

［試験法・判定］

　表 15-22 に試験法の概要を示す.

16)　吸入剤の送達量均一性試験法［一般試験法　6.14］

［定　義］

　吸入剤(吸入エアゾール剤や吸入粉末剤)から噴霧,放出される薬物量の均一性を定量的に評価する試験法である.これらの製剤から患者に投与される薬物量は均一であることが必要であり,本試験によって確認する.

表 15-22 注射剤の採取容量試験法の概要

	表示量	個数	採取	判定
単回投与注射剤	10 mL 以上[*a]	1 個	①全内容物を注射筒・注射針で採取する ②採取した全内容物を受用メスシリンダーに排出し，容量を測定する 内容物の質量(g)を密度で除して容量(mL)に換算してもよい	①個々の製剤の採取容量は表示量以上である ②表示量が 2 mL 以下の場合で複数個の内容物をあわせて測定したときは，採取容量は表示量の合計以上である
	3 mL を超え 10 mL 未満	3 個	[*a] 10 mL 以上の場合 全内容物を直接受用メスシリンダーまたは質量既知のビーカーへ入れて測定してもよい	
	3 mL 以下[*b]	5 個	[*b] 2 mL 以下の場合 適切な数の容器をとり，各容器の全内容物を採取し，あわせて容量を測定してもよい	
分割投与注射剤	1 回の投与量と投与回数が表示	1 個	規定された投与回数について注射筒を用いて内容物を採取し，単回投与注射剤の方法に従って操作する	各注射筒から得られる採取容量は表示された 1 回の投与量以上である
カートリッジ剤または充てん済みシリンジ剤	10 mL 以上	1 個	①注射筒の全内容物を質量既知のビーカーに排出する ②内容物の質量(g)を密度で除して容量(mL)を求める	個々の製剤の採取容量は表示量以上である
	3 mL を超え 10 mL 未満	3 個		
	3 mL 以下	5 個		
輸液剤	輸液剤に表示 (100 mL 以上)	1 個	メスシリンダーに全内容物を排出し，容量を測定する	製剤の採取容量は表示量以上である

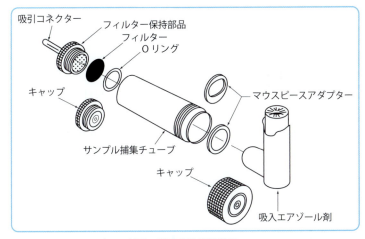

図 15-3 吸入エアゾール剤用の送達薬物捕集装置
[第十八改正日本薬局方より引用]

[試験法]

a) 吸入エアゾール剤の試験法

　　吸入エアゾール剤は，通例バルブを下向きにした状態で吸入する．図 15-3 は吸入エアゾール剤用の送達薬物捕集装置である．この装置は，送達する薬物を定量的に捕集することができる．

(i) 試験法1：吸入器内の送達量の均一性の評価

吸入器1個をとり試験を行う．送達量の測定は，装置へ噴霧された送達物の回収，定量により行う．吸入器1個に対して，吸入剤に記載された吸入可能な噴霧回数のうち，使用開始時の3回，中間期の4回，使用終了時の3回，合計10回の送達量測定を実施する．

平均送達量(試験した個々の送達量の平均値)または表示した目標送達量のいずれかを判定の基準値とする．

送達量10個について，基準値に基づき適合性を判定する．規定範囲を満たさない送達量が2個または3個であるときは，10個の送達量を得る一連の操作を新たに2回実施し，合計30個の送達量値について，基準値に基づき適合性を判定する．

(ii) 試験法2：吸入器間の送達量の均一性の評価

吸入器1個をとり試験を行う．送達量の測定は，装置へ噴霧された送達物の回収，定量により行う．吸入器10個に対して，使用開始時の各1回ずつ，合計10回の送達量測定を実施する．

平均送達量(試験した個々の送達量の平均値)または表示した目標送達量のいずれかを判定の基準値とする．

送達量10個について，基準値に基づき適合性を判定する．規定範囲を満たさない送達量が2個または3個であるときは，10個の送達量を得る一連の操作を新たに2回実施し，合計30個の送達量値について，基準値に基づき適合性を判定する．

b) 吸入粉末剤の試験法

吸入粉末剤には，1吸入量の粉末がカプセル剤またはほかの適切な剤形にあらかじめ秤量されているものおよび1吸入量の粉末が吸入器内で秤量されるものがあり，それぞれの機能に応じて規定する試験法により試験を行う．**図15-4**は，送達する薬物を定量的に捕集することができる装置である．吸引ポンプは，吸入器をマウスピースアダプターに接続した状態で試験流量(Q_{out}；L/分)で装置内を吸引する．

(i) 1吸入量の粉末があらかじめ秤量されている吸入剤

吸入器を気密性を確保できるアダプターを用いて装置に取り付け，規定された条件で吸入器を通して空気を吸引する．送達量の測定は，装置への送達物の回収，定量により行う．各製剤の放出機構を考慮して個別に定められた手順に従い，合計10回の送達量を測定する．

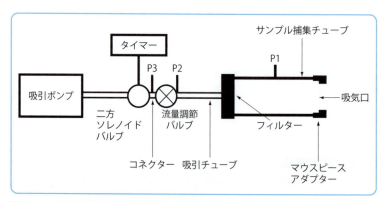

図15-4 吸入粉末剤用のサンプリング装置
[第十八改正日本薬局方より引用]

平均送達量(試験した個々の送達量の平均値)または表示した目標送達量のいずれかを判定の基準値とする．

送達量10個について，基準値に基づき適合性を判定する．規定範囲を満たさない送達量が2個または3個であるときは，10個の送達量を得る一連の操作を新たに2回実施し，合計30個の送達量値について，基準値に基づき適合性を判定する．

(ⅱ) 1吸入量の粉末が吸入器内で秤量される吸入剤

吸入器1個をとり試験を行う．吸入器を気密性を確保できるアダプターを用いて装置に取り付ける．規定された条件で吸入器を通して空気を吸引する．送達量の測定は，装置への送達物の回収，定量により行う．

本吸入剤における試験法1：吸入器内の送達量の均一性の評価および試験法2：吸入器間の送達量の均一性の評価は，吸入エアゾール剤の試験法に規定された試験法1および試験法2の操作および適合基準に準じて，それぞれ実施および判定する．

17) 吸入剤の空気力学的粒度測定法 ［一般試験法 6.15］

[定　義]

吸入剤から生成するエアゾールの微粒子特性を評価するもので，以下のいずれかの装置(図15-5, 図15-6, 図15-7)により，微粒子量と粒子径分布の測定を行う．

[測定法]

測定は，規定の操作手順に従って行う．吸入エアゾール剤は装置に接続し，装置内に噴霧

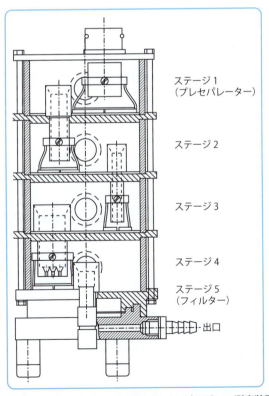

図15-5　マルチステージリキッドインピンジャー測定装置
［第十八改正日本薬局方より引用］

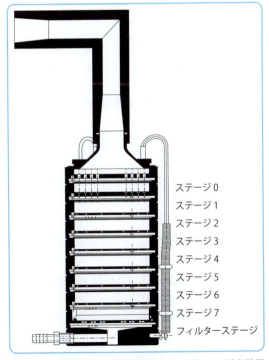

図15-6　アンダーセンカスケードインパクター測定装置
［第十八改正日本薬局方より引用］

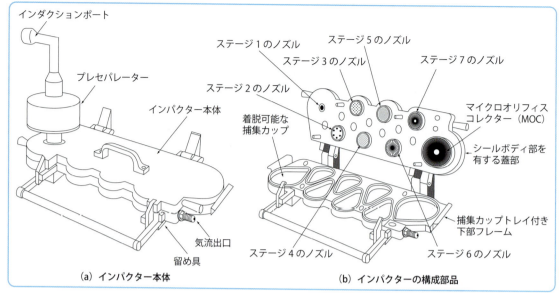

図 15-7　ネクストジェネレーションインパクター測定装置
[第十八改正日本薬局方より引用]

する．完全に噴霧するため，装置の出口に接続した吸引ポンプを作動させる．吸入粉末剤は，別に規定するもののほか，吸入剤の送達量均一性試験法で用いられる吸入流量 Q_{out} で試験を行う．吸引ポンプを作動させて，装置内に粉末を放出する．この操作を終了した後，分級ステージに送達して内壁および捕集板に沈着した有効成分を回収する．回収においては適量の溶媒で有効成分を抽出し，適切な分析法を用いて，各溶媒中に含まれる有効成分を測定する．1 噴霧または 1 放出あたりの各ステージに沈着した有効成分量に基づき，微粒子量を算出する．

18) **点眼剤の不溶性異物検査法**［一般試験法　6.11］
　［定　義］
　　点眼剤中の不溶性異物の有無を調べる検査法である．
　［検査法］
　　容器の外部を清浄にし，白色光源を用い，3,000～5,000 lx の明るさの位置で，肉眼で観察する．
　［判定（適合）］
　　澄明で，たやすく検出される不溶性異物を認めない．

19) **点眼剤の不溶性微粒子試験法**［一般試験法　6.08］
　［定　義］
　　点眼剤中の不溶性微粒子の大きさおよび数を試験する方法である．
　［試験法・判定］
　　装置：顕微鏡（倍率 100 倍），不溶性微粒子捕集用ろ過装置，測定用メンブランフィルター
　　　　（白色，直径 25 mm または 13 mm，孔径 10 μm 以下，一辺約 3 mm の格子付き）．

表 15-23　点眼剤の不溶性微粒子試験法の概要

点眼剤の種類	試料溶液・操作	判定（適合）
水性点眼剤	• 試験液 25 mL を調製し，メンブランフィルターを取り付けたろ過器に注ぐ • メンブランフィルターをとり，ペトリ皿に入れ乾燥する顕微鏡のステージ上で微粒子数を測定する	本剤 1 mL 中の個数に換算するとき，300 μm 以上の不溶性微粒子が 1 個以下である
用時溶解して用いる点眼剤	• 水性点眼剤の操作法に準じる • 添付された溶解液に溶解した後，試料 25 mL を用いる	
懸濁性点眼剤	• 水性点眼剤の操作法に準じる • 試料 25 mL を量り，懸濁溶解用液または適当な溶解用溶媒を適当量加えて，振り混ぜて懸濁粒子を溶解し，試料溶液とする	
1 回量包装点眼剤	• 水性点眼剤の操作法に準じる．試料は 10 本を用いる	

　注射剤の不溶性微粒子試験法の第 2 法・顕微鏡粒子計測法に準じた方法で試験を行い，不溶性微粒子数の換算値によって判定する（**表 15-23**）．

20)　眼軟膏剤の金属性異物試験法 ［一般試験法　6.01］

［定　義］

　眼軟膏剤の金属性異物を試験する方法である．

　眼軟膏剤は，結膜嚢などの眼組織に適用する製剤であり，本剤中の粒子の最大粒子径は，通例，**75 μm 以下**と規定されている（製剤総則　6.2　眼軟膏剤(6)）．

　眼軟膏は通常，アルミニウムやスズなどの金属製のチューブに充てんして市販されることが多く，チューブのネジ部などの加工時に微細な金属粉が飛散してチューブに付着し，洗浄が完全でないと内容物を汚染するケースがある．

［試験法］

(i)　試料の調製

　①本剤 10 個について，できるだけ清潔な場所で 5 g ずつを取り出し，それぞれを直径 60 mm の平底ペトリ皿に入れる．

　②平底ペトリ皿に蓋をし，85～110℃ で 2 時間加熱して基剤を完全に溶かす．

　③室温で放置して固まらせる．

　④内容量が 5 g 未満の場合には，全量をなるべく完全に取り出し，同様に操作する．

(ii)　操　作

　平底ペトリ皿を反転し，ミクロメーターの付いた 40 倍以上の倍率の顕微鏡を用い，光源を上方 45°より照射し，各平底ペトリ皿の底の 50 μm 以上の金属性異物の数を数える．

［判定（適合）］

　a）本剤 10 個について，50 μm 以上の金属性異物の合計数で判定する．次の①かつ②を満たす場合，適合とする．

　①金属性異物の合計数が 50 個以下

　②個々の平底ペトリ皿のうち金属性異物が 8 個を超えるものが 1 枚以下

　b）a）に適合しないときは，さらに 20 個について同様に試験を行い，本剤 30 個について金属性異物の合計数で判定する．次の①かつ②を満たす場合，適合とする．

　①金属性異物の合計数が 150 個以下．

　②個々の平底ペトリ皿のうち金属性異物が 8 個を超えるものが 3 枚以下．

21) 粘着力試験法［一般試験法　6.12］

［定　義］
　貼付剤の<u>粘着力</u>を測定する方法である．本試験法には，**ピール粘着力試験法**，**傾斜式ボールタック試験法**，**ローリングボールタック試験法**および**プローブタック試験法**がある．試験は別に規定するもののほか，24±2℃で行う．

［測定法・装置］

(i)　ピール粘着力試験法（図15-8）
　試験板に試料を貼り付けた後，試料を180°または90°方向に引き剥がすのに要する力を測定する方法である．粘着力の測定値は **N/cm** で表す．

(ii)　傾斜式ボールタック試験法（図15-9）
　傾斜板でボールを転がし，停止するボールの最大の大きさを測定する方法である．粘着力試験用ボールは，直径に応じて重さが規定されたボールナンバー(No.)のものを用いる．粘着力の測定値は，粘着面で停止した一番大きいボールの**ボールナンバー(No.)**で表す．

(iii)　ローリングボールタック試験法（図15-10）
　傾斜板で一定の大きさのボールを試験開始位置から転がした後，ボールが停止するまでの距離を測定する方法である．転球装置の傾斜は角度21.5°で，試験のボールは，別に規定す

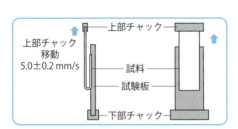

図15-8　180°ピール粘着力測定装置
［第十八改正日本薬局方より引用］

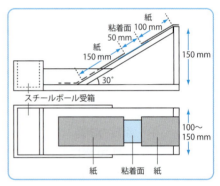

図15-9　傾斜式ボールタック試験用転球装置
［第十八改正日本薬局方より引用］

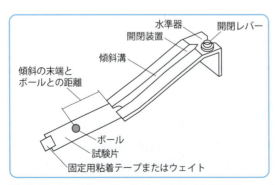

図15-10　ローリングボールタック試験用転球装置
［第十八改正日本薬局方より引用］

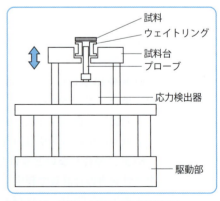

図15-11　プローブタック試験用装置
［第十八改正日本薬局方より引用］

るもののほか，粘着力試験用ボール No. 14 を用いる．停止距離は，傾斜面の末端からボールまでの長さを測定する．測定値は mm で表す．

(iv)　プローブタック試験法（図 15-11）

貼付剤の粘着面に規定された円柱状のプローブを短時間接触させた後，引き剥がすときに要する最大荷重を測定する方法である．貼付剤の粘着面とプローブとの接触および引き剥がしは，一定速度で行う．測定値は N/cm^2 で表す．

22)　皮膚に適用する製剤の放出試験法　［一般試験法　6.13］

［定　義］

皮膚に適用する製剤からの医薬品の**放出性**を測定する方法を示し，放出試験規格に適合しているかどうかを判定する試験法である．これらの製剤では，医薬品の有効性と放出性の関係は個々の製剤特性に依存するため，本試験法は，製剤ごとの品質管理に有効な試験法である．特に経皮吸収型製剤などでは，有効成分の放出挙動の適切な維持管理が必要である．

［試験法・装置］

(i)　パドルオーバーディスク法

溶出試験法（一般試験法　6.10）の**パドル法**の装置を用いる（p. 231　**図 15-1b** 参照）．パドルと容器のほかに，試料を容器の底に沈めるために，通例，ステンレス製の網でできたディスクを使用する．試料をディスクに貼り付け，放出面（粘着面）を上向きにしてパドルの撹拌翼の底部と平行に設置する（**図 15-12**）．**試験液の温度は 32±0.5℃に保つ**．その他，装置の適合性や試験液の取り扱いなどに関しては，原則として溶出試験法に従う．

試料を設置後速やかに，規定された回転数でパドルを回す．規定された間隔または時間に試験液を採取し，規定された分析法を用いて試験液中に放出した有効成分量を測定する．

(ii)　シリンダー法

溶出試験法のパドル法の装置のうち，容器はそのまま使用し，パドルをシリンダー回転部品（**図 15-13**）に置き換えて試験を行う．シリンダーに試料を固定する．**試験液の温度は 32±0.5℃に保つ**．その他，装置の適合性や試験液の取り扱いなどに関しては溶出試験法に従う．

シリンダーを溶出試験装置に取り付けた後，速やかに，規定された回転数で回転させる．規定された間隔または時間に試験液を採取し，規定された分析法を用いて試験液中に放出した有効成分量を測定する．

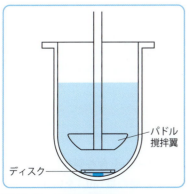

図 15-12　パドルと容器

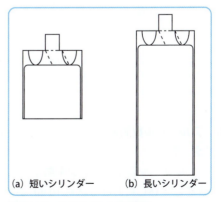

図 15-13　シリンダー回転部品

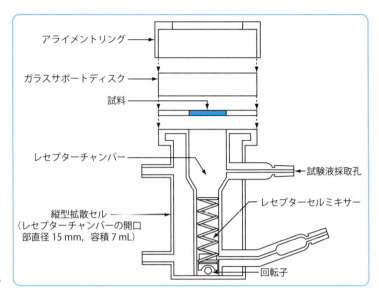

図 15-14　縦型拡散セル

(iii)　**縦型拡散セル法**

　縦型拡散セルは，ドナーとレセプターの 2 つのチャンバーで構成される(**図 15-14**)．規定された容量の試験液をあらかじめ回転子を入れたレセプターチャンバーに入れ，試料をドナー側に均一に設置した後，速やかに一定の回転数でマグネチックスターラーにより回転子を回転させる．**試験液の温度は 32±1.0℃に保つ**．規定された間隔または時間に試験液を採取し，規定された分析法を用いて試験液中に放出した有効成分量を測定する．

[判　定]

　医薬品各条には，試験液採取時間における試料からの放出率の規格幅が記載されている．別に規定するもののほかは，試料からの有効成分の放出率が**表 15-24** に示す基準 L_1 または L_2 を満たすときに適合とする．この基準を満たさない場合は L_3 により判定する．

表 15-24　皮膚に適用する製剤の放出試験の判定基準

水準	試験個数	判定基準
L_1	6 個	すべての個々の放出率が規定範囲内であるとき，適合．不適合の場合は L_2 を行う
L_2	6 個	12 個(L_1+L_2)の試料の平均放出率が規定範囲内であり，かつ，個々の試料からの放出率が規定範囲の表示量±10％を超えるものがないとき，適合．不適合の場合は L_3 を行う
L_3	12 個	a) 24 個(L_1+L_2+L_3)の試料の平均放出率が規定範囲内であり，かつ，規定範囲の表示量±10％を超えるものが 24 個のうち 2 個以下である b) 規定範囲の表示量の 20％を超えるものがない a)，b)を満たすとき，適合

23)　**アルコール数測定法**　[一般試験法　1.01]

[定　義]

　アルコール数とは，**チンキ剤**またはその他のエタノールを含む製剤について，次の方法で測定した 15℃における試料 10 mL あたりのエタノール層の量(mL)をいう．

［測定方法］

方法	定義	操作法
第1法 蒸留法	15℃で試料10 mLを量り, 蒸留して得た15℃におけるエタノール層の量(mL)を測定し, アルコール数とする	①蒸留フラスコを用いてエタノール分を蒸留する ②留液は共栓メスシリンダーにとる ③留液に炭酸カリウムおよびアルカリ性フェノールフタレイン試液を加え, 強く振り混ぜる ④水層が白濁するまで適量の炭酸カリウムを加えて振り混ぜる ⑤15±2℃の水中に30分間放置すると, 2液層に分離する ⑥浮上した赤色のエタノール層のmL数を読み取り, アルコール数とする
第2法 ガスクロマトグラフィー	15℃で試料を量り, ガスクロマトグラフィーにより操作し, エタノールの含量(vol%)を測定し, この値からアルコール数を求める	①試料溶液と標準溶液(アルコール数測定用エタノール)を規定操作法により調製する ②アセトニトリル溶液を内標準物質とし, ガスクロマトグラフィーにより操作する ③試料溶液および標準溶液について, アセトニトリルのピーク高さに対するエタノールのピーク高さの比を求める ④エタノール含量(vol%)を測定し, この値からアルコール数を求める

［適用医薬品］

第1法：アヘンチンキ, ジゴキシン注射液

第2法：アンモニア・ウイキョウ精, 苦味チンキ, サリチル酸精, 複方サリチル酸精, トウガラシチンキ, トウガラシ・サリチル酸精, トウヒチンキ, ホミカチンキ, ヨードチンキ, 希ヨードチンキ

24) 半固形製剤の流動学的測定法［一般試験法 6.16］

［定 義］

口腔用半固形製剤, 眼軟膏剤, 軟膏剤, クリーム剤, ゲル剤等の半固形製剤に対し, 力を加えることで流動性と変形を測定する方法である. 本測定法には, **展延性試験法**および**稠度試験法**がある. 半固形製剤の流動学的性質は, 粘度測定法(一般試験法2.53)第2法・回転粘度計法により精密な評価が可能であるが, 本測定法は半固形製剤の流動学的性質を反映する特性値を得るためのより実用的な方法である.

［測定法］

(i) 展延性試験法

展延性試験法は, スプレッドメーター(平行板粘度計とも称する)を用いて, 半固形製剤の流動性(流れやすさ)を測定する試験法である(**図 15-15**).

スプレッドメーターは, 水平に置かれた2枚の平行板(荷重板および固定板)の間に挟まれた試料が荷重板の自重によって押し出され同心円状に広がっていく特性を経時的に観察して, その広がり直径等を測定する装置である.

一般的に, 流動性の指標である流動度は, 粘度とは逆数の関係にあるが, 本法により測定される流動性は, 粘度測定法により測定される見かけの粘度(mPa·s)とは必ずしも相関しない. 半固形製剤の中でも比較的軟らかい製剤を測定対象とする.

(ii) 稠度試験法(penetrometry)

稠度試験法は, ペネトロメーター(稠度計)を用いて, 半固形製剤の硬さ・軟らかさを測定する試験法である(**図 15-16**).

ペネトロメーターは, 試料へ円錐が進入する距離を測定する装置であり, 稠度は, 0.1 mm

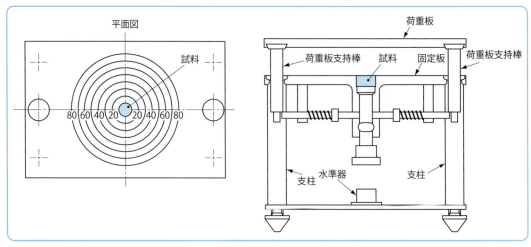

図 15-15　スプレッドメーター

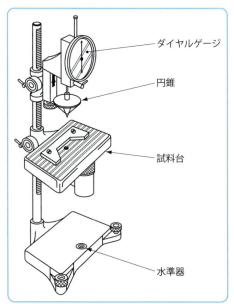

図 15-16　ペネトロメーター

単位の測定値を 10 倍して表し，数値が小さいほど試料が硬いことを示す．半固形製剤の中でも比較的硬い製剤を測定対象とする．

25）微生物限度試験法［一般試験法　4.05］
［定　義］
　非無菌製剤(最終製品)や製剤原料が既定の微生物学的品質規格に適合するか否かを判定することを主目的にした試験であり，**生菌数試験**と**特定微生物試験**に大別される．必ずしも無菌が要求されていない非無菌製剤であっても，製品中の微生物の存在は医薬品の劣化や感染症を引き起こす可能性がある．
　医薬品に存在する増殖能力を有する特定の微生物に対する定性，定量試験を示したもので

ある．原料または製品の，任意の異なる数箇所(または部分)から採取したものを混和し，試料として試験を行う．試験では，外部からの微生物汚染が起こらないように，細心の注意を払う必要がある．被験試料が抗菌活性を有する場合は，中和または不活化などの手段によりその影響を除去して試験する．また，バイオハザード防止に十分に留意する．

[試　験]

(i)　生菌数試験

　好気的条件下で発育可能な中温性の細菌および真菌を定量的に測定する試験であり，**表15-25**に測定法の例を示す．生菌数測定においては，通常はメンブランフィルター法またはカンテン平板法を用いる．

　培養後に確認される集落数を，総好気性微生物数(TAMC)または総真菌数(TYMC)として算出し，各培養条件に基づいて規定された基準値により適合性を判定する．

(ii)　特定微生物試験

　規定の条件下で検出可能な特定微生物が存在しないか，またはその存在が限られているかを判定する試験である．対象となる微生物は，胆汁酸抵抗性グラム陰性菌，大腸菌，サルモネラ，緑膿菌，黄色ブドウ球菌，クロストリジア，カンジダ・アルビカンスである．

　培養の結果，集落の発育が認められた場合は陽性を疑い，同定試験により確認する．集落が存在しないか，または同定試験において陰性と判定された場合には，その製品は本試験に適合する．

表15-25　生菌数測定法

試験	方法
メンブランフィルター法	孔径 0.45 μm 以下のメンブランフィルターを使用する．試料をメンブランフィルターでろ過し，希釈液でメンブランフィルターを洗浄する．メンブランフィルターをカンテン培地に移し，規定の温度，規定の期間培養した後，集落数を計数する(**表15-26**)
カンテン平板法	各培地に対して，希釈段階ごとに少なくとも2枚の平板(ペトリ皿)を用い，カンテン培地で培養する(**表15-26**)．培地ごとに菌数の算術平均をとり，製品1gまたは1mLあたりの集落数を算出する．本法にはカンテン平板混釈法とカンテン平板表面塗抹法がある
最確数(MPN)法	MPN法の精度および正確さは，メンブランフィルター法またはカンテン平板法より劣る．特にカビの測定に対しては信頼性が低い．MPN法はほかに利用できる方法がない状況下で用いられる 本法は，製品の少なくとも3連続の10倍段階希釈系列を調製する．各希釈段階から試料をとり，ソイビーン・カゼイン・ダイジェスト培地を入れた試験管にそれぞれ接種し，すべての試験管を30〜35℃で3日間を超えない期間培養する．規定に従って，被験製品1gまたは1mLあたりの微生物の最確数を求める

表15-26　カンテン培地および培養条件の例

培地	温度	期間	測定目的
ソイビーン・カゼイン・ダイジェストカンテン培地	30〜35℃	3〜5 日間	総好気性微生物数(TAMC)
サブロー・ブドウ糖カンテン培地	20〜25℃	2〜7 日間	総真菌数(TYMC)

258　Ⅲ　各種医薬品製剤

b　滅菌法および無菌操作法

1)　滅　菌

　滅菌とは，物質中のすべての微生物を殺滅または除去することをいう．滅菌法を適用する場合には，各滅菌法の長所・短所を十分理解したうえで，包装を含む被滅菌物(製品または滅菌が必要な設備，器具，材料など)の適合性に応じて，適切な滅菌法を選択する．

　滅菌条件を設定し，滅菌後の無菌性を保証するためには，被滅菌物の滅菌前のバイオバーデン(被滅菌物に生存する微生物群)を定期的または一定滅菌単位ごとに測定する．

　代表的な滅菌法およびその特徴を**表 15-27** に示す．

2)　最終滅菌法

　無菌医薬品を製造する場合，製剤を容器に充てんした後，滅菌する方法である．滅菌後の微生物の死滅を定量的に測定または推測できる滅菌法であり，通例，適切な滅菌指標体を用いるなどして，10^{-6} 以下の**無菌性保証水準**(滅菌後に，生育可能な 1 個の微生物が製品中に存在する確率をいう)を担保する条件において行う．

3)　無菌操作法

　無菌医薬品を製造する方法の 1 つで，最終滅菌法を適用しない医薬品に用いる．微生物の混入リスクを適切に管理し，原料段階またはろ過滅菌後から，一連の無菌工程により無菌医薬品を製造する方法である．通例，あらかじめ使用するすべての器具および材料を滅菌した後，環境微生物および微粒子が適切に管理された清浄区域内において，適切な操作法を用いて一定の無菌性保証が得られる条件で行う．

4)　滅菌指標体(インジケーター)

a)　バイオロジカルインジケーター(BI)

　BI とは，ある滅菌法に対して強い抵抗性を示す微生物の芽胞を用いてつくられた指標体であり，当該滅菌法の滅菌条件の決定および滅菌工程の管理に使用される．

　表 15-27 で示した加熱法，ガス法による滅菌法においては *Geobacillus Stearothermophilus* や *Bacillus atrophaeus* が指標菌として使用される．

b)　ケミカルインジケーター(CI)

　CI とは，熱，ガス，または放射線などの作用により化学的または物理的に変化する指標体である．CI は滅菌効果や無菌性の保証に用いる指標ではなく，被滅菌物が滅菌工程を経たかどうかを示す指標である．

　紙片に指標体を塗布または印刷したものが用いられ，滅菌によって指標体は着色変化を示す．変化する原理は滅菌法により異なる．

c)　線量計

　放射線の照射条件を決定する際の線量分布測定時，あるいは通常の放射線滅菌における被滅菌物の吸収線量を評価する際に使用する計器またはシステムである．

表 15-27 主な滅菌法および特徴

滅菌法	特徴
加熱法	熱によって微生物を殺滅する方法である **①湿熱滅菌法** 　**a. 飽和蒸気滅菌** 　　加圧飽和水蒸気中で微生物を殺滅する方法である．一般的に広く用いられる 　**b. その他の湿熱滅菌** 　　密封容器中の被滅菌物を滅菌する場合に用いる蒸気加圧運転サイクル，水散布サイクル，水浸漬サイクルなどがある **②乾熱滅菌法** 加熱乾燥空気で微生物を殺滅する方法である ［適用］ガラス製，磁製，金属製など耐熱性の高い材質のもの，鉱油，脂肪油，固形の医薬品などで熱に安定なもの **③高周波滅菌法** 高周波（マイクロ波）を薬液などの被滅菌物に照射し，生じる熱（マイクロ波加熱）によって微生物を殺滅する方法である．通例，$2,450 \pm 50$ MHz の高周波を用いる ［適用］密封容器などに充てんされた液状製品または水分含量の多い製品 ［適用上の注意］ ・高温短時間滅菌を連続処理できるが，被滅菌物の熱の伝わりやすさによって均一な加熱が難しい場合がある ・熱により容器内圧が上昇するため，容器は熱および内圧に耐えられ，破損や変形しないものを使用する
ガス法	滅菌ガスが微生物と接触することによって，微生物を殺滅する方法である ［特徴］加熱法と比較して低い温度での滅菌が可能である．一般に被滅菌物の熱損傷が少ない **①酸化エチレン（EO）ガス滅菌法** 微生物が持つタンパク質，核酸を変性させることにより，微生物を殺滅する方法である ［適用上の注意］ ・EO ガスは爆発性があるため，通例，二酸化炭素などで 10〜30％に希釈して用いる ・EO ガスと反応する製品または EO ガスを吸収しやすい製品の滅菌には適用できない ・EO ガスは，変異原性などの毒性があるため，被滅菌物についてはエアレーションにより残留 EO ガスやほかの二次生成有毒ガスの濃度を安全レベル以下に下げる必要がある **②過酸化水素による滅菌法** 　**a. 過酸化水素滅菌** 　　過酸化水素が持つ酸化力によって微生物を殺滅する方法である 　**b. 過酸化水素低温ガスプラズマ滅菌** 　　過酸化水素をプラズマ状態にして発生させたラジカルが，酸化反応を起こして微生物を殺滅する方法である
放射線法	**放射線滅菌法** 放射線の照射によって微生物を殺滅する方法である ［特徴］室温で滅菌が可能であり，熱に不安定な物質に適用できる．こん包状態での滅菌も可能である **①γ線照射滅菌** ^{60}Co などの放射性同位元素から放射されるγ線を被滅菌物に照射して微生物を殺滅する方法である ［適用］主に金属，水，粉末などを含む高密度製品 ［特徴］電子線に比べて透過力が高い **②電子線照射滅菌** 電子線加速器から放出される電子線を照射して微生物を殺滅する方法である ［特徴］γ線照射に比べて単位時間あたりの放射線量（線量率）が高いため処理時間が短くなるが，透過力はγ線に比べて劣る
ろ過法	滅菌用フィルターによって液体または気体中の微生物を物理的に除去する方法である ［適用］熱，放射線に対して不安定な被滅菌物にも適用できる ［適用上の注意］ ・ろ過による被滅菌物は，0.2 μm メンブランフィルターで除去できる微生物である ・細菌の中でもマイコプラズマやレプトスピラ，またウイルスは対象としない

16 製剤の品質確保

学習の目標
- 製剤の安定性と安定性の評価について説明できる.
- 医薬品の容器・包装の特徴について説明できる.

薬物治療に用いられる医薬品は,品質を保つことによってその有効性と安全性が確保される.医薬品の品質に対する取り組みは,新薬の研究・開発の段階から始まり,患者に適用されるまで途切れることなく行われる.「**医薬品,医療機器等の品質,有効性及び安全性の確保等に関する法律**」(**薬機法**)では医薬品の品質,有効性,安全性を確保するために医薬品の研究開発から使用までのさまざまな段階において,種々の規制や基準ならびに手続きを設けている.

a 製剤の安定性

医薬品の品質を確保するには,適切な製剤設計に基づいて,設定される規格を満たす製剤を再現よく製造することが基本になるが,製造から患者に適用されるまでの期間における製剤の安定性を確保することも重要となる.製剤が変化を受けやすい要因を評価・検証し,その反応様式を的確に分析・把握することで変化を回避することが求められる.

1) 製剤の変化,分解

製剤の変化,分解には,有効成分である薬物や製剤を形成する添加剤の化学的な変化のほか,製剤の物理的な変化による製剤機能の変化,微生物による有効性あるいは安全性の低下を挙げることができる.

a) 化学的変化

製剤の化学的変化には,酸化・還元,加水分解等の化学反応や熱・光による分解がある.固形製剤では,固体粉末が水蒸気を吸着する現象である吸湿により生じる化学反応により分解や変色することがある.注射剤では複数の製剤を混合することがあるが,その際に生じる化学反応により着色,にごり,溶解などの外観変化を伴うことがあり,有効性への影響のみならず,安全性への影響についても評価する必要がある.

b) 物理的変化

固形製剤の物理的変化として,薬物の結晶化と非晶質化,結晶形の変化,結晶水の脱離あるいは吸湿による薬物の溶解性や製剤機能(崩壊時間や薬物溶出時間など)の変化,昇華・潮解による薬物含量の減少などを挙げることができる.これらの物理的変化は,主に水の動き

や熱の影響によって引き起こされるものであり，薬物の溶解性，吸収性の変化による有効性，安全性への影響に注意が必要である．液剤の物理的変化としては，薬物の再結晶や分解・重合反応，pH変化などによる沈殿の生成がある．乳剤では，クリーミング・凝集・合一による乳化状態の変化，懸濁剤では，沈降による分散状態の変化に注意しなければならない．また，製剤添加剤との反応（配合変化）なども製剤設計の段階で評価し，回避しなければならない．さらには，製剤材料の物性についても理解が求められる．たとえば，ゼラチンカプセルは通常12〜15％の水分を含有しているため，水分で分解しやすい薬物では使用できない．また，内包成分によっては相互作用が生じ，ゼラチン分子の架橋反応が進行することでカプセルの不溶化が発生することもある．

c) 微生物の影響

溶液の製剤や吸湿性を示す医薬品では，細菌やカビなどの微生物による汚染がみられることがある．通常は，製剤の製造工程や使用時における汚染の回避，保存剤の添加，プラスチックフィルムや乾燥剤による防湿，容器・包装の工夫により微生物の影響を回避することになる．

b 安定性の評価

Let's try!
☑ p.302,
問34

医薬品の承認申請における安定性試験は，医薬品の有効性および安全性を維持するために，温度，湿度，光等のさまざまな環境要因の影響の下での品質の経時的変化を評価し，原薬のリテスト期間*，製剤の有効期間および医薬品の貯蔵条件の設定に必要な情報を得るために行う試験である．現在は，日米EU医薬品規制調和国際会議（International Council for Harmonisation of Technical Requirements for Pharmaceuticals for Human Use：ICH）での合意に基づいた「安定性試験ガイドライン」に沿って，医療用医薬品のうちの新有効成分含有医薬品を対象として試験が実施されている．

1) 安定性試験

安定性試験には**長期保存試験**と**加速試験**があり，加えて，原薬については**苛酷試験**が，製剤については**光安定性試験**が実施される．

a) 長期保存試験

申請する貯蔵方法において，原薬または製剤の物理的，化学的，生物学的および微生物学的性質が申請する有効期間を通じて適正に保持されることを評価するための試験である．**表16-1**に保存条件を示した．冷蔵庫保存医薬品，冷凍庫保存医薬品，半透過性の容器（溶質の損失を防ぐが，溶媒（通常は水）は透過する容器）に包装された医薬品（点眼剤，点鼻剤，輸液などプラスチック性容器に充てんされた医薬品）では条件が異なる．申請時点での最小試験期間は原薬，製剤とも12ヵ月であるが，測定時期は1年以上のリテスト期間を設定する原薬については，通常，1年目は3ヵ月ごと，2年目は6ヵ月ごと，その後はリテスト期間を通して1年ごととなる．また，1年以上の有効期間を設定する製剤については，通常，1年

---

* 原薬が定められた条件の下で保存された場合に，その品質が規格内に保持されていると想定される期間のことであり，当該原薬が製剤の製造に使用できる期間をいう．

表 16-1　原薬およびその製剤の安定性試験の保存条件と試験期間

①一般的な原薬および製剤

試験の種類	保存条件	申請時点での最小試験期間
長期保存試験	25±2℃/60±5% RH または 30±2℃/65±5% RH	12ヵ月
中間的試験*1	30±2℃/65±5% RH	6ヵ月
加速試験	40±2℃/75±5% RH	6ヵ月

②冷蔵庫での保存の場合

試験の種類	保存条件	申請時点での最小試験期間
長期保存試験	5±3℃	12ヵ月
加速試験	25±2℃/60±5% RH	6ヵ月

③冷凍庫での保存の場合

試験の種類	保存条件	申請時点での最小試験期間
長期保存試験	−20±5℃	12ヵ月

④半透過性容器に包装された製剤

試験の種類	保存条件	申請時点での最小試験期間
長期保存試験	25±2℃/40±5% RH または 30±2℃/35±5% RH	12ヵ月
中間的試験*2	30±2℃/35±5% RH	6ヵ月
加速試験	40±2℃/25±5% RH	6ヵ月

*1 30±2℃/65±5% RH が長期保存条件の場合は，中間的条件はない．
*2 30±2℃/35±5% RH が長期保存条件の場合は，中間的条件はない．
RH：Relative Humidity（相対湿度）．

目は3ヵ月ごと，2年目は6ヵ月ごと，その後は有効期間を通じて1年ごととなる．

b)　加速試験

　申請する貯蔵方法で長期間保存した場合の化学的変化を予測すると同時に，流通期間中に起こり得る上記貯蔵方法からの短期的な逸脱の影響を評価するための試験である．原薬または製剤の化学的変化または物理的変化を促進する保存条件を用いる．なお，加速試験の結果が物理的変化（溶出，崩壊，硬度，懸濁剤の晶出，外観変化など）の予測に適用できるとは限らないことがあるので注意が必要である．申請時点での最小試験期間は原薬，製剤とも6ヵ月である．加速試験において，品質の明確な変化が認められた場合，中間的な条件で追加の試験を実施し，品質の明確な変化の基準に対して評価しなければならない（**表16-1**）．

c)　苛酷試験

　流通の間に遭遇する可能性のある苛酷な条件における品質の安定性に関する情報を得るための試験であり，加速試験よりも苛酷な保存条件を用いて実施される．加速試験の温度条件よりも10℃ずつ高くなっていく温度（たとえば，50℃，60℃，…）と適切な湿度（たとえば，75%RH 以上）とを組み合わせた保存条件に対する影響を評価する．酸化および光分解，さらに溶液または懸濁液中の場合は，広い範囲の pH 領域における加水分解に対する反応性を検討する．医薬品本来の安定性に関する特性，すなわち分解生成物，分解経路，分解機構を

16 製剤の品質確保　**263**

解明するため，さらに安定性試験に用いる分解生成物の分析方法の適合性を確認するためにも利用できる．また，特殊な製剤の場合，特別な保存条件での安定性を評価するために実施される．

d) 光安定性試験

曝光によって許容できない変化が起こらないことを示すために，製剤が本来有する光に対する特性を評価する試験である．完全にむき出しにした製剤での試験から始め，次に必要に応じて直接包装の製剤，さらには市販される包装（市販包装）の製剤での試験を逐次的に進め，その製剤が曝光の影響を受けないことを実証できるまで試験を実施することになる．光源は ISO10977（1993）にて規定される屋外の昼光の標準として国際的に認められたランプ（可視光と紫外放射の両方の出力を示す昼光色蛍光ランプ，キセノンランプ，ハロゲンランプなど）を用いる．試験結果によっては，遮光などの包装や保存条件を選択することになる．

c 容器・包装

Let's try!
☑ p.303,
問 35

製剤の品質を維持するうえで，保存・流通過程において安定性に影響をおよぼす因子（温度，湿度，光，酸素，微生物など）から医薬品を直接保護する容器・包装が果たす役割は大

表 16-2　日本薬局方に規定されている容器とその特徴

容器	特徴	例	適用製剤
密閉容器	通常の取り扱い，運搬または保存状態において，固形の異物が混入することを防ぎ，内容医薬品の損失を防ぐことができる容器	紙類やプラスチックの袋，金属またはプラスチック樹脂を用いた缶など	錠剤（口腔内崩壊錠，チュアブル錠，発泡錠，分散錠，溶解錠），カプセル剤，顆粒剤（発泡顆粒剤），散剤，経口フィルム剤（口腔内崩壊フィルム剤），口腔用錠剤（トローチ剤，舌下錠，バッカル錠，付着錠，ガム剤），吸入粉末剤，点鼻粉末剤，坐剤，腟錠，腟用坐剤，外用固形剤（外用散剤），テープ剤，生薬関連製剤（丸剤，茶剤）
気密容器	通常の取り扱い，運搬または保存状態において，固形または液状の異物が混入せず，内容医薬品の損失，風解，潮解または蒸発を防ぐことができる容器	ガラス瓶やプラスチック樹脂を用いた容器（瓶，バイアル，シリンジ，ブリスター包装（PTP 包装など），ストリップ包装など）など	経口液剤（エリキシル剤，懸濁剤，乳剤，リモナーデ剤），シロップ剤（シロップ用剤），経口ゼリー剤，口腔用液剤（含嗽剤），口腔用スプレー剤，口腔用半固形剤，腹膜透析用剤，血液透析用剤，吸入液剤，点眼剤，眼軟膏剤，点耳剤，点鼻液剤，直腸用半固形剤，注腸剤，外用液剤（リニメント剤，ローション剤），ポンプスプレー剤，軟膏剤，クリーム剤，ゲル剤，パップ剤，生薬関連製剤（丸剤，酒精剤，芳香水剤，エキス剤，流エキス剤，浸剤・煎剤，茶剤，チンキ剤）
密封容器	通常の取り扱い，運搬または保存状態において，気体の混入しない容器	アンプル，容器栓システムであるバイアル/ゴム栓，ガラス製のプレフィルドシリンジ，両面アルミのブリスター包装（PTP包装など），金属製の押し出しチューブなど	注射剤（輸液剤，埋め込み注射剤，持続性注射剤，リポソーム注射剤），吸入エアゾール剤
遮光容器	通常の取り扱い，運搬または保存状態において，内容医薬品に規定された性状および品質に対して影響を与える光の透過を防ぎ，内容医薬品を光の影響から保護することができる容器	着色した容器（褐色瓶，褐色アンプルなど），シュリンクフィルムでの被覆など	

きい．また，患者や医療従事者が使用しやすい形態であり，誤操作や誤使用を防ぐように設計することが求められる．加えて，最近では，薬剤を簡便かつ正確に投与可能にする器具（投与デバイス）としての容器に対するニーズが増大している．

1) 容　器

日局 18 の通則 42 において容器とは，「医薬品を入れるもので，栓，蓋なども容器の一部である．容器は内容医薬品に規定された性状および品質に対して影響を与える物理的，化学的作用を及ぼさない」と定義されている．

表 16-2 に日本薬局方に規定されている容器とその特徴について示す．

日本薬局方の医薬品で，医薬品各条において①表示量または表示単位の規定があるものについてはその含量または含有単位を，②基原，数値，物性等，特に表示するように定められているものについてはその表示を，直接の容器または直接の被包に記載しなければならない，とされている．

2) 製剤の容器・包装

医薬品包装もしくは包装とは，医薬品を容器に入れることまたは入れた状態のことをいう．製剤包装は，有効期間にわたって規定される製剤の品質規格を保証できるように，開発段階において，①製剤の保護，②製剤と包装の適合性，③包装に用いる資材の安全性，④投与時の付加的な機能の 4 要素を含む包装適格性を十分に検討することが求められる (p. 110

表 16-3　容器・包装における用語とその定義

用語	定義	例
一次包装	有効成分，添加剤または製剤と直接接触する包装．内容物に対し，物理的または化学的な変化を与えない．医薬品の品質を保持するとともに利便性などの機能を付与することができる．	注射剤における「直接の容器」であるアンプル，錠剤またはカプセル剤における「内袋」である PTP 包装，など
二次包装	一次包装を補うための単一または複数の包装であり，有効成分，添加剤または製剤と直接接触しない．医薬品の品質を保持するとともに医薬品の使用時の過誤防止ならびに利便性などの機能を付与することができる．	ピロータイプ包装，など
直接の容器	医薬品がじかに収められた固形の容れ物．錠剤のように内袋として PTP 包装品をさらに紙箱に入れた場合には，紙箱が直接の容器となる．	缶，瓶，アンプル，バイアル，チューブ，点眼剤用容器，箱，など
直接の被包	医薬品がじかに収められた容れ物．医薬品とじかに触する直接の被包は一次包装ともいう．	紙，布，プラスチック，アルミ袋，など
内袋	防湿や遮光等を目的として被包の下に用いるプラスチックの袋，散剤を 1 回分の服用量ずつ収めた薬袋などをいう．	ポリ袋，ストリップ包装，ブリスター包装(PTP 包装など)，坐剤プラスチックコンテナ，など
被包	紙，布，プラスチック，アルミ袋のような柔軟な材料による入れ物・包みを指す．	薬袋，ポリ袋，ストリップ包装，ブリスター包装(PTP 包装など)，など
外部の容器または外部の被包	医薬品の直接の容器または直接の被包が販売・授与のためにさらに包装され，かつ薬機法第 51 条に規定された表示が付されているものをいう．	瓶の入った箱，アンプルの入った箱，など
最終包装	医薬品の販売・授与のための包装であり，薬機法第 51 条および第 52 条に規定された表示等を施して市場出荷される製品としての形態をいう．放射線滅菌法を用いる場合，最終包装で照射を行うことがある．	

表 1-5 参照).

日局 18 の参考情報「医薬品包装における基本的要件と用語」に記載されている容器・包装における用語とその定義を表 16-3 にまとめた.

a) 代表的な容器・包装

(i) ブリスター包装

プラスチックまたはアルミ箔のシートを加熱形成して，1 個または複数個のくぼみを作り，その中に製剤を入れ，開口部をプラスチックフィルムまたはシート，アルミ箔などで覆い，周辺部を基材に接着または固定した包装をいう (**図 16-1**). フィルムや箔などを剥離して製剤を取り出す. 充てん済みシリンジ剤，複数個のアンプルを入れたキット製品等で用いられている.

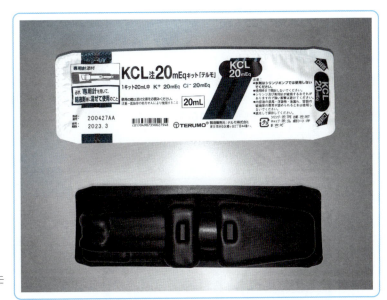

図 16-1 ブリスター包装の例
[KCL 注 20 mEq キット「テルモ」, テルモ(株)]

(ii) PTP (Press Through Package) 包装

ブリスター包装の一種で，プラスチック成形品の開口部をアルミ箔などの押し出し性のよい材料を用いた包装をいう. カプセル剤, 錠剤のほとんどが PTP 包装である (**図 16-2**). 患者および医療関係者の利便性, 可読性の向上, 誤認防止を目的に識別性向上のための PTP シートのデザイン開発が進められている.

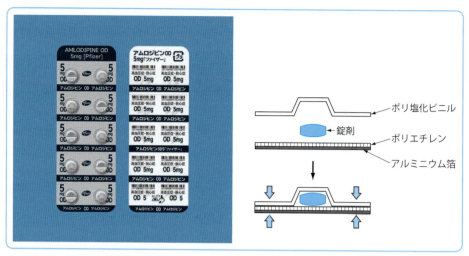

図 16-2　PTP 包装の例とその構造
［アムロジピン OD 5 mg「ファイザー」，ヴィアトリス製薬(株)］

（iii）　ストリップ包装（Strip package，SP）

　錠剤，カプセル剤，散剤，顆粒剤などを 2 枚の材料の間にじかに挟み込み，その周囲を接着した包装をいう（**図 16-3**）．

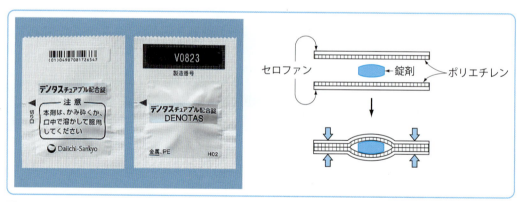

図 16-3　SP 包装の例とその構造
［デノタス®チュアブル配合錠，第一三共(株)］

(iv) アンプル

注射剤などの薬液または凍結乾燥した内容医薬品などを封入する透明または着色のガラス製またはプラスチック製の容器をいう(**図 16-4**).口部を熔閉または熔着して封じるのが一般的である.

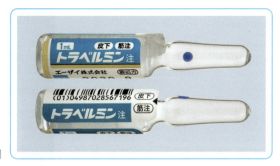

図 16-4　アンプルの例
［トラベルミン®注,エーザイ(株)］

(v) 押し出しチューブ

一方の端にノズルとキャップがあり,他方は閉じられており,軟膏等の内容物を押し出せる柔軟性を持つ容器をいう(**図 16-5**).金属チューブ,プラスチックチューブ,ラミネートチューブなどがある.

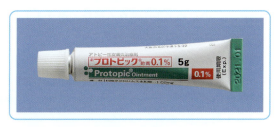

図 16-5　押し出しチューブ(金属；アルミニウム)の例
［プロトピック®軟膏 0.1%,マルホ(株)］

(vi) シリンジ

外筒(バレル),ガスケット,押し子(プランジャー),トップキャップからなる容器をいう(**図 16-6**).注射針を含む場合もある.充てん済みシリンジ剤に用いられる.

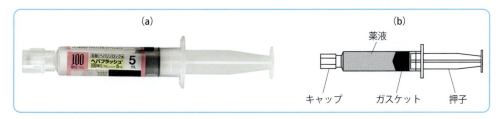

図 16-6　シリンジ(充てん済みシリンジ剤)の例と構造
［(a)ヘパフラッシュ™ 100 単位/mL シリンジ 5 mL,テルモ(株)］
［(b)ヘパフラッシュ™ R100 単位/mL シリンジ 5 mL,テルモ(株)］

(vii) バイアル

注射剤などに用いる透明または着色のガラス製またはプラスチック製の容器をいう（**図16-7**）．瓶の一種である．ゴム栓およびアルミキャップを用いて封をする．

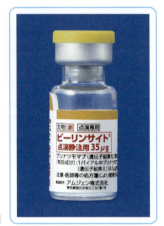

図 16-7 バイアルの例
［ビーリンサイト®点滴静注用 35 μg，アムジェン（株）］

(viii) ピロータイプ包装（ピロー包装）

袋状の包装の一種であり，たとえば，材料の縦の中央部を貼り合わせ，上下の端をシールした包装をいう（**図 16-8**）．一次包装のみで品質確保が困難な場合に，水分や光からの保護のためアルミニウム箔などがラミネートされた複合フィルムを利用したものを**二次包装**として用いることが多い．

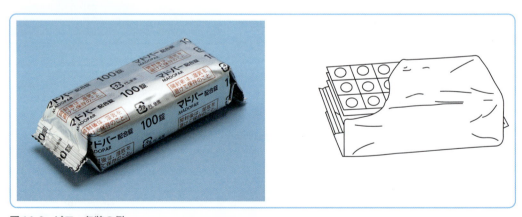

図 16-8 ピロー包装の例
［マドパー®配合錠　100錠包装，太陽ファルマ（株）］

(ix) プラスチックバッグ

　ポリエチレン，ポリプロピレン等の樹脂を単独または複合の材料として用い，1つまたは複数の開口部を持つ柔軟な容器をいう(**図 16-9**)．栓体として**ゴム栓**を用いるのが一般的である．主に輸液剤のような容量の大きな注射剤の容器として用いる．

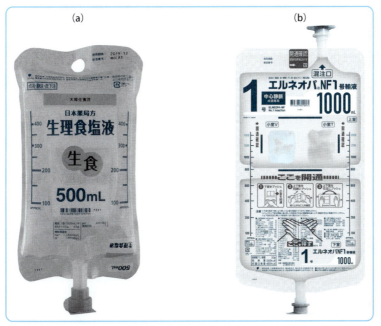

図 16-9　プラスチックバッグの例
[(a)大塚生食注 500 mL ソフトバッグ，(株)大塚製薬工場]
[(b)エルネオパ®NF1 号輸液(クワッドバッグ製剤)，(株)大塚製薬工場]

(x) 分包品

　1 回使用量ずつ包装したものをいう(**図 16-10**)．たとえば散剤または顆粒剤を 1 回分の服用量ずつ収めた SP 包装がこれにあたる．

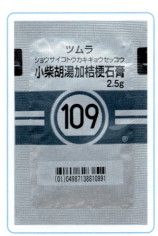

図 16-10　分包品の例
[ツムラ小柴胡湯加桔梗石膏，(株)ツムラ]

b) 容器・包装の代表的な機能
(i) ガスバリア包装
　目的とする気体の透過を抑制する機能を持たせた包装をいう．低気体透過性の包装である．

(ii) 遮光容器・遮光包装
　通常の取り扱い，運搬または保存状態において，内容医薬品の品質に光が影響を与える場合に，光の透過を防ぎ保護するための容器または包装をいう．

(iii) タンパレジスタント包装
　ヒトが無意識に扱った場合，または悪意をもって「いたずら」をした場合にも危険を生じないような工夫を施した包装をいう(p. 120 参照)．

(iv) チャイルドレジスタント包装
　小児の誤飲事故防止を目的とし，誤って開封，開栓，開包などができないようになっており，かつ成人が適正に使用することが可能な包装をいう．

(v) 防湿包装
　医薬品を湿気の影響から保護する目的で防湿機能を有する材料を用い，必要に応じて乾燥剤を入れ，内部を乾燥状態に保つ包装をいう．

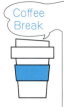

Coffee Break

チャイルドレジスタント包装

　チャイルドレジスタント（Child Resistant：CR）包装は，あえて子供が開封することを困難とする包装のことであり，子どもが危険物を摂取するリスクを減らすために用いられる特別な包装である．CR 容器用の蓋の開発は 1967 年にさかのぼる．

　厚生労働省の報告によると，2018 年度における医薬品・医薬部外品による子どもの誤飲事故は全体の 17.4％であり，たばこの 20.8％についで第 2 位となっている．包装を開けて中身を取り出せるようになる 1〜2 歳の事故が目立っている．

　欧米や韓国では治験用医薬品や危険性の高い特定医薬品の CR 包装が法制化され，事故防止対策のための社会システムが充実している．わが国でも医薬品 CR 容器の導入が検討されている．

　医薬品の CR 包装として，以下が製品に適用されている．

1. プッシュスルータイプ
　PTP 包装から製剤を押し出す際に，通常より強い力が必要となる．

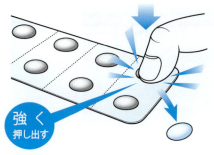

図　プッシュスルータイプの例

2. ピールプッシュタイプ

PTP シートの裏面に貼られたシールを剥がしてから製剤を押し出す.

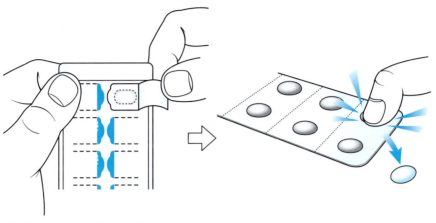

図　ピールプッシュタイプの例

3. プッシュアンドターンタイプ

容器の蓋を押しながら回して開封する.

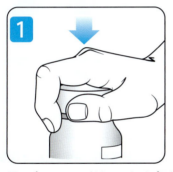 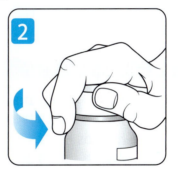

図　プッシュアンドターンタイプの例

4. フォールドアンドティアタイプ

包装の一部を切り取って開封する.

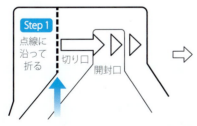 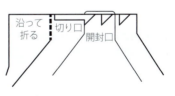

図　フォールドアンドティアタイプの例

17 ドラッグデリバリーシステム

学習の目標

- DDS の概念と有用性について説明できる.
- 代表的な DDS 技術を列挙し, 説明できる.
- コントロールドリリースの概要と意義について説明できる.
- 投与部位ごとに, 代表的なコントロールドリリース技術を列挙し, その特性について説明できる.
- コントロールドリリース技術を適用した代表的な医薬品を列挙できる.
- ターゲティングの概要と意義について説明できる.
- 投与部位ごとに, 代表的なターゲティング技術を列挙し, その特性について説明できる.
- ターゲティング技術を適用した代表的な医薬品を列挙できる.
- 吸収改善の概要と意義について説明できる.
- 投与部位ごとに, 代表的な吸収改善技術を列挙し, その特性について説明できる.
- 吸収改善技術を適用した代表的な医薬品を列挙できる.

a DDS の概念と代表的な DDS 技術

ドラッグデリバリーシステム(Drug Delivery System：DDS)とは, 「治療が必要なときに, 必要な部位に, 必要な量を, 必要な期間薬物を放出する」ことを目的に設計された薬物投与システムである. これら DDS 技術は, 主にコントロールドリリース(放出制御), 標的指向(ターゲティング), 吸収改善, アンテドラッグおよび分子標的医薬品(抗体医薬品)・核酸医薬品に分類される.

DDS は薬物の効果を高める一方で, 投与量や投与回数, 副作用を軽減し, 患者の QOL(Quality of Life)向上に大きく貢献することから, 既存の薬物治療の有効性を高めるとともに, 難治性希少疾患の治療においても期待されている技術である(表 17-1).

表 17-1 DDS 技術により期待される効果

DDS 技術	期待される効果
治療効果の増大	薬物を標的組織に効率的に送達することで, 薬効を高める
副作用の軽減	薬物を標的組織に適切に送達可能であるため, 既存の投与量よりも少量で治療効果を示し, 全身性副作用を軽減する
使用性の改善	投与量や投与回数の減少により患者および医療従事者の負担を軽減する
経済性の向上	製品のライフサイクル延長および既存薬のドラッグリポジショニングを推進する. また, 医療費の軽減が可能である
開発リスクの軽減	新規治療薬開発の成功率を高める

b コントロールドリリース

1) コントロールドリリース（放出制御）の概要と意義

コントロールドリリース（放出制御）とは，**薬物の製剤からの放出を制御する技術**であり（図17-1），利点として，半減期の短い薬物の血中濃度を治療域に長時間維持できる，投与後の急激な血中薬物濃度の上昇を抑えることができる，全身性副作用の発現と服用回数を抑えることができるなどが挙げられる．一方で，半減期が長い薬物は徐放化により血中濃度の制御が困難である，肝初回通過効果を受けやすい薬物はバイオアベイラビリティが低下するといった課題もある．

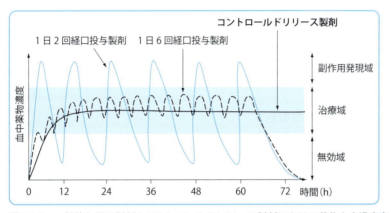

図17-1　一般的な経口製剤とコントロールドリリース製剤における薬物血中濃度変化

2) 代表的なコントロールドリリース技術とその特性

コントロールドリリース技術としては，膜制御型（リザーバー型）システム，マトリックス型システム，イオン交換型システム，浸透圧ポンプ型システム，時間遅延型システムなどが挙げられ，①経皮，②経口，③注射，④その他で用いられている．以下に代表的なシステムを概説する．

a) 代表的な経皮徐放性製剤技術

経皮吸収治療システム（transdermal therapeutic system：TTS）に適用される薬物の放出制御法としては，**放出制御膜を用いて薬物の放出をコントロールする方法**（膜透過制御システム，(i) リザーバー型徐放性製剤）と，**マトリックス中での薬物の拡散を制御することにより薬物放出をコントロールする方法**（(ii) マトリックス型徐放性製剤）が基本となる．

(i) リザーバー型徐放性製剤

リザーバー型とは貯蔵庫の意味で，薬物と皮膚間を高分子などのエチレン-酢酸ビニル共重合体からなる放出制御膜で遮ることで，薬物の供給（放出速度）をコントロールするシステムである．つまり，膜内での拡散が律速となり薬物は徐放化される（図17-2a, c）．このとき，薬物の放出率は時間に比例する（0次放出）．

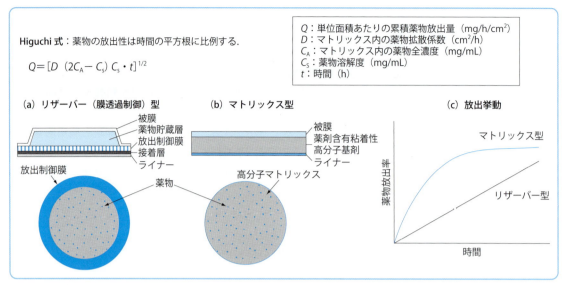

図17-2　経皮徐放性製剤（リザーバー型，マトリックス型）の構造と両製剤の放出挙動

(ii) マトリックス型徐放性製剤

不溶性の高分子（ワックス類，高級脂肪酸エステル類など）の基剤中に分散させたもので，薬物の放出は，マトリックス内の薬物の拡散速度により制御される．マトリックス中に分散している薬物が表面から放出されるため，薬物の放出に伴い放出に必要な薬物の拡散距離が増大する．その結果，薬物の放出率は時間の平方根に比例し（$\sqrt{t}$放出），**Higuchi式**で説明される（図17-2b, c）．

(iii) 感圧粘着テープ剤（PSA）

高分子や樹脂（ゴム，アクリル，シリコンなど）からなる粘着層自身に薬物が高濃度（または飽和溶解度以上）に含有されている製剤である．基本として感圧接着型テープ剤（PSA）はマトリックス型ではあるが，粘着層自体に薬物貯蔵能および放出制御能も有する．

(iv) 結晶レジボアシステム

結晶が薬物リザーバーの役割をする経皮吸収製剤である．粘着剤部に薬物結晶を分散させることで膏体中の薬物濃度が均一となっている．これにより，溶解律速とし一定の血中濃度が得られるように工夫されている（図17-3）．

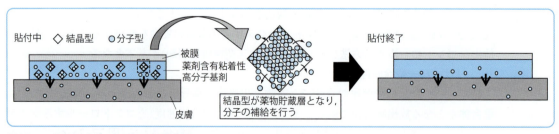

図17-3　結晶レジボアシステムの概念図

b) 経口徐放性製剤技術

(i) 徐放性錠剤およびカプセル剤

カプセル基剤の構成を変える，またはカプセルに適切な剤皮を施すことで徐放性を示す．投与回数の減少または副作用低減を目的とし，製剤からの有効成分の放出速度・時間・部位の調節を可能とした製剤である．

(ii) 膜制御型システムを用いた経口投与型製剤

経口投与型製剤として，錠剤または顆粒をエチルセルロース，メタクリル酸コポリマーなどの皮膜で被覆したもの(**図 17-4a**)や，マイクロカプセルがある．

(iii) マトリックス型システム

マトリックス型の錠剤は，用いる高分子が疎水性である場合(**図 17-4b**)と親水性である場合(**図 17-4c**)で放出機構が異なる．疎水性マトリックスを用いた錠剤では，薬物放出後もマトリックスは初期の形態を維持する(**図 17-4b**)．このためマトリックス中の拡散が薬物放出の律速となり，放出速度は薬物がマトリックス中を拡散する速度の影響を受ける(Higuchi 式に従う)．一方，高分子が親水性(ヒドロキシプロピルセルロース，ヒプロメロース，乳酸-グリコール酸共重合体など)の場合は，薬物放出中に高分子の侵食(エロージョン)と溶解が生じ，薬物放出挙動は Higuchi 式に従わない(**図 17-4c**)．

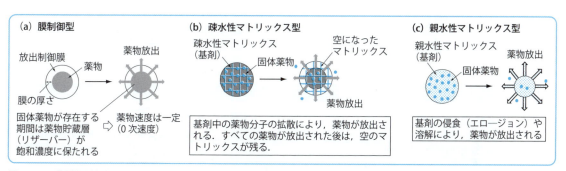

図 17-4 膜制御型(a)，疎水性マトリックス型(b)および親水性マトリックス型システム(c)の概念図

(iv) 各種徐放化技術を適用した錠剤とカプセル剤の形状

経口投与しても崩壊せず，全体として放出制御が実現している**シングルユニットタイプ**と投与後崩壊して生じた個々の顆粒が徐放性を示す**マルチプルユニットタイプ**に分類される(**表 17-2**)．

(v) イオン交換型システム

不溶性のイオン交換樹脂にイオン性の薬物を吸着させたものであり，服用後，消化管内にある Na^+ などでイオン交換され，薬物が持続的に放出される放出制御システムである．

(vi) 浸透圧ポンプ型システム(OROS®)

浸透圧を利用して薬物を一定速度で放出する経口徐放性システムである(**図 17-5**)．薬物リザーバーとそれを押し出す駆動力となる電解質部分，全体を包み水だけを透過する半透膜の外壁からなり，投与された後に消化管または体液中の水が半透膜の外壁を透過し，溶解した電解質との浸透圧差によってさらに水が浸入する．さらに，プッシュ層内の塩が水により膨潤することで小孔(約 100 μm)から一定速度で薬物が放出される．

表 17-2 経口徐放性製剤の分類

①シングルユニットタイプ

特徴	型分類
レペタブ型 腸溶性コーティング錠の外側を胃内で溶ける胃溶層で覆った被層錠	胃溶層／腸溶性コーティング錠
スパンタブ型 速溶層と徐放層を重ね合わせた2層の錠剤	速溶層／徐放層
ロンタブ型 速溶性の外郭部と徐放性の内郭層を2重または3重に持つ錠剤	速溶層／徐放性内核錠
グラデュメット型 多孔性の不溶性プラスチック格子間隙に含まれた主薬が消化管内で物理的拡散により放出する錠剤	多孔性プラスチック
ワックスマトリックス型 疎水性・親水性の放出制御物質の基剤のマトリックス中に主薬を分散させた錠剤．マトリックスから，またはその崩壊により徐々に薬物が放出されるように調節した錠剤	ワックスマトリックス

②マルチプルユニットタイプ

特徴	型分類
拡散徐放型 徐放性皮膜によりコーティングされた顆粒と賦形剤からなる顆粒を打錠した錠剤	多孔性高分子皮膜を有する薬物顆粒／賦形剤からなる顆粒
スパスタブ型 即放性顆粒と徐放性顆粒を混合して打錠した錠剤	即放性顆粒／徐放性顆粒①／徐放性顆粒②／徐放性顆粒③

特徴	型分類
スパンスル型 薬物を含有する顆粒を高分子皮膜でコーティングし，これをカプセル剤に充てんした製剤．コーティングの異なる顆粒を数種類充てんすることで薬物の放出速度を調節できる	即放性顆粒／徐放性顆粒①／徐放性顆粒②／徐放性顆粒③
胃溶性顆粒＋腸溶性顆粒 コーティングによって溶解する pH を変えた胃溶性顆粒と腸溶性顆粒をカプセル内に充てんさせたもの	胃溶性顆粒／腸溶性顆粒
徐放性顆粒をカプセルに充てん 多孔性高分子皮膜で覆い，皮膜孔から薬物が拡散する徐放性顆粒を充てんしたカプセル製剤	多孔性高分子皮膜を有する顆粒

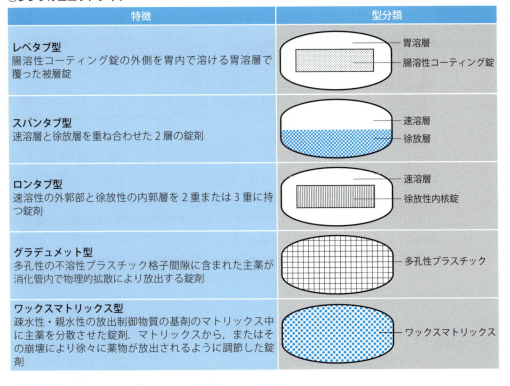

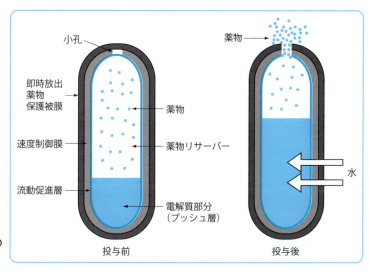

図17-5 浸透圧ポンプ型システムの概念図

(vii) 時限放出型システム

薬物放出時間を所定の時間だけ遅らせ，治療上必要な時間帯のみに薬物を放出し，薬効を発現させる製剤である．本剤は，消化管（胃・小腸・大腸）内の特定の部位で薬物を放出させる場合や，特定の時間に薬効を期待する場合などに利用される．

c) 代表的な注射徐放性製剤技術

(i) 乳酸-グリコール酸共重合体(PLGA)

生分解性ポリマーである乳酸-グリコール酸共重合体(PLGA)を用いて薬物を封入し，PLGA が生体内で溶解することを利用することで，封入した薬物を徐々に放出する製剤である．PLGA は体内で加水分解され，乳酸とグリコール酸へと変換され，最終的に水と二酸化炭素にまで分解される（図 17-6a）．

(ii) マイクロカプセル

薬物を芯物質として，これを高分子膜などで被覆した製剤であり，直径数〜数百 μm のリザーバー型製剤である．主な機能として，薬物の外部環境（水分，酸素，光等）からの保護と安定化，薬物の放出速度の制御による副作用の軽減と有効性の増大が挙げられる．

(iii) リポソーム

リポソームは生体膜成分であるリン脂質などからなる脂質二重膜の微粒子であり，直径数十 nm〜数 μm の粒子を形成している．形成される膜構造によって，1層の1重膜リポソームと多重層リポソームに分類される（図 17-6b）．リポソームは，脂質二重膜中に疎水性薬物を内水相に親水性薬物を取り込むことができるため，コントロールドリリース製剤のドラッグキャリアとして有用性が高い．

(iv) 高分子ミセル

親水性と疎水性両ポリマーからなるブロックコポリマーが水中で熱力学的により安定な会合構造を形成したものを高分子ミセルという．疎水性ポリマーを内核として数十〜数百個の高分子が会合し，内核に疎水性薬物を内包する．リポソームと比較して疎水性内核に大量の疎水性薬物を内包可能だが，親水性薬物の内包は困難であり，薬物封入やポリマー合成において高度な技術が必要である（図 17-6c）．

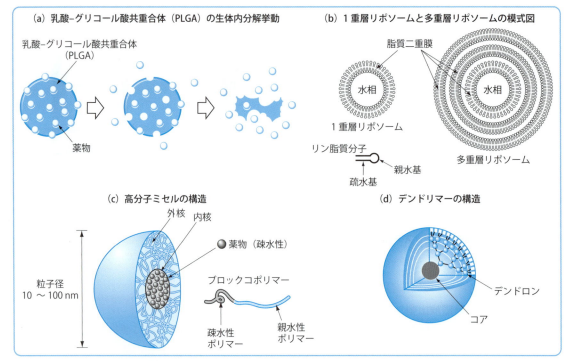

図 17-6　代表的な注射徐放性製剤技術

(v) デンドリマー

中心から規則的に分枝した構造を持つ枝状の高分子であり，コアと呼ばれる中心分子とデンドロンと呼ばれる側鎖部分から構成されている．デンドロン部分の分岐回数により分子サイズを決定することができるので，サイズコントロールが容易である．また，高度に規則正しく枝分かれした三次元構造は内部にナノサイズの内部空間を持つため，さまざまな薬物分子を貯蔵，放出することが可能である（図 17-6d）．

d）その他の徐放性製剤技術

(i) 子宮内システム

避妊を目的としたものとして，薬物を**エチレン-酢酸ビニル共重合体**の放出制御膜により一定速度で放出できるように製剤設計されたものなどがある．また，子宮頸がんの局所治療を目的とした粘膜付着性パッチも考案されている．これらはゲル基剤カーボポール 981 に可塑剤としてグリセリンを加え，エタノール/水系の溶剤にて粘膜付着フィルムを作成し，これに熱処理でポリ塩化ビニルのパッキングを施した製剤である（図 17-7）．

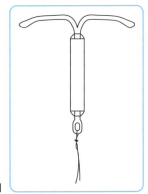

図17-7 ミレーナ®の模式図

3) コントロールドリリース技術を適用した代表的な医薬品

これまでに示した技術を適用した主な医薬品の詳細を以下に示す．

a) 代表的な経皮吸収のコントロールドリリース製剤

リザーバー型	**ニトロダーム®TTS®** 狭心症治療薬である**ニトログリセリン**に対し，長時間安定した血中濃度の維持を目的として開発された膜制御型（リザーバー型）経皮吸収製剤である．健康成人にニトロダーム®TTS® 25 mg 1枚を24時間貼付したとき，貼付1時間の血漿中ニトログリセリン濃度は定常状態に達し，本剤を除去するまで平均 0.30 ng/mL の定常血漿中濃度を保ち，除去後は速やかに消失している
マトリックス型・感圧粘着テープ剤	**ミリス®テープ** 狭心症治療薬である**ニトログリセリン**に対し，長時間安定した血中濃度の維持を目的として開発された感圧粘着テープ型経皮吸収製剤である．スチレン・イソプレン・スチレンブロック共重合体を膏体に用いている．ニトロダーム®TTS®と異なり，1日2回12時間ごとに貼り替えて使用する
	デュロテップ®MT パッチ がん性疼痛治療薬である**フェンタニル**をアクリル酸2-エチルヘキシル・酢酸ビニル・アクリル酸2-ヒドロキシエチルコポリマーに溶解，固化し，成形した感圧粘着テープ型経皮吸収製剤である．72時間の貼付によりフェンタニルの血清中濃度は一定の濃度を維持する
	イクセロン®パッチ（感圧粘着テープ型経皮吸収製剤） アルツハイマー型認知症治療薬である**リバスチグミン**を含有する感圧粘着テープ型の経皮吸収型製剤である．血中濃度を一定に保つことができ，かつ副作用（消化器症状，主に悪心嘔吐）発現時に容易に投与中止が可能である経皮吸収型製剤として開発された．膏体として，スチレン・イソプレン・スチレンブロック共重合体が用いられており，1日1回の貼付で24時間作用が持続化する
結晶レジポアシステム	**フランドル®テープ** 狭心症治療薬である**硝酸イソソルビド**を感圧粘着テープ型経皮吸収製剤として用いることで，24～48時間安定した効果を発揮する．アクリル酸・アクリル酸オクチルエステル共重合体からなる粘着剤層に硝酸イソソルビド分子とその結晶を分散・共存させている．皮膚から吸収された硝酸イソソルビド分子を順次結晶からの溶解で補給することで，粘着剤と皮膚接触表面の硝酸イソソルビド濃度を長時間一定に保つように設計された結晶レジポアシステムを採用している
	ホクナリン®テープ β_2刺激薬である**ツロブテロール塩酸塩**を含有する感圧テープ型の長時間作用性経皮吸収製剤である．フランドル®テープと同様に結晶レジポアシステムを採用しており，粘着剤部にツロブテロール分子とツロブテロール結晶を分散・共存させ，皮膚から吸収されたツロブテロール分子を結晶からの溶解で補うことで，血中濃度を長時間一定に保つよう制御されている．1日1回就寝前に貼付することで，気管支喘息におけるモーニングディップ（早朝の呼吸機能の低下）の抑制する

b)　シングルユニット・マルチプルユニット徐放性製剤（錠剤・カプセル剤・顆粒剤）（次ページへつづく）

錠剤型シングルユニット徐放性製剤	レペタブ型	デパケン®R 錠
		抗てんかん薬である**バルプロ酸ナトリウム**をマトリックス中に分散させたものを核とし，その上を徐放性皮膜でコーティングすることで徐放化した糖衣錠である．外側の糖衣部分は消化管内で短時間で消失し，バルプロ酸ナトリウムが不溶性マトリックスから徐放性皮膜を介して徐々に放出される．粉砕すると徐放能および糖衣による防湿効果を失う
	ロンタブ型に類似	アダラート CR®錠
		有核錠という構造をとることにより薬物放出性を制御した高血圧治療薬である**ニフェジピン**の徐放性製剤である．内核錠はニフェジピンの放出速度が速やかな速放錠（素錠）であり，外層部はニフェジピンを一定速度で徐放する浸食性マトリックスである．服用後，消化管上部では外層部が消化管液によりゲル化し，ゲルが徐々に侵食されるに伴い緩徐にニフェジピンを放出する．外層部からの薬物放出が終わる消化管下部では，内核錠から比較的速やかに薬物が放出され，バイオアベイラビリティの低下を防ぐ
	グラデュメット型	フェロ・グラデュメット®錠
		硫酸鉄を多孔性を有する不溶性プラスチックの格子間隙に含有させた徐放性製剤である．服用後，消化管内で物理的拡散により鉄を徐々に放出する．徐放化により胃内で急速に放出されないため，胃粘膜に対する刺激が少なく，鉄吸収率の高い空腹時でも服薬できる
	ワックスマトリックス型	ヘルベッサー®錠
		狭心症および高血圧治療薬である**ジルチアゼム塩酸塩**をワックス格子に封入し，薬物の放出速度を制御した徐放性製剤である．薬物放出後は，ワックスマトリックスが形を保ったまま糞中に排泄される（排出されるものをゴーストタブレットまたはゴーストピルという）
	コンチンシステム型	MS コンチン®錠
		がん性疼痛治療薬である**モルヒネ硫酸塩水和物**をヒドロキシエチルセルロースとセタノール（高級脂肪アルコール）からなるマトリックス中に薬物を分散させた徐放性製剤である．外液が浸透することにより，錠剤が膨張し，高級脂肪アルコールの空隙から徐々に薬物が放出される
錠剤型マルチプルユニット徐放性製剤	拡散徐放型	テオロング®錠
		気管支拡張薬である**テオフィリン**を含有する徐放性顆粒と賦形剤からなる顆粒を打錠して製した徐放性製剤である．服用後，消化管内で速やかに崩壊し，多数の徐放顆粒に分散する．徐放顆粒は徐放化皮膜エチルセルロースでコーティングされており，長時間にわたり薬物が徐々に溶出する
	スパスタブ型	フランドル®錠
		狭心症治療薬である**硝酸イソソルビド**に対し，溶出性の異なる顆粒を調製し，それらを組み合わせて錠剤化した徐放性製剤である
		テオドール®錠
		気管支喘息治療薬である**テオフィリン**を含有する核をコーティングした徐放性顆粒の核部および薬物と賦形剤を含む速放性のマトリックス部からなる錠剤である．マトリックス部から急速に薬物が放出された後，錠剤の浸食が進み，核部が露出するに従い，核部からも薬物が徐々に放出される
	コンチンシステム型	ユニフィル®LA 錠
		ゲル形成高分子ヒドロキシエチルセルロースと気管支喘息治療薬である**テオフィリン**を含む粒子セトステアリルアルコール（セチルアルコールとステアリルアルコールの混合物）中に均一に分散させた製剤である
カプセル型マルチプルユニット徐放性製剤	スパンスル型	ヘルベッサー®R カプセル
		狭心症および高血圧治療薬である**ジルチアゼム塩酸塩**の核顆粒に対し，コーティング層の厚みを変えることによって薬物放出速度の異なる2種以上の徐放性顆粒を速放性顆粒とともにカプセル内に充てんした製剤である

b) シングルユニット・マルチプルユニット徐放性製剤（錠剤・カプセル剤・顆粒剤）（つづき）

カプセル型マルチプルユニット徐放性製剤	胃溶性顆粒＋腸溶性顆粒型	**ペルニジピン®LAカプセル** 高血圧治療薬である**ニカルジピン塩酸塩**を含む核顆粒をメタクリル酸コポリマーLおよびアンモニアアルキルメタクリレートコポリマーによりそれぞれコーティングすることで，溶解するpHを変化させた胃溶性顆粒と腸溶性顆粒を調製し，カプセルに充てんした製剤である
	徐放性顆粒型	**ニトロール®Rカプセル** 狭心症治療薬である**硝酸イソソルビド**を含む核顆粒をエチルセルロースでコーティングしたものを硬カプセルに充てんした製剤である
顆粒型マルチプルユニット徐放性製剤	即放性顆粒＋腸溶性顆粒型	**L-ケフラール顆粒** セフェム系抗生物質である**セファクロル**について，ヒプロメロース酢酸エステルコハク酸エステルでコーティングした腸溶性顆粒と即放性顆粒を組み合わせた製剤である
	徐放性顆粒（マトリックス拡散制御システム型）	**テオドール®ドライシロップ** 気管支喘息治療薬である**テオフィリン**を水不溶性のセルロース誘導体で構成したマトリックス構造中に均一に分散させたマトリックス拡散制御システム型の徐放性微粒子（平均10 μm）をD-マンニトールなどで造粒した徐放性顆粒である
	徐放性顆粒（膜透過制御システム型）	**セレニカR®顆粒** 抗てんかん薬である**バルプロ酸ナトリウム**を含む核顆粒のまわりを水によりゲル化する高分子（ゲル基剤）でコーティングし，さらに周囲を水不溶性フィルムでコーティングした膜透過制御システム型の徐放性顆粒剤である．消化管内において，消化液が顆粒内に浸透し，第1段階でゲル基剤が，第2段階で水不溶性フィルムがそれぞれ薬物溶出を制御する
その他の経口投与型徐放性製剤	浸透圧ポンプ型システム：OROS®	**コンサータ®錠** ADHD治療薬である**メチルフェニデート塩酸塩**を浸透圧ポンプ型システムOROS®を応用した徐放性製剤である．服用後，外皮の放出制御膜からプッシュ層への水の浸入，プッシュ層内の塩が水により膨潤することで薬物放出口から一定速度で薬物が放出される（**図17-5**）．さらに，コーティング層にも薬物が含有されることで，服用後速やかにコーティング層の薬物が放出され，その後持続的に薬物が放出される
	スパンタブ型に類似	**パキシル®CR錠** 素錠（内核）に抗うつ薬である**パロキセチン塩酸塩水和物**を含む親水性マトリックス薬物層と有効成分を含まない浸食性バリア層の2層構造を腸溶性フィルムコーティング（メタクリル酸コポリマーLD）した徐放性製剤である．薬物の溶出開始までの時間を製剤の胃部通過後まで遅延させるため腸溶性フィルムコートを施し，素錠の有効成分を含有する親水性マトリックス薬物層から腸管内で有効成分が徐々に放出するように設計されており，投与初期の消化器症状発現を軽減する
	pH依存性放出性フィルムコーティング	**アサコール®錠** 潰瘍性大腸炎およびクローン病治療薬である**メサラジン（5-アミノサリチル酸，5-ASA）**をpH依存性のメタクリル酸コポリマーSでコーティングし，腸溶性を高めた徐放性製剤である．pH 7以上となる回腸末端から大腸全域にメサラジンが放出される
	徐放性フィルムコーティング	**ペンタサ®錠** 潰瘍性大腸炎およびクローン病治療薬である**メサラジン（5-アミノサリチル酸，5-ASA）**の錠剤をエチルセルロースでコーティングした徐放性製剤である．小腸から大腸までの全域でメサラジンが放出される
	時限放出型システム	**パルシンキャップ®** 時限放出型システムであり，薬物が充てんされているカプセルに水を吸収して膨張するゲル形成高分子にて栓をしたものである．小腸から大腸に移動する間に水分を吸収して膨張し，大腸内でゲルの栓が外れることで薬物が大腸内に放出されるように設計されている．現在，市販化されている製品はない

c) 代表的な注射剤のコントロールドリリース製剤

(i) 乳酸-グリコール酸共重合体 (PLGA)	**スプレキュア®MP 皮下注射用** 視床下部ホルモン(Gn-RH)誘導体である**ブセレリン酢酸塩**の徐放性製剤である．主薬であるブセレリン酢酸塩を乳酸・グリコール酸共重合体(1：1)(PLGA)からなるマイクロスフェアに封入されている．リュープリン®注射用と同様，皮下投与後 PLGA が徐々に分解されて，4週間にわたり薬物を持続的に放出する
(i)・(ii) 乳酸-グリコール酸共重合体 (PLGA)・マイクロカプセル	**リュープリン®注射用(乳酸・グリコール酸共重合体(PLGA))** 黄体形成ホルモン放出ホルモン(LH-RH)誘導体である**リュープロレリン酢酸塩**の徐放性製剤である．主薬であるリュープロレリン酢酸塩を生体内分解性高分子化合物である乳酸・グリコール酸共重合体(3：1)(PLGA)を基剤としたマイクロカプセルに封入している．皮下投与後，PLGA が徐々に加水分解され，4週間にわたり一定の速度(0次)で薬物を放出する
(iii) リポソーム	**アムビゾーム®点滴静注用** 腎毒性軽減の目的から，深在性真菌症治療薬**アムホテリシンB**をリポソームの脂質二重膜中に封入した注射用凍結乾燥製剤である．アムホテリシンBの真菌に対する作用を維持しながら生体細胞に対する傷害性を低下するとともに，腎臓への分布量を低減している．本剤は，真菌表層に結合後，リポソームからアムホテリシンBが遊離し，真菌細胞膜構成成分であるエルゴステロールと結合することで真菌細胞膜の透過性が高まり，抗真菌活性が発現すると考えられている．リポソーム医薬品として世界で初めて実用化された製剤である

d) 経皮以外に適用する代表的な半固形型コントロールドリリース製剤

二層錠	**アフタッチ®口腔用貼付剤** 主薬である**トリアムシノロンアセトニド**を含有し，ヒドロキシプロピルセルロースおよびカルボキシビニルポリマーなどからなる付着層と淡黄赤色の支持層からなる円形の薄い二層錠である．主薬の口腔粘膜に対する局所徐放性，粘膜付着性を高め，病変部位の被覆保護性を有する．貼付後数時間で本剤は徐々に溶解し口腔内から消失する
リザーバー型	**オキュサート®** 緑内障治療薬である**ピロカルピン塩酸塩**をアルギン酸マトリックス中に分散し，これを放出制御膜であるエチレン・酢酸ビニル共重合体の膜で挟んだコンタクト様の眼治療システムである．まぶたの裏側に直接貼付することで，薬物を約1週間放出する(現在国内では利用されていない)
リザーバー型	**ミレーナ®** **レボノルゲストレル**放出子宮内システムであるミレーナ®は，T型フレームの垂直軸に白色円筒状の内用薬剤を取り付け，この内用薬剤の部分を半透明の剤皮で覆ったものである(図17-7)．本剤は子宮腔内に装着し，剤皮から徐々に薬剤が放出されることで最長5年間にわたって避妊効果等を発揮する

c ターゲティング(標的指向化)

1) ターゲティング(標的指向化)の概要と意義

生体に投与された薬物が標的部位に選択的に分布し，薬効を発現できるよう指向性を与えることを標的指向(ターゲティング)技術という．ターゲティング技術により，少ない投与量で効果的な治療が可能となり，全身性副作用の軽減が期待できる．標的指向化の手法として，a)受動的ターゲティング(パッシブターゲティング)と b)能動的ターゲティング(アクティブターゲティング)がある．

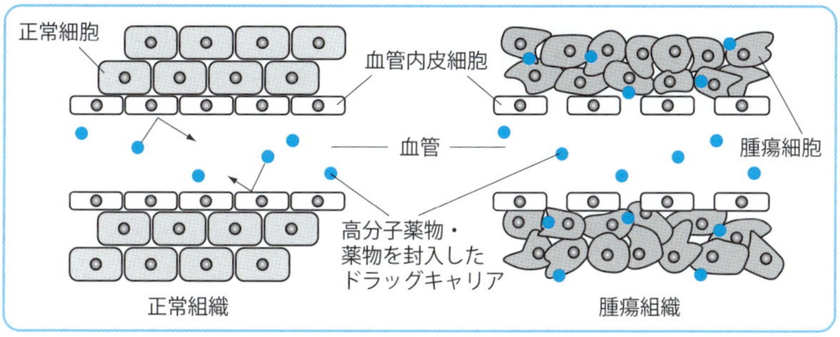

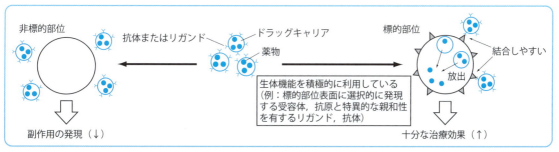

図17-8 EPR効果を利用した受動的ターゲティングの概要

図17-9 能動的ターゲティングの模式図

a) 受動的ターゲティング（パッシブターゲティング）

EPR効果*を利用して薬物を標的部位に送達する方法などが挙げられる（**図17-8**）．低分子薬物に高分子を結合させることで薬物滞留性を向上したり，直径100〜200 nmのドラッグキャリアに薬物を封入することで，キャリアを炎症部位や腫瘍組織に集積させ，組織移行性を増大させる手法がある．

b) 能動的ターゲティング（アクティブターゲティング）

標的部位表面に選択的に発現する抗原や受容体を利用して薬物を送達する方法である．図17-9のように，標的部位表面の抗原や受容体を特異的に認識する抗体やリガンドなどをドラッグキャリア表面に修飾することで，標的部位に集積・取り込まれやすくなり，十分な治療効果を発揮することが可能である（**図17-9**）．

2) 代表的なターゲティング技術とその特性

代表的なターゲティング技術の詳細を以下に示す．

a) リピッドマイクロスフェア

リピッドマイクロスフェアは，**ダイズ油**を**レシチン**で乳化した粒子径約 200 nm の **o/w 型**

---

* EPR（Enhanced Permeability and Retention）効果：腫瘍組織などの新生血管は不規則かつ不完全であり，高分子や粒子径 100〜200 nm 以下の粒子は炎症部位および腫瘍組織への移行性と滞留性が向上する現象．

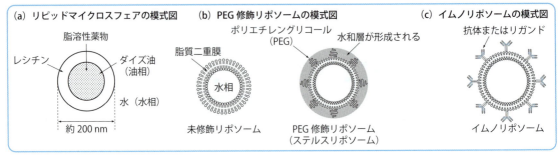

図 17-10 代表的なターゲティング技術の模式図

エマルション製剤である．ダイズ油(油相)中に脂溶性薬物を封入することができ，動脈硬化病変部位や炎症部位へ選択的に集積する特徴を持つ(図 17-10a)．

b) PEG 修飾リポソーム(ステルスリポソーム)

リポソーム表面をポリエチレングリコール(PEG)で修飾したものを **PEG 修飾リポソーム(ステルスリポソーム)** という．リポソームのような微粒子サイズは，肝臓や脾臓などの細網内皮系組織(RES)においてマクロファージに取り込まれるため，血中滞留性が乏しいという問題点がある．この問題に対し，PEG を修飾し，リポソーム表面に水和層を形成することで RES におけるマクロファージの認識および取り込みを回避している．また，PEG 自身が形成する立体障害により血漿タンパク質やマクロファージとの相互作用が抑制され，血中滞留性が高まる(図 17-10b)．

c) イムノリポソーム

リポソーム表面に標的部位上の抗原に対する**抗体や受容体に結合するリガンドなどを化学的に結合**させたものを**イムノリポソーム**という．本技術により，受動的ターゲティングのみならず，能動的ターゲティングにより標的部位への効率的な薬物送達が可能である(図 17-10c)．

d) 昇圧化学療法

昇圧化学療法とは，昇圧剤であるアンギオテンシンⅡを投与し，血圧を一時的に上昇させることで，腫瘍組織の血流量を増加させ抗悪性腫瘍薬の腫瘍移行性を高める方法である．

e) 光線力学的療法(Photodynamic therapy：PDT)

PDT は，病変部位に集積性を示す光感受性物質にレーザー光を照射することで活性化する薬物の特性を利用した局所的治療法である．PDT は 2 つのプロセスからなっており，第 1 段階は光感受性物質を静脈内持続投与し，第 2 段階で標的部位に光を照射することで治療を行う．

17　ドラッグデリバリーシステム　　*285*

3)　ターゲティング技術を適用した代表的な医薬品

a) リピッドマイクロスフェア	パルクス®注
	動脈血管拡張作用および血小板凝集抑制作用を示す閉塞動脈硬化症の治療薬**アルプロスタジル**(プロスタグランジン E_1, PGE_1)の難溶性および安定性を改善するため，リピッドマイクロスフェアの油相中に主薬を溶解した製剤である．リピッドマイクロスフェアは動脈硬化病変部位および炎症部位における集積性が高いため，病変部位にアルプロスタジルを効率的に集積させることができる
b) PEG修飾リポソーム	ドキシル®注
	抗がん剤である**ドキソルビシン塩酸塩**を封入した STEALTH(ステルス)®リポソーム製剤である．リポソーム表面を水溶性のポリエチレングリコール(別名 MPEG-DSPE)で修飾することにより，マクロファージなどの細網内皮系に捕捉されにくく，血中滞留性が高まるため，透過性が異常に亢進した腫瘍の毛細血管系を通じて徐々に腫瘍組織に集積する．EPR効果により腫瘍組織に選択的に移行した本剤はホスホリパーゼに徐々に分解されてリポソームが崩壊し，周囲の腫瘍細胞にドキソルビシン塩酸塩を放出し抗腫瘍効果を発揮するものと考えられる
e) 光線力学的療法	ビスダイン®静注用
	中心窩下の脈絡膜新生血管を伴う加齢性黄斑変性に適応する光線力学的療法用製剤である．主薬である**ベルテポルフィン**は，難溶性かつ溶液中での安定性が低い薬物であるため，リポソーム内に封入され凍結乾燥製剤として保存されている．製剤溶解後，10分間かけて静脈内投与し，投与開始15分後にレーザー光を治療部位に照射することでベルテポルフィンが光活性化する

d　吸収改善

1)　吸収改善の概要と意義

Let's try!
☑ *p.303,
問 38*

　薬物の経口投与や経皮投与において，小腸上皮細胞層や角質層が吸収障壁となり，効率的な薬物治療の達成に影響を与える．主な吸収改善技術として，**投与経路の選択**，**プロドラッグ化**，**吸収促進剤の使用**，**物理的・機械的手法の適用**が挙げられる．

2)　代表的な吸収改善技術とその特性

a)　投与経路の選択

　薬物の**投与経路の選択**は，治療効果を決定付ける重要な因子の1つである．一般的に，経口投与および経静脈投与が汎用されているが，薬物によっては吸収性が不十分，投与時の苦痛，副作用発現時の投与中止が容易でないなどの問題点がある．そこで，従来の投与方法以外に全身作用発現を目的とした薬物の新規投与経路として，**肺**，**鼻**，**眼**，**直腸**，**腟**，**皮膚**などを利用した製剤の開発が進められている．

b)　プロドラッグ化

　プロドラッグとは，障害を回避するためもとの薬物(親薬物)の化学構造を一部修飾した化合物であり，そのままでは薬理作用を示さないが，生体内に到達した後，体内で酵素的あるいは化学的反応にてもとの薬物(親薬物)に変換されて薬理作用を発揮するように設計されたものである(p. 64参照)．

　プロドラッグは，構造中に生体内で比較的容易に親化合物に変換されるような脱離基を有することが多い．プロドラッグ化の主な目的として，**膜透過性の改善**，**安定性の改善**，**溶解性の改善**，**作用の持続化**，**標的指向性の付与**，**副作用の軽減**，**苦味の軽減**の7つに大別される(**表 17-3**)．

286　Ⅲ　各種医薬品製剤

表17-3　プロドラッグ化の主な目的と効果

目的	効果
膜透過性の改善	水溶性が高いために小腸粘膜を透過できない薬物に対し，脂溶性の脱離基を結合させ分子全体の脂溶性を高めることで膜透過性を改善する
安定性の改善	製剤中での熱や光，水分などに対する物理的安定化と，胃内など酸性条件下における化学的安定化，消化管や体内での酵素による分解を抑えるための生物学的安定化に分けられる
溶解性の改善	親薬物に水溶性の脱離基を結合させることで溶解性を改善し，注射剤や点眼剤，点耳剤，点鼻剤として用いられる．主にステロイドや抗生物質に適用される
作用の持続化	親薬物への変換速度を緩やかにしたり，親薬物の組織滞留性を高めることにより作用の持続化を実現している．ステロイドホルモンは一般に生体内で速やかに代謝(不活化)される．このためエステル化することにより，親薬物に変換されるまでの時間を得ることで，持続化につながる
標的指向性の付与	薬効を発現させたい組織に特異的に分布する酵素を利用することで，標的指向性を高めることができる
副作用の軽減	プロドラッグの状態では副作用が発現しない化合物とすることで，親化合物の副作用の軽減が可能である
苦味の軽減	脂溶性を高めると口内での溶解を防ぐことができ，苦味が軽減される

c)　吸収促進剤の使用

吸収促進剤は，消化管やその他の吸収部位における薬物の**粘膜透過性を一時的に高める添加物**である．吸収促進剤には，細胞間隙を拡げて薬物の透過を促進するものと，細胞膜の脂質部分および膜タンパク部分の流動性を高め，薬物の拡散により透過を高めるものなどがある(**表17-4**)．

表17-4　消化管で用いられる吸収促進剤の種類

種類	吸収促進剤の例
界面活性剤	ポリオキシエチレンエーテル類，ラウリル硫酸ナトリウム，サポニン，アルキルサッカライド，ショ糖脂肪酸エステル，N-アシルアミノ酸，N-アシルタウリンなど
胆汁酸塩類	グリココール酸，タウロコール酸，デオキシコール酸など
キレート剤	EDTA，サリチル酸ナトリウム，有機酸など
脂肪酸類	カプリン酸ナトリウム(C_{10})，ラウリン酸ナトリウム(C_{12})，オレイン酸，リノール酸，混合ミセルなど
その他	キトサン類，シクロデキストリン類，エナミン誘導体，NO供与体，ポリアミン類，ポリカチオン類(ポリアルギニン，ポリエチレンイミン)，オリゴアルギニン，デンドリマー，クローディンモジュレーターなど

d)　物理的・機械的手法の適用

物理的・機械的手法により電流や超音波を発生することで薬物の吸収改善を達成する．代表的な手法として，(ⅰ)**マイクロニードル**，(ⅱ)**エレクトロポレーション**，(ⅲ)**イオントフォレシス**および(ⅳ)**ソノフォレシス**が挙げられる．

(ⅰ)　マイクロニードル

高分子などに薬物を封入した**微細な針**を**マイクロニードル**という．皮膚に貼ることで針(マイクロメートルオーダー)が角質層を貫通し，薬物が皮内で溶出することで高い吸収性が示す．この際，ニードルの基剤には生体内で分解するものを用いる(**図17-11a**)．

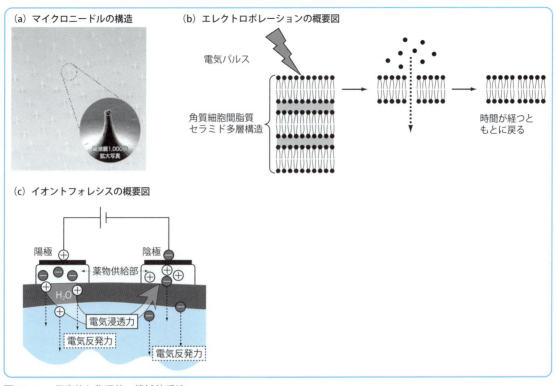

図 17-11　代表的な物理的・機械的手法

(ii) エレクトロポレーション

皮膚に数十～数百ボルトの電流を瞬間的(マイクロ秒～ミリ単位秒)に負荷させ，皮膚角層細胞間隙脂質中に可逆的な小孔を生じさせることにより，薬物の皮膚透過量促進が期待できる．小孔は一時的なもので，時間が経つともとに戻る(図 17-11b)．

(iii) イオントフォレシス

皮膚に電流をかけることにより極性の高いイオン性薬物の皮膚透過を促進する方法である．皮膚の離れた2点に陽極，陰極を設置して，負に帯電したアニオン性薬物を陰極側，反対に正に帯電したカチオン性薬物は陽極側に封入し，低電圧の電流を数分から数時間皮膚に負荷する．表皮から真皮部分に向かい電流が流れ，設置した電極に反発して荷電した薬物が皮膚深部へと浸透する(図 17-11c)．

(iv) ソノフォレシス

皮膚に超音波を照射することによって薬物吸収を改善する方法である．超音波により角層の脂質層の熱運動性の増大によって薬物透過性が増大したり，キャビテーション気泡が皮膚表面で振動・崩壊することで生じるジェット流によって薬物透過が促進される．

288　Ⅲ　各種医薬品製剤

3) 吸収改善技術を適用した代表的なプロドラッグ

これまでに示したプロドラッグ技術を適用した医薬品の詳細を次に示す（p. 65～67 **表6-2** 参照）.

膜透過性の改善	アンギオテンシン変換酵素阻害薬やアンギオテンシンⅡ拮抗薬
	高血圧治療薬アンギオテンシン変換酵素阻害薬やアンギオテンシンⅡ拮抗薬は薬理作用の発現にジカルボン酸構造あるいはカルボン酸構造が必要であるが，消化管からの吸収が困難である．そこで，親薬物のカルボン酸を脂溶性の脱離基でエステル化することで膜透過性を改善している
	バラシクロビル（親化合物：アシクロビルのバリンエステル体）
	抗ウイルス薬バラシクロビルはアシクロビルのバリンエステル体であり，ペプチド結合は持たないが消化管上皮に存在するペプチドトランスポーターにより基剤認識を受け，吸収性が改善する（アシクロビルのバリンエステル体にしないと基剤認識を受けない）
	バカンピシリン（親化合物：アンピシリン）
	親薬物であるアンピシリンのカルボキシ基をエステル化することで，脂溶性を高めるとともに，胃および十二指腸の pH に対する安定性を獲得し，膜透過性を改善している
	フルスルチアミン（親化合物：ビタミン B_1）
	水溶性ビタミンであるビタミン B_1 の吸収性を改善するために開発されたビタミン B_1 誘導体である．ビタミン B_1 と比較して組織・臓器移行性が高く，活性型ビタミン B_1 を多く生成する
安定性の改善	トコフェロール酢酸エステル（親化合物：トコフェロール）
	トコフェロール酢酸エステルはトコフェロールをエステル化することで難溶化し，結果，物理的安定性が高まる
	エリスロマイシンエチルコハク酸エステル（親化合物：エリスロマイシン）
	マクロライド系抗生物質エリスロマイシンは酸に不安定で経口投与時胃内で分解されるため，エチルコハク酸エステルにして難溶化させ，耐酸性を向上させることで，化学的安定性が高まる
	エチニルエストラジオール（親化合物：エストラジオール）
	卵胞ホルモン製剤エチニルエストラジオールは，エストラジオールにエチニル基を置換することで，肝代謝酵素に対する安定性を高め，生物学的安定性を獲得したものである．これにより肝初回通過効果が軽減され，バイオアベイラビリティが向上する
溶解性の改善	ヒドロコルチゾンコハク酸エステルナトリウム（親化合物：ヒドロコルチゾン）
	ヒドロコルチゾンコハク酸エステルナトリウムは，難溶性のヒドロコルチゾンに解離性の修飾基をエステル化で導入することで塩にし，溶解性を改善している
作用の持続化	テガフール（親化合物：フルオロウラシル）
	抗悪性腫瘍薬テガフールは親薬物のフルオロウラシルと比較して脂溶性が高く，良好な消化管吸収を示すが，同時に血中や組織中に貯留することにより長時間フルオロウラシルを放出する
	テストステロンプロピオン酸エステル（親化合物：テストステロン）
	テストステロンの 17β 位をエステル化したプロピオン酸エステルであり，体内で加水分解されてテストステロンを遊離する．エステル化により効果が長時間持続する
	テストステロンエナント酸エステル（親化合物：テストステロン）
	テストステロンの 17β 位をエステル化したエナント酸エステルであり，体内で加水分解されてテストステロンを遊離する．テストステロンプロピオン酸エステルよりも作用時間が長い
	エストラジオール安息香酸エステル（親化合物：エストラジオール）
	卵胞ホルモンであるエストラジオールをエステル化した安息香酸エステルであり，体内で代謝されてエストラジオールとして長時間作用する
	デキサメタゾンパルミチン酸エステル（親化合物：デキサメタゾン）
	デキサメタゾンをエステル化したパルミチン酸エステルであり，体内に取り込まれた後エステラーゼ様の酵素により緩徐に加水分解され，デキサメタゾンとして作用する
	プレドニゾロン酢酸エステル（親化合物：プレドニゾロン）
	プレドニゾロンをエステル化した酢酸エステルであり，体内で緩徐に加水分解され，プレドニゾロンとして作用する

（次ページへつづく）

標的指向性の付与	レボドパ（親化合物：ドパミン）
	ドパミンは脳内への移行が少ないが，レボドパとすることでアミノ酸輸送系に認識され，血液脳関門を通過しやすくなる．またレボドパは脳内でデカルボキシラーゼによりドパミンへ変換され，脳内での選択的な作用の発現が可能である．レボドパはパーキンソン病治療薬として用いられる
標的指向性の付与	ドキシフルリジン（親化合物：フルオロウラシル）
	フルオロウラシルのプロドラッグであるドキシフルリジンは，それ自身は抗悪性腫瘍活性を示さないが，腫瘍組織で活性の高いピリミジンヌクレオシドホスホリラーゼによってフルオロウラシルに変換される．このため腫瘍組織部で親化合物の濃度が高まり，抗腫瘍活性を示す
副作用の軽減	アセメタシン（親化合物：インドメタシン）
	アセメタシンは非ステロイド性抗炎症薬インドメタシンの胃腸障害を軽減したプロドラッグである．消化管で副作用を発現することなく，吸収された後に肝臓のエステラーゼで代謝されることでインドメタシンに変換される
	イリノテカン塩酸塩（親化合物：カンプトテシン）
	カンプトテシンはⅠ型 DNA トポイソメラーゼ阻害により高い抗腫瘍効果を有するが，代謝により十分に不活化されず，骨髄抑制や出血性膀胱炎などの副作用発現がみられる．これを改善すべく誕生したのがイリノテカン塩酸塩である．本製剤は，肝臓のカルボキシエステラーゼにより，活性代謝物 SN-38 に変換され，Ⅰ型 DNA トポイソメラーゼ阻害作用を示す．その後，UGT1A1 によりグルクロン酸抱合体となることで不活化された後，体外に排出されるため，副作用を軽減する
	シクロホスファミド（親化合物：ナイトロジェンマスタード）
	化学兵器の１つであったナイトロジェンマスタードは，細胞毒性に着目されて使用された抗がん剤である．しかし，その毒性の高さから使用が困難であった．これを改善すべく開発されたのがナイトロジェンマスタード誘導体のシクロホスファミドである．本製剤は肝臓の CYP450 によりシクロホスファミドの環状構造が開裂することで細胞内に取り込まれ，phosphamide mustard に代謝されることで抗腫瘍作用を示す
苦味の軽減	クロラムフェニコールパルミチン酸エステル（親化合物：クロラムフェニコール）
	クロラムフェニコールパルミチン酸エステルは，クロラムフェニコールをエステル化*し，脂溶性を高めることで服用の際の苦味を軽減したプロドラッグである

* エステル化，アミド化は脂溶性を高める目的でプロドラック修飾によく用いられる.

4）溶解性を改善したその他の製剤

これまでに示した溶解性の改善技術以外（p. 287 参照）を適用した医薬品の詳細を以下に示す.

溶解性の改善	プロスタンディン®注射用 20 μg
	アルプロスタジルをアルファデックス（α-シクロデキストリン）により包接した製剤である．包接化により，アルプロスタジルの溶解性・安定性を改善している
	アブラキサン®点滴静注用
	水に極めて難溶性の**パクリタキセル**を人血清アルブミンに結合させ，凍結乾燥製剤とすることで溶解性を高めた製剤である．従来のパクリタキセル製剤の溶媒［ポリオキシエチレンヒマシ油（クレモホール EL®）および無水エタノール］を使用せず，生理食塩液で懸濁し投与することが可能である．また，アルコール過敏症患者への投与が可能である

e アンテドラッグ

1）アンテドラッグの概要と意義

アンテドラッグとは，化学的修飾により作用が増強され，投与局所で治療効果を発揮するが，全身循環へ吸収された後は速やかに代謝されて不活化するか，または活性が低下するように設計された製剤である．全身的な副作用を軽減させることを目的として開発された．

2) 代表的なアンテドラッグ

プレドニゾロン吉草酸エステル酢酸エステルは，皮膚で抗炎症作用を示した後，加水分解され薬理活性の低いプレドニゾロンに変換されるため，全身性の副作用が少ない．**表 17-5**に代表的なアンテドラッグを示す．

表 17-5 代表的なアンテドラッグ製剤

薬効	アンテドラッグ
局所抗炎症作用	ヒドロコルチゾン酢酸エステルプロピオン酸エステル，プレドニゾロン吉草酸エステル酢酸エステル，ジフルプレドナート，ヒドロコルチゾン酪酸エステル
活性型ビタミンD_3誘導	マキサカルシトール，タカルシトール，カルシポトリオール
抗アレルギー薬	フルチカゾンプロピオン酸エステル
局所麻酔薬	プロカイン

インスリン製剤

1) インスリン製剤の概要と種類

インスリンの分泌は，常時分泌されている**基礎分泌**と食後の急激な血糖値上昇時に分泌される**追加分泌**に大別される．基礎分泌を補う目的では持続性を示すインスリン製剤，追加分泌を補う目的では**速効性**を示すインスリン製剤が用いられる．以下，各種インスリン製剤について概説する（**図 17-12**）．

①超速効型インスリン製剤
（フィアスプ®注フレックスタッチ®，ルムジェブ®注ミリオペン®，アピドラ®注ソロスター®など）

インスリン リスプロ，インスリン アスパルト，インスリン グルリジンの3種が存在する．遺伝子組み換えによりアミノ酸の配列を一部置換させることで，皮下投与後，インスリン六量体が速やかに単量体に解離し吸収されるため，作用発現時間が早く，短い．食直前の投与で食後高血糖を抑える

②速効型インスリン製剤（レギュラーインスリン）
（ノボリン®R注フレックスペン®，ヒューマリン®R注ミリオペン®など）

皮下投与後，徐々に六量体から二量体，単量体と解離し，皮下から吸収され，全血に移行する．皮下投与後の作用発現まで約30分を要するため，食前の投与が必要である

③中間型インスリン製剤
（ノボリン®N注フレックスペン®，ヒューマリン®N注ミリオペン®など）

持続化剤として塩基性タンパク質の硫酸プロタミンによるインスリンの複合体結晶である（懸濁している）．複合体形成によりインスリンの解離速度が低下し，吸収時間が延長することで作用が持続化する．イソフェンインスリンとも呼ばれる

④混合型インスリン製剤
（ノボラピッド®30ミックス注フレックスペン®，ヒューマログ®ミックス50注ミリオペン®，ヒューマリン®3/7注ミリオペン®など）

速効型または超速効型インスリンと中間型または持効溶解型インスリンをさまざまな比率で混合した製剤である．それぞれのインスリン製剤の作用発現時間に効果が発現し，インスリンの**追加分泌**と**基礎分泌**の両方を補う製剤である

⑤持効型溶解インスリン製剤
（ランタス®注ソロスター®，レベミル®注フレックスペン®，トレシーバ®注フレックスタッチ®など）

インスリン グラルギン，インスリン デテミル，インスリン デグルデクの3種が存在する．遺伝子組み換えによりアミノ酸の配列を一部置換させることで，吸収時間の延長および作用の持続化を示し，作用発現時間が遅く，ほぼ1日にわたり持続的に作用を発現する

インスリン製剤は世界で最初に臨床応用されたペプチド医薬品であり，大部分の製剤中イ

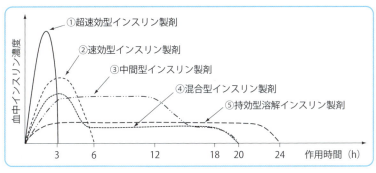

図 17-12　各種インスリン製剤の作用時間と血中濃度の関係性

ンスリンは六量体として存在している．

g 分子標的医薬品

1) 分子標的医薬品の概要と意義

分子標的医薬品とは，特異的に発現する分子を標的（ターゲット）とし，その機能を制御することを目的として作成された医薬品である．疾患関連分子のみを標的とすることから，正常細胞へのダメージが少なく，効率的な薬物治療が可能である．

分子標的医薬品は a) **低分子医薬品**，b) **抗体医薬品**，c) **抗体関連医薬品**の 3 つに大別される．低分子医薬品は分子量 500 以下を示し，化学合成により製造され，経口投与により用いられるものが多い．一方，抗体医薬品は疾患関連分子に特異的に結合する抗体を遺伝子組み換え技術等を応用して作成したものであり，静脈内投与で用いられるものが多い．その他，抗体の部分構造を応用して作成した抗体関連医薬品も存在する．

2) 代表的な分子標的医薬品とその特性

a) 低分子医薬品

低分子医薬品は，次に示す(i)～(v)の作用機序によって分類されている．(i)腫瘍細胞の増殖シグナル伝達を阻害する，(ii)血管新生を阻害する，(iii)プロテアソームを阻害し，アポトーシスを誘導する，(iv)mTOR（mammalian Target Of Rapamycyin）の阻害により，腫瘍細胞の増殖を抑制する，(v)エピゲノムを制御することで，分化やアポトーシスを阻害する．

b) 抗体医薬品

抗体医薬品は，抗原-抗体反応を応用することで，抗原発現組織・細胞へのターゲティングを可能としている．抗体医薬品はモノクローナル抗体で構成され，**マウス抗体**（構造のすべてがマウス由来の抗体），**キメラ抗体**（ヒト抗体の定常部にマウス抗体の可変部を導入した抗体），**ヒト化抗体**（抗原と直接結合する超可変部のみをマウスに由来した抗体），**完全ヒト化抗体**（ヒト免疫グロブリンを算出する遺伝子組み換えマウスから得られるすべてヒト由来の抗体）の 4 種がある（図 17-13）．

抗体医薬品は，次に示す(i)～(iv)の作用機序によって分類される．(i)抗体/補体依存性細胞傷害作用を誘導し，腫瘍細胞を殺傷する，(ii)腫瘍細胞の増殖シグナル伝達を阻害する，(iii)血管新生を阻害する，(iv)免疫チェックポイントを阻害し，免疫応答を誘導する．

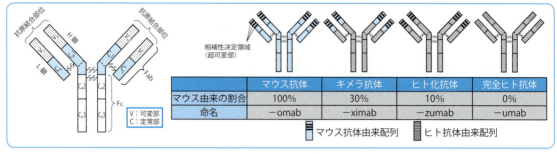

図 17-13 モノクローナル抗体の種類と特徴

c) 抗体関連医薬品

抗体関連医薬品は，抗体の構造の改変等により，(i)低分子抗体，(ii)Fc 融合タンパク質，(iii)抗体-薬物複合体（イムノコンジュゲート），(iv)二重特異性抗体に分類される．以下に(i)〜(iv)の作成法について示す．

(i)低分子抗体	IgG 抗体分子からプロテアーゼ分解あるいは遺伝子工学的に作成した部分断片のみの抗体である．代表的な低分子抗体として，Fab 断片，一本鎖抗体(single chain antibody，scFv)があり，組織浸透性の向上および免疫原性の軽減されている
(ii)Fc 融合タンパク質	標的分子特異的結合能を持つ受容体タンパク質等を抗体の Fc 領域と融合させたものである．分子量増加と Fc レセプターを介したリサイクリング機構の獲得により，薬効タンパク質の血中半減期を延長することが可能となる
(iii)抗体-薬物複合体（イムノコンジュゲート）	抗体に抗がん剤などの低分子薬物を化学修飾し，目的部位で放出できるようにしたものである．抗体が目的部位に存在する抗原に強い親和性で結合するため，結合した低分子薬物を目的部位に選択的に送達することが可能である
(iv)二重特異性抗体	抗体1分子は2個の抗原結合部位を有するが，それぞれの抗原結合部位が異なる抗原に結合する抗体を二重特異性抗体という

3) 代表的な分子標的医薬品

a) 低分子医薬品

(i)腫瘍細胞の増殖シグナル伝達を阻害する	グリベック®錠（**イマチニブ**） 慢性骨髄性白血病の原因となるフィラデルフィア染色体上に形成された遺伝子産物 Bcr-Abl に着目し，開発された Bcr-Abl チロシンキナーゼ活性選択的阻害薬である．Bcr-Abl 以外にも KIT などのチロシンキナーゼを阻害することで，腫瘍細胞の増殖シグナル伝達を阻害し，増殖を抑制する
	イレッサ®錠（**ゲフィチニブ**） ヒト上皮細胞増殖因子受容体(EGFR)チロシンキナーゼを選択的に阻害することで，腫瘍細胞の増殖シグナル伝達を阻害し，増殖を抑制する
(ii)血管新生を阻害する	ネクサバール®錠（**ソラフェニブ**） 腫瘍血管新生に関与する血管内皮増殖因子(VEGF)受容体，血小板由来成長因子(PDGF)受容体などのチロシンキナーゼ活性を阻害することにより，血管内皮細胞の増殖シグナル伝達を遮断し，血管新生を阻害する．また，腫瘍進行に関与する C-Raf，FLT-3，c-KIT，RET などの受容体チロシンキナーゼ活性を阻害することで，腫瘍細胞の増殖シグナルを阻害し，増殖を抑制する
(iii)プロテアソームを阻害し，アポトーシスを誘導する	ベルケイド®注射用（**ボルテゾミブ**） 細胞内のプロテアソームを選択的かつ可逆的に阻害することで，蓄積した不要タンパク質による小胞体ストレスを介して腫瘍細胞にアポトーシスを誘導する

(次ページへつづく)

	アフィニトール®錠（**エベロリムス**）
（iv）mTOR の阻害により，腫瘍細胞の増殖を抑制する	マクロライド系免疫抑制剤であるシロリムスの新規誘導体であり，細胞内で FK-506 結合タンパク質 12（FKBP12）と複合体を形成し，mTOR の機能を阻害することで，腫瘍細胞の増殖および血管新生を抑制する
（v）エピゲノムを制御することで，分化やアポトーシスを阻害する	ゾリンザ®カプセル（**ボリノスタット**）
	経口投与可能なヒストン脱アセチル化酵素（HDAC）阻害薬である．HDAC1，HDAC2，HDAC3（クラス I）および HDAC6 の酵素活性を阻害し，クロマチン構造を弛緩させ，がん抑制遺伝子などの転写活性を促進して，分化やアポトーシスの誘導により，腫瘍細胞の増殖が抑制される

p. 291　2）代表的な分子標的医薬品とその特性 a）低分子医薬品に記述している（i）〜（v）と対比する．

b）　抗体医薬品

	リツキサン®点滴静注（**リツキシマブ**）
（i）抗体/補体依存性細胞傷害作用を誘導し，腫瘍細胞を殺傷する	ヒト B リンパ球表面に存在する分化抗原 CD20 に結合するモノクローナル抗体で，CD20 抗原の認識部位（可変部領域）がマウス由来，それ以外の部分（定常部領域）がヒト由来のマウス-ヒトキメラ型抗体である．CD20 抗原に特異的に結合することで，補体依存性細胞傷害作用（CDC）および抗体依存性細胞傷害作用（ADCC）により，B 細胞を傷害する
	アービタックス®注射液（**セツキシマブ**）
	EGFR を標的とするモノクローナル抗体で，可変部領域がマウス由来，定常部領域がヒト由来のマウス-ヒトキメラ型抗体である．EGFR に特異的に結合することにより，EGF や TGF-α などの内因性 EGFR リガンドの EGFR への結合を阻害し，細胞増殖，細胞生存，細胞運動，腫瘍内血管新生および細胞浸潤など，腫瘍増殖・転移に関する多くの細胞機能を抑制する
（ii）腫瘍細胞の増殖シグナル伝達を阻害する	ハーセプチン®注射用（**トラスツズマブ**）
	細胞表面のヒト上皮増殖因子受容体 2 型（HER2）を標的とするヒト化モノクローナル抗体である．HER2 受容体に特異的に結合し，ナチュラルキラー細胞，単球を作用細胞とした ADCC により，抗腫瘍効果を発揮するとともに，HER2 受容体数を低下させることにより，直接的に細胞増殖を抑制する
（iii）血管新生を阻害する	アバスチン®点滴静注用（**ベバシズマブ**）
	VEGF に対する遺伝子組み換え型ヒト化モノクローナル抗体である．VEGF と特異的に結合することにより，VEGF と血管内皮細胞上に発現している VEGF 受容体との結合を阻害し，腫瘍組織での血管新生を抑制し，腫瘍細胞の増殖を阻害する
（iv）免疫チェックポイントを阻害し，免疫応答を誘導する	オプジーボ®点滴静注用（**ニボルマブ**）
	ヒト Programmed cell death-1（PD-1）に対する遺伝子組み換えヒト化モノクローナル抗体である．PD-1 とそのリガンドである PD-L1 および PD-L2 との結合を阻害し，がん抗原特異的な T 細胞の増殖，活性化および組織傷害活性の増強等により，腫瘍増殖を抑制する

p. 291　2）代表的な分子標的医薬品とその特性 b）抗体医薬品に記述している（i）〜（iv）と対比する．

c) 抗体関連医薬品

(i)低分子抗体	ルセンティス®硝子体内注射用キット(**ラニビズマブ**)
	VEGF に対するヒト化モノクローナル抗体の Fab 断片であり，VEGF と結合することで血管新生を妨げる．低分子化により，硝子体内注射後の網膜内への移行性を改善している
	シムジア®皮下注(**セルトリズマブ ペゴル**)
	抗 TNF-α ヒト化抗体の Fab' 断片に 1 分子あたり 2 分子のポリエチレングリコール(PEG)を化学結合した構造を持つ．抗体の Fc 部分を削除することで，抗体依存性細胞傷害や補体依存性細胞傷害を軽減する．また，PEG を化学結合することで，糸球体ろ過を回避するのに十分な分子量を補うとともに水溶性を高めて血中滞留性を増大している
(ii)Fc 融合タンパク質	エンブレル®皮下注(**エタネルセプト**)
	ヒト IgG1 の Fc 領域とヒト腫瘍壊死因子 II 型(TNF)のレセプター(TNFR II)の細胞外ドメインのサブユニット二量体を遺伝子組み換え技術で融合させた Fc 融合タンパク質製剤である．TNFR II 部分が TNF-α および LTα に結合することで，細胞表面の TNFR との結合を阻害し，抗リウマチ作用，抗炎症作用を発揮する
(iii)抗体–薬物複合体	ゼヴァリン®インジウム(^{111}In)静脈用セットおよびゼヴァリン®イットリウム(^{90}Y)静脈用セット(**インジウム(^{111}In)イブリツモマブ チウキセタン，イットリウム(^{90}Y)イブリツモマブ チウキセタン**)
	抗 CD20 マウス抗体に放射性同位体(インジウム(^{111}In)およびイットリウム(^{90}Y))を結合した抗体–薬物複合体である．最初に透過性の高い γ 線を放出する ^{111}In とイブリツモマブ チウキセタンの結合体を投与し，重篤な副作用が懸念される正常組織(骨髄・肺など)への過剰集積がないことをガンマカメラで確認した後に，細胞殺傷効果を有する β 線を放出する ^{90}Y とイブリツモマブ チウキセタンの結合体を投与して用いる
(iv)二重特異性抗体	ビーリンサイト®点滴静注用(**ブリナツモマブ**)
	抗 CD3 マウス抗体の可変領域と抗 CD19 マウス抗体の可変領域とを結合した 1 本鎖抗体である．CD3 と CD19 の両方に結合する二重特異性抗体として機能し，CD3 を発現する細胞傷害性 T 細胞と CD19 を発現する悪性 B 細胞を一過性に架橋する．その結果，細胞傷害性 T 細胞を活性化して，悪性 B 細胞を傷害する免疫療法剤としての作用を発揮する

p. 292 2)代表的な分子標的医薬品とその特性 c)抗体関連医薬品に記述している(i)～(iv)と対比する.

h 核酸医薬品

1) 核酸医薬品の概要と意義

一般的に核酸医薬品は，核酸あるいは修飾型核酸が直鎖状に結合したオリゴ核酸を薬効本体とし，タンパク質発現を介さず直接生体に作用するもので，化学結合により製造される医薬品である．

2) 代表的な核酸医薬品とその特性

核酸医薬品は a)遺伝子発現の抑制を目的としたもの(①アンチセンスオリゴ核酸，②siRNA，③miRNA，④リボザイム)，b)機能タンパク質の抑制・活性化を目的としたもの(⑤デコイ核酸，⑥アプタマー，⑦CpG オリゴ核酸)の 2 つに大別される．次にそれぞれの分類について示す．

分類	特性
遺伝子発現の抑制	
①アンチセンスオリゴ核酸	標的 RNA と相補的に結合する 1 本鎖 DNA および RNA で，①mRNA との結合による切断および翻訳阻害，②pre-mRNA との結合によるスプライシング制御，③miRNA との結合による機能阻害を示す
②small interfering RNA（siRNA）	21〜25 塩基対の 2 本鎖 RNA であり，RNA 干渉（RNA interference：RNAi）により標的 mRNA を切断し，遺伝子発現を抑制する．siRNA の 2 本鎖のうちアンチセンス鎖が RNA 切断活性を有する Argonaute タンパク質などと RNA 誘導サイレンシング複合体（RISC）を形成し，標的 mRNA に結合する
③micro RNA（miRNA）	ゲノム上にコードされているもののタンパク質に翻訳されないノンコーディング RNA であり，主に mRNA の 3′ 非翻訳領域に結合することで，siRNA と同様に RISC を介して標的 mRNA を分解または翻訳阻害をする
④リボザイム	触媒活性を有する 1 本鎖 RNA であり，標的 mRNA を切断することで，遺伝子の発現を抑制する．構造によって不安定となることがあるが，ハンマーヘッド型の構造が取り扱いしやすく，最も研究されている
機能タンパク質の抑制	
⑤デコイ核酸	転写因子の結合部位と同一配列を持つ 2 本鎖 DNA であり，転写因子の結合部位への結合を阻害することで，遺伝子発現を抑制する
⑥アプタマー	特異的な三次元構造をとる 1 本鎖 DNA および RNA であり，抗体のように標的タンパク質と結合し，タンパク質の機能を阻害する．抗体に比べ高い結合力を持つ
⑦CpG オリゴ核酸	オリゴ核酸がエンドソーム内の Toll 様受容体 9（TLR9）に結合することで生じる自然免疫系の活性化を免疫賦活化作用（アジュバント）として応用している

3） 代表的な核酸医薬品

上記の手法を適用した医薬品についての詳細を以下に示す.

アンチセンスオリゴ核酸（①に分類）	スピンラザ®髄注（ヌシネルセン）
	SMN2 遺伝子の mRNA 前駆体に結合し，スプライシングを制御することで SNM タンパク質の発現の産生を増やすアンチセンスオリゴ核酸である．脊髄性筋萎縮症治療薬として髄腔内投与される
siRNA（②に分類）	オンパットロ®点滴静注（パチシランナトリウム）
	トランスサイレチン（TTR）mRNA を特異的に標的とし，TTR タンパク質の発現を抑制する世界初の siRNA 製剤である．まれな常染色体優性遺伝の全身性疾患であるトランスサイレチン型家族性アミロイドポリニューロパチー治療に用いられる
アプタマー（⑥に分類）	マクジェン®硝子体内注射用キット（ペガプタニブナトリウム）
	血管新生に関与する $VEGF_{165}$（血管内皮細胞増殖因子）に対し，選択的かつ高い親和性で結合し，その活性化を阻害する PEG 化アプタマーである．日本初の核酸医薬品であり，中心窩下脈絡膜新生血管を伴う加齢性黄斑変性症の治療に用いられる

練習問題

☐ **問 1** 経口徐放性製剤の利点として，適切なのはどれか．1つ選べ．（☞ p. 112, 407）
 1 作用発現開始時間の短縮   2 肝初回通過効果の減少   3 最高血中濃度の増大
 4 副作用発現頻度の低下   5 最小有効濃度の低下

☐ **問 2** 腸溶性製剤に関する記述のうち，適切なのはどれか．1つ選べ．（☞ p. 112, 407）
 1 有効成分の血液中での分解を防ぐことができる．
 2 有効成分の胃に対する刺激作用を低減できる．
 3 体温によって溶融し，薬物を放出する．
 4 ペプシン分解性の基剤でコーティングされている．
 5 徐放性製剤に分類される．

☐ **問 3** 湿式顆粒圧縮法による錠剤の製造過程について，a, b, c, d のそれぞれに入れるべき添加剤として正しい組み合わせはどれか．1つ選べ．（☞ p. 112, 126, 127, 407）

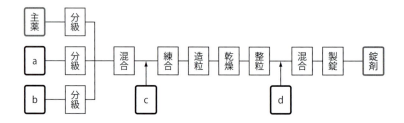

	a	b	c	d
1	ステアリン酸マグネシウム	ヒドロキシプロピルセルロース	乳糖	クロスカルメロースナトリウム
2	乳糖	クロスカルメロースナトリウム	ヒドロキシプロピルセルロース	ステアリン酸マグネシウム
3	ステアリン酸マグネシウム	クロスカルメロースナトリウム	ヒドロキシプロピルセルロース	乳糖
4	乳糖	ヒドロキシプロピルセルロース	クロスカルメロースナトリウム	ステアリン酸マグネシウム
5	乳糖	クロスカルメロースナトリウム	ステアリン酸マグネシウム	ヒドロキシプロピルセルロース

☐ **問 4** 日本薬局方において，「経口投与する，糖類または甘味剤を含む粘稠性のある液状または固形の製剤」と定義されているのはどれか．1つ選べ．（☞ p. 123, 407）
 1 ガム剤   2 リモナーデ剤   3 経口フィルム剤   4 経口ゼリー剤   5 シロップ剤

☐ **問 5** 腸溶性の高分子でないのはどれか．1つ選べ．（☞ p. 128, 407）
 1 セラセフェート   2 メタクリル酸コポリマー   3 ヒドロキシプロピルセルロース
 4 ヒプロメロースフタル酸エステル   5 ヒプロメロース酢酸エステルコハク酸エステル

□問6 日本薬局方において，口腔内で徐々に溶解または崩壊させ，口腔，咽頭などの局所に適用する口腔用錠剤と規定されているのはどれか．1つ選べ．（☞ p. 133, 407）
　　1　溶解錠　　2　トローチ錠　　3　チュアブル錠　　4　口腔内崩壊錠　　5　分散錠

□問7 有効成分を臼歯と頬の間で徐々に溶解させ，口腔粘膜から吸収させる剤形はどれか．1つ選べ．（☞ p. 133, 408）
　　1　口腔内崩壊錠　　2　発泡錠　　3　チュアブル錠　　4　舌下錠　　5　バッカル錠

□問8 図に示す構造を有し，医療用医薬品として用いられている製剤の適用部位はどれか．1つ選べ．（☞ p. 133〜134, 408）

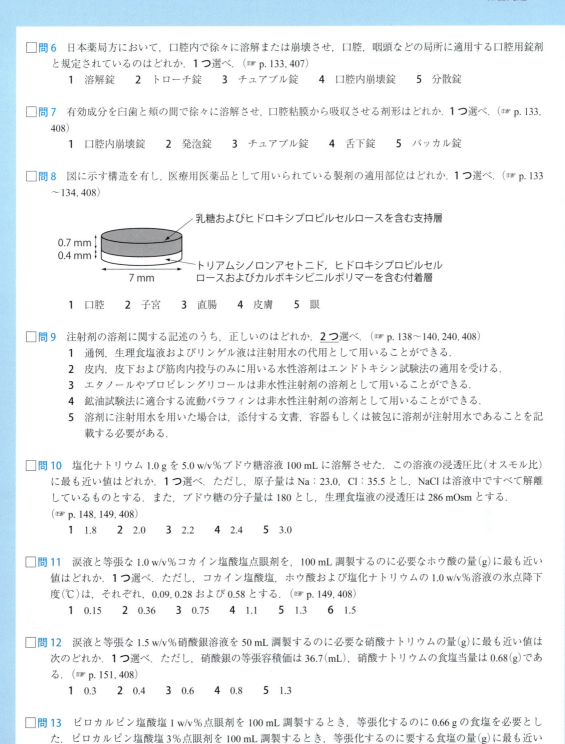

　　1　口腔　　2　子宮　　3　直腸　　4　皮膚　　5　眼

□問9 注射剤の溶剤に関する記述のうち，正しいのはどれか．2つ選べ．（☞ p. 138〜140, 240, 408）
　　1　通例，生理食塩液およびリンゲル液は注射用水の代用として用いることができる．
　　2　皮内，皮下および筋肉内投与のみに用いる水性溶剤はエンドトキシン試験法の適用を受ける．
　　3　エタノールやプロピレングリコールは非水性注射剤の溶剤として用いることができる．
　　4　鉱油試験法に適合する流動パラフィンは非水性注射剤の溶剤として用いることができる．
　　5　溶剤に注射用水を用いた場合は，添付する文書，容器もしくは被包に溶剤が注射用水であることを記載する必要がある．

□問10 塩化ナトリウム 1.0 g を 5.0 w/v％ブドウ糖溶液 100 mL に溶解させた．この溶液の浸透圧比（オスモル比）に最も近い値はどれか．1つ選べ．ただし，原子量は Na：23.0，Cl：35.5 とし，NaCl は溶液中ですべて解離しているものとする．また，ブドウ糖の分子量は 180 とし，生理食塩液の浸透圧は 286 mOsm とする．（☞ p. 148, 149, 408）
　　1　1.8　　2　2.0　　3　2.2　　4　2.4　　5　3.0

□問11 涙液と等張な 1.0 w/v％コカイン塩酸塩点眼剤を，100 mL 調製するのに必要なホウ酸の量（g）に最も近い値はどれか．1つ選べ．ただし，コカイン塩酸塩，ホウ酸および塩化ナトリウムの 1.0 w/v％溶液の氷点降下度（℃）は，それぞれ，0.09, 0.28 および 0.58 とする．（☞ p. 149, 408）
　　1　0.15　　2　0.36　　3　0.75　　4　1.1　　5　1.3　　6　1.5

□問12 涙液と等張な 1.5 w/v％硝酸銀溶液を 50 mL 調製するのに必要な硝酸ナトリウムの量（g）に最も近い値は次のどれか．1つ選べ．ただし，硝酸銀の等張容積価は 36.7（mL），硝酸ナトリウムの食塩当量は 0.68（g）である．（☞ p. 151, 408）
　　1　0.3　　2　0.4　　3　0.6　　4　0.8　　5　1.3

□問13 ピロカルピン塩酸塩 1 w/v％点眼剤を 100 mL 調製するとき，等張化するのに 0.66 g の食塩を必要とした．ピロカルピン塩酸塩 3％点眼剤を 100 mL 調製するとき，等張化するのに要する食塩の量（g）に最も近い値はどれか．1つ選べ．（☞ p. 151, 408）
　　1　0.09　　2　0.18　　3　0.36　　4　0.48　　5　0.60

298　Ⅲ　各種医薬品製剤

問 14, 15　70歳女性．気管支喘息のため吸入療法を行っている．本日，吸入器（デバイス）を異なる吸入剤へ変更したため，医師から薬剤師に吸入指導の依頼があった．薬歴を確認したところ，前回の処方1から処方2へ変更になっていた．

（処方1）

アドエア 250 ディスカス 60 吸入[注1]　1個　1回1吸入　1日2回　朝就寝前　吸入

［注1：サルメテロールキシナホ酸塩およびフルチカゾンプロピオン酸エステルを含有する吸入粉末剤．1吸入で，サルメテロールとして 50 μg およびフルチカゾンプロピオン酸エステルとして 250 μg を吸入できる．］

（処方2）

アドエア 125 エアゾール 120 吸入[注2]　1個　1回2吸入　1日2回　朝就寝前　吸入

［注2：サルメテロールキシナホ酸塩およびフルチカゾンプロピオン酸エステルを含有する吸入エアゾール剤．1吸入で，サルメテロールとして 1 μg およびフルチカゾンプロピオン酸エステルとして 125 μg を吸入できる．］

☐ **問 14**　薬剤師がこれまでのデバイスとの吸入方法等の<u>違い</u>を指導するポイントとして適切なのはどれか．**2つ**選べ．（☞ p. 163, 165, 408）
1　使用前によく振る．
2　吸入直前に息を強く吐き出してから吸い込む．
3　できるだけ速く吸い込む．
4　噴霧と吸気のタイミングが合わないときにはスペーサーを使用する．
5　吸入後にそのまま 3〜4 秒ほど度息を止める．

☐ **問 15**　吸入粉末剤（処方1）と吸入エアゾール剤（処方2）の製剤の特徴に関する記述のうち，正しいのはどれか．**2つ**選べ．（☞ p. 159, 165, 409）
1　吸入粉末剤（処方1）の製剤は，吸入量が一定となるように調製された固体粒子のエアゾールとして吸入する製剤である．
2　吸入粉末剤（処方1）の製剤は，薬物の固体粒子が液状媒体に懸濁した状態で吸入器に充てんされた製剤である．
3　吸入粉末剤（処方1）の製剤は，容器に充てんした噴射剤とともに，一定量の有効成分を噴霧する定量噴霧式吸入剤である．
4　吸入エアゾール剤（処方2）の製剤には，密閉容器が用いられる．
5　吸入エアゾール剤（処方2）の製剤は，薬剤を含むエアゾール缶，定量バルブとアクチュエーター等から構成される．

☐ **問 16**　医薬品の容器に関する記述のうち，正しいのはどれか．**2つ**選べ．（☞ p. 159, 164, 165, 176, 190, 409）
1　吸入液剤を製するには，通例，有効成分に溶剤を加えて溶液とし，液状の噴射剤とともに耐圧性の容器に充てんし，定量バルブを装着する．
2　吸入粉末剤に用いる容器は，通例，密閉容器とする．
3　坐剤に用いる容器は，通例，密閉容器とする．
4　外用エアゾール剤およびポンプスプレー剤に用いる容器は，通例，耐圧性の容器とする．
5　吸入エアゾール剤に用いられる定量噴霧式吸入器は，通例，気密容器を用いる．

☐ **問 17**　目に投与する製剤に関する記述のうち，正しいのはどれか．**2つ**選べ．（☞ p. 167〜169, 409）
1　点眼剤の非水性溶液として，植物油を用いることはできない．
2　点眼剤および眼軟膏剤の容器として，通例，気密容器を用いる．
3　点眼剤は，発熱性物質試験法に適合しなければならない．
4　懸濁性点眼剤中の粒子は，通例，最大粒子径 75 μm 以下である．
5　眼軟膏剤には，保存剤を加えることができない．

□ **問 18** 全身作用を目的とした製剤として，誤っているのはどれか．**2つ**選べ．(☞ p. 165, 174, 177, 197, 409)

　　1　ブプレノルフィン塩酸塩坐剤　　2　バンコマイシン塩酸塩散

　　3　デスモプレシン酢酸塩水和物点鼻液　　4　ブデソニド吸入液　　5　ツロブテロール貼付剤

□ **問 19** 入院中の 5 歳女児．体重 21 kg．39.0℃ の発熱が認められたので，アセトアミノフェン坐剤 200 mg が投薬されることになった．本坐剤の基剤には，半合成油脂性基剤であるハードファット（ウィテプゾール）が用いられている．ハードファットに関する記述のうち，正しいのはどれか．**1つ**選べ．(☞ p. 178, 409)

　　1　直腸内の水分により速やかに溶解し，主薬を放出する．

　　2　冷所保存してはならない．

　　3　飽和脂肪酸のモノ，ジ，トリグリセリドの混合物である．

　　4　坐剤の成形にプラスチック製容器は使用できない．

　　5　結晶多形が存在する．

問 20, 21 2 歳男児．夕方に発熱があり，同時にけいれんが起こったので近所の小児科を受診した．その後，母親が処方施を薬局に持参した．その処方内容は以下のとおりであった．

　　（処方 1）

　　　アセトアミノフェン坐剤 100 mg　1 回 1 個　発熱時　6 回分（全 6 個）

　　　※アセトアミノフェンの坐剤の基剤：ハードファット

　　（処方 2）

　　　ジアゼパム坐剤 4 mg　1 回 1 個　発熱時　4 回分（全 4 個）

　　　※ジアゼパム坐剤の基剤：マクロゴール

□ **問 20** 薬剤師が坐剤の使用経験を確認したところ，坐剤の併用は初めてとのことであった．そこで，この 2 種類の坐剤の併用方法について説明した．その内容として適切なのはどれか．**1つ**選べ．(☞ p. 179～181, 409)

　　1　アセトアミノフェン坐剤を先に挿入し，熱が下がってからジアゼパム坐剤を挿入してください．

　　2　ジアゼパム坐剤を先に挿入し，3～5 分ほどしてからアセトアミノフェン坐剤を挿入してください．

　　3　アセトアミノフェン坐剤を先に挿入し，3～5 分ほどしてからジアゼパム坐剤を挿入してください．

　　4　ジアゼパム坐剤を先に挿入し，30 分以上してからアセトアミノフェン坐剤を挿入してください．

　　5　アセトアミノフェン坐剤を先に挿入し，30 分以上してからジアゼパム坐剤を挿入してください．

　　6　アセトアミノフェン坐剤を挿入したら，直ちにジアゼパム坐剤を挿入してください．

□ **問 21** 前問の投与順を選択した理由として適切なのはどれか．**1つ**選べ．(☞ p. 179～181, 409)

　　1　アセトアミノフェン坐剤とジアゼパム坐剤を同時に投与すると，直腸内で両主薬の溶解度が上昇し，吸収量が増加する．

　　2　アセトアミノフェン坐剤とジアゼパム坐剤を同時に投与すると，主薬間で不溶性の複合体を形成し，吸収量が減少する．

　　3　ジアゼパム坐剤を先に投与すると，アセトアミノフェンがマクロゴールに分配し，吸収量が減少する．

　　4　アセトアミノフェン坐剤を先に投与すると，ジアゼパムがハードファットに分配し，吸収量が減少する．

　　5　マクロゴールによってハードファットが不溶化し，アセトアミノフェンの溶出量が減少する．

□ **問 22** 日本薬局方収載のマクロゴール類およびマクロゴール軟膏に関する記述のうち，正しいのはどれか．**2つ**選べ．(☞ p. 179, 192, 409, 410)

　　1　マクロゴール類はエチレンオキシドと水との付加重合体である．

　　2　マクロゴール 400 は，常温で粘稠性のある液である．

　　3　マクロゴール軟膏は，マクロゴール 4000 とマクロゴール 6000 の等量混合物である．

　　4　マクロゴール軟膏は，油脂性基剤として用いられる．

　　5　マクロゴール軟膏は，気候の変化に応じて，基剤の組成比を変えることができる．

III　各種医薬品製剤

□ **問 23**　薬剤師が医師に同行して，糖尿病治療中の在宅患者を訪問した際，患者の家族よりおしりが赤くなっていると訴えがあった．医師が診察したところ，尾骨部周辺から多くの滲出液が出ていた．薬剤師は，医師から「褥瘡になっている．まず，外用剤に滲出液を吸収させたい．適切な薬剤はないか．」と相談された．以下の製剤のうち，薬剤師が提案するものとして，最も適切なのはどれか．**1つ**選べ．（☞ p. 192, 409）

　　　1　白色ワセリン　　　**2**　親水クリーム　　　**3**　マクロゴール軟膏　　　**4**　単軟膏　　　**5**　吸水クリーム

□ **問 24**　テープ剤に関する記述のうち，*誤っている*のはどれか．**1つ**選べ．（☞ p. 195, 409）

　　　1　室温で保存する．
　　　2　製剤均一性試験法の適用を受ける．
　　　3　溶出試験法の適用外である．
　　　4　膏体は支持体に展延されている．
　　　5　水を含む基剤を用いた貼付剤である．

□ **問 25**　血液製剤に関する次の記述のうち，正しいのはどれか．**2つ**選べ．（☞ p. 203〜206, 409）

　　　1　血液製剤管理簿には製造番号または製造記号を必ず記入しなければならない．
　　　2　放射線を照射した血液製剤を輸血すると，高 Ca 血症を起こしやすい．
　　　3　人血小板濃厚液は 4〜6℃で水平振とう保存し，採血後 21 日間有効である．
　　　4　血液凝固第Ⅷ因子製剤は播種性血管内凝固症候群（DIC）に有効である．
　　　5　人免疫グロブリン製剤はショックを起こしやすいので，点滴静注により投与することが望ましい．

□ **問 26**　浸剤，煎剤に関する次の記述のうち，正しいのはどれか．**2つ**選べ．（☞ p. 208〜210, 409）

　　　1　浸剤，煎剤はともに生薬を精製水で浸出した液剤である．
　　　2　浸剤と煎剤の調製法の相違点は浸出時間の長短，浸出の温度，布ごし時の温度である．
　　　3　浸剤と煎剤には保存剤を加えることができない．
　　　4　浸剤と煎剤は重金属試験法に適合する．
　　　5　浸剤と煎剤の調製法の 1 つにパーコレーション法がある．

□ **問 27**　医薬品を造粒する目的として誤っているのはどれか．**1つ**選べ．（☞ p. 217, 410）

　　　1　流動性の向上　　　**2**　含量均一性の改善　　　**3**　真密度の増大　　　**4**　充てん性の向上
　　　5　発塵の防止

□ **問 28**　固形製剤の製造工程と製剤機械に関する記述のうち，正しいのはどれか．**2つ**選べ．（☞ p. 113, 213, 215, 217, 220, 410）

　　　1　流動層造粒装置は，混合，造粒，乾燥を 1 つの装置内で行うことができる．
　　　2　V 型混合機は，容器固定型混合機に分類される．
　　　3　糖衣は，フィルムコーティングに比べ，短時間でのコーティング処理が可能である．
　　　4　直接打錠法では，原料粉末をそのまま打錠機で圧縮成形するため，滑沢剤の添加を必要としない．
　　　5　ハンマーミルは，粉砕時に熱が発生するため，熱に弱い医薬品の粉砕には適さない．

□ 問29 図は湿式顆粒圧縮法による錠剤の製造工程を示している．図中のアの単位操作で用いられる装置はどれか．**1つ**選べ．（☞ p. 217〜219, 410）

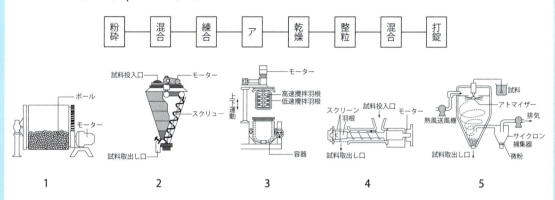

□ 問30 図の固形製剤の製造工程に関する記述のうち，正しいのはどれか．**2つ**選べ．（☞ p. 127, 133, 213, 217〜219, 410）
1 粉砕を行うと，主薬が分解することがある．
2 結合剤を粉末のまま用いると，水溶液で用いた場合に比べ，均質な造粒物が得られる．

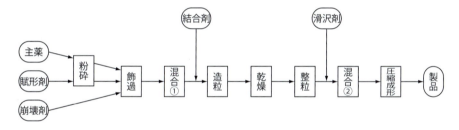

3 混合①から乾燥までの操作を同一装置で連続的に行うには，流動層造粒機が適している．
4 滑沢剤の添加量が多いほど，整粒した粉体の流動性が高くなる．
5 図の原料の組み合わせと工程は，トローチ剤の製造に用いられる．

302　Ⅲ　各種医薬品製剤

□問31　〔Ⅰ〕欄に打錠の際に発生する障害の種類，〔Ⅱ〕欄に障害の状態，〔Ⅲ〕欄に障害が発生する原因の1つが記述してある．組み合わせが正しいのはどれか．**1つ**選べ．（☞ p. 221, 222, 410）

	〔Ⅰ〕	〔Ⅱ〕	〔Ⅲ〕
1	キャッピング	剥離	圧縮応力が不均一
2	ラミネーション	剥離	結合剤量の不足
3	バインディング	擦り傷	滑沢剤量の不足
4	ピッキング	上杵	顆粒中の水分不足
5	スティッキング	上杵	結合剤量が不足

□問32　製剤のコーティングに関する記述のうち，正しいのはどれか．**2つ**選べ．（☞ p. 112, 114, 127, 128, 410）
　　1　フィルムコーティングは，シュガーコーティングに比べて工程数が多く，コーティングに要する時間も長い．
　　2　錠剤のシュガーコーティングは素錠への水分移行を防ぐために防水膜で被覆した後に行う．
　　3　顆粒剤やカプセル剤には，フィルムコーティングを施すことができない．
　　4　ヒプロメロースフタル酸エステルは，腸溶性コーティング剤として使用される．
　　5　内用固形製剤のコーティングには必ず水溶性のコーティング剤を用いなければならない．

□問33　日本薬局方の一般試験法に関する記述について，正しいのはどれか．**1つ**選べ．（☞ p. 229, 231, 240, 241, 255, 410）
　　1　鉱油試験法は，注射剤および点眼剤に用いる鉱油の純度を求める方法である．
　　2　溶出試験法は，内用固形製剤からの主成分の溶出を試験する方法である．
　　3　発熱性物質試験法は発熱性物質の存在をカブトガニの血球抽出成分を用いて試験する方法である．
　　4　アルコール数測定法は，内用固形製剤中の残留アルコールの定量に用いる方法である．
　　5　用時溶解の注射剤には，含量均一性試験が適用される．

□問34　新規有効成分を含有する医薬品の申請承認に必要な安定性試験に関する記述のうち，正しいのはどれか．**1つ**選べ．（☞ p. 261〜263, 410）
　　1　長期保存試験は，原薬または製剤の物理的，化学的，生物学的および微生物学的性質が有効期間を通じて適正に保持されることを評価する試験である．
　　2　加速試験は，申請する貯蔵方法で長期間保存した場合の化学的変化を予測すると同時に，製造中に起こり得る物理的変化を評価するための試験である．
　　3　通常，原薬の加速試験は，苛酷試験より苛酷な条件で実施する．
　　4　長期保存試験，加速試験，中間的試験の3つの試験の実施が必須である．
　　5　光安定性試験では，その製剤が曝光の影響を受けることが判明した場合，試験を中止しなければならない．

□ 問35 医薬品の容器・包装に関する記述のうち，正しいのはどれか．**1つ**選べ．(☞ p. 264〜270, 410)
  1 SP 包装は，プラスチックなどで成形したくぼみに錠剤やカプセル剤を入れたものである．
  2 ピロー包装は，包装された医薬品の防湿性を高めるために，ラミネートフィルムなどで二重包装したものである．
  3 密閉容器の規定がある場合には気密容器を用いることはできない．
  4 バイアルとは，外筒(バレル)，ガスケット，押し子(プランジャー)，トップキャップからなる容器をいう．
  5 タンパレジスタント包装とは，子どもが危険物を摂取するリスクを減らすために用いられる特別な包装のことである．

□ 問36 放出制御型薬物送達システムに関する記述のうち，正しいのはどれか．**1つ**選べ．(☞ p. 273〜276, 411)
  1 経口投与型シングルユニットタイプの放出制御型製剤は，服用後速やかに崩壊し，その後，生ずる顆粒 1 つひとつが徐放性を示す製剤である．
  2 ワックスマトリックス型製剤は，多孔性プラスチックの格子間隙に薬物を満たした錠剤であり，拡散により薬物を放出する製剤である．
  3 スパスタブ型製剤は，即放性顆粒と徐放性顆粒を混合して打錠した経口投与型マルチプルユニットタイプの放出制御型製剤である．
  4 リザーバー型製剤は，周囲を覆った膜内の拡散が律速となることで薬物が徐放化されるが，時間とともに薬物放出速度は低下する．
  5 マトリックス型製剤は，薬物を高分子やワックス基剤中に分散させた製剤であり，薬物放出速度は常に一定である．

□ 問37 放出制御製剤に用いられる添加剤に関する記述のうち，<u>誤っている</u>のはどれか．**1つ**選べ．(☞ p. 128, 273, 275, 277, 282, 411)
  1 エチルセルロースは，水に不溶であり，徐放性のコーティング剤として用いられる．
  2 乳酸・グリコール酸共重合体は，生体内分解性であり，持続性注射剤用マイクロスフェアの基剤として用いられる．
  3 ヒドロキシプロピルセルロースは，水和によりゲル化するため，徐放性のマトリックス基剤として用いられる．
  4 ヒプロメロースは，pH 5 以下の水溶液には溶解しないため，腸溶性の被膜剤として用いられる．
  5 エチレン・酢酸ビニル共重合体は，経皮治療システムの放出制御膜基剤として用いられる．

□ 問38 薬物の吸収性改善に関する記述のうち，正しいのはどれか．**2つ**選べ．(☞ p. 285〜288, 411)
  1 粘膜や皮膚などの生体表面を投与経路に利用し，薬物を効率よく吸収させる試みを吸収改善という．
  2 肝初回通過効果を回避し，薬物の吸収性が良好な投与部位として，肺，鼻，小腸が挙げられる．
  3 アンピシリンのプロドラッグであるバカンピシリンは，溶解性を改善することで，薬物吸収性を改善している．
  4 ソノフォレシスは，皮膚に数十〜数百ボルトの電流を短時間負荷させ，皮膚角層細胞間脂質中に微細な孔を生じさせることにより，皮膚透過促進を期待したものである．
  5 吸収促進剤であるカプリン酸ナトリウムを用いることにより，薬物の吸収性を改善することができる．

304　Ⅲ　各種医薬品製剤

□問 39　ターゲティングに関する記述のうち，正しいのはどれか．**1つ**選べ．（☞ p. 282〜290, 411）
　　1　受動的ターゲティングは，標的部位を特異的に認識できる抗体や糖タンパク質などを利用して体内分布を制御するである．
　　2　リピッドマイクロスフェアは，脂質二重膜からなる小胞体であり，能動的ターゲティングに用いられるキャリアである．
　　3　リポソームは，大豆油をレシチンで乳化した o/w 型エマルションであり，受動的ターゲティングに用いられるキャリアである．
　　4　プロドラッグの1つであるドキシフルリジンは，標的細胞内で特異的に発現する酵素により親薬物 5-FU に変換されることで，薬物の標的細胞への選択的作用が得られる．
　　5　昇圧化学療法とは，抗悪性腫瘍薬をマイクロカプセルなどのキャリアに封入して，主要の栄養動脈に注入する方法である．

□問 40　リポソームに関する記述のうち，正しいのはどれか．**1つ**選べ．（☞ p. 277, 283〜285, 411）
　　1　リポソームは，大豆油を卵黄レシチンで乳化した o/w 型エマルション製剤であり，静脈内投与後，炎症部位へ選択的に移行する．
　　2　リポソームは，直径数〜数百 µm の大きさで，薬物を芯物質としてこれを高分子物質で被覆した製剤であり，薬物の安定化や放出制御に利用される．
　　3　リポソーム内には親水性および疎水性いずれの薬物も含有することが可能である．
　　4　ポリエチレングリコールをリポソーム表面に修飾（PEG 修飾）することで，薬物放出速度を遅延させることができる．
　　5　抗体や糖鎖などのリガンドをリポソーム表面に修飾させることにより，受動的ターゲティングが可能となる．

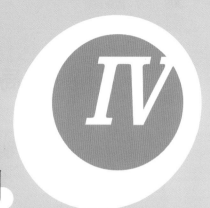

臨床製剤

1. 病院・薬局製剤
2. 注射剤の無菌調製
3. 注射剤の配合変化
4. 抗悪性腫瘍剤の取り扱い
5. 注射用キット製品・使用方法
6. 院内感染・消毒剤の意義

1 病院・薬局製剤

A 院内製剤 （病院薬局製剤）

学習の目標

- 院内製剤の定義，リスク分類，医療現場における必要性について説明できる．
- 院内製剤における手続きと薬剤師の役割について説明できる．
- 院内製剤の問題点と市販化の意義について説明できる．

近年，新規作用機序を有する医薬品や既存の医薬品における新たな剤形が開発され，多くの患者がその恩恵を受けている．厚生労働省によると，現在，日本国内において医療機関などで保険診療に用いられる医療用医薬品として官報に告示されている（薬価基準に収載されている）品目は約14,000とされている．しかし，これだけの医薬品を駆使しても，現実問題として複雑で難治度の高い疾患や多様化する患者のニーズに対して有効かつ満足度の高い治療効果が得られているとは言いがたく，医師や薬剤師をはじめ医療現場のスタッフは対応に苦慮する状況に多々遭遇している．

病院薬剤師はこうした日々直面する臨床上の問題に対して薬学的アプローチを実践し，たとえば医師と協議して院内製剤を調製・使用しており，患者のために最善を尽くしているが，院内製剤には法的位置づけや倫理性に加え，有効性および安全性の確保，製剤や調製にかかる費用や保険診療上の取り扱いなど多くの問題が存在する．

a 院内製剤の定義，分類，意義

1) 定 義

院内製剤とは医療現場のニーズに応じて医師と協議し，その病院内の患者に限定して使用することを目的に病院の薬剤師が調製（製造）する製剤の総称であり，医薬品，医療機器等の品質，有効性および安全性の確保等に関する法律（薬機法）の規制から除外され，その行為は調剤に関連する一連の行為（調剤の予備行為や調剤の延長とみなされる行為）と考えることができる．したがって，広義には調剤時における錠剤やカプセル剤などの粉砕行為や経管投与のための懸濁化（簡易懸濁法），抗悪性腫瘍薬の注射剤や高カロリー輸液の無菌調製なども含まれ得ると考えられる．なお，調製された院内製剤に対して製造物責任（PL）法が適用されるか否かは明確ではないが，その製剤の欠陥により患者に損害などが生じた場合には，調製した薬剤師（薬剤部）に対する責任は免れないと考えるべきである．

2) 分 類

院内製剤はその使用目的に応じ下記の3種類に大別でき，調剤の迅速化，効率化を図るための予製を行うものから，全く新たな薬剤を製造するものまで多種多様である．①調剤の準備を目的とするもの，②患者の治療・診断を目的とするもの，③医療に用いるが患者の治療・診断目的ではないもの．

また多くの病院内では、用途・目的、調製頻度、対象患者によって便宜上下記の2種類に分類してその取り扱いや業務手順を定めている.

一般製剤(常用製剤):比較的調製頻度が高く、主に不特定多数の患者に使用することを目的としている製剤や繁用処方.

特殊製剤:主に特定の患者(疾患や病態)の治療を目的として、医師からの依頼に基づいて調製する製剤.

さらに、日本病院薬剤師会では、製造プロセス(原料やその使用が薬機法の承認範囲内かなど)や使用目的に従ってクラス分類し、必要な院内手続きの例などを示している(**表1-1**).

3) 意　義

薬物治療において市販されている製剤、あるいはそのままの剤形では治療に対応できない場合は、薬物治療上のニーズに応じて薬学的根拠に基づいて院内製剤を調製し使用することで、薬物治療の最適化と患者のQOLの向上に大きく貢献できる. またこれを実践できるのは病院内において薬剤師のみである.

表1-1　院内製剤のクラス分類

	クラス分類	クラス分類の例	必要な院内手続き
クラスI	①薬事法*で承認された医薬品またはこれらを原料として調製した製剤を、治療・診断目的で、薬事法の承認範囲(効能・効果、用法・用量)外で使用する場合であって人体への侵襲性が大きいと考えられるもの ②試薬、生体成分(血清、血小板など)、薬事法*で承認されていない成分またはこれらを原料として調製した製剤を治療・診断目的で使用する場合(患者本人の原料を加工して本人に適用する場合に限る)	・注射剤など人体への侵襲性が大きい場合 ・主薬として試薬などを治療・診断目的で製剤する場合	・倫理性(科学的妥当性を含む)を審査する委員会での承認 ・文書による患者への説明と自由意思による同意
クラスII	①薬事法で承認された医薬品またはこれらを原料として調製した製剤を、治療・診断目的として薬事法の承認範囲(効能・効果、用法・用量)外で使用する場合であって、人体への侵襲性が比較的軽微なもの ②試薬や医薬品でないものを原料として調製した製剤のうち、ヒトを対象とするが、治療・診断目的でないもの	・承認された投与経路の変更(例:注射→内服) ・治療・診断目的ではない場合(手術時マーキング用など) ・原材料とする医薬品に添加物などを加えて打錠する場合 ・局方品を治療・診断目的で適用範囲外で製剤化する場合	・倫理性(科学的妥当性を含む)を審査する委員会での承認 ・同意書の要・不要については倫理委員会の指示に従う
クラスIII	①薬事法で承認された医薬品を原料として調製した製剤を、治療を目的として、薬事法の承認範囲(効能・効果、用法・用量)内で使用する場合 ②試薬や医薬品でないものを原料として調製した製剤であるが、ヒトを対象としないもの	・調剤の準備行為として2種類以上の医薬品を混合与製する場合(例:軟膏の混合、散剤の希釈、消毒剤の希釈など) ・医薬品をカプセルに充てんする場合 ・局方品の適用範囲内での製剤化を行う場合 ・組織保存液	・院内製剤と各使用目的のリストを院内の適切な委員会に報告

* 薬事法は薬機法を指す.
[院内製剤の調製及び使用に関する指針(Version1.0)、平成24年7月31日一般社団法人日本病院薬剤師会より引用]

308   IV   臨床製剤

b   院内製剤を調製する環境

1) 設 備

　院内製剤には多様な剤形や種類が存在するが，使用する院内製剤の品目，1回あたりの調製量，調製する頻度など各病院の規模や患者数などの状況により大きく異なるため，個々の病院の実情に応じた調製環境・設備が必要となる．比較的大規模の病院などでは院内製剤を調製する専用の製剤室を保有している施設もあるが，中小病院では調剤室などを利用して調製している場合も少なくない．しかし，いずれの場合においても院内製剤が医薬品と同様に患者の治療に使用されるからには，清潔な環境で，できるだけ異物や細菌による汚染を避けるために調製環境には十分に配慮しなければならない．特に注射剤や点眼剤などの無菌性が必要なものについては，必ず無菌環境下で行う．なお，院内製剤を行うための設備・機器などが当該医療機関にない，あるいは十分でない場合には，医療機関連携により，当該医療機関の薬剤師がそれらが整っている施設を借用することは，有用な方法の1つである．環境や構造に関する基本的な考え方は薬局等構造設備規則やGMP（医薬品および医薬部外品の製造管理および品質管理の基準，good manufacturing practice）第9条などを参考にするとよい（**表1-2**および**表1-3**）．

表1-2　薬局等構造設備規則（抜粋）

　一　当該製造所の製品を製造するのに必要な設備及び器具を備えていること．
　二　製品及び原料並びに資材の混同及び汚染を防止し，円滑かつ適切な作業を行うのに支障のないよう配置されており，かつ，清掃及び保守が容易なものであること．
　三　手洗設備，便所及び更衣を行う場所を有すること．
　四　製造作業を行う場所は，次に定めるところに適合するものであること．
　　イ　照明及び換気が適切であり，かつ，清潔であること．
　　ロ　常時居住する場所及び不潔な場所から明確に区別されていること．
　　ハ　作業を行うのに支障のない面積を有すること．
　　ニ　防じん，防虫及び防そのための構造又は設備を有すること．
　　ホ　廃水及び廃棄物の処理に要する設備又は器具を備えていること．
　　ヘ　製品等により有毒ガスを取り扱う場合には，その処理に要する設備を有すること．
　六　製品等及び資材を区分して，衛生的かつ安全に貯蔵するために必要な設備を有すること．
　七　製品等及び資材の試験検査に必要な設備及び器具を備えていること．

［厚生省令第二号より引用］

表1-3　GMP省令第9条（抜粋）

（構造設備）
　一　手順書等に基づき，その用途に応じ適切に清掃及び保守が行われ，必要に応じ滅菌され，また，その記録が作成され，保管されていること．
　二　製品等により有毒ガスを取り扱う場合においては，その処理に要する設備を有すること．
　三　作業所のうち作業室は，製品の種類，剤型及び製造工程に応じ，じんあい又は微生物による汚染を防止するのに必要な構造及び設備を有していること．
　四　作業所のうち，原料の秤量作業，製品の調製作業，充てん作業又は閉そく作業を行う作業室は，当該作業室の職員以外の者の通路とならないように造られていること．
　五　飛散しやすく，微量で過敏症反応を示す製品等又は交叉汚染することにより他の製品に重大な影響を及ぼすおそれのある製品等を製造する場合においては，当該製品等の関連する作業室を専用とし，かつ，空気処理システムを別系統にしていること．
　六　製品の製造に必要な質及び量の水（設備及び器具並びに容器の洗浄水を含む.）を供給する設備を有すること．

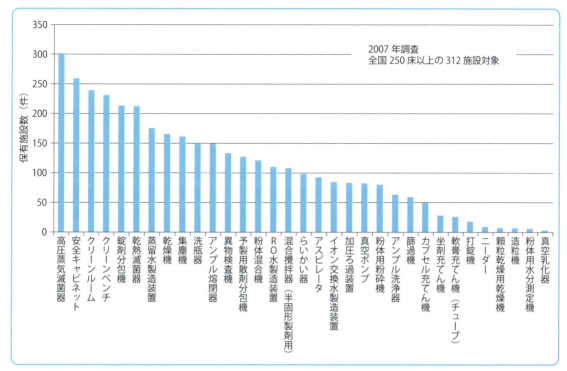

図 1-1　保有機器の種類と保有施設数
［並木徳之，薬剤学 72, 2-8（2012）をもとに作成］

2) 機器，器具

院内製剤の調製にはビーカーや試験管レベルで可能なものに限らず，乳化，打錠，粉砕，篩過などの製造に近い工程が必要な場合や大量に調製するケースもあり，その際には病院であっても専用の機器が不可欠となる．2007年に全国250床以上の施設（回答率44.4％，312/710施設）に対して院内製剤の製剤業務に関する調査が実施され，保有している機器については，高圧蒸気滅菌器が301施設（保有率96％）と最も多く，次いで安全キャビネットが259施設（保有率83％），クリーンルームが239施設（保有率77％），クリーンベンチが231施設（保有率74％）であったのに対し，ニーダー，造粒機，真空乳化器などの製剤製造機器を保有している施設は10施設以下（保有率3％以下）であった（図1-1）．これは，近年の医療現場では抗悪性腫瘍薬の注射剤を中心とした無菌調製の需要が高いことを示していると同時に，高度な製剤技術や製剤学に関する知識と経験を有し，試行錯誤をしながらの「製造」を伴う本格的な院内製剤は，その専任者のノウハウが継承されず徐々に減少傾向であり，実際にこうした製造用機器の院内保有率も低下している．

c 院内製剤における手続きと薬剤師の役割

1) 院内製剤の調製および使用に関する指針

多様化する医療ニーズに対応すべく，院内製剤は医療法のもとで医療機関の責任下で院内において調製・使用されているが，日本薬局方の製剤総則に準拠することが求められている．このような院内製剤を取り巻く環境の変化への対応を徹底するために，日本病院薬剤師

会では，2012年に「院内製剤の調製及び使用に関する指針」を作成し必要な医療機関の手続きや院内製剤の品質保証の方法などを定めた．薬剤師は，この指針を遵守することにより安全で安心かつ適正な院内製剤の調製および使用を推進していく必要がある．

2) 院内製剤の調製の流れ

一般的な院内製剤の新規導入の際の手続きの流れとそれに関わる薬剤師の役割を図1-2に示す．まず，医師から院内製剤の調製依頼があった場合，市販の医薬品で対応できるものがないかなどの情報の収集と評価を行う．該当する医薬品が存在しない場合に院内製剤の調製および使用の可能性について検討を始める．患者に用いる適切な院内製剤の品質および有効性，安全性を確保するために，薬剤師は原料・主薬・製剤の品質保証，調製環境・設備の管理，薬物の物理化学的性質の評価，製剤学的評価，薬物動態学的評価など，薬学的視点に基づいて多角的かつ総合的に吟味を行う．さらに薬物や医薬品添加物などの有効性および安全性に関する文献や既存の報告をもとに，剤形の決定や基剤の選択などを行う．このような検討を行う際には，必要に応じて医師と緊密に協議し，期待される薬理作用や副作用の可能性，使用上の留意点などについても確認しておくことが重要である．薬剤部内においても複数の薬剤師による評価を行った後，最終的に院内製剤の使用の必要性と調製の可否について，管理者である薬剤部長の判断を経て，病院内にて定められた審査などの手続きを進める．

院内手続きを終えて病院長の許可を得た後，実際に医師から処方せんに基づいて院内製剤の調製を行う．院内製剤の調製においては，調製過誤や調製者による差異を防ぐためあらかじめ作成された調製手順を遵守して定められた手順で行い，調製後には製剤試験を実施して

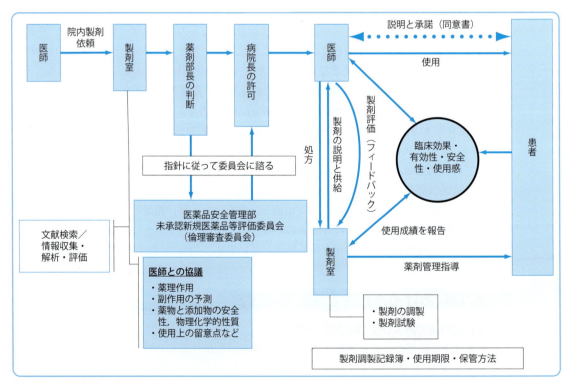

図1-2 院内製剤適正使用のためのフローチャート

院内製剤としての品質に問題がないことを確認する．品質試験をクリアしラベリングされた院内製剤は速やかに医師に供給され患者に適用されることになるが，患者に適用する前には必ず当該院内製剤について必要性やリスクなどを十分に説明し，患者からは同意（**インフォームド・コンセント**）を得ておくことが不可欠である．このとき，可能であれば薬剤師も同席することが望ましい．なお，院内製剤には承認された医薬品のような添付文書やインタビューフォームなどが存在しないため，薬剤師は製剤の有効性，安全性，使用方法，保存方法など適正使用に不可欠な情報を医師，看護師，患者に的確に提供しなければならない．

　実際に使用された後は，患者名，使用年月日，使用量などの使用記録を作成する．薬剤師は患者に対する薬剤管理指導業務のなかで医師などとともに有効性，安全性，使用感のモニタリングを含む臨床的有用性を評価とフィードバックを行い，薬学的観点から製剤として改良点の有無がないか検討することも重要である．

d 院内製剤の調製における病院内の手続き

1) 治療・診断等を目的とする場合

　院内製剤は，薬機法により承認された医薬品とは異なり十分な医薬品情報を有しておらず，また基本的に使用経験が乏しいことから製剤原料および製品の安定性，有効性，安全性などについて情報不足が問題となる．そこで新規院内製剤を導入する際には，医療法に従い医療機関の管理責任のもとで調製・使用するにあたり，院内における責任の所在を明らかにしておくために，科学的および倫理的な妥当性を未承認新規医薬品等評価委員会や倫理委員会などで審議し，承認を得ておく必要がある．特に**表1-1**におけるクラスⅠのような院内製剤を新規導入する際には厳重な取り扱いと審査が行われる必要があり，日本病院薬剤師会では審査を受ける際に備えるべき書類を例示している（**表1-4**）．また，薬剤部ではあらかじめ院内製剤のクラス分類を含めた院内製剤一覧およびその製造および品質保証に関する手順などについて，「医薬品安全使用のための業務手順書」に項目立てを行い，記載しておく．

2) 特定機能病院における手続き

　2016年の医療法施行規則の一部改正に伴い，特定機能病院では未承認新規医薬品等を用いた医療への対応が義務づけられた（一般病院では必要な措置を講ずる努力義務）．このなかで，治療目的で侵襲性が大きい新規院内製剤は未承認新規医薬品と位置づけて，厚労省の定めた基準に従い厳密な手続きを行っている．診療科においては既存の医薬品等と比較した場

表1-4　審査を受ける際に備えるべき書類

①製造の必要性，妥当性に関する文書
②製造に関わるプロトコール案（製造原料，量，製造方法，手順）
③投与目的，用法・用量，適正使用のための注意点を記した文書
④予想される有害事象や安全性を確保するための情報を記した文書
⑤有害事象発生時の対応を記した文書
⑥患者への説明書および同意書（案）
⑦製剤調製の根拠となる医学的文献

［院内製剤の調製及び使用に関する指針（Version1.0），平成24年7月31日
一般社団法人日本病院薬剤師会より引用］

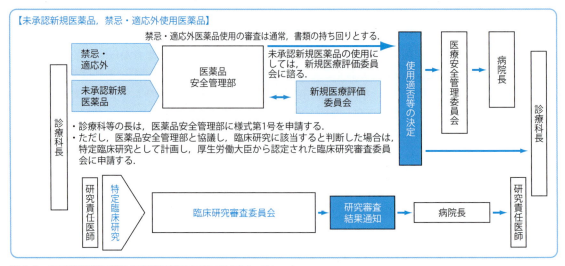

図 1-3 未承認新規医薬品の申請手続きに関するフローチャート
(福井大学医学部附属病院の場合)

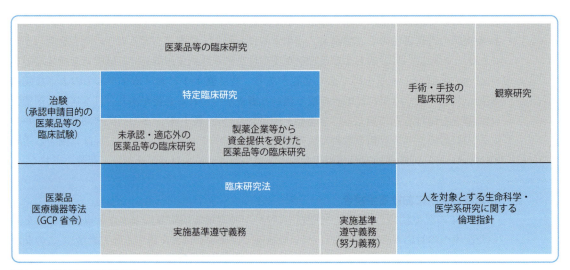

図 1-4 臨床研究の規制区分

合の優位性(予測される有害事象の重篤性,頻度等の安全性等の観点を含む),使用条件(使用する医師または歯科医師の制限など),有害事象の把握の方法(血液検査の実施,調査票の配布等),患者への説明および同意の取得の方法を定めなければならない.医薬品安全管理部においては未承認新規医薬品等評価委員会(倫理審査委員会等の場合もあり)の審査意見に基づいて,未承認新規医薬品(新規院内製剤)使用の適否,使用条件などを決定する.さらに,使用後は定期的に診療録などの記載内容を確認し,適正な手続きに基づいて使用されていたかどうかが確認される.福井大学医学部附属病院における未承認新規医薬品などの申請手続きのフローチャートを**図 1-3**に示す.

3) 臨床研究の場合

院内製剤を患者に対する治療や診断目的に使用するだけでなく，その有効性や安全性を評価することを目的とした臨床研究を実施し，一般化に向けたエビデンスを構築しようとする場合には上記と異なる手続きが必要となることに注意しなければならない．すなわち，院内製剤のように薬機法における未承認医薬品などを評価する介入研究(臨床試験)は，臨床研究法上の特定臨床研究と定義される(図1-4)．そのため，認定臨床研究審査委員会による審査やモニタリングの実施，健康被害の補償など，厳格な実施基準に従った管理が求められることから，薬剤師のみで院内製剤の臨床研究を実施することは不可能となった．ただし，院内製剤を使用した観察研究(症例報告など)であれば特定臨床研究に該当しないため，倫理指針に従った実施が可能である．

e 院内製剤の品質確保，品質保証

1) GMP 対応

院内製剤は業としての製造行為とはみなされないため GMP の適用は受けないが，調製された院内製剤が常に一定の品質を確保できるようするため，調製環境の整備や作業管理に関する配慮が求められ，GMP に準じることが望ましい．院内製剤の調製に際しては，ソフト面およびハード面から GMP の三原則である①製造段階における人為的誤りを最小限にする，②汚染および品質低下を防止する，③より高い品質を保証する，を満たすように努力しなければならない．これには，毎日の作業スペースの清掃や機械器具の洗浄などの衛生管理，設備・機械器具などの定期的な点検調整，調製する薬剤師以外の立ち入りを制限することなども含まれる．また，院内製剤の調製関係文書や各種記録は，薬剤部で5年間保管することが望まれる．

2) 院内調製時の品質確保

院内製剤標準書(調製マニュアル)として必要とされる基本事項を整備する．院内製剤の調製時には，GMP に準拠した構造設備，調製工程，品質管理や PL 法の施行，社会的な背景を考え，各製剤ごとに表1-5に示す書類を整える必要がある．また，調製した院内製剤の容器もしくは外装には，製造後あるいは使用現場での院内製剤の品質の適正管理を行うために，①品名，規格・含量，ロット，②調製年月日，③使用期限，④保管方法などの情報を表示する．原料を選択する際は，①局方品，②医薬品，③試薬(特級試薬など可及な限り純度の高いものを選択し，不純物の安全性を確保する)，の順で選択を行う．原料が医薬品(原薬)の場合，「原薬 GMP ガイドラインについて」(厚生労働省医薬局，医薬発第1200号平成13年11月2日)に適合した原薬を用いることになる．

また，調製した院内製剤に関して，品質管理，安全性，安定性の観点から下記に示すように各製剤に適した製剤試験を行い，記録を残す．なお，毎回の調製ごとに実施することに加えて，製剤の時間的な変化や原料ロットの切り替え時，機器の更新時など，さまざまな要因が院内製剤におよぼす影響を考慮して，必要時に適宜試験や確認を行う．また，調製途中のサンプルおよび調製後の最終製剤は，問題発生時の要因解明や調製工程のバリデーションのために製剤特性に応じて適宜サンプリングして定めた期間保管する．院内製剤標準書には各院内製剤別にこうした必要事項を規定し，さらに品質確認の結果を含めて製剤日誌や品質管理表などに記録しておくこととも，品質管理の基本作業である．その際問題などが発生すれ

314　Ⅳ　臨床製剤

表 1-5　院内製剤調製時に備えるべき書類

①医師からの調製依頼書

②承認されたプロトコール

③製造原料およびその量を記した文書

④製剤調製記録簿(調製年月日，調製者，原材料，ロット番号，秤取量などを記載したもの)

⑤使用期限・保管方法を記した文書

⑥製剤に使用する機器の管理(バリデーション)状況記録簿

⑦定性，定量試験の手順書

⑧投与目的，用法・用量，適正使用のための注意点を記した文書

⑨予想される有害事象や安全性を確保するための情報を記した文書

⑩有害事象発生時の対応を記した文書

⑪患者への説明書および同意書(写)

⑫製剤調製の根拠となる医学的文献

⑬参考文献(品質保証の根拠となる科学的文献)

[院内製剤の調製及び使用に関する指針(Version1.0)，平成 24 年 7 月 31 日，一般社団法人日本病院薬剤師会より引用]

表 1-6　医薬品の製造に関わる主な製剤試験

	剤形	製剤試験の内容
経口投与する製剤	錠剤	製剤均一性試験法，溶出試験法または崩壊試験法
	カプセル剤	
	顆粒剤	製剤の粒度の試験法，製剤均一性試験法（分包品），溶出試験法または崩壊試験法
	散剤	製剤均一性試験法(分包品)，溶出試験法
	経口液剤	製剤均一性試験法(分包品)
	懸濁剤	溶出試験法
	シロップ剤	製剤均一性試験法(分包品)，溶出試験法
	シロップ用剤	溶出試験法または崩壊試験法
	経口ゼリー剤	製剤均一性試験法，溶出試験法
口腔内に適用する製剤	口腔用錠剤	製剤均一性試験法
	含嗽剤	
注射により投与する製剤	注射剤	エンドトキシン試験法(困難な場合は，発熱性物質試験法)，鉱油試験法(非水溶剤)，無菌試験法，注射剤の不溶性異物試験法，注射剤の不溶性微粒子試験法，採取容量試験法，製剤均一性試験法
	埋め込み注射剤	製剤均一性試験法
透析に用いる製剤	透析用剤	エンドトキシン試験法
	腹膜透析用剤	無菌試験法，採取容量試験法，注射剤の不溶性異物試験法，注射剤の不溶性微粒子試験法
目に投与する製剤	点眼剤	無菌試験法，点眼剤の不溶性異物試験法，点眼剤の不溶性微粒子試験法
	眼軟膏剤	無菌試験法，眼軟膏剤の金属性異物試験法
耳に投与する製剤	点耳剤	無菌試験法
直腸に適用する製剤	坐剤	製剤均一性試験法
腟に適用する製剤	腟錠	
	腟用坐剤	
皮膚などに適用する製剤	外用固形剤	
	外用液剤	
	貼付剤	

表 1-7　長期保存試験の概要

長期保存試験	概要
検体/検体数	原薬および製剤(包装品)/3 ロット 測定試料は，名検体より 3 試料
保存条件	通常の製剤は，25℃±2℃，60% RH±5% RH* (または 30℃±2℃，65% RH±5% RH)
試験期間	12 ヵ月以上
測定時期	品質変化の経時的傾向を把握できるよう十分頻繁に行う 最初の 1 年間は 3 ヵ月を超えない間隔で，その後は 6 ヵ月を超えない間隔
測定項目	保存により影響を受けやすい項目，およびそのほか安定性を評価するために有効な項目

*RH：relative humidity(相対湿度).
[厚生労働省「安定性試験ガイドライン」をもとに筆者作成]

ば，その要因を分析し必要な対策を講じて院内製剤標準書を更新していく PDCA サイクルを回していくことも重要である．

3) 院内製剤の品質試験

品質試験における**規格および試験方法**は，各試験法の詳細，判定値の計算，判定基準などについて最新の日本薬局方の通則，製剤総則および一般試験法に規定された剤形ごとの製剤試験(**表 1-6**)などを適用または準用することが原則である．品質確認を行うために必要な機器等は自施設において備えることが望ましいが，自施設にそれらの機器等がない場合には，それらの機器等を有する他施設の借用や外部への委託など適切な手段による確認を考慮する．

4) 院内製剤の安定性試験

各製剤の実際の保存条件における安定性試験の結果から総合的に判断して，その薬剤の最も適切な貯蔵方法および有効期間あるいは使用期限が定められる．院内製剤の使用期間の試験法としては，厚生労働省医薬局審査管理課「安定性試験ガイドライン(医薬審発第 0603001 号平成 15 年 6 月 3 日)」で示されている長期保存試験などが参考になる(**表 1-7**)．

院内製剤の実際

1) わが国における院内製剤使用の現状

日本病院薬剤師会監修の病院薬局製剤事例集によると，2011 年および 2012 年に実施された全国 250 床以上の施設を対象とした調査において，院内製剤の報告は約 4,000 もあり，その中から 363 製剤を代表処方として選定したとされている．これらの製剤を剤形別に分類すると，外用液剤および軟膏剤・クリーム・口腔用剤が比較的剤数が多いとはいえ多種多様な製剤が使用されている現状であり，またクラス別ではその特性から，注射剤の大部分がクラス I であった(**図 1-5**)．

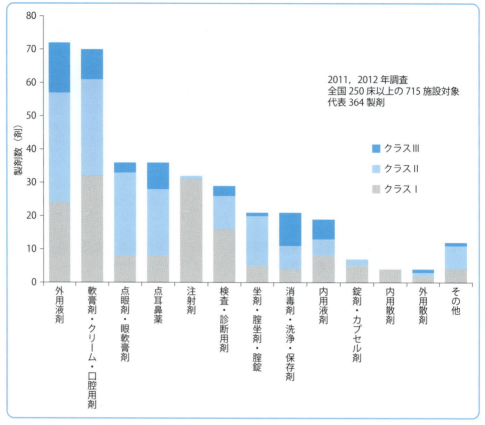

図 1-5　国内における院内製剤の剤形別分類とクラス内訳
[日本病院薬剤師会監修，病院薬局製剤事例集，薬事日報社，2013 をもとに筆者作成]

2) 事例紹介（福井大学医学部附属病院の場合）
【ウリナスタチン腟坐剤の調製】
a) 院内製剤の必要性と背景

　妊婦の子宮のなかで，胎児が入っている袋（卵膜）は，3 枚の膜（外側（子宮壁側）から脱落膜，絨毛膜，羊膜）でできている．妊娠 16～36 週において腟の微生物（主に細菌）により上行性感染を起こし，絨毛膜と羊膜に生じる炎症性疾患を絨毛膜羊膜炎という（図 1-6）．絨毛膜羊膜炎では，この局所炎症反応により防御因子であるサイトカインや顆粒球エラスターゼ，プロスタグランジンなどが過剰反応して頸管熟化，前期破水，子宮収縮を引き起こし，切迫早産の原因となる．

　そこで，絨毛膜羊膜炎に対して，ヒト尿中から抽出，精製された分子量約 67,000 の糖タンパク質で顆粒球エラスターゼをはじめ種々の酵素に対する阻害活性を有するウリナスタチンを，経腟的に局所の炎症部位に直接投与する治療法が考案されている．しかし，ウリナスタチンは急性膵炎，慢性再発性膵炎の急性増悪期ならびに急性循環不全に対して承認された注射剤の医療用医薬品があるだけで，絨毛膜羊膜炎の腟内局所投与に関する承認は得ていない．

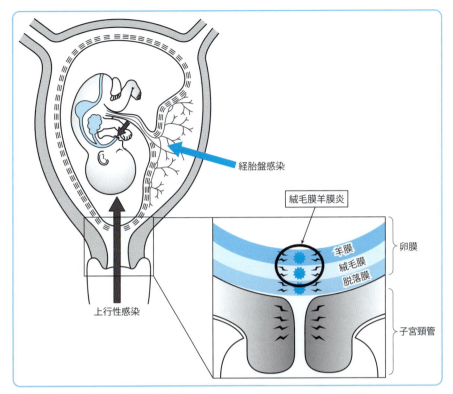

図 1-6　卵膜の構造と子宮内感染経路

b) 予備調査

　国内外の医学・薬学文献データベースにて文献検索を行い一次資料や総説などの三次資料を収集するとともに，院内製剤や切迫早産の診療に関する関連書籍を調査した．ウリナスタチンのインタビューフォーム記載項目の「Ⅲ．有効成分に関する項目」や「Ⅳ．製剤に関する項目」から各種条件下における安定性に関する情報を入手した．その他，インタビューフォームの「Ⅶ．薬物動態に関する項目」にて胎児への移行性，「Ⅷ．安全性（使用上の注意等）に関する項目」にて副作用プロファイル，「Ⅸ．非臨床試験に関する項目」の生殖発生毒性試験やその他の特殊毒性（局所刺激性），「ⅩⅡ．参考資料」の主な外国での発売状況などについても情報の有無や内容を確認した．

　評価の結果，ウリナスタチンは国内のみの承認薬であるため海外におけるエビデンスはないが，絨毛膜羊膜炎による切迫早産に対するウリナスタチン腟坐剤の有効性について，症例報告だけでなく比較試験が行われ有意に改善している報告があり，臨床的有用性があるものと判断された．一方，安全性については，局所投与でもあり副作用は軽微なものがほとんどであると報告されていた．また，ウリナスタチンは分子量が大きく，胎盤通過性は低く胎児への影響は大きくないと推測された．

3) 院内手続き

　院内の「医薬品の安全使用のための業務手順書」に従い，手続きを行う（**図 1-2**，**図 1-3** 参照）．申請する医師は，当該院内製剤（ウリナスタチン腟坐剤）に関する必要性，有効性および安全性等に関する資料とともに薬剤部製剤室に提出する．薬剤部製剤室は，薬学的な立

場(薬剤学的，物理化学的，技術的，設備面など)から薬剤部長に報告する．ウリナスタチン腟坐剤はクラスⅡに該当するため，医薬品安全管理部会の判断を得る必要がある．最終的に新規医療評価委員会による審議，承認を経て使用適否を決定し，病院長の許可を得て申請者(診療科)に通知する．

a) 予備的検討

　ウリナスタチン製剤は，凍結乾燥製剤と注射液剤の2つの剤形が市販されており，腟坐剤の原料としても凍結乾燥製剤と注射液剤のそれぞれを用いた調製方法が報告されていた．各調製方法の課題を検討してみると，凍結乾燥製剤を原料とした場合は乳鉢で微粉化するが，吸湿して凝塊を起こしやすく，油脂性基剤中での均一な分散性に問題があった．また，中空坐剤に1個ずつ注射液剤を封入する調製方法では，専用の成型器具や熟練した技術が必要となる．そこで今回は，注射液剤を原料にして基剤と直接混和・成型させる簡便で量産も可能な調製方法を用いることとした．

b) 処方および調製方法

ウリナスタチン腟坐剤(5,000単位含有)

〈処方〉

ウリナスタチン注射剤(5万単位)	1.0 mL×2アンプル(10万単位)
ウイテプゾール W-35	26.4 g

全量 20 個分
1日1回1個，医師が腟内へ挿入

〈調製に使用する使用器具等〉

1.35 mL 坐薬コンテナ 20 個，100 mL ビーカー，2.5 mL シリンジ，フィルター針，18G 注射針，ホットスターラー，10 mL ディスポーザブルピペット，白色ビニールテープ

〈調製方法〉

①ウイテプゾール W-35 を 100 mL ビーカーに 26.4 g 測り取り，ラップをし，ホットスターラーを用いて 70〜80℃程度で加温，融解する．

②ミラクリッド注射液アンプルからシリンジ・フィルター針で 2.0 mL 測り取り，18G 注射針に付け替え，攪拌しているウイテプゾール W-35 溶解液に加える．

③ラップをし，透明になるまで 70〜80℃のまま約 30 分間攪拌を続ける．

④その後，攪拌しながら約 30 分間かけて徐々に温度を 40℃前後まで下げる．

⑤ピペットで坐剤コンテナ 20 個に均等に分注(1個あたり 1.35 mL)し，ラップをかけて室温で約 2 時間自然冷却する．

⑥坐剤コンテナの注入口を白テープで封をし，ラベルを貼付する．

〈監査〉

　院内製剤の調製時には適宜，必要な記録を残し，調製後には別の薬剤師による監査を受ける．調製手順に間違いがないことを証明するための秤量記録や目視によるダブルチェックなど，あらかじめ定めた監査項目(試薬，原料(ロット)に間違いがないか，秤量，温度，各工程にかかる時間，器具などの使用が正確であったか，最終製剤の外観，ラベルの記載に問題

がないかなど)に従い，チェックリストなどを用いて確認する．最終的には調製年月日，調製者，監査者，調製に関するすべての記録を製剤日誌として記録し管理することが必要である．

c) 品質試験

調製された院内製剤に対して必要な品質試験を実施する．実際には，まず製剤の均一性を評価する含量均一性試験や質量偏差試験に適合することを確認する．また，ウリナスタチン腟坐剤の使用目的が子宮内感染を起点とする切迫早産の治療であり，胎児への影響を最小とするためには外用薬として微生物汚染防止などの衛生管理が必要であることから，調製した坐剤に対して微生物限度試験法の生菌数試験法に準じて細菌数，真菌数を確認する．さらに調製した坐剤を冷蔵庫内(4℃)で3ヵ月間保存し，2週間ごとに含量の均一性を，1ヵ月ごとに微生物汚染について試験を行うことで，使用期限の根拠となる安定性を評価する．その結果，坐剤中のウリナスタチンの含量低下傾向と微生物汚染が認められないことを確認し，保存可能な条件を設定する．

d) 適用に際しての注意

クラスⅡのウリナスタチン腟坐剤を治療目的で使用する際には，事前に患者(またはその代理人)に十分な説明を行い，文書による同意を得なければならない．説明内容は，「医師の依頼に基づき病院内で薬剤師が調製する薬剤を使用すること」，「国が承認した医薬品ではない(有効性や安全性，品質について国の審査・承認を受けていない)ため，十分な情報がないこと」，「市販の医薬品では対応できない疾患，病態であり，院内製剤の使用が適正な判断であること」，「当該院内製剤の使用は病院の医薬品安全管理部会等で審査・承認を受けていること」などに加えて，院内製剤の使用目的や既存の情報，さらに製剤の使用中および使用後に慎重に観察を行い適切に対応することなどを含める．

本製剤を患者に使用した医師は，患者名，使用年月日，使用量をカルテに記録するとともに，使用後は有効性，安全性の評価など臨床的有用性を行い，その結果を院内製剤使用結果報告書などにより薬剤部製剤室に報告する．薬剤部製剤室は，院内製剤使用結果をとりまとめ，医薬品安全管理責任者に報告する．また当該院内製剤の使用との因果関係が否定できない重篤な有害事象が発生した場合，医師は直ちに医薬品安全管理部会および医薬品安全管理責任者にその旨を報告しなければならない．

g 院内製剤における問題点

院内製剤は，医療現場のニーズに応えるという観点から不可欠な存在であるが，現実的には表1-8に示すような課題や問題点がある．したがって，新規院内製剤の導入時における科学的および倫理的妥当性の審査や，患者からインフォームド・コンセントを得ることは必要最低限の措置である．法的位置づけのあいまいさ，製造した院内製剤にかかる費用が請求できない非経済性，調製者の調製環境に対する労働安全対策など，院内製剤を取り巻く多くの課題は薬剤部内だけで容易に解決できる問題ではなく，病院全体で取り組む必要がある．

320 IV　臨床製剤

表 1-8　院内製剤の課題・問題点

法的位置づけ	・院内製剤の法的位置づけが曖昧である ・法律に基づく製造許認可を受けた医薬品ではない
経済性	・原料医薬品の保険請求はできず，試薬や容器などの費用も原則として患者請求はできない ・調製にかかる製剤的技術料はなく，医療サービスの一環とみなされる ・製剤機器や品質試験機器等への施設投資，維持費が必要となる
安全性・有効性	・試薬等を原料とした場合，有効性や安全性が明確ではない ・剤形変更に伴って発現する副作用の予測が困難である ・医薬品副作用被害救済制度の対象外である
労働安全	・細胞毒性の強い薬物や高濃度の試薬を取り扱う製剤調製時の曝露問題がある ・調製機器の誤操作，誤作動による怪我などのリスク
品質保証	・院内製剤の品質保証に関する管理体制の整備がされていない ・品質管理に必要な製剤試験などが実施されていない ・安定性データに基づかない使用期限が設定されている

h　院内製剤の市販化について

1)　院内製剤の市販化の意義

　院内製剤は，調製した施設内の患者に対してのみ限定使用される．このため，他施設の患者がその対象となることが明白であったとしても，当該施設への受診なしには製剤を供与されることはなく，患者間に治療格差，不平等性が生じかねない．しかし，院内製剤が市販化されれば全国の医療機関で使用可能となり，広範な患者がその恩恵をこうむることができる．さらに，製薬企業が薬機法による薬事承認を得て製造・販売することにより，各種規制のもとで品質管理，安定供給，有効性および安全性などの情報収集とフィードバック体制など構築され，医療現場における適正使用の推進，すなわち育薬が進むことになる．また，万が一副作用により重篤な健康被害が発生した際の補償についても副作用被害救済制度が適用可能となるなど，患者にとっても有益となる．

　院内製剤の市販化のメリットがあるのは医療機関および患者だけではない．製薬企業にとって，新薬開発は多額の費用と長い年月を要するものであり，それにもかかわらず途中で断念するケースも少なくない．しかし院内製剤を市販化するという選択肢は，すでに臨床使用による一定の評価がなされ医療現場の要望も把握しやすいだけでなく，承認申請時に規制当局に対して社会的必要性を明確に説明可能にするなど，医薬品開発のリスクを大きく下げることができるというメリットを有している．これまでに多くの院内製剤が市販化を達成している（**表 1-9**）．

2)　市販化が望まれる院内製剤

　院内製剤の市販化を達成しやすい条件としては，何より有効性に関する明確なエビデンスがあり，最適な用法用量の設定が可能でなくてはならない．また製薬企業としては，採算性が確保され，流通可能な品質を確保できることなども必要な条件となる．病院薬剤師の立場から市販化が望まれる院内製剤と，逆に市販化への検討が困難な製剤の特徴を**表 1-10**に示した．しかしながら，見方を変えるとこうした市販化されにくい院内製剤にこそ，患者の病状に応じた医療機関独自の工夫が必要な製剤であり，医療の現場において薬剤師の職能を発揮することができる場面とも考えることができる．

表 1-9　院内製剤から市販化された薬剤の例

剤形	薬剤名
錠剤	ジゴキシン低用量製剤 ワーファリン多規格製剤 プレドニゾロン低用量製剤 疥癬治療薬イベルメクチン経口剤（適応症追加）
散剤	ナトリウム・カリウム配合剤散
経口液剤	モルヒネ塩酸塩内用液剤 胃蠕動運動抑制剤 クエン酸マグネシウム液
注射剤	肝細胞がんの経皮的注入用無水エタノール注射剤 カテーテル凝固防止剤プレフィルドヘパリン生食液 センチネルリンパ節生検用色素 インジゴカルミン注, インドシアニングリーン注（適応症追加） 塩化マンガン・硫酸亜鉛水和物配合剤 モノエタノールアミンオレイン酸塩注射剤 ニトロプルシドナトリウム注射剤
軟膏剤	精製白糖・ポビドンヨード軟膏 ブクラデシンナトリウム軟膏 ビダラビン軟膏 尿素軟膏
坐剤	モルヒネ塩酸塩水和物坐剤 ブプレノルフィン塩酸塩坐剤
点眼剤	クロモグリク酸ナトリウム点眼液
その他	脳脊髄手術用洗浄・灌流液

表 1-10　市販化が望まれる院内製剤と市販化が困難な院内製剤の特徴

市販化が望まれる院内製剤	市販化されにくい院内製剤
・使用頻度が高いもの ・大量に消費されるもの ・多数の施設で使用されているもの ・ハイグレードな製剤技術を要するもの ・ハイグレードな設備を要するもの ・製剤担当者に対して危険性があるもの	・手技により有効率が変動し有効性の判定が困難なもの ・薬効評価が定まっていないもの ・組成の統一性がないもの ・相互作用の発現が予想されるもの ・市販品を用いることで対応できるもの ・毒性が強く安全性に問題があるもの ・必要経費が回収できる薬価が望めないもの ・非常に大きくかさばるもの ・臨床試験でプロトコール作成が極めて困難なもの ・関連学会・関連職能団体などからの協力が得られないもの

3)　院内製剤の市販化を要望して実際に達成された事例

　厚生労働省では，欧米等では使用が認められているが国内では承認されていない適応や医薬品について，医療上の必要性の高い未承認薬・適応外薬検討会議を設置し，医療上の必要性，公知申請への該当性，必要な試験の妥当性を検討しており，行政主導による製薬企業の医薬品開発が促されている（**図 1-7**）.

　この医療上の必要性の高い未承認薬・適応外薬検討会議に対し，日本病院薬剤師会より，間質性膀胱炎治療薬として院内製剤で調製・使用されているジメチルスルホキシド（Dimethyl sulfoxide：DMSO）の市販化要望書を提出した. 間質性膀胱炎は膀胱間質の異常な血管新生を伴う炎症により頻尿，尿意亢進，膀胱不快感，膀胱痛などの症状を呈する疾患で，その原因および有効な治療法が明確ではなく，保険適用を有する医薬品も存在しない状況であった.

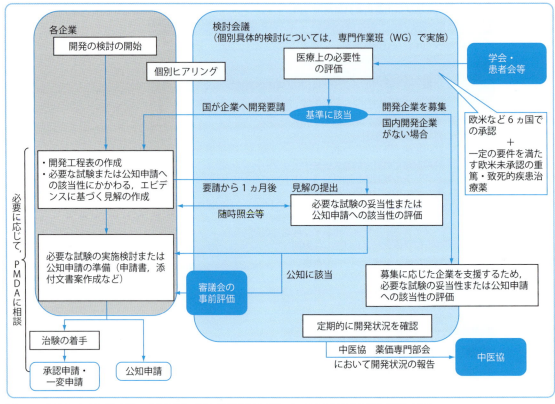

図1-7　医療上の必要性の高い未承認薬・適応外薬検討会議による行政主導の医薬品開発の流れ

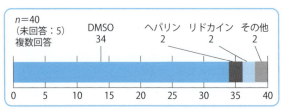

図1-8　間質性膀胱炎に対する膀胱内注入療法において使用している薬剤
数値は施設数を表す．
対象施設：日本病院薬剤師会の調査において間質性膀胱炎の治療を実施していると回答した医療機関(全40施設)．

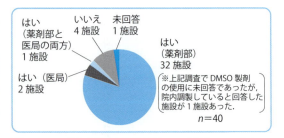

図1-9　DMSO製剤を院内製剤として調製しているか
対象施設：日本病院薬剤師会の調査において間質性膀胱炎の治療を実施していると回答した医療機関(全40施設)．

　同時期に実施された日本病院薬剤師会による実態調査からは，同疾患に対する膀胱注入療法には大半がDMSOを使用し，その製剤は院内製剤として調製されている現状と，調製には多くの問題点があることが明らかにされている(**図1-8～10**)．最終的な上記検討会議の結論としては，DMSOは適応疾病の重篤性および医療上の有用性の観点から医療上の必要性があり，開発されるべき薬剤と判断された(**表1-11**)．その後は厚生労働省よりDMSOの開発企業を募集し，開発の意思を申し出た企業により非臨床研究および治験が実施され，承認申請，審査を経て薬事承認を取得した(商品名：ジムソ®膀胱内注入液50％，杏林製薬(株))．

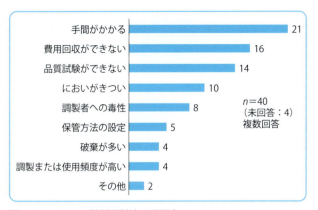

図 1-10　DMSO 製剤調製時の問題点
数値は施設数を表す．

表 1-11　院内製剤ジメチルスルホキシドの要望内容と評価

要望薬剤名	ジメチルスルホキシド　Dimethyl sulfoxide, DMSO
剤形	外用剤（膀胱注入液剤）
効能・効果	間質性膀胱炎
用法・用量	尿道カテーテルを膀胱に無菌条件下に挿入し，50％ジメチルスルホキシド 50 mL を膀胱内注入し，15 分間保持する．
承認国および販売会社	米国：Bioniche Pharma 英国：Britannia Pharmaceuticals 加国：Bioniche Pharma
主な要望理由	1. 現在，国内にて間質性膀胱炎に保険適用を有する医薬品は存在しない 2. 本剤は院内製剤として各施設ごとに調製されている 3. 間質性膀胱炎に対する膀胱内注入剤として，唯一，FDA の承認を得ている 4. 国内にて保険適用のある治療技術として膀胱水圧拡張術があるが有効率は約 50％，有効期間は 6 ヵ月程度と報告されており膀胱破裂のリスクを伴う
適応疾病の重篤性についての該当性	「重篤性あり」 ※間質性膀胱炎は，膀胱の非特異的な慢性炎症に伴い，頻尿，尿意亢進，尿意切迫感，膀胱痛などの症状症候群を呈する疾患で，重症の場合は，1 日に 60 回も排尿することがあり，日常生活に著しい影響をおよぼすため
医療上の有用性についての該当性	「有用性あり」 ※米国，英国，加国ですでに承認されているが，有効な治療法はいまだ解明されておらず，わが国で間質性膀胱炎に対して承認されている薬剤はないため
医療上必要性の最終評価	医療上の必要性の基準に「該当する」

324　IV　臨床製剤

1

B　薬局製剤（薬局製造販売医薬品）

学習の目標
- 薬局製剤の定義について説明できる.
- 薬局製剤の製造販売に必要な法的手続きについて説明できる.
- 薬局製剤の取り扱い時の遵守事項について説明できる.

　近年，薬局薬剤師が医療において果たす役割は増大し，**対物業務**から**対人業務**へのシフトが進む中，かかりつけ機能のいっそうの強化が求められている．そのため，薬局薬剤師の担う業務は幅広く，処方せん調剤を基本とし，在宅医療，OTC医薬品相談，健康食品相談，公衆衛生などが多岐にわたるが，そのなかでも重要な業務として，医薬品の製造，すなわち**薬局製剤**がある．これは，調剤および医薬品の販売とともに薬局の三大業務の1つとしても位置づけられ，極めて重要な地位を占めている．薬局製剤は医師の処方せんが不要であり，個々の薬局の独自の医薬品として，かかりつけ薬局・かかりつけ薬剤師の職能を発揮し，生活者の健康サポート（セルフメディケーション支援）としての役割を果たすためにも重要な医薬品である．

a　薬局製剤の定義

Let's try!
✓ p.399,
問2

　薬局製剤（薬局製造販売医薬品）とは，薬局開設者が当該薬局における設備および器具をもって製造し，当該薬局において直接消費者に販売し，または授与する医薬品と定義される．薬局製剤は医師の処方せん不要であるが，無制限に認められるものではなく，厚生労働省医薬・生活衛生局審査管理課長通知別添の**薬局製剤指針**に適合する医薬品でなくてはならない．その品目数は平成28年9月現在，承認を要する420品目（漢方薬236品目，西洋薬184品目）と承認不要9品目の合計429品目が認められている（**表1-12**および**表1-13**）.

　また，薬局製剤には「薬局の構造設備及び器具をもって製造することができ，かつ，混和，溶解等の簡単な物理的操作をもって製造することができるものでなければならない」という質的要件と，「薬局管理者がその製造に関し完全な管理をすることができる限度で，かつ薬局の業務遂行に支障を生ずるものであってはならない」という量的要件があり，これらの要件を満たす必要がある．一方でほかの医薬品と比較して保健衛生上の危害発生のおそれが低く，かつ当該薬局において製造から販売に至るまでの一連の行為が完結することから，GMP，**GQP**（医薬品，医薬部外品，化粧品および医療機器の品質管理の基準，**Good Quality Practice**），**GVP**（医薬品，医薬部外品，化粧品および医療機器の製造販売後安全管理の基準，**Good Vigilance Practice**）の各省令は適用除外となっている．

表 1-12　薬局製剤　薬効群別品目数

薬効群	局方品	局方外	計
催眠鎮静薬	1	2	3
鎮暈薬		2	2
解熱鎮痛薬		10	10
かぜ薬		10	10
眼科用薬	1		1
耳鼻科用薬		1	1
アレルギー用薬	1	5	6
鎮咳・去痰薬	1	13	14
吸入薬		2	2
歯科口腔用薬	3	4	7
胃腸薬	10	28	38
外科痔疾用薬		3	3
外皮用薬	26	52	78
駆虫薬	1	1	2
ビタミン主薬製剤		6	6
その他		1	1
小計	44	140	184
漢方薬		236	236
合計	44	376	420

表 1-13　薬局製剤　承認不要品目

剤形	一般的名称
軟膏	日本薬局方　単軟膏
	日本薬局方　白色軟膏
	日本薬局方　マクロゴール軟膏
クリーム基剤	日本薬局方　吸水クリーム
	日本薬局方　親水クリーム
	日本薬局方　加水ラノリン
	日本薬局方　親水ワセリン
液剤	日本薬局方　精製水
	日本薬局方　ハッカ水

b　薬局製剤の製造と販売

1）　法的手続き

　薬局製剤の製造，製造販売するためには，薬機法等に基づき，薬局ごとに薬局製剤の製造販売承認，製造販売業許可および製造業許可が必要となるが，薬局の開設許可を有し構造設備が薬局等構造設備規則に適合していることが前提となる（p. 308　表 1-2 参照）．なお承認不要の 9 品目（表 1-12）については，製造販売の届出が必要となる．そのため，要指示医薬品や一般用医薬品と同様に薬機法施行規則に基づいた副作用報告義務がある．また，薬局製剤は PL 法が適用されるため，製造した薬局製剤に欠陥があった場合にはその責任が問われることに注意する．

2）　製造販売における遵守事項

　薬局製剤の製造販売に際しては，封，表示，添付文書の作成，製造記録の作成と保存，試験検査などが義務づけられている．封は①責任の所在を明らかにする，②品質の確保を図る，③記載事項と同一性を保つために行うが，PL 法の観点からも重要である．また，封を開かなければ医薬品を取り出すことができず，かつ開封後容易に現状に復すことができないようにする．表示には直接の容器等への記載事項と添付文書等への記載事項の 2 つあり，容器に記載する項目を表 1-14 に示す．添付文書は原料医薬品の「使用上の注意の改訂情報」に注意し，改訂指示が出された際には添付文書も速やかに改訂する．製造記録についての様式は法令上定められていないが，図 1-11 に示すように試験成績とともに必要な情報を記録

326　IV　臨床製剤

表 1-14　薬局製剤の直接の容器等への記載項目

1　製造販売業者の氏名または名称および住所
2　名称(販売名)
3　製造番号または製造記号
4　重量, 容量または個数等の内容量
5　日本薬局方に収められている医薬品にあっては, 「日本薬局方」の文字および日本薬局方において直接の容器にまたは被包に記載するように定められた事項
6　医薬品, 医療機器等の品質, 有効性および安全性の確保等に関する法律第 42 条第 1 項の規定によってその基準が定められた医薬品にあっては, 貯法, 有効期間その他その基準において直接の容器または直接の被包に記載するように定められた事項
7　日本薬局方に収められていない医薬品にあっては, その有効成分の名称およびその分量
8　習慣性があるものとして厚生労働大臣の指定する医薬品にあっては, 「注意―習慣性あり」の文字
9　医薬品医療機器等法第 49 条第 1 項の規定により厚生労働大臣の指定する医薬品にあっては, 「注意―医師等の処方せんにより使用すること」の文字
10　厚生労働大臣の指定する医薬品にあっては, その使用の期限
11　その他, 厚生労働省令で定める事項

図 1-11　製造記録の例

し 3 年間保管する. 薬局製剤の試験検査には薬局製剤指針で確認試験, 定量法等が定められており, これに適合する必要がある.

　薬局製剤の販売に際し, 陳列は調剤室内とされ, 製造した薬局内で薬剤師が書面を用いて対面で行うが, 条件を満たせばインターネットによる販売も可能である. なお, 販売記録を作成し 2 年間保管する.

1 病院・薬局製剤 **327**

c 代表的な薬局製剤

薬局製剤は薬局における法定備品によって製造が可能であり，**西洋薬**と**漢方薬**に大別できる．また，薬局製剤指針には有効成分，分量，製造方法，用法・用量，効能・効果，貯蔵方法・有効期間，規格および試験方法が記載されている．西洋薬および漢方薬の代表的な薬局製剤としてそれぞれ感冒剤 13 号 A（**図 1-12**）および葛根湯（**図 1-13**）を示す．なお，漢方製剤をより適正に使用するためには患者の「証」を考慮して投与することが求められる．「証」とは「患者が現時点で呈している病状を陰陽，虚実，気血水，五臓など漢方医学のカテゴリーで総合的にとらえた診断であり，治療の指示」と定義される漢方医学独自の診断方法（と処方指示）であり，たとえば漢方医学的アプローチによる総合観察の結果，葛根湯で治療すべきと診断されれば診断名は「葛根湯『証』」と表現される．

成分および分量または本質	日本薬局方	アセトアミノフェン	0.36 g
	〃	エテンザミド	0.9 g
	〃	クロルフェニラミンマレイン酸塩	0.0075 g
	〃	dl-メチルエフェドリン塩酸塩散 10%	0.6 g
	〃	カフェイン水和物	0.075 g
	〃	ジヒドロコデインリン酸塩散 1%	2.4 g
	賦形剤 〃	デンプン，乳糖水和物またはこれらの混合物 適 量	
		全 量	6.0 g
製 造 方 法	以上をとり，散剤の製法により製する．ただし，分包散剤とする．クロルフェニラミンマレイン酸塩に替えて，クロルフェニラミンマレイン酸塩散 1%を用いてもよい		
用法および用量	1 回量を次のとおりとし，1 日 3 回，食後服用する．大人（15 才以上）1 包 2.0 g，11 才以上 15 才未満　大人の 2/3，7 才以上 11 才未満　大人の 1/2，3 才以上 7 才未満　大人の 1/3，1 才以上 3 才未満　大人の 1/4		
効能または効果	かぜの諸症状（鼻水，鼻づまり，くしゃみ，のどの痛み，せき，たん，悪寒，発熱，頭痛，関節の痛み，筋肉の痛み）の緩和		
貯蔵方法および有 効 期 間	遮光した密閉容器		

図 1-12　感冒剤 13 号 A

成分および分量 または本質	日本薬局方　カッコン		8.0 g
	〃　　　　マオウ		4.0 g
	〃　　　　ショウキョウ		1.0 g
	〃　　　　タイソウ		4.0 g
	〃　　　　ケイヒ		3.0 g
	〃　　　　シャクヤク		3.0 g
	〃　　　　カンゾウ		2.0 g
	全　　量		25.0 g
製　造　方　法	以上の切断または破砕した生薬をとり，1包として製する．		
用法および用量	本品1包に水約500 mLを加えて，半量ぐらいまで煎じつめ，煎じかすを除き，煎液を3回に分けて食間に服用する．上記は大人の1日量である．15才未満7才以上　大人の2/3，7才未満4才以上　大人の1/2，4才未満2才以上　大人の1/3，2才未満　大人の1/4以下を服用する．		
効能または効果	体力中等度以上のものの次の諸症：感冒の初期（汗をかいていないもの），鼻かぜ，鼻炎，頭痛，肩こり，筋肉痛，手や肩の痛み		
貯蔵方法および 有　効　期　間	密閉容器		

図1-13　葛根湯

2 注射剤の無菌調製

A 無菌調製に必要な環境

学習の目標
- 注射剤を調製する無菌環境について説明できる.
- 無菌環境を維持するためのシステムについて説明できる.
- 無菌室とクリーンベンチの構造について説明できる.

　医薬品の製造は，前述したように **GMP**（**Good Manufacturing Practice**）に基づいて実施されるべきであるが，病院・薬局製剤や注射剤の無菌調剤においても，医薬品の製造という観点から GMP に準拠した基準に従って実施されなければならない．以下に清浄度区分・空調システム，無菌調剤に必要な環境について解説する．

1) 清浄度区分

a) 清浄度と管理基準

　医薬品の調剤を行う空間は，その作業内容によって清浄度の管理基準が異なり，一般的には空気中の**浮遊細菌数**，**浮遊塵埃数**が清浄度の指標として使用されている．これらの空気を汚染するものを所定の量以下に制御している室のことを**バイオクリーンルーム**と呼び，①室内への塵埃の侵入を防ぐ，②室内での塵埃の発生を防ぐ，③室内での塵埃を堆積させず，速やかに除去する構造となっている．

b) 管理基準

　クリーンルームの清浄度を示す基準として**クラス 100**，**クラス 1000**，**クラス 10000** が一般的に使用されている．清浄度基準を示す規格は，ISO 規格，**日本工業規格（JIS）**，**米国連邦規格 209E**（**Federal　Standard　209E**），**米国航空宇宙局規格（通称 NASA 規格）**などがあるが，中でも NASA 規格や連邦規格が汎用される（**表 2-1**）．

　ヒトの体はごみ（塵埃）と細菌の発生源で，それらを常に周辺に飛散させている．すなわち，ヒトの着衣には細菌を含めた多数の微粒子が付着しており，また皮膚や頭髪にも細菌が常在しているために，少し動くだけで塵埃や細菌をまき散らす（**図 2-1**）．室内の清浄度をNASA 規格のクラス 100 あるいはクラス 1000 に保っていても，室内にヒトが入ることで浮遊塵埃および細菌が増加して清浄度は大きく損なわれる．したがって，クリーンルームといえども作業空間である以上，完全に無菌・無塵を保持することは困難であるため，清浄環境を維持・管理するバリデーションが必要となってくる．

2) 空調システム

a) 空 調

　空調設備については温度，湿度，換気，空気の浄化・清浄度，フィルター，気圧差など多くの管理項目が挙げられ，その基準が示されている．

表 2-1　清浄度に関する規格

JIS B 9920

粒径（μm）	清浄度クラス上限濃度（個/m³）							
	クラス1	クラス2	クラス3	クラス4	クラス5	クラス6	クラス7	クラス8
0.1	10^1	10^2	10^3	10^4	10^5	(10^6)	(10^7)	(10^8)
0.2	2	24	236	2360	23600			
0.3	1	10	101	1010	10100	101000	1010000	10100000
0.5	(0.35)	(3.5)	35	350	3500	35000	35000	3500000
5.0					29	290	2900	29000
清浄度クラス粒径範囲	0.1〜0.3		0.1〜0.5		0.1〜5.0		0.3〜5.0	

Federal Standard 209E クラス分類

クラス表示		クラス上限値								
		0.1 μm		0.2 μm		0.3 μm		0.5 μm		5 μm	
		単位体積		単位体積		単位体積		単位体積		単位体積	
メートル法	英国単位	(m³)	(ft³)	(m³)	(ft³)	(m³)	(ft³)	(m³)	(ft³)	(m³)	(ft³)
M1		350	9.91	75.7	2.14	30.9	0.875	10.0	0.283		
M1.5	1	1240	35.0	265	7.50	108	3.00	35.3	1.00		
M2		3500	99.1	757	21.4	309	8.75	100	2.83		
M2.5	10	12400	350	2650	75.0	1060	30.0	353	10.0		
M3		35000	991	7570	214	3090	87.5	1000	28.3		
M3.5	100			26500	750	10600	300	3530	100		
M4				75700	2140	30900	875	10000	283		
M4.5	1000							35300	1000	247	7.00
M5								10000	2830	618	17.5
M5.5	10000							353000	10000	2470	70.0
M6								1000000	28300	6180	175
M6.5	100000							3530000	100000	24700	700
M7								10000000	283000	61800	1750

NASA 規格（NASA Standard）

Standerd F.S.209	1 ft³ 中の菌の最大数 Biological Particles per cu., ft	1 ft² に 1 週間に落下する菌の平均 Biological Particles per sq. ft week
Class 100	0.1 CFU ft³	1200 CFU ft² week
Class 10000	0.5 CFU ft³	6000 CFU ft² week
Class 100000	2.5 CFU ft³	30000 CFU ft² week

菌濃度に関しては，米国航空宇宙局（NASA）規格が用いられる．空中浮遊菌濃度と落下菌の 2 つの方法で規定している．

CFU：コロニー形成単位 colony-forming unit.

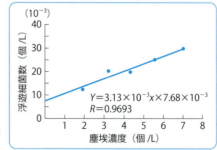

図 2-1　塵埃と浮遊細菌の関係
輸液調製工程における塵埃数（粒径 5 μm 以上）と浮遊細菌数との相関．

①**温度**：夏は 22～28℃，冬は 20～26℃，中間期は 23℃前後で設定幅は通常±3℃が標準である．

②**湿度**：相対湿度(RH)で表され，夏・冬とも 35～65％，設定幅は通常±10％が標準である．

③**換気**：単位時間に供給される空気容量を部屋の容積で除した値が換気回数で，回/h として表される．換気回数はその部屋の清浄度，発生する塵埃の量などによって異なる．また，室内への空気の供給，排気方法には**非層流方式**と**層流方式**がある．

(i) 非層流方式

HEPA フィルター(high efficiency particulate air filter)(図 2-2)などにより除菌された空気を天井に設けた吹き出し口より供給し，壁面のできるだけ床に近い部分から排気して循環させる方式である(図 2-3)．高速で空気が室内に送り込まれるため，二次的に室内に乱流が起こり，それによって室内に発生した塵埃が拡散される．天井吹き出し床吸入のタイプで換気回数を多くとり，吹き出し口と吸入口を的確に配置すれば，室内の清浄度クラス 1000 程度は十分可能である．

利点：フィルターおよび空気処理が簡単で規模の拡張が容易であり，建設費が安い．

欠点：換気回数が少なく，十分な自浄作用がなく，渦流や気流の乱れを生じやすく，汚染粒子が室内に循環するおそれがある．さらに，室内の清浄度が作業員の数，作業量，搬入量に左右される．

(ii) 層流方式 laminar air flow

垂直層流方式は，天井に取り付けられた HEPA フィルターにろ過された空気を室内に向けて供給し，床全体から排出するものである．この方法は，空気の流れが塵埃の沈降する方向と同じであるため，室内で発生した塵埃，作業員および搬入物によって持ち込まれた汚染粒子を高度に浄化可能である(図 2-4a)．

水平層流方式は，壁面全体に取り付けた HEPA フィルターを通して空気を室内に供給し，反対面の壁より排出する．これにより，空気は層流状態で室内を移動し汚染粒子は層流空気とともに排気される(図 2-4b)．

層流方式は作業員数，搬入量による汚染の影響が小さく，換気回数を大きくすることで生じる渦流やデッドスペースに起因する汚染粒子の堆積や再浮遊が少ない．

b) 空気の浄化・フィルター

塵埃，微生物，臭気を除去した清浄な空気が必要である．そのため，清浄度，イニシャルコスト，ランニングコストを考慮しフィルターを選択する必要がある．除塵を目的とした

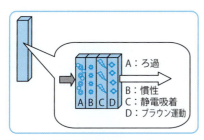

図 2-2　HEPA フィルター

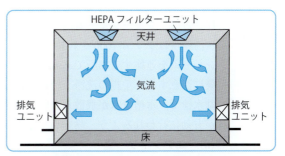

図 2-3　非層流方式クリーンルームの換気方式

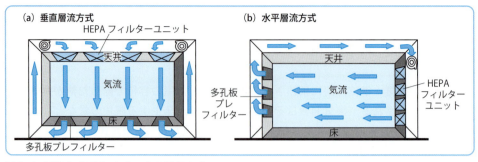

図 2-4 層流方式クリーンルームの換気方式

フィルターを性能により区分すると，高性能フィルター（粒径 0.5 μm 以上の粒子を除去），中性能フィルター（粒径 1～3 μm 以上の粒子を除去），一般空調フィルター（目視可能粒子 50～60 μm 以上の粒子を除去）に分けられる．クリーンルームでは高性能フィルターが必要であるが，発塵を生じる部屋では中性能フィルター程度でよい．無菌調剤を行うクリーンルームは細菌と塵埃の除去を必要とするため，ガラス繊維を紙状に形状し，波型に織り込んだ HEPA フィルターが使用される．HEPA フィルターは，粒径 0.3 μm 以上の細菌・塵埃を 99.97％以上除去するフィルターである．

c）気圧差

交叉汚染，微生物汚染防止のため，作業室や作業区域に気圧差を設け気流の方向を規制する．クリーンルームは，周囲から微生物などの侵入を防止するため陽圧とする．通常，隣接する 2 室間の気圧差は 0.5～2.0 mmHg の範囲に設計される．

3）無菌室とクリーンベンチ
a）無菌室の構成と機能

無菌室は，製造する対象によって構造・構成が変わってくる（図 2-5）．一般に，病院や調剤薬局などで製剤を調剤する場合の無菌室は，前室，エアシャワー室，本室に分けられる（構成によっては，前室をさらに区別（ゾーニング）し，第 1，第 2 クリーンルームなどと分ける場合もある）．一般の部屋と清潔ゾーンを段階的にゾーニングし，クリーンルームを汚染から守るよう工夫されている．

（i）前 室

前室は，クリーンルームで作業を行うために作業着に更衣し，手指の洗浄と消毒を行う場所であるとともに，クリーンルーム内での作業を円滑に行うための準備をする場所である．作業着は，クリーンルーム内での発塵を抑えるための滅菌した無塵衣を使用する．

清浄度はクラス 1000 を維持するように管理し，また履物を履き替えるなど外部とクリーンルームを連絡する場所であることや，手指洗浄・消毒を行う設備があるため細菌による汚染に注意する．手指の洗浄・消毒を行う水栓は手を蛇口に近づけると無菌水や温水が出る自動水栓で，水槽は水が飛散しないよう深めの設備になっている．室全体に紫外灯による殺菌が有効に行われるよう，陰をつくるような物品を設置しないようにする．

（ii）エアシャワー室

エアシャワー室は，クリーンルームに入室する作業員に付着した汚染の原因となる粒子

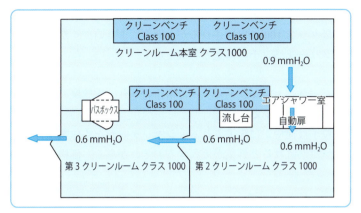

図 2-5　無菌室見取り図例

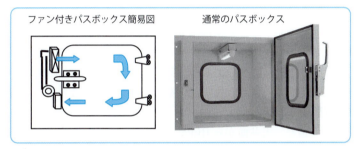

図 2-6　パスボックス

（塵埃・細菌）を毎秒 20〜30 m の HEPA フィルターを通した清浄空気で除去する室である．清浄空気は左右壁面に設置されたノズルから噴出し，下部のプレフィルターで捕捉され循環する．作動時間は 30〜60 秒で，入退室するドアは手で触れないよう自動化されたものもある．

(iii)　クリーンルーム

　クリーンルームは粒子や細菌を可能な限り除去した清浄化された室で，ある程度の技能を持った者が手順に従って作業を行えば，無菌調剤が実施できる場所である．通常，室の清浄度はクラス 1000 に維持され，作業を行う作業台はクラス 100 となっている．先に述べた垂直層流方式で構成された室ならば室全体をクラス 100 に維持できる．室内灯は塵埃の堆積を防ぐために埋め込み方となっており，紫外灯により室内全体を殺菌できるように設置されている．前項で述べたように，気圧差が設定されており，クリーンルームが最も大きく，クリーンルームから前室，前室から一般の室へと気圧に差を設け，空気が流れるような構造となっている．

(iv)　パスボックス

　クリーンルームと前室を連絡するボックスで，物品の搬入・搬出に使用される．クリーンルームが陽圧であるため，ドアを同時に開けなければ汚染の可能性は低い．さらに，パスボックス内にファンを装備し，清浄な空気を循環するタイプもある（図 2-6）．

b)　クリーンベンチの種類と性能

　クリーンベンチはクリーンルームの機能を高度に保持できない場合に設置したり，点眼剤

などの無菌製剤を製する場合に使用するもので，限定された空間を清浄な空間にする装置である．通常その空間はクラス100に保持されるが，構造によりいつくかのタイプに分けられる．以下に代表的なクリーンベンチの構造と特徴を示す．

(i) 水平気流型

下部から吸引された空気がHEPAフィルターで清浄化され，作業域の奥から手前へ一定方向で水平気流が形成される型である．

作業域で発生した粒子は速やかに除去される．シャッターがなく作業が行いやすい反面，物体の置き方により気流が乱れると外気が流入するおそれがある．価格は比較的安価である（図2-7a）.

(ii) 垂直気流型

天井面より，HEPAフィルターを通した清浄空気を作業域内に送り，作業域内を陽圧にし清浄度を保持するタイプで，全面シャッターにより気流の乱れや外気の流入が起きにくい（図2-7b）.

(iii) 垂直気流／循環型

天井面からHEPAフィルターを通した清浄空気を作業域内に送り，全面にシャッターを装備している点は垂直気流型と同じであるが，作業テーブル面より清浄空気を吸い込み，再度HEPAフィルターを通して作業域に供給する点が異なる．作業者方向への気流の拡散が少ないので，作業域内部で発生した粒子などにより作業者が汚染されることはない（図2-7c）.

(iv) 垂直気流／排気型

全面にシャッターを装備し，天井面からHEPAフィルターを通した清浄空気を作業域内に送る．作業テーブル面より作業域内の清浄空気を吸い込み，循環することなくそのままダクトなどから外部へ排気する．作業テーブル上でガスの発生がある場合，ガスを使用する場合などに使用する（図2-7d）.

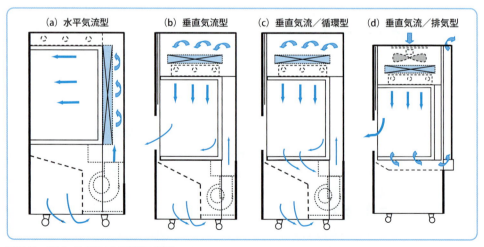

図2-7　クリーンベンチの種類と構造

2

B 中心静脈栄養と末梢静脈栄養

学習の目標
- 栄養療法について説明できる．
- どのような製剤があり，どのように使用されるか，またどのような製剤的工夫がなされているかを説明できる．
- 製剤の組成について栄養学的に説明できる．
- 実際の投与法について説明できる．

栄養素として，油やバターなどから**脂肪**，穀類から**糖質**，肉・魚などから**タンパク質**（アミノ酸），果物・野菜などから**ビタミン・ミネラル**が小腸を介して生体に必要なだけ吸収され，過剰なものは排泄される．

通常，生体にとっては消化管を通じての栄養摂取が最も生理的であり，経口摂取が望ましい栄養のとり方である（**図2-8**）．

しかし，多様な病態下では経口摂取による栄養維持が困難な場合や腸管が機能低下している場合も多く，また重症時にはエネルギー消費が亢進しているため，中心静脈や末梢静脈からの栄養補給が必要となってくる．1970年代，経静脈栄養剤が登場し，高カロリー輸液療法が盛んに行われるようになった．しかし，カテーテル由来の合併症，敗血症，バクテリア

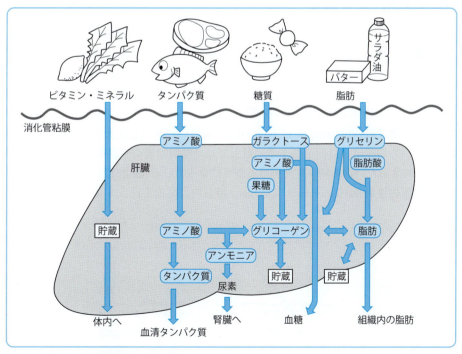

図2-8　食物と栄養の関係

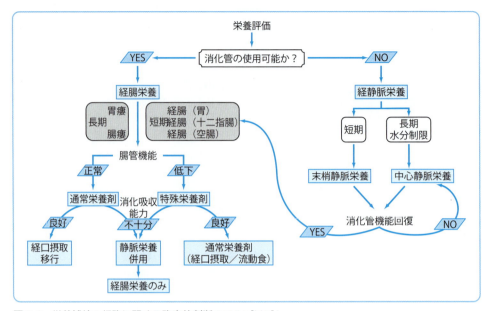

図 2-9　栄養補給の経路に関する臨床的判断のアルゴリズム

ルトランスロケーション(腸管内細菌が粘膜バリアを通過して体内に移行する状態)などの問題から適正使用が求められ，米国静脈経腸栄養学会(ASPEN)や日本静脈経腸栄養学会(JSPEN)のガイドラインに沿った使用法が推奨される(**図 2-9**)．

a 投与経路，投与速度

注射剤の投与には，皮内注射，皮下注射，筋肉内注射，静脈内注射などがある．

皮内注射(ic/id) intracutaneous injection/intradermal injection：皮内に薬液を注入する方法である．ツベルクリン反応などの診断目的の際に行われる(**図 2-10**)．

皮下注射(sc) subcutaneous injection：皮下組織に薬液を注入する方法である．吸収は静脈内注射の約 10 倍の時間を要する(**図 2-11**)．

筋肉内注射(im) intramuscular injection：筋層内に薬液を注入する方法である．吸収は静脈内注射の約 5 倍の時間を要する．最近では，局所障害や神経障害などの副作用を避けるため，できるだけ筋肉内注射を避けるようになっている(**図 2-12**)．

静脈内注射(iv) intravenous injection：静脈内に薬液を注入する方法である．約 5～10 分で

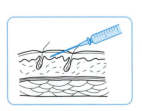
図 2-10　皮内注射

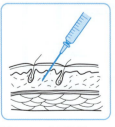
図 2-11　皮下注射

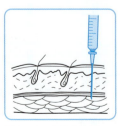
図 2-12　筋肉内注射

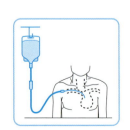
図 2-13　IVH 略図

薬液が全身にまわる．静脈栄養法においては，四肢の静脈より翼状針などを用いて点滴を行う場合を**末梢静脈栄養法**（peripheral parenteral nutrition：PPN）といい，中心静脈から行う場合を**中心静脈栄養法**（total parenteral nutrition：TPN または intravenous hyperalimentation：IVH）という（**図 2-13**）．

高カロリー輸液では高張液を投与するため，末梢の血管では疼痛が起きたり，血管そのものが損傷を受ける．そのため，血流量が多く，高張液を瞬時に希釈できる中心静脈が使用される．

皮内，皮下，筋肉に注射する場合はできるだけゆっくり行うが，静脈に注射する場合は one shot，点滴，持続点滴と分けられる．急速に効果が発現するため one shot の場合は薬物によっては注意を要する．点滴を行う場合も濃度，速度に注意を要する薬物があり，静脈栄養に混合または側管から実施する場合に確認する必要がある（**表 2-2**）．

また，配合変化に注意する薬物もあるため，濃度，速度のほか，混合するか，側管から注入するか，別ルート（別に点滴する）をとるか検討する必要もある．高カロリー輸液の場合は，1 つの管が 2 つまたは 3 つに分かれているダブルルーメン，トリプルルーメンというマルチルーメンカテーテルがあり，その場合は配合変化が懸念される薬物を同時に投与できる（p. 351〜353 参照）．

表 2-2　投与速度一覧（次ページへつづく）

販売名	一般名	投与速度	備考
KCL 注 15% 20 mL（40 mEq）/A	塩化カリウム	0.3%（K：40 mEq/L）以下に希釈，1 分間に 8 mL を超えないで投与	急速静注すると，不整脈，心停止を起こすことがある
アスパラ®カリウム注 1,712 mg（10 mEq）/A	L-アスパラギン酸カリウム	0.68%（K：40 mEq/L）以下に希釈，1 分間に 8 mL を超えないで投与	
バンコマイシン塩酸塩点滴静注用 0.5 g/V	バンコマイシン塩酸塩	60 分以上かけて	短時間での投与を行うと，red neck 症候群（顔，頸，躯幹の紅斑性充血，そう痒等），血圧低下等の副作用が発現することがある
注射用タゴシッド® 200 mg/V	テイコプラニン	30 分以上かけて	ショックおよびレッドマン症候群（顔，頸，躯幹の紅斑性充血，そう痒等）を起こすことがあるため，急速な one shot 静注は不可
ハベカシン®注射液 25 mg，75 mg，100 mg/V	アルベカシン硫酸塩	30 分〜2 時間かけて	
エリスロシン®点滴静注用 500 mg/V	エリスロマイシンラクトビオン酸塩	2 時間以上かけて	急速な静注によって心室頻拍を起こすことがある
ミノマイシン®点滴静注用 100 mg/V	ミノサイクリン塩酸塩	30 分〜2 時間かけて	
チエナム®点滴静注用 0.5 g/V	イミペネム・シラスタチンナトリウム	30 分以上かけて	
イノバン®注 50 mg，100 mg/A	ドパミン塩酸塩	1 分あたり 1〜5 µg/kg，20 µg/kg/min まで増量可能	
ドブトレックス®注射液 100 mg/A	ドブタミン塩酸塩		
ロピオン®静注 50 mg/A	フルルビプロフェンアキセチル	できるだけゆっくり（1 分間以上の時間をかけて）	

338 IV 臨床製剤

表 2-2 投与速度一覧（つづき）

販売名	一般名	投与速度	備考
ミラクリッド注射液 2.5, 5, 10 MU/A	ウリナスタチン	1〜2 時間かけて	
注射用エフオーワイ® 100 mg, 500 mg/V	ガベキサートメシル酸塩	DIC：毎時 20〜39 mg/kg を 24 時間かけて	
注射用フサン® 10 mg, 50 mg/V	ナファモスタットメシル酸塩	DIC：毎時 0.06〜0.2 mg/kg を 24 時間かけて	
5%〜50%ブドウ糖液		ブドウ糖として 0.5 g/kg/h 以下	
イントラリポス®輸液 10% 250 mL	脂肪乳剤	1 日 500 mL を 3 時間以上	体重 1 kg あたり脂肪として 2 g/日以内
イントラリポス®輸液 20% 50, 100, 250 mL		1 日 250 mL を 3 時間以上	
ラクテック®注 250, 500, 1,000 mL	乳酸リンゲル液	300〜500 mL/h	
ラクテック®D 輸液 250, 500, 1,000 mL		ブドウ糖として 0.5 g/kg/h 以下	
ラクテック®G 輸液 250, 500, 1,000 mL		D-ソルビトールとして 0.5 g/kg/h 以下	
ポタコール®R 輸液 250, 500 mL		マルトース水和物として 0.3 g/kg/h 以下	体重 50 kg として本剤 500 mL を 2 時間以上
アミパレン®輸液 200, 300, 400 mL	アミノ酸製剤	中心静脈投与：400〜800 mL/日 末梢静脈投与：100 mL/h	

［各薬剤の添付文書より引用］

b 静脈栄養剤の種類と組成

1) 高カロリー輸液製剤

高カロリー輸液とは，1968 年に Dudrick が初めて上大静脈にカテーテルを留置して高濃度糖質とアミノ酸を投与したことが原型となったもので，体内代謝を正常に維持するために必要な糖質，電解質，アミノ酸，脂質，ビタミン，微量元素などを含んだ栄養液を**非経口的に投与**するものである．糖質液，アミノ酸液などは，病態に応じた選択ができるようにいくつかの特徴的な製剤が開発されており，不足する栄養素を無菌的に混合した後に投与される．現在では，糖質，アミノ酸，ビタミンなどを容易に混合できるように設計されたキット製剤が多種類上市されており，広く使用されている．

a) 基本液（高濃度糖質液）

糖質と電解質を含む高濃度糖質液が高カロリー輸液のベースとなり，基本液と呼ばれる．高濃度糖質液は，1 日に必要な栄養量をもとに安全性，配合性を考慮して設計されており，糖質の種類，電解質を特徴的に含有している．基本液の分類において，1 号液は開始液，2 号液は維持液といわれるもので，3 号液は高侵襲時に使用されるものである．**表 2-3** に基本液の一例を示す．リハビックス®輸液は唯一の小児用基本液であり，またハイカリック®RF は腎不全の場合に使用される基本液である．それぞれの病態に合わせて電解質や糖濃度を調整しており，必要なアミノ酸，ビタミン，ミネラルと混合することにより使用される．

2 注射剤の無菌調製 339

表 2-3 基本液（糖質液）の製剤一覧

| 販売名 | 容量 | 電解質量（mEq, P：mmol, Zn：μmol） | | | | | | | | | | 糖質（g） | NPC (kcal) |
| | | Na | K | Ca | Mg | Cl | P | Acetate | Lactate | Gluconate | SO₄ | Zn | ブドウ糖 | |

販売名	容量	Na	K	Ca	Mg	Cl	P	Acetate	Lactate	Gluconate	SO₄	Zn	ブドウ糖	NPC (kcal)
ハイカリック液-1号	700		30	8.5	10		4.8	25		8.5	10	10	120	480
ハイカリック液-2号	700		30	8.5	10		4.8	25		8.5	10	10	175	700
ハイカリック液-3号	700		30	8.5	10		8.1	22		8.5	10	10	250	1,000
リハビックス®K1号輸液	500	5	10	4	1		5	1	9			10	85	340
リハビックス®K2号輸液	500		15	7.5	2.5		10	2.5	2.5			10	105	420
ハイカリック RF 輸液	500	25		3	2.5	15		15	3			10	250	1,000

表 2-4 アミノ酸製剤一覧

分類	販売名	容量	アミノ酸				糖質（%）	電解質 mEq/L		
			遊離アミノ酸濃度（%）	N 含量（g/dL）	E/N 比	BCAA 比率（%）		Na	Cl	Acetate
総合アミノ酸	プロテアミン®12注射液	200	11.4	1.82	0.9	21.4	キシリトール：5	150	150	
	モリプロン®F輸液	200	10	1.52	1.09	22.6		<1.5		60
高分岐鎖アミノ酸	アミパレン®輸液	200	10	1.57	1.44	30		2		120
	アミニック®輸液	200	10	1.52	1.71	35.9		<2.9		80
腎不全用	ネオアミユー®輸液	200	5.9	0.81	3.21	42		2		47
	キドミン®輸液	200	7.2	1	2.6	45.8		2		4.5
肝不全用	アミノレバン®点滴静注	200	8	1.22	1.09	35.5		14	94	
	モリヘパミン®点滴静注	200	7.5	1.32	0.83	36.9		3		100
小児用	プレアミン®P注射液	200	7.6	1.18	1.26	39		3		80

b）アミノ酸製剤

　タンパク質を構成するアミノ酸は，栄養輸液においてはタンパク質の補給という点で窒素源として重要である．アミノ酸は，エネルギーが不足した状態ではブドウ糖に変換され，生体のエネルギー源となる．投与されたアミノ酸は，消化管から吸収された場合と同様に**アミノ酸プール**を形成し，このプールのアミノ酸からタンパク質を合成したり，ホルモンなどの活性物質のエネルギー源として利用される．投与されたアミノ酸が体内で効率よくタンパク質に合成されるためには，糖質・脂質による十分な熱源の投与が必要であり，NPC/N 比（p. 344 参照）が 150〜200 であることが適当とされている．一般に高カロリー輸液の場合，アミノ酸投与量は 1.0〜1.5 g/kg/日とされる．現在，市販されているアミノ酸製剤は，総合アミノ酸製剤，**高分岐鎖アミノ酸（BCAA）製剤**，特殊アミノ酸製剤に分類される．**表 2-4** に代表的なアミノ酸製剤を示す．

c）脂肪乳剤

　米国を起源とする栄養輸液では，脂肪乳剤の副作用のため糖質とアミノ酸を中心とした投与がなされるが，欧州を中心に発達した栄養輸液では，三大栄養素（糖質，アミノ酸，脂肪乳剤）をバランスよく配合したものがエネルギー源として利用される．現在市販されている脂肪乳剤はダイズ油からつくられているため，**ω-6 系脂肪酸**が優位である．通常，脂肪乳剤を含まない栄養輸液を施行すると約 2 週間で必須脂肪酸欠乏となり，数週間この状態が継

表 2-5 脂肪乳剤一覧

販売名	精製ダイズ油(%)	精製卵黄レシチン(%)／精製ダイズレシチン(%)	濃グリセリン(%)	カロリー(kcal/dL)	浸透圧比
イントラリポス®輸液 10%	10	1.2	2.2	110	約1
イントラリポス®輸液 20%	20	1.2	2.2	200	約1

表 2-6 ビタミン製剤一覧

販売名	脂溶性ビタミン A(IU)	D(IU)	E(mg)	K(mg)	水溶性ビタミン B₁(mg)	B₂(mg)	B₆(mg)	B₁₂(µg)	C(mg)	ニコチン酸アミド(mg)	パントテン酸(mg)	葉酸(µg)	ビオチン(µg)
M.V.I	10000	D2：1000	5		チアミン塩化物塩酸塩：50	10	ピリドキシン塩酸塩：15		500	100	パンテノール：25		
M.V.I-3 注	3300	D2：200	10		3	3.6	ピリドキシン塩酸塩：4		100	40	15		
ネオ M.V.I-9 注								5				400	60
ネオラミン・マルチV注射用	3300	D2：400	15	K1：2	チアミン塩化物塩酸塩：3	4	ピリドキシン塩酸塩：4	10	100	40	15	400	100
マルタミン®注射用	4000	D3：400	15	K2：2	チアミン塩化物塩酸塩：5	リボフラビンリン酸エステルナトリウム：5	ピリドキシン塩酸塩：5	10	100	40	パンテノール：15	400	100
オーツカ MV 注	3300	D3：200	10	K1：2	3.1	3.6	4	5	100	40	15	400	60
ソービタ	2500	D3：200	15	K2：2	チアミン塩化物塩酸塩：5	リボフラビンリン酸エステルナトリウム：5	ピリドキシン塩酸塩：3	30	100	20	パンテノール：12	1000	200

続すると，皮疹，創傷治癒遅延，毛髪異常などの欠乏症状を呈する．体内での効率よい代謝には，三大栄養素の1つとして脂肪乳剤（表 2-5）も重要で，総エネルギー量の20〜30％で脂肪乳剤の投与量を設定することが推奨されている．乳児では脂肪摂取が重要であるため，総エネルギー量の40〜50％を脂肪乳剤で投与する．

また，**脂肪乳剤は輸液を投与する際に用いられるフィルター（0.2 μm）を通過しない**ため，フィルターの下部より投与を行う必要がある．

d) ビタミン剤（p. 345 参照）

ビタミンは，経口摂取できない場合や体液の喪失，体内での需要の増加時に欠乏状態を呈す．生体の糖，アミノ酸，脂質の代謝を円滑に行わせる補酵素として重要な役割を持っており，経静脈栄養を行う場合には積極的に投与される．また，侵襲が大きい場合（手術後など）には**ビタミン A**が特に減少しており，ビタミン A 含有量が多い製剤が使用される（**表 2-6**）.

e) 微量元素（p. 345 参照）

微量元素は生体内の多数の元素のうち，10種類（Fe, Cu, Zn, Mn, I, Cr, Co, Se, Mo, Sn）が必須微量元素とされている．亜鉛は，多数の金属酵素として広く体内の代謝に関与し，創傷の治癒促進，免疫機能維持に重要な関与を持つ．その他，製剤として含有されていないもののセレン（Se）も心機能，免疫機能維持に関与しており，長期の欠乏により死に至る場合もあ

表 2-7 微量元素製剤

製品名	鉄(Fe)	マンガン(Mn)	亜鉛(Zn)	銅(Cu)	ヨウ素(I)
エレメンミック®注	35 μmol	1 μmol	60 μmol	5 μmol	1 μmol
メドレニック®注	35 μmol	1 μmol	60 μmol	5 μmol	1 μmol

表 2-8 高カロリー輸液キット製剤一覧

製品名	容量	電解質量(mEq, P:mmol, Zn:μmol)												糖質(g)	脂肪		NPC(kcal)	アミノ酸		総熱量(kcal)	NPC/N
		Na	K	Ca	Mg	Cl	P	Acetate	Lactate	Gluconate	SO₄	Malate	Zn	ブドウ糖	脂肪量(g)	脂肪濃度(%)		遊離アミノ酸(g)	N含量(g)		
ピーエヌツイン®1号輸液	1000	50	30	8	6	50	8	34		8	6		20	120			480	20	3.04	560	158
ピーエヌツイン®2号輸液	1100	50	30	8	6	50	8	40		8	6		20	180			720	30	4.56	840	158
ピーエヌツイン®3号輸液	1200	51	30	8	6	50	8	46		8	6		20	250.4			1000	40	6.08	1160	164
ユニカリック®L輸液	1000	40	27	6	6	55	250 mg	10	35	6	5	14	20	125			500	25.03	3.89	600	128
ユニカリック®N輸液	1000	40	27	6	6	55	250 mg	10	35	6	5	17	20	175			700	29.98	4.66	820	150
フルカリック®1号輸液	930	50	30	8.5	10	49	250 mg	11.9	30	8.5			20	120			480	20	3.12	560	154
フルカリック®2号輸液	1003	50	30	8.5	10	49	250 mg	11.9	30	8.5			20	175			700	30	4.68	820	150
フルカリック®3号輸液	1103	50	30	8.5	10	49	250 mg	11.9	30	8.5			20	250			1000	40	6.24	1160	160
ミキシッド®L輸液	600	35	27	8.5	5	44	150	25		8.5	5		10	110	15.6	1.7	580	30	4.61	700	126
ミキシッド®H輸液	600	35	27	8.5	5	40.5	200	25		8.5	5		10	150	19.8	2.2	780	30	4.61	900	169
エルネオパ®1号輸液	2000	100	44	8	8	100	10	82	23		8		60	240			960	40	6.27	1120	153
エルネオパ®2号輸液	2000	101	54	10	10	100	12	100	29		10		60	350			1400	60	9.4	1640	149

* ビタミンはオーツカ MV 1 本分(**表 2-6** 参照),微量元素はエレメンミック注 1 A 分(**表 2-7** 参照)含有.

り,セレン欠乏症が疑われる場合には病院製剤を調製することにより対応する(**表2-7**).

f) キット製剤(p. 371 参照)

基本液とアミノ酸は,無菌的に調製する必要があるが,あらかじめバランスよく配合され,無菌的に,簡便に,かつ経済的に混合できるキット製剤が市販されている.糖質液とアミノ酸を隔壁で分割したアミノトリパ®,ピーエヌツイン®は投与熱量に応じてバランスよく電解質を配合している.隔壁で仕切ることなく,ブドウ糖とアミノ酸,電解質を安定な状態で一剤化したユニカリック®がある.また,ユニカリック®をベースとしてビタミンまでも一体化したフルカリック®,NPC としての脂肪をキット化した製剤ミキシッド®も市販され,キット製剤でさまざまな病態に対応可能となってきている.さらに,在宅での投与に有用な基本液,アミノ酸液にビタミン剤および微量元素をキット化したエルネオパ®も市販されている(**表2-8**).

2) 末梢静脈栄養輸液製剤

a) 電解質維持液

短期間に限り末梢静脈から栄養を補給する際に投与される輸液で,電解質と糖を中心としている.一般的な糖濃度は 10〜12％で,糖質の組成がブドウ糖,果糖,キシリトールであるトリフリード®は,耐糖能異常の症例に使用される.また,これらの電解質維持液をベー

スにアミノ酸，脂肪乳剤を混合した投与量約 2,500 mL，非タンパクカロリー 1,200〜1,400 kcal，脂肪投与量 1.0〜1.5 g/kg，アミノ酸 10 g 前後の輸液を投与することもある．これは中カロリー栄養輸液とも呼ばれ，安静時エネルギー消費量にほぼ匹敵する（**表 2-9**）．

b) 糖加電解質アミノ酸液

前述した糖質電解質維持液とアミノ酸を混合した輸液で糖質として，ブドウ糖が用いられている．たとえば，アミノフリード®500 mL に 10％脂肪乳剤 100 mL を混合すると，全量 600 mL，カロリー 320 kcal，アミノ酸量 3 g となる．1 日 4 バッグ投与すると，投与液量 2,400 mL，カロリー 1,280 kcal，アミノ酸量 12 g の中カロリー栄養輸液となる．脂肪乳剤と別々に投与する場合と混合して投与する場合があるが，脂肪乳剤を混合して投与した場合は血管痛が少ないといわれている．そのため，最近では脂肪として大豆油が配合されたキット製剤が市販されている．また，**乳酸アシドーシス**を防止するためにあらかじめ**ビタミン B₁**を混合したキット製剤も種類が増え，製剤の選択肢が広がっている（**表 2-10**）．

表 2-9　電解質輸液一覧

| 製品名 | 容量 | 電解質量(mEq/L，P：mmol，Zn：μmol) | | | | | | | | | 糖質(g) | | | | NPC (kcal) | 浸透圧 (mOsm/L) |
		Na	K	Ca	Mg	Cl	P	Acetate	Lactate	Citrate	ブドウ糖	果糖	キシリトール	マルトース		
ソリタ T3 号輸液	500	35	20			35			20		21.5				86	349
ソリタ T3 号 G 輸液	500	35	20			35			20		37.5				150	527
ソリタックス-H 輸液	500	50	30	5	3	48	10		20		62.5				250	856
ソルデム 3A 輸液	500	35	20			35			20		21.5				86	349
フィジオ 35 輸液	500	35	20	5	3	28	10	20			50				200	678
トリフリード輸液	500	35	20	5	5	35	10	6		14	30	15	7.5		210	715
EL-3 号輸液	500	40	35			40	8		20		25				100	421
10% EL-3 号輸液	500	40	35			40	8		20		50				200	699
アクチット輸液	500	45	17		5	37	10	20						25	100	278
KN 3 号輸液	500	50	20			50			20		13.5				54	290
KNMG 3 号輸液	500	50	20			50			20		50				200	696
フルクトラクト注	500	50	20			50			20			13.5			54	290

表 2-10　糖加電解質アミノ酸輸液

| 製品名 | 容量 (mL) | 電解質量(mEq/L，P：mmol，Zn：mmol) | | | | | | | | | | | | 糖質 | ビタミン B₁ | アミノ酸 | | 脂質 | 総熱量 (kcal) | NPC /N |
		Na	K	Ca	Mg	Cl	P	Acetate	Lactate	Gluconate	citrate	SO₄	Zn	ブドウ糖(g)	チアミン(mg)	遊離アミノ酸(g)	窒素含量(g)	大豆油(g)		
プラスアミノ輸液	500	17				17								37.5		13.57	2.1		204	71
アミノフリード輸液	500	17.5	10	2.5	2.5	17.5	5	6.5	10	2.5	3	2.5	2.5	37.5		15	2.35		210	64
アミグランド輸液	500	17.5	10	2.5	2.5	17.6	5	9.5	10	2.5		2.5	2.4	37.5		15	2.35		210	64
ビーフリード輸液	500	17.5	10	2.5	2.5	17.6	5	9.5	10		3	2.5	2.5	37.5	1	15	2.35		210	64
パレセーフ輸液	500	17.1	10	2.5	2.5	17.6	5	9.5	10	2.5		2.5	2.4	37.5	1	15	2.35		210	64
エネフリード輸液	550	17.5	10	2.5	2.5	17.5	5	6.5	10	2.5	3	2.5	2.5	37.5	1.5	15	2.37	10	310	105

c 静脈栄養における各種栄養素の代謝と役割

糖，アミノ酸，脂肪は，生体内での栄養に関する代謝において密接に関係する．侵襲時においては，エネルギーの消費が増大し，エネルギー源としての糖の消費が増大するが，相対的にインスリンの分泌は不足している．その結果，骨格筋の分解が促進される．すなわち，**糖原性アミノ酸**（アラニン，グリシン，グルタミンなど）の骨格筋からの放出が増大する．これらのアミノ酸は肝において糖新生に利用されブドウ糖として血中に放出され，エネルギー源として消費される．また，糖代謝で生成された乳酸やアミノ酸プールにプールされたアミノ酸も同様に糖新生され，エネルギー源となる．一方，脂肪組織では脂肪の分解が促進され，脂肪酸が血中に放出され，エネルギー源として利用される（図2-14）．

1）糖の代謝

エネルギー源として最も効率的に利用され生理的なブドウ糖は，嫌気的に解糖されピルビン酸を生成する．さらに，ピルビン酸は代謝され，**ATP**が生成される．この代謝には**ビタミンB₁**が必要で，解糖系でチアミンピロリン酸となってピルビン酸脱水素酵素の補酵素として作用する（図2-15）．

その他，フルクトース，ソルビトール，キシリトール，マルトースが糖質エネルギー源として利用される．ブドウ糖・フルクトース・キシリトールの混合液を術後などで耐糖能低下時に利用すると効率よく代謝されるとして，トリパレン®，アミノトリパ®，トリフリード®などの製剤がある．一方では，術後などインスリンが十分に機能しない場合に，インスリン非依存性のフルクトース・キシリトールは，代謝の最終段階（インスリン依存性の代謝）で代

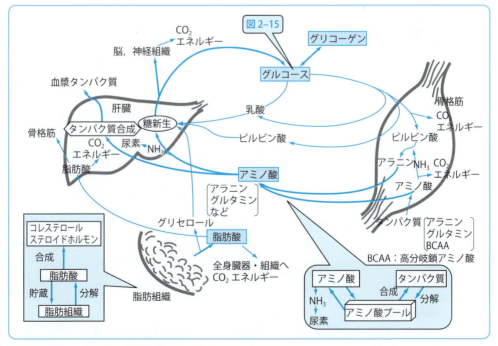

図2-14 糖，アミノ酸，脂肪の代謝

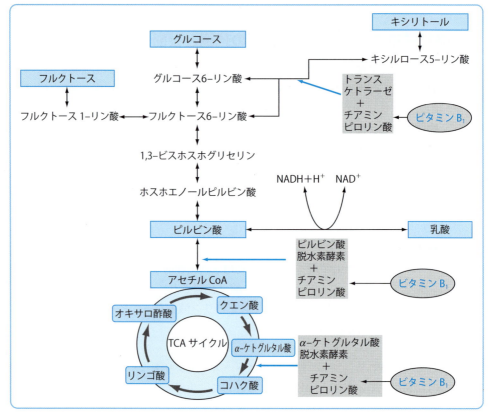

図 2-15 糖の代謝

謝されず，乳酸アシドーシスの可能性もあるとされている．**糖質 1 g は 4 kcal** のエネルギーを産生する．

2）アミノ酸の代謝

通常，投与されたアミノ酸はアミノ酸プールを形成し，このプールからタンパク質，ホルモンなどの活性物質の合成やエネルギー源に利用され，余剰のアミノ酸は代謝される．飢餓状態などエネルギー源が不足している状態では，糖新生でブドウ糖に変換されエネルギー源となる．体内でアミノ酸が効率よく利用され，タンパク質を合成するためには十分な熱源（非タンパクエネルギー）が必要で，NPC/N（ノンプロテインカロリー/窒素）比が 150〜200 であることが適当とされている．アミノ酸 1 g は 4 kcal のエネルギーを産生する．

$$\text{NPC/N 比} = \text{ノンプロテインカロリー（非タンパク質性カロリー）/窒素量}$$
$$= \frac{\text{糖質由来のエネルギー（kcal）}+\text{脂質由来のエネルギー（kcal）}}{\text{アミノ酸に含まれる窒素量（g）}}$$

3）脂肪の代謝

通常，脂肪は必須脂肪酸の欠乏を補うために投与されるが，糖質やアミノ酸に比べエネルギー密度が高いため，エネルギー源として積極的に投与されるべきである．吸収された脂肪

表 2-11　ビタミンの役割

ビタミン		生理作用	欠乏症
水溶性ビタミン	ビタミンB₁	糖，アミノ酸の代謝	脚気，末梢神経障害
	ビタミンB₂	生体内酸化還元反応	口角炎，舌炎など
	ビタミンB₆	アミノ酸代謝，脂質代謝	末梢神経炎，皮膚炎など
	ビタミンB₁₂	糖，アミノ酸，脂質の代謝	悪性貧血，末梢神経障害など
	ナイアシン	生体内酸化還元反応	舌炎など
	葉酸	核酸代謝など	巨赤芽球性貧血
	ビオチン	脂肪酸生合成，糖新生	皮膚炎など
	パントテン酸	CoA の構成成分，糖質の酸化など	
	ビタミンC	酸化還元，アミノ酸の代謝，コラーゲン生成	
脂溶性ビタミン	ビタミンA	視覚機能の維持，上皮組織の分化など	皮膚炎など
	ビタミンD	Ca の吸収促進，リンの代謝など	骨軟化症など
	ビタミンE	抗酸化作用など	過酸化脂質，溶血性貧血など
	ビタミンK	プロトロンビン形成，血液凝固機能の正常化	出血症

表 2-12　微量元素の役割

微量元素	生理作用
銅（Cu）	造血作用，骨代謝，鉄吸収作用など
亜鉛（Zn）	糖代謝，アミノ酸代謝，脂質代謝，創傷治癒促進など
マンガン（Mn）	骨代謝，糖代謝，脂質代謝など
モリブデン（Mo）	造血作用など
セレン（Se）	抗酸化作用など
クロム（Cr）	糖代謝，脂質代謝など

は脂肪組織に脂肪酸として貯蔵され，糖質の供給が減少すると脂肪酸が遊離し，エネルギー源となる．投与速度に注意して投与することで効率的な利用が図れる．脂肪 1 g は 9 kcal のエネルギーを産生する．

4）　ビタミンの役割（p. 340 参照）

　ビタミンは，生体内でさまざまな物質の代謝に関与している．一部を除いて体内で合成できないため，外部からの摂取が重要である．不足した場合にはさまざまな欠乏症が生じ，前述したようにビタミン B₁ が欠乏すると乳酸アシドーシスを惹起するおそれがある（表 2-11）．

5）　微量元素の役割（p. 340 参照）

　微量元素もビタミン同様物質の代謝に密接に関与しており，欠乏することによりさまざまな症状を呈する．特に栄養輸液施行中は，外部からの補給を適切に実施しなければ欠乏症が起こりやすい．最も早く出現するのは亜鉛で，2 週間ほどで味覚障害，皮膚炎，口内炎などが現れることがある．セレンが欠乏した場合，不整脈を伴う拡張型心筋症や歩行困難を伴う筋力低下などを呈するが，症状が現れるまでに欠乏期間が 1〜2 年と長期である（表 2-12）．

346　Ⅳ　臨床製剤

d　電解質濃度とカロリー量の計算

　栄養輸液や電解質維持輸液は，術前・術後や何らかの疾病により生体の水分バランスや電解質バランスが乱れた場合に補正を行うために実施される．そのため，患者ごとに投与量を計算する必要がある．生体内の電解質は，**表 2-13** に示す濃度で細胞膜を介して細胞外液と細胞内液が平衡を維持している．この電解質濃度は溶液中のイオンの電荷数で表され，**ミリグラム当量：mEq/L**（miliequivalent：メック）の単位が用いられ，次の計算式で求められる．

$$mEq/L = mg/dL \times \frac{原子価}{原子量} \times 10 \tag{1}$$

> **例題**　1 g の NaCl を水 1 L に溶かしたときの Na$^+$ の mEq は？

　　　原子量と分子量 Na = 23，Cl = 35.5，NaCl = 58.5

$$mEq/ = 100\ mg/dL \times \frac{1}{58.5} \times 10 \fallingdotseq 17\ mEq/L$$

1)　電解質の投与量

　電解質は生体内でそれぞれさまざまな役割を担っている．したがって，一定の濃度を維持するよう補給しなければならない．通常，**表 2-14** に示したような病態により電解質のバランスが崩れていると予想される場合は，血清電解質濃度を検査しながらの投与となる．一方，電解質異常による症状が認められない場合，および電解質異常が疑われない場合には，末梢からの維持液としては**表 2-15** に示すような考え方に従い，電解質および水分が投与される．その際に用いられる末梢電解質輸液製剤は，電解質濃度が血漿とほぼ等しい等張電解質輸液および血漿よりも電解質濃度が低い低張電解質輸液の 2 種類に大別される．

　等張電解質輸液は細胞外液の補給を目的としており，生理食塩液，リンゲル液などがある．下痢，嘔吐などで細胞外液の喪失があった場合に用いられる．

　低張電解質輸液は電解質濃度が血漿に比べて低いため，細胞内にも水分を補給することが可能である．血漿と等張にするためにブドウ糖が加えられており，生理食塩液とブドウ糖液の混合液がベースとなっている．**図 2-16** には一般的な末梢輸液 1～4 号の成り立ちを示している．**1 号液**（**開始液**）は生理食塩液を 5％ブドウ糖液で 1/2 に希釈したものであり，**カリウムを含まない**ため病態不明時の水分・電解質の補給に用いられる．**2 号液**（**脱水補給液**）は脱水時・手術前後の水分・電解質補給液の位置づけである．**3 号液**（**維持液**）は，カリウムが

表 2-13　体内の電解質組成(mEq/L)

電解質	細胞外液	細胞内液	電解質	細胞外液	細胞内液
Na$^+$	142	15	Cl$^-$	103	1
K$^+$	4	150	HCO$_3^-$	27	10
Ca^{2+}	5	2	HPO$_4^{2-}$	2	100
Mg^{2+}	3	27	SO$_4^{2-}$	1	20
陽イオン合計	154	194	有機酸	5	—
			タンパク質	16	63
			陰イオン合計	154	194

表 2-14　電解質異常

電解質	高値の異常	低値の異常
Na^+	高ナトリウム血症（血清 Na 150 mEq/L 以上）血圧上昇と浮腫など	低ナトリウム血症（血清 Na 130 mEq/L 以下）全身倦怠感，頭痛，悪心，嘔気，血圧低下など
K^+	高カリウム血症（血清 K 6.5 mEq/L 以上）四肢のしびれ，虚脱，蒼白，心電図 T 波の上昇など	低カリウム血症（血清 K 3 mEq/L 以下）多尿，イレウス，神経症状，不整脈，心電図 T 波の平低，呼吸困難など
Ca^{2+}	高カルシウム血症（血清 Ca 5.5 mEq/L 以上）石灰沈着，悪心・嘔吐，血圧上昇，意識障害など	低カルシウム血症（血清 Ca 3.5 mEq/L 以下）テタニー，けいれん，心不全など
Mg^{2+}	高マグネシウム血症（血清 Mg 3 mEq/L 以上）中枢神経抑制，血管拡張，呼吸麻痺など	低マグネシウム血症（血清 Mg 1.5 mEq/L 以下）不整脈，けいれんなど
Cl^-	高クロール血症（血清 Cl 110 mEq/L 以上）アシドーシスの症状	低クロール血症（血清 Cl 95 mEq/L 以下）アルカローシスの症状
HCO_3^-	代謝性アルカローシス（血清重炭酸濃度の増加）昏迷，呼吸は浅く遅い，けいれんなど	代謝性アシドーシス（重炭酸濃度：正常値の半値低下）不安状態，嘔気，けいれん，呼吸は深く速いなど
HPO_4^{2-}	高リン血症（血清リン 5.5 mEq/L 以上）低カルシウム血症，テタニーなど	低リン血症（血清リン 2.5 mEq/L 以下）筋力低下，脱力感，腎機能障害など

表 2-15　維持輸液の考え方（Na, K を中心に）

	平均必要量（1 日）	調剤と投与	維持量目安
水分量	1,500〜2,000 mL		1,500〜2,000 mL
NaCl（1 g＝17 mEq）	通常 8〜12 g（136〜204 mEq）軽度制限 6 g（102 mEq）中度制限 3 g（51 mEq）高度制限 0 g（0 mEq）	調節が可能．少なめで 3〜6 g/日程度	Na：60〜100 mEq/日 Cl：60〜100 mEq/日
K	40〜120 mEq/日	40〜60 mEq/日で平衡維持必要最少量投与する	40 mEq/日
糖質	300〜500 g（1,200〜2,000 kcal）	末梢からの十分な投与は不可能．糖質温度としては 5〜10％程度まで．アミノ酸，脂肪乳剤と組み合わせることで 1400 kcal くらいまでは投与可能	

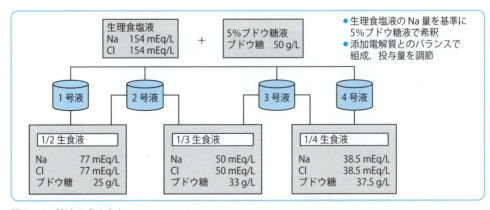

図 2-16　輸液の成り立ち

加えられており，尿，不感蒸泄などにより喪失する水分・電解質を補う目的で使用される．3 号液を 1 日に必要な水分量である 2,000 mL 投与すると，主要電解質（Na^+，Cl^-，K^+）の 1

日必要量が補給できるため（**表2-15**），使用頻度の高い輸液である．**4号液（術後回復液）**は電解質濃度が低いため，細胞内への水分補給効果が高い．術後尿量が少ない場合などの水分・電解質の補給に用いられる．

2) **カロリー量の計算**

投与されるべき輸液カロリーは，男女，年齢，体重，患者個々の病態などによって左右される．通常，次式により基礎エネルギー消費量（basal energy expenditure：BEE）を求め，病態によるストレスインデックスおよびアクティブインデックスを乗じて決定する（**表2-16**）．

Harris-Benedict の式（BEE, kcal/日）
$$BEE(males) = 66.5 + (13.7 \times Wt) + (5 \times Ht) - (6.8 \times A)$$
$$BEE(females) = 655 + (9.6 \times Wt) + (1.7 \times Ht) - (4.7 \times A) \tag{2}$$
Wt：体重（kg），Ht：身長（cm），A：年齢（歳）

日本人のための簡易式（BEE, kcal/日）
$$男：BEE = 14.1 \times 体重（kg）+ 620$$
$$女：BEE = 10.8 \times 体重（kg）+ 620 \tag{3}$$

アミノ酸量は窒素量（g）に 6.25 を乗じた数値で表され，術後患者では 1.1～1.6 g/kg である．体重 60 kg のヒトで 60～90 g のアミノ酸投与が必要となる（**表2-17**）．

前述したように，糖エネルギーを効率よく利用し，アミノ酸をタンパク質へ合成するために最適な NPC/N（**ノンプロテインカロリー/窒素**）比は病態により異なる．一般的には 150～200 とされており，その他各疾患・病態に適した NPC/N 比を**表2-18**に示す．

3) **投与計画の実際**

高カロリー輸液の組み立て例を示す（**図2-17**）．40 歳の女性，体重 46 kg，身長 160 cm，前日尿量 1,500 mL，糞便量 100 mL，体温 37.6℃ のケースについて輸液投与量を検討してみよう．投与カロリーは(2)式および**表2-16**から求め，1416.7 kcal を算出する．アミノ酸量は，**表2-17**のタンパク質と術後患者の欄に示す値 1.1～1.6 の 1.1 g/kg から求めると 50.6 g

表2-16　ストレスインデックスとアクティブインデックス

病態	ストレスインデックス	動作	アクティブインデックス
発熱	1.1	安静	1.0
外傷	1.25～1.55	ベッド上	1.2
食道がん手術	1.35	入院中，歩行可能	1.3
胃，大腸がん手術	1.35		
開腹手術など	1.2		
重症感染症	1.4～1.7		
重症熱傷	2.4		

表2-17　アミノ酸投与量指標

	成人	内科患者	術後患者	異化亢進患者
窒素量（g/kg）	0.08～0.13	0.13～0.17	0.17～0.25	0.25～0.65
窒素量（g/日）	5～6	9～12	12～18	18～48
kcal/窒素量（g）	225	165	175～185	185～250
タンパク質（g/kg）	0.8	1.1	1.1～1.6	1.6～4.2

2 注射剤の無菌調製 349

表 2-18　各疾患に適した NPC/N 比

疾患	NPC/N 比
新生児・未熟児	130〜200
心不全	150〜200
敗血症	100
熱症	100〜150
慢性腎不全	300
急性腎不全	400〜500
各種手術	150〜200
多臓器不全（BUN 高値）	400
多臓器不全（それ以外）	200

表 2-19　栄養療法の適応基準

栄養療法	適応障害
N-balance	負の値が 1 週間以上継続
％標準体重	80％以下
アルブミン	3.0 g/dL 以下
トランスフェリン	200 mg/dL 以下
総リンパ球数	1,000/μL 以下
PPD 皮内反応	直径 5 mm 以下

例　女性，40 歳，体重 46 kg，身長 160 cm，尿量 1,500 mL，糞便 100 mL，体温 37.6℃，術後はベッドで安静にする

投与カロリーは？
BEE: 655＋(9.6×46)＋(1.7×160)－(4.7×40)＝1,180.6 kcal
ストレス度 1.2，アクティブ度 1.0 を乗じて
1,180.6×1.2×1.0＝1,416.7 kcal

投与アミノ酸量？
アミノ酸＝46×1.1 g＝50.6 g（6.25 で除すると窒素量）
窒素量＝8.1 g
アミノ酸カロリー＝50.6×4＝202.4 kcal

NPC/N 比？
(1,417－202)/8.1＝150

投与輸液量は？
1,500 mL＋100 mL＋850 mL－230 mL＝2,220 mL
尿量　　＋糞便　＋不感蒸泄－代謝水

電解質投与量？
右記表より
Na＝(2,220/100)×3＝66.6 mEq
K＝(2,220/100)×2＝44.4 mEq
Ca＝(2,220/100)×0.2＝4.44 mEq

電解質の投与量

電解質	推定投与量 (mEq/100 mL)
Na^+	3
K^+	2
Cl^-	2
Ca^{2+}	0.1〜0.2
Mg^{2+}	0.1
$PO_4{}^{2-}$	0.1

図 2-17　高カロリー輸液の組み立て例

（窒素量 8.1 g）となる．これらから NPC/N 比を求めると 164.5 となり，一般的に効率のよい 150〜200 の範囲内となる．投与輸液量は発汗がほとんどないとして，2,220 mL を算出する．電解質は，100 mL の Na，K 量を試算すると 66.6 mEq，44.4 mEq となる．

これらの条件に見合う輸液を選択する．キット製剤で適していると思われるものはユニカリック®N，フルカリック®2 号であり，キット製剤に 10％塩化ナトリウム液を添加した組み合わせなどが考えられる（**図 2-18**）．

4）栄養評価

栄養輸液は，栄養評価（p. 336 **図 2-9** 参照）を受けて開始されるが，その判断基準として内臓タンパク質を反映する血清タンパク質の状態を指標としている（**表 2-19**）．

栄養療法開始後の栄養状態の評価は，尿素窒素や血清アルブミン，プレアルブミンなどの値をモニターすることで評価する（**表 2-20**）．特に生体内半減期が短く，短期間で変動するプレアルブミン，レチノール結合タンパクを用いて，経時的な栄養状態の変動を評価する**動的アセスメント**が広く用いられている．

IV 臨床製剤

IVH line			
薬　品　名	数量	液量	
1　ユニカリック N	2	2000	
2			全液量（mL）
3			2000
4			
5			全カロリー量
6			1639.84
7			kcal
8			1時間当たり
9			83.33 mL/h
10			33 滴

アミノ酸総量（g）	59.96	NPC	1400
		（ノンプロテインカロリー）	
NPC/N 比	150.2	窒素量（g）	9.32
E/N 比（必須 A/非必須 A）	1.38	Na 含量（mEq）	80
		K 含量（mEq）	54
Fischer 比（BCAA/AAA 比）	4.27	Cl 含量（mEq）	118
		Ca 含量（mEq）	12
Zn 含量（μmol）	40	Mg 含量（mEq）	12
P 含量（mEq or mg）	500	Lactate 量（mEq）	70
HCO₃⁻（mEq）		Acetate 量（mEq）	20

IVH line			
薬　品　名	数量	液量	
1　ハイカリック液 2 号 700 mL	2	1400	
2　アミパレン 200 mL	2.5	500	全液量（mL）
3　10％塩化ナトリウム 20 mL	2	40	1947
4　エレメンミック 2 mL	1	2	
5　ネオラミンマルチ V	1	5	全カロリー量
6			1600
7			kcal
8			1時間当たり
9			81.13 mL/h
10			32 滴

アミノ酸総量（g）	50	NPC	1400
		（ノンプロテインカロリー）	
NPC/N 比	178.3	窒素量（g）	7.85
E/N 比（必須 A/非必須 A）	1.44	Na 含量（mEq）	69.4
		K 含量（mEq）	60
Fischer 比（BCAA/AAA 比）	5.23	Cl 含量（mEq）	68.4
		Ca 含量（mEq）	17
Zn 含量（μmol）	80	Mg 含量（mEq）	20
P 含量（mEq or mg）	300	Lactate 量（mEq）	
HCO₃⁻（mEq）		Acetate 量（mEq）	110

図 2-18　予想される組み合わせ例

表 2-20　栄養評価の主な指標

項目	栄養評価の指標	
身体計測	身長，体重(体重減少率)，上腕・下腿筋肉周囲径，上腕三頭筋部皮下脂肪厚	→骨格筋，脂肪
尿	クレアチニン：基準値 1.0〜1.5 g/日	→骨格筋
	尿素窒素：基準値 6.5〜13.0 g/日	
血液	総タンパク：基準値 6.7〜8.3 g/dL	→臓器タンパク
	アルブミン：基準値 4.0〜5.0 g/dL，動的アセスメントには不適	
	トランスフェリン：基準値 250〜300 mg/dL，貧血，輸血の影響を受けやすい	
	レチノール結合タンパク：基準値 2.7〜7.6 mg/dL，内臓タンパク質の指標，動的アセスメントに有用	
	プレアルブミン：基準値 15〜30 mg/dL，術後などの動的アセスメントに有用	
免疫	総リンパ球数：総リンパ球数＝％リンパ球×白血球数/100 で求められる 基準値 2,000/μL 以上 1,200〜2,000/μL で軽度栄養障害，900〜1,500/μL で中等度栄養障害，＜900/μL で重度栄養障害	→臓器タンパク
	ツベルクリン反応(PPD)：直径 5〜10 mm で軽度，5 mm 未満で中等度栄養障害	

e　水分バランスの考え方

　生体は体重(60 kg)の約 40％がタンパク質や脂肪，約 60％が水分で構成される．さらに水分は 1/3 が細胞外液，2/3 が細胞内液となっている．細胞内液と外液は，細胞膜を介して同じ浸透圧でバランスをとっている(図 2-19)．水分の喪失が起こると，電解質の移動などで浸透圧を保持する働きが起こる．

　経口や静脈から摂取された水分は，すべてが尿や便で排泄されるわけではない．皮膚から汗として，呼気中の水分として体外に放出され，それらは不感蒸泄と呼ばれる(図 2-20)．また，糖質をエネルギーとして利用する際の代謝反応で水を生成し，代謝水と呼ばれる水分も発生する(図 2-21)．

　生体の水分は，摂取量と排泄量がほぼ同量となってバランスが図られる(図 2-22)．

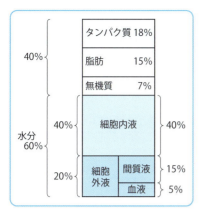

図 2-19　一般成人(体重 60 kg)における体内水分量

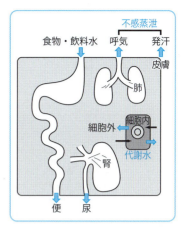

図 2-20　体内での水分代謝の模式図

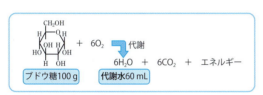

図 2-21　代謝水の生成

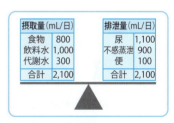

図 2-22　水分バランス

　すなわち，通常は摂取した水分量に見合った尿・便が排泄され，排泄量が増加した場合，生体は水を欲し，摂取量が増加する．この自然なバランスが崩れたとき，輸液投与による人為的な調整が必要となる．

1) 水分バランスの実際

　術後などで**水分管理**が必要な場合，患者に対して**1日尿量**の測定が行われ，前日の尿量に対して当日の輸液量が決定される．実際に測定できない不感蒸泄や代謝水は計算により求める(**表 2-21**)．不感蒸泄は，そのときの体温も考慮した計算式により求める．さらに，発汗の程度により，その排泄量を加算する．一般に，**投与輸液量は，尿量＋糞便＋不感蒸泄－代謝水**で求められる．Na や K の電解質は表 2-21 に示す指数で排泄量を推定するか，表 2-22 に示す尿の電解質組成を使用して推定する．水分や電解質の出納は，図 2-20 に示すように，投与される輸液の水分量＋代謝水と電解質量を IN として，また推定した電解質の排泄量や尿量＋糞便＋不感蒸泄を OUT として計算を行う．

 器材と取り扱い

　高カロリー輸液や末梢輸液は，**カテーテル**という管を使用して点滴される．カテーテルにはさまざまな材質や形態があり，多くのメーカーから発売されている．カテーテル類は日々進歩しており，現段階で多くを知る必要はなく，実際の業務において最新知識を習得すべきである．

352 IV 臨床製剤

表 2-21 水分など 1 日維持量の算定指数（成人）

	水	Na	K
尿	800〜1,500 mL（20 mL/kg）	50〜70 mEq（1.0 mEq/kg）	20〜50 mEq（0.4〜0.7 mEq/kg）
便・糞	100 mL	100 mEq	5〜10 mEq
下痢	実測	実測か 100×液量	実測か 10×液量
不感蒸泄	15 mL/kg 発熱時の不感蒸泄＝15 mL/kg＋200 mL×（体温−36.8℃）		
代謝水	−300 mL（5 mL/kg）		
発汗 軽度，断続的 中等度，断続的 高度，断続的 高度，継続的	 300 mL/日 600 mL/日 1,000 mL/日 1,000〜5,000 mL/日	 10〜20 mEq/日 20〜40 mEq/日 40 mEq/日 40〜200 mEq/日	

表 2-22 尿電解質組成（mEq/L）

	Na^+	K^+	Mg^{2+}	Ca^{2+}	Cl^-	HCO_3^-	HPO_4^{2-}	SO_4^{2-}
尿	90	50	6.5	4.5	98	0	25	39

1）輸液ライン

　高カロリー輸液は**中心静脈用カテーテル**を中心静脈に留置して，また末梢輸液は末梢静脈用カテーテルを使用して行われる．それぞれさまざまなタイプがあり，施行法もいろいろあるが，基本的には**図 2-23** に示すようなルートをとる．輸液の直下には**ドリップチェンバー**があり，滴数などを調節する．ここにセンサーを取り付ける場合もある．その下部には**クレンメ，三方活栓**があり，末梢は**翼状針**で固定し点滴する．

　①**ドリップチェンバー**：点滴速度を調べ，調整する．いくつかのタイプがあり，1 mL あたりの滴数が異なる．

　②**導液チューブ**：ポリ塩化ビニル，ポリエチレン，シリコンなどの素材のものがある．

　③**クレンメ**：点滴速度を調節するために使用する．ローラークレンメ，V クレンメなどいくつかのタイプがある．

　④**三方活栓**：三方に穴があいており，コックを回すことにより，流れる方向を変える器材である．輸液ラインに組み込むことで，途中からほかの注射剤を混注（側注）することができる．多くの薬剤を投与するために三方活栓が 2 連，3 連とつながっている形もある．

　⑤**翼状針**：静脈針に皮膚に固定するため翼が付いたもので，刺入が容易にできる．

　⑥**マルチルーメンカテーテル**：チューブの内腔が複数に分かれているカテーテルで，2 つ（ダブルルーメン），3 つ（トリプルルーメン）などがある．一緒に施行できない薬剤，輸血などの同時投与を可能にするものである．

　⑦**フィルター**：輸液ラインの最終部に接続し，ガラス片・ゴム片，細菌，気泡を除去するために使用する．

2）輸液ポンプ（図 2-24）

　通常は自然落下で投与されるが，精密な輸液量と輸液速度を管理するために輸液ポンプやシリンジポンプが使用されることがある．輸液ポンプは薬液の入った輸液ラインをしごいて

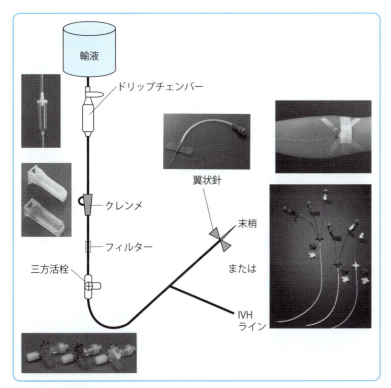

図 2-23　輸液ライン

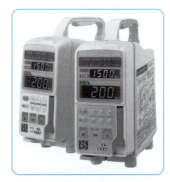

図 2-24　輸液ポンプ

注入する装置である．一方，シリンジポンプは薬液の入ったシリンジを緩徐に押し，注入する装置である．輸液ポンプの誤差は±10％以内，シリンジポンプの誤差は±3％以内とされ，後者は前者より高い精度で投与できる．

g　合併症と対策

　静脈栄養における合併症は，大きくカテーテル留置関係と代謝関係の 2 つに分けられる．カテーテル関係の合併症と対策を**表 2-23** に，代謝関係の合併症と対策を**表 2-24** に示す．また，**表 2-25** に静脈炎の対策を示す．ここに記載したものだけでは十分な対策とはいえず，仮に発生した場合には，症状に留意し，原因を考慮しながら対策を検討しなければならない．

表 2-23　カテーテルに関する合併症と対策

合併症	対策
気胸	• 挿入後呼気と吸気のX線写真を撮る • 胸痛症状の出現に注意する
神経損傷	• 粗暴な操作を行わない
血胸	• 動脈穿刺を行わない
カテーテル位置異常	• 適切な位置への再挿入と確認を行う
カテーテル塞栓	• カテーテル挿入時, 留置中の先端部の定期的な確認を行う • 発生したら早期に抜去する
血栓形成	• カテーテルの太さや材質を検討する(抗血栓性の高いカテーテルの使用) • 長期留置を避ける • 血栓溶解剤(ウロキナーゼ)の投与とカテーテルの抜去を行う
空気塞栓	• 輸液ラインの外れに注意する • アラーム付のポンプを使用する
不整脈	• 穿刺時に心電図モニターを行う • カテーテルを深く挿入しすぎないようにする
溢血	• 糖濃度を下げ, カテーテルを入れ替える
カテーテル感染(敗血症)	• 輸液を無菌的に調製する • 調剤後の早期に使用する • 三方活栓を使用する • フィルターを使用する • カテーテルを抜去する. 培養を行う • 動脈血培養を行う • 眼底検査で真菌性眼内炎の発生をチェックする • 抗生物質を投与する

表 2-24　代謝に関する合併症と対策

合併症	対策
高血糖	• 血糖の定期的測定を行う • 速効性インスリンの使用(血糖値が200 mg/dL 以上), インスリン(単位):糖(g)＝1:10 から開始 • GFX 製剤(混合糖製剤)を使用する
低血糖発作	• 輸液投与中止は徐々に行う • 発生時は糖質の投与
電解質異常	• 低Pに注意する─けいれんが起こる可能性─リンの補充を行う • 低Kに注意する─不整脈, 脱力が起こる可能性─カリウムの補充を行う • 尿中電解質を測定する
肝機能異常	• 投与カロリーの減量を行う • 間欠静脈栄養を行う • 肝機能検査値に注意する
必須脂肪酸欠乏	• 脂肪乳剤の投与を行う. 投与エネルギーの20〜30%を脂肪で投与する
微量元素欠乏	• 長期施行時には注意する. 欠乏を予想し, 微量元素製剤を投与する • 皮膚症状─亜鉛の補充を行う
ビタミン欠乏	• 長期施行時には注意する. 欠乏を予想し, ビタミン製剤を投与する
ビタミン B_1 欠乏による代謝性アシドーシス	• 発生時には, ビタミン B_1 を100〜200 mg/日投与する
代謝性アシドーシス	• 腎機能低下時のCl量に注意する
浮腫, 肺水腫	• 急速な水分・エネルギー負荷を避ける • 水分負荷の軽減. 低アルブミン血症の改善を図る

表 2-25　静脈炎の対策

	対策
静脈炎	• カテーテルサイズ, 材質を検討する • 浸透圧や滴定酸度の低い輸液を選択する • 脂肪乳剤を混合して施行する • 血管拡張剤(ニトログリセリン)を貼付する • NSAIDs を塗布する • 輸液内にヘパリンまたはステロイドを添加する

3 注射剤の配合変化

学習の目標
- 注射剤の配合変化について概要を説明できる.
- 注射剤の配合変化の要因について説明できる.
- 代表的な注射剤の配合変化について説明できる.
- 配合変化の回避法を説明できる.

注射剤はそれぞれ単独で用いることが望ましいが，特に集中治療室などでは複数の薬剤を同時期に投与する必要があることから，薬剤を混合して投与する場合がある．その際に，白濁，沈殿，目にはみえないが有効成分の含量低下などの配合変化が生じることがあり，臨床上問題となる．注射剤の配合変化には，**物理的変化**と**化学的変化**がある．**物理的変化**としては，pH や温度の変化による溶解度の減少が起こる．他方，**化学的変化**としては，2つの薬剤間における難溶性塩やキレートの生成，化学反応や分解などが起こる．

a pH の変動による物理的配合変化

1) pH の変動による溶解性の変化

注射剤間の配合変化は pH の変動により生じる場合が最も多い．通常，注射剤の pH は血液の pH に近づけることが望まれるが，脂溶性の高い薬物においては，酸性もしくはアルカリ性に調整して薬物をイオン化し，溶解度を上げている．ほかの注射剤との配合によって pH が変動すると，溶解度が低下して，析出する可能性がある．酸性・塩基性の薬剤の代表例を**表 3-1** に示す．

表 3-1 酸性・塩基性の薬剤の代表例

酸性薬剤	pH	塩基性薬剤	pH
ブロムヘキシン塩酸塩	2.2〜3.2	フェニトインナトリウム	約 12
ミダゾラム	2.8〜3.8	アシクロビル	10.7〜11.7
塩酸メトクロプラミド	2.5〜4.5	オメプラゾールナトリウム水和物	9.5〜11.0
プロプラノロール塩酸塩	2.8〜3.5	フロセミド	8.6〜9.6
ニカルジピン塩酸塩	3.0〜4.5	チオペンタールナトリウム	10.2〜11.2

2) pH 変動試験と pH 変動スケール

pH 変動試験とは，注射剤に酸またはアルカリを加えて肉眼的変化が生じる変化点を求め，それをもとに配合変化を予測する方法である．注射剤 10 mL に，0.1 mol/L 塩酸または 0.1 mol/L 水酸化ナトリウム溶液を最大 10 mL まで加えていくとき，混濁，沈殿，着色などの外観変化が認められるときの pH を変化点 pH という．変化点 pH を超えるような pH を有

する注射剤と直接混合すると外観変化が起こる可能性が高いと予測できる．

pH 変動試験結果をわかりやすく表した図を **pH 変動スケール**という．**図 3-1** にフェニトインナトリウムの pH 変動スケールを示す．フェニトインナトリウム注射液の pH は 12.22 である．フェニトインナトリウム注射液 10 mL に 0.1 mol/L 水酸化ナトリウム溶液を 10 mL 加えても変化はなかった．そのときの pH は 12.73 であった．一方，0.1 mol/L 塩酸溶液を加えていくと，0.65 mL 加えたところで白濁する．このときの pH は 10.71 であり，この pH を**変化点**という．この変化点から，フェニトインナトリウム注射液は，酸性薬剤と混合すると配合変化を起こしやすいことがわかる．

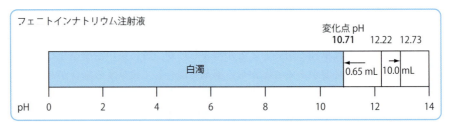

図 3-1　フェニトインナトリウム注射液の pH 変動スケールの見方

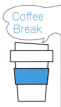

プロドラッグ化による配合変化の回避

　フェニトインナトリウムは水への溶解性が低いことから，アルカリ水溶液としてかろうじて溶解している．そのため，配合変化や注射部位反応が起こりやすい．この問題点を解決するホスフェニトインナトリウム注射剤が開発された．フェニトインナトリウムの水溶性プロドラッグであり，血中および組織中のアルカリホスファターゼによって速やかに活性本体であるフェニトインに加水分解される．水に溶けやすくすることで，静脈内投与時の局所刺激作用を大幅に軽減し，忍容性を高めることが期待できる．

3）pH 変動スケールを用いた配合変化の予測

　ブロムヘキシン塩酸塩注射液とフロセミド注射液の配合変化を考える．ブロムヘキシン塩酸塩は pH 4.7 よりアルカリ性になると白濁する．一方，フロセミド注射液は pH 6.3 より酸性になると白濁する．どの pH においてもどちらかの薬剤が白濁することから，混合不可と判断できる（**図 3-2**）．フェニトインナトリウム注射液（**図 3-1**）とブロムヘキシン塩酸塩注射液も同じ考え方で混合不可である．

　次に，フェニトインナトリウム注射液（**図 3-1**）とフロセミド注射液の配合変化を考える．フェニトインナトリウム注射液は pH 10.71 より酸性で白濁する．フロセミド注射液は pH 6.3 より酸性になると白濁する．このことから，pH が 10.71 よりアルカリ性であれば，両剤とも白濁しない．フェニトインナトリウム注射液は pH 12.22 で，フロセミド注射液の pH 9.4 である．両剤を混合するとこの範囲内の pH となるが，最終的に pH が 10.71 以上となるかはわからない．そのため，混合は難しいと考えられる．

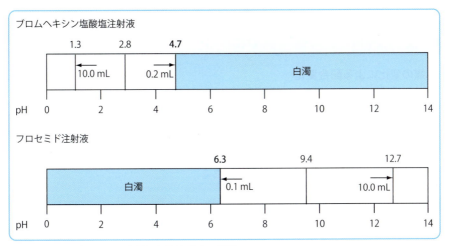

図3-2 pH変動スケールを用いた配合変化の予測

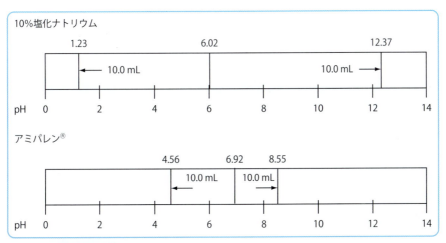

図3-3 溶液のpH変動スケール

4) 緩衝能

緩衝作用とは,酸や塩基を加えたとき溶液のpHの変化を和らげる作用をいう.すなわち,緩衝能が高い溶液ほど,薬剤添加時のpH変動は小さくなる.pH変動スケールから緩衝能は推測できる.10%塩化ナトリウムとアミパレン®のpH変動スケールを**図3-3**に示す.注射液のpHはそれぞれ6.02と6.92である.10 mLの0.1 mol/L塩酸溶液を加えるとpHはそれぞれ1.23と4.56に,10 mLの0.1 mol/L水酸化ナトリウム溶液を加えるとpHはそれぞれ12.37と8.55となる.このことから,アミパレン®は10%塩化ナトリウムより緩衝作用が強いことがわかる.アルカリや酸性で溶解する薬剤は,緩衝能の強いアミパレン®ではpHが中性近くとなり析出する可能性がある.

緩衝能は,**滴定酸度**という指標でも表される.滴定酸度とは,アルカリ標準液(0.1 mol/L水酸化ナトリウム溶液)を用いた滴定により求めた値である.すなわち,100 mLの輸液製剤のpHを血液のpH(7.4)まで中和滴定するために要したアルカリの量(mEq/L)である.滴定酸度が大きいほど緩衝能が大きいことを意味する.

b 溶解度の変動による物理的配合変化

1) 溶媒の変化による配合変化

難溶性の薬物では，**非水性溶剤**として**有機溶剤**（エタノール，ポリエチレングリコール，プロピレングリコールなど）が用いられて，もしくは**溶解補助剤**が加えられている場合がある（**表 3-2**）．これらの注射剤は，水を加えると溶解力が低下して**混濁**や**沈殿**を生じ得る．これらの薬剤は，単独で投与したり，大量の輸液に混合する必要がある．また，添加剤による影響やアレルギーにも注意を払う必要がある．

2) 温度の変化による溶解度変化

配合変化とは少し異なるが，高濃度で溶解性の低い薬物は，低温で**析出**することがある．その代表例が，20％マンニトール液である（**図 3-4**）．気温が 10℃ を下回る冬場に納品されたときには，すでに析出している場合もあり，40～60℃ の温浴などで溶解して使用する必要がある．

表 3-2 非水性の溶剤・溶解補助剤を含有する薬剤の代表例

薬剤名	溶剤・溶解補助剤
ジゴキシン注射液	エタノール，プロピレングリコール，ベンジルアルコール
ジアゼパム注射液	プロピレングリコール，ベンジルアルコール，無水エタノール
フェノバルビタール注射液	グリセリンジエチルエーテル
パクリタキセル注射液	ポリオキシエチレンヒマシ油，無水エタノール
エトポシド注射液	マクロゴール 300，ポリソルベート 80，ベンジルアルコール，エタノール

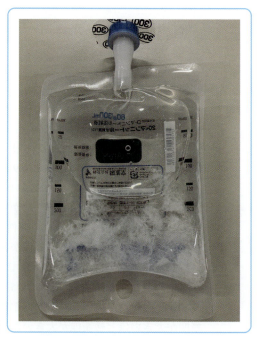

図 3-4 析出した 20％マンニトール注射液の写真

c 化学的配合変化

1) 難溶性塩の形成

Ca^{2+} や Mg^{2+} などの金属を含有する注射剤と，乳酸，リン酸，炭酸イオンを含有する製剤を配合すると，乳酸カルシウム，炭酸マグネシウムなどの**難溶性塩**を形成する．難溶性塩は血管に入ると肺塞栓などの生命に関わる状況を引き起こすことから，注意が必要である．これ以外にも，たとえばセフトリアキソンナトリウムとカルシウムを含有する注射剤または輸液を同一経路から同時に投与した場合に，肺，腎臓などに生じたセフトリアキソンを成分とする結晶により，死亡に至った症例も報告されている．

2) メイラード反応

1912年頃に，糖とアミノ酸の混合物を加熱すると芳香を伴う褐変化が起こることを Louis Camille Maillard が発見したことから，この現象は**メイラード反応**と呼ばれている．この反応では，糖の**カルボニル基（＝CO）** と**アミノ基（―NH₂）** が結合して窒素配糖体が形成され，さらに転移と重合が起こり，最終的に褐色物質**メラノイジン**が生成される．糖とアミノ酸を含む高カロリー輸液などではメイラード反応が起こり，製剤が着色する．使用時までメイラード反応を防止するために，糖とアミノ酸を隔離した**ダブルバック製剤**が開発された（ビタミンと微量元素も別部屋に入った製剤もあり）．ダブルバック製品は，使用時に隔壁を開通して混合してから使用する．開通後は徐々にメイラード反応が進むことから，できるだけ早く使用する必要がある．

開通前

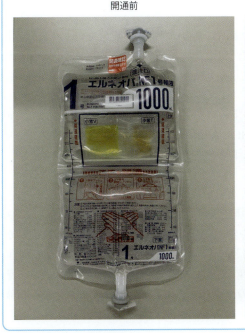

開通後

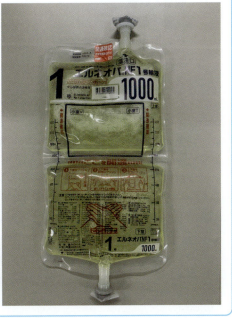

図 3-5　ダブルバッグ製剤

360   Ⅳ　臨床製剤

3）　亜硫酸塩の影響

多くの注射剤に酸化防止剤として亜硫酸塩が添加されている（p. 144　**表 4-7** 参照）．亜硫酸水素ナトリウム，ピロ亜硫酸ナトリウム，亜硫酸ナトリウムは，それ自身が酸化され，薬物の酸化防止作用を有する．たとえば，亜硫酸塩はドパミン塩酸塩の酸化やメイラード反応を抑制している．他方，亜硫酸塩が直接もしくは触媒として，薬物と反応や分解することがある．たとえばビタミン B_1 やガベキサートメシル酸塩，ナファモスタットメシル酸塩，シスプラチンなどが挙げられる．

チアミンは，糖代謝に重要なビタミンであることから，高カロリー輸液投与の際には必ず投与される．しかし，高カロリー輸液には亜硫酸塩が含まれており，混合して長時間置くと分解される可能性がある．そのため，高カロリー輸液にはビタミンはあらかじめ混合されていない．

また，ナファモスタットメシル酸塩も亜硫酸塩で分解される薬物の代表例である．ナファモスタットメシル酸塩のエステル結合は，亜硫酸塩により加水分解が促進される．同様に，ガベキサートメシル酸塩や β ラクタム系抗生物質も分解される．これらの分解が起こっても見た目には変化が認められないことから，混合時には気がつきにくい．薬学的知識に基づいて，適切な処方監査により発見する必要がある．

4）　糖による影響

輸液中のグルコースやフルクトースは還元作用を持つために，薬物の化学変化を引き起こすことがある．ペニシリン系抗生物質はグルコースやフルクトースによって分解が促進される．

d　容器への吸着などによる配合変化

1）　吸着と収着

吸着とは，輸液容器やチューブの表面に薬物が付着する現象をいう．素材としてポリ塩化ビニル（PVC），ポリプロピレンなどが使用されるものには，インスリンや顆粒球コロニー刺激因子製剤が吸着して含量低下を生じる．投与速度が遅いほど，ルートが長いほど吸着率は大きくなる．

また，収着とは，容器や輸液ルートの可塑剤に薬物が溶け込む現象をいう．可塑剤としてフタル酸ジ（2-エチルヘキシル）（DHEP）が用いられている場合，ニトログリセリン製剤，ミコナゾール，ミダゾラム，シクロスポリン，タクロリムスなどが収着する．

2）　可塑剤の溶出

わが国で使用される輸液セットの可塑剤として，DEHP が多く使用される．医薬品を溶解するために添加される界面活性剤や油性成分は，DEHP を含有する PVC 製品から DEHP を溶出させる．影響を与える主な薬剤として，パクリタキセル，エトポシド，脂肪乳剤などが挙げられる．DEHP の静脈内投与時の安全性は明らかではなく，人体に対する悪影響が懸念される．対策としては，PVC 以外の，ポリブタジエン，ポリエチレン製の輸液セットの使用が推奨される．

e 配合変化の回避方法

1) 混合時の配合変化の回避

注射剤を混合する際, シリンジに2剤以上を採取すると, 高濃度の状態で混合するために配合変化が起こりやすくなる. 混合する薬剤の配合変化は, 事前にチェックしておくべきである. pHの高いもの, 低いもの同士であれば配合変化は起こりにくいが, 酸性とアルカリ性の注射剤を混ぜると配合変化が起こる. たとえば, 次の①②③④の薬剤を, この順で混合すれば配合変化は起こらない. しかし, ③④①②の順で混合すれば, ③④を混ぜた段階でメトクロプラミドが沈殿するため, 注意が必要である.

① 3号輸液 1 バッグ
② アミノ酸・糖・電解質混合製剤 1 バッグ
③ フルオロウラシル(5-FU)注 250 mg 1 アンプル
④ メトクロプラミド注射液 100 mg 4 アンプル

2) 投与時の配合変化の回避

配合変化が予想される場合, 別々のルートで投与されることが最良である. しかし, 点滴ルートの数の問題から, 混合もしくは同時に投与せざるを得ない場合がある. 投与方法, ルート, 投与順序などを工夫して投与が行われる. 以下, 2つの投与方法により, 混合直後には配合変化が起こらず, 徐々に反応が進む配合変化を回避することができる.

Piggyback法は2種類の輸液を2本の輸液セットを使用して連結し, 混合して静脈に注入する方法である. 一方の輸液セットのゴム部分に他方の輸液セットの静脈針を穿刺し, 両者のクランプで点滴速度を調節して注入する. **ダブルルーメンカテーテル**では, 静脈内まで薬剤が混合せずに, 別々に投与することもできる. 輸液量の多い薬剤で使用される.

IV Push法は輸液セットのY字管, ト型混注口からシリンジで一度に薬剤を注入する方法で, **側注**, **側管注**と呼ばれる. 通常, 20 mL以下の薬剤の注入に用いられる.

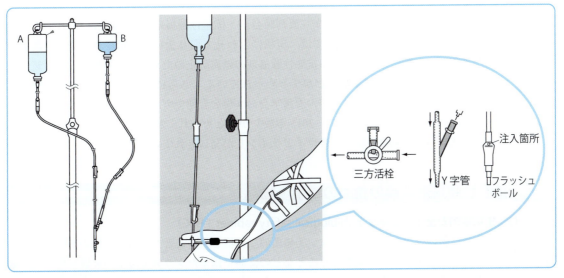

図 3-6　Piggyback と IV Push

4 抗悪性腫瘍剤の取り扱い

学習の目標
- 抗悪性腫瘍剤の調製環境について説明できる.
- 抗悪性腫瘍剤の調製法について説明できる.
- 抗悪性腫瘍剤の投与に用いる医療機器を説明できる.
- 抗悪性腫瘍剤による汚染時(飛散・漏出)の対応について説明できる.

近年,医療技術の進展とともに薬物療法が高度化している.特にがん医療の発展は目覚ましく,毎年さまざまな抗悪性腫瘍剤が新規に承認されている.ニボルマブをはじめとした免疫チェックポイント阻害薬の登場により治療法はより多様化・複雑化している.医療の質の向上および医療安全確保の観点から,チーム医療において薬の専門家である薬剤師が主体的にがん薬物治療に参加することが求められている.抗悪性腫瘍剤の適切な無菌調製は薬剤師が積極的に関わるべき業務として位置づけられている.また,薬剤ごとの特徴を理解し,調製から投与に至るまでの曝露対策において薬剤師が担うべき役割は大きい.この項目では,抗がん薬調製に必要な知識のみならず,安全な投与のための投与ルート選択,抗悪性腫瘍剤漏出時の対処方法など,薬剤師に求められる抗悪性腫瘍剤の取り扱いについて理解を深める.

a 抗悪性腫瘍剤の特徴と取り扱いに関わるガイドライン等の整備状況

抗悪性腫瘍剤は,がん細胞の分裂・増殖に関わる代謝経路や標的分子を阻害することにより抗腫瘍効果を示す一方,正常細胞に対しても**発がん性,催奇形性,発生毒性,生殖毒性,臓器毒性,遺伝毒性**などを示し,健康被害をもたらすことが報告されている.

医療従事者における抗悪性腫瘍剤曝露における健康への影響についての関心が高まっている.わが国では,1991年に日本病院薬剤師会が「抗悪性腫瘍剤の院内取扱い指針」を策定し,2019年に発行された第4版では,現状に合わせて取り扱い指針と注釈,基本的調製手順が見直され,**細胞毒性**を有する抗悪性腫瘍剤の曝露防止のための環境整備や安全対策,抗悪性腫瘍剤の適切な調製手順などがまとめられている.さらに,2015年に日本臨床腫瘍学会,日本臨床腫瘍薬学会,日本がん看護学会の3学会合同でガイドライン「がん薬物療法における曝露対策合同ガイドライン2015年版」がまとめられ,2019年に改訂版として「がん薬物療法における職業性曝露対策ガイドライン」が発刊されている.

b 抗悪性腫瘍剤調製のための環境・物品

1) 生物学的安全キャビネット(biological safety cabinet:BSC)

Let's try!
☑ p.400,
問 10

抗悪性腫瘍剤の調製においては,①無菌的な環境を保つこと,②調製者の職業的曝露を防ぐこと,③調製環境の汚染を防ぐことなどの機能を備えたクラスⅡ以上の装置を用いる.**安全キャビネット**は,構造の違いによって3種類(クラスⅠ,Ⅱ,Ⅲ)に分類され(**表4-1**),クラ

スⅡの安全キャビネットは4つのタイプ（A1, A2, B1, B2）に分類されている（**表4-2**）．抗悪性腫瘍剤の調製には，**クラスⅡB2の室外排気型**または**クラスⅢ（アイソレーター）**が推奨されている（**図4-1**）．

注射剤を無菌環境下で調製する装置として，<u>クリーンベンチ</u>がある（p.334参照）．**図4-2**にクリーンベンチと安全キャビネットの構造的相違を示す．クリーンベンチは作業空間を清

表4-1 安全キャビネットの分類と特徴

分類	特徴
クラスⅠ	作業者への曝露・感染防止が可能であるが，無菌操作には適していないため，無菌作業を必要としない場合（散剤の抗悪性腫瘍剤の調剤など）に使用する
クラスⅡ	作業者への曝露・感染防止が可能であり，HEPAフィルターでろ過した空気が内部空間に供給されるため無菌操作に使用する．注射剤の抗悪性腫瘍剤の調製に適している
クラスⅢ	開口部のない密閉形のキャビネットであり，作業者と内部は完全に隔離されている．高度の危険性を持つ生物材料を取り扱うことが可能であり，無菌操作も可能であるが，密閉型のため操作性が制限される

表4-2 クラスⅡ安全キャビネットのタイプ分類

分類	タイプA1	タイプA2	タイプB1	タイプB2
用途	生物材料（病原体・遺伝子組み換え生物など）および不揮発性有害物質（少量の揮発物質・ガスの取り扱いを含む）の取り扱い		生物材料（病原体・遺伝子組み換え生物など）および相当量の揮発性物質の取り扱い	
排気	汚染空気はHEPAフィルターを通して一部は給気へ循環し，一部は室内に排気される			汚染空気はHEPAフィルターを通してすべて室外へ排気される
排気処理方法	室内排気		室外排気	
循環気率	約70%	約70%以下	約30%	0%
排気率	約30%	約30%以上	約70%	100%
流入風速	約0.4 m/s 以上		約0.5 m/s 以上	

[JIS規格 K3800 2009年より]

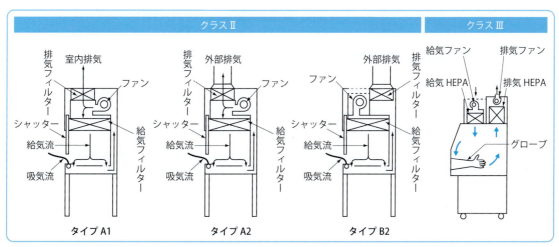

図4-1 クラスⅡ安全キャビネットおよびクラスⅢ安全キャビネット（アイソレーター）の構造

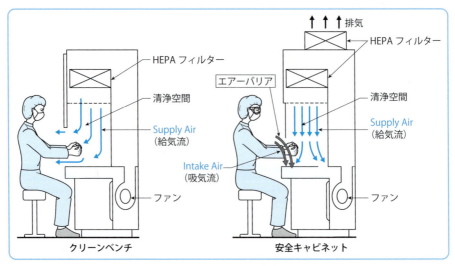

図 4-2　クリーンベンチおよび安全キャビネットの構造的相違

潔に保つため，HEPA フィルターでろ過した空気をベンチ内に吹き出し，内部を**陽圧**に保っている．その結果，クリーンベンチ内の空気が調製者に向かって吹き出ていることから，調製者の曝露のリスクがある．したがって，抗悪性腫瘍剤の調製にはクリーンベンチを使用してはいけない．

2) **閉鎖式薬物移送システム**（closed system drug transfer device：CSTD）

　CSTD は，調製の際に外部の汚染物質がシステム内に混入することを防ぐとともに，調製時に発生する**エアロゾル**化した抗悪性腫瘍剤が外部に漏出することを防ぐための器具である．安全キャビネットとあわせて使用することで，作業環境の汚染と調製者の曝露リスクを下げることができるため，すべての抗悪性腫瘍剤の調製時において使用することが推奨されている．ただし，揮発性の高さなどの抗悪性腫瘍剤の特性を考慮したうえで，使用の可否について検討することが重要である．代表的な CSTD とその特徴について**表 4-3** に示す．バイアル内外の差圧を調整する機構を有することにより薬剤の飛散などを防止する CSTD を用いて無菌調製処理を行った場合は，**無菌製剤処理料**（180 点）の算定が可能である．

3) **個人防護具**（personal protective equipment：PPE）

　抗悪性腫瘍剤の曝露防止のため，PPE（**手袋，ガウン，眼・顔面保護具**）を適切に使用する必要がある（**図 4-3**）．PPE の使用により抗悪性腫瘍剤との接触の可能性を回避することが可能である．抗悪性腫瘍剤の調製業務のほか，取り扱い作業時（バイアル・アンプル類の取り揃え時，運搬時，投与管理時，廃棄時など）においても，適切な PPE を用いることが重要である（**表 4-4**）．抗悪性腫瘍剤による汚染が生じた場合は，速やかに PPE を交換する．

4 抗悪性腫瘍剤の取り扱い　365

日本ベクトン・ディッキンソン(株)	(株)ジェイ・エム・エス		(株)トーショー	テルモ(株)	
BD ファシール	ネオシールド トランスファー	ネオシールド マルチスパイク PB	エクアシールド	ケモセーフロック	ケモセーフロック (フィルター式)
機械式	機械式	フィルター式	機械式	機械式	フィルター式
等圧機能を持ち，薬液注入時に生じる圧力を調節し，揮発性の薬剤が外に漏れ出すのを防ぐ	差圧を調節できるトランスファーを用いて，バイアル内を等圧に保ち閉鎖的な環境を維持したまま調製ができる	空気流路および一方弁による差圧調整機構により，薬剤バイアル内部方向にのみ空気を移送することで，薬剤バイアル内に生じた差圧（陰圧）を調整する	シリンジ内にある液体と気体を等量交換することにより，薬剤の飛散を防ぐ	バイアル内外の差圧を調整するためのバルーンおよび一方弁を有し，薬剤の飛散などを防止する	バイアル内外の差圧を調整するための通気フィルターを有し，薬剤の飛散などを防止する

表 4-3　代表的な閉鎖式薬物移送システム(CSTD)と特徴
［京都大学医学部附属病院薬剤部］
［テルモ(株)］

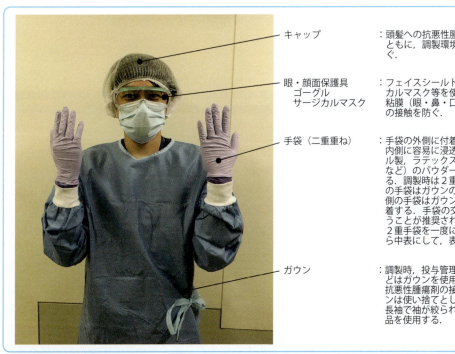

	キャップ	：頭髪への抗悪性腫瘍剤の付着を防ぐとともに，調製環境への毛髪の混入を防ぐ．
	眼・顔面保護具 ゴーグル サージカルマスク	：フェイスシールド，ゴーグル，サージカルマスク等を使用して顔面の皮膚・粘膜（眼・鼻・口）への抗悪性腫瘍剤の接触を防ぐ．
	手袋（二重重ね）	：手袋の外側に付着した抗悪性腫瘍剤が内側に容易に浸透しない材質（ニトリル製，ラテックス製，クロロプレン製など）のパウダーフリー製品を使用する．調製時は2重重ねで使用し，内側の手袋はガウンの袖の内側に入れ，外側の手袋はガウンの袖を覆うように装着する．手袋の交換は30分ごとに行うことが推奨される．手袋を外す際は，2重手袋を一度に外さず，外側手袋から中表にして，表面汚染に注意する．
	ガウン	：調製時，投与管理時，スピル処置時などはガウンを使用し，皮膚や衣類への抗悪性腫瘍剤の接触を防止する．ガウンは使い捨てとし，低浸透性の材質，長袖で袖が絞られている後ろ開きの製品を使用する．

図 4-3　個人防護具の装着の様子
［京都大学医学部附属病院薬剤部］

表 4-4　抗悪性腫瘍剤取り扱い作業時に必要な個人防護具

剤形		業務	手袋 ◎2重, ○1重	ガウン	眼・顔面保護具
注射剤		調剤	○	×	×
		調製	◎	○	○
		投与	◎	○	○*1
経口剤	錠剤 カプセル	調剤	○	×	×
		内服介助	○*2	×	×
		簡易懸濁	◎	○	○
		経管注入	◎	○	○
	散剤 液剤	調剤	◎	○	○
		内服介助	◎	○	○
軟膏		調剤	○	×	×
		塗布	◎	○	×
坐剤		調剤	○	×	×
		挿入	◎	×	×
すべての剤形		運搬	○	×	×

○：必要，×：通常は不要．
*1 CSTD 使用時は不要．
*2 1 重手袋で薬剤には直接触れないように扱う．薬剤に直接触れなくてはならない場合には
　 2 重手袋が必要である．
［日本がん看護学会/日本臨床腫瘍学会/日本臨床腫瘍薬学会編集，がん薬物療法における職業性曝露対策ガイドライン（2019 年版，第 2 版），金原出版をもとに作成］

c　抗悪性腫瘍剤の調製の実際

1）安全キャビネット稼働・内部の準備

　キャビネット内部の無菌性を確保するため，作動後，数分経過してから作業を開始する．調製開始前に**アルコール系消毒剤**による清拭を行う（抗悪性腫瘍剤による汚染が疑われる箇所はアルコールによる清拭は避け，水洗いや薬剤の種類に応じて**2%次亜塩素酸ナトリウム**および**1%チオ硫酸ナトリウム**の使用を考慮し，洗浄・無毒化を行う）．内部の気流の乱れによる汚染や安全性への影響を回避するため，キャビネット内には必要最低限の物品以外は持ち込まない．

2）調製に用いるシリンジの選択

　シリンジは，**ルアーロックタイプ**のディスポーザブルシリンジを使用する．採取する抗悪性腫瘍剤の液量に応じてシリンジを使い分けられるように，複数規格を準備する．採取液量がシリンジ容量の 3/4 を超えない規格を選択する．また，誤差を小さくするため，採取液量はシリンジ容量の 1/3 以下とならないように注意する．ただし端数採取のために複数のシリンジを使用すると，誤差が大きくなったり，穿刺回数増加によるバイアルからの漏出リスクの増大などにつながる場合も考えられることから，複数本のシリンジを使用することは可能な限り避ける．

3) CSTD を用いた調製

　CSTD を使用することにより，調製者の調製技術に関係なく抗悪性腫瘍剤調製時の曝露対策が可能である．ただし，CSTD はバイアル製品にしか使用できないほか，バイアルのサイズ・形状，ゴム栓の形状・材質などにより適合しない製品には使用できないなどの制限がある．CSTD が使用できない場合は，陰圧操作による適切な調製を行う必要がある．

4) 飛散・漏出により調製者が汚染した場合の対応

　汚染を拡大しないように注意し，汚染された PPE と衣服を直ちに脱ぎ，汚染された部位を直ちに洗浄する．

　皮膚：水と石鹸でよく洗浄する．

　眼の粘膜への付着：水または 0.9％生理食塩液などの等張性洗眼薬にて洗浄する．

　大量に付着した際は，応急処置を実施した後，皮膚科や眼科などの専門医を受診する．なお，調製時の針刺し事故の際も，速やかに専門医を受診する．

5) 飛散・漏出による環境汚染への対応

　速やかに汚染の処理が行えるように**スピルキット**を準備しておくことが重要である．スピルキットとは，抗悪性腫瘍剤の汚染が起こった際に，汚染拡大を防止し，処理作業者の曝露を抑えるために必要な処理用具をセット化したものである．スピルキットは，**N95 マスク**，**手袋（2 重）**，**眼・顔面保護具**（フェイスシールドもしくは保護メガネ），**ヘアキャップ**，**シューズカバー**，**ガウン**，**吸水性シート**，**廃棄物処理袋**，**警告標識**，**抗悪性腫瘍剤拭き取り用のワイプ**などから構成されている．スピルキットの例を**図 4-4** に示す．

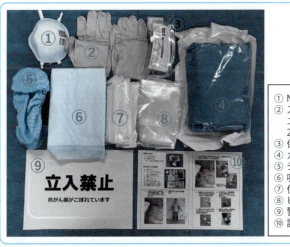

図 4-4　スピルキットの例
［京都大学医学部附属病院薬剤部］

368   IV   臨床製剤

d   投与時の輸液セットの選択

抗悪性腫瘍剤の中には，投与時に使用する輸液セットの材質に注意を要する場合やフィルター使用の有無について規定されている薬剤がある．以下に代表的な例について記載する．

1)　パクリタキセル注

希釈液は過飽和状態にあるためパクリタキセルが結晶として析出する可能性があるので，投与時には，0.22 μm 以下のメンブランフィルターを用いたインラインフィルターを通して投与する．

パクリタキセル注に含まれる溶剤（無水エタノールおよびポリエチレンヒマシ油）の影響でポリ塩化ビニル製輸液装置から可塑剤の DEHP が溶出されるため，DEHP を含有している輸液装置の使用は避ける．

2)　アルブミン懸濁型パクリタキセル（アブラキサン®）

懸濁液に調製し投与するため，インラインフィルターは使用しない．

3)　ドキソルビシンリポソーム化（ドキシル®）

MPEG-DSPE で修飾された脂質二重層にドキソルビシン塩酸塩を封入した製剤であり，フィルターで除去されるため，インラインフィルターは使用しない．

4)　エトポシド注

可塑剤として DEHP を含むポリ塩化ビニル製の点滴セット，カテーテルなどを使用した場合，DEHP が溶出するので，DEHP を含むポリ塩化ビニル製の点滴セット，カテーテルなどの使用を避ける．

希釈せずに用いる場合は次の 3 点に注意する．

①ポリウレタン製のカテーテルでは亀裂を生じ漏出するので，1.0 mg/mL 以上の高濃度でのポリウレタン製のカテーテルの使用を避ける．

②セルロース系のフィルターを溶解するので，1.0 mg/mL 以上の高濃度でのセルロース系のフィルターの使用を避ける．

③アクリルまたは ABS 樹脂（アクリロニトリル・ブタジエン・スチレンの重合体）製のプラスチック器具にひび割れが発生し漏出するので，アクリルまたは ABS 樹脂製のプラスチック器具の使用を避ける．

5)　ニボルマブ注（p. 293 参照）

高分子の抗体製剤であり，溶解時に激しく振とうすると，凝集体が生成し微粒子が生成する可能性があるため，投与にあたってはインラインフィルター（0.2 または 0.22 μm）を使用する．

e 抗悪性腫瘍剤調製業務を支援する機器について

1) 抗悪性腫瘍剤調製監査システム

　抗悪性腫瘍剤の調製業務においては，特に混注量の間違いを回避する必要がある．そのため通常の調製手順では，粉末を適切な量の輸液で溶解する際，またはオーダー用量に相当する薬液をシリンジに採取する際などにおいて，2人の薬剤師でダブルチェックを行う．近年，バーコードリーダーを活用した薬剤照合機能や電子天秤による溶解液量，採取量チェックを組み合わせた**抗悪性腫瘍剤調製監査システム**（図4-5）が開発され，調製業務の効率化と安全性が向上している．

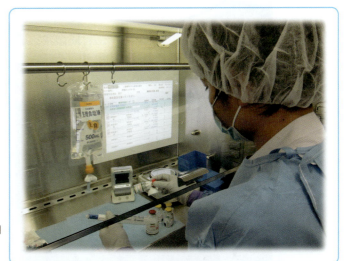

図4-5　抗悪性腫瘍剤調製監査システムを活用した調製の様子
［京都大学医学部附属病院薬剤部］

2) 抗悪性腫瘍剤自動調製ロボット（図4-6）

　抗悪性腫瘍剤の調製業務は薬剤師が担うべき標準的業務となっているが，薬剤師業務は対物業務から対人業務へシフトしつつあり，抗悪性腫瘍剤調製の自動化を実現した機器が複数メーカーから販売されている．**自動調製ロボット**には完全外排気型の安全キャビネットが組み込まれており，調製に必要な薬剤，シリンジ類を事前にトレイに準備しておけば，無菌環境下において薬液の溶解，秤量，混合業務を全自動で行うことが可能であり，薬剤師の抗悪性腫瘍剤調製に関わる曝露リスクの軽減に寄与している．

370 Ⅳ 臨床製剤

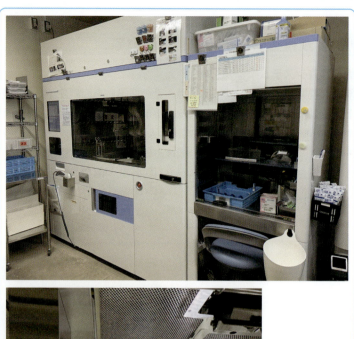

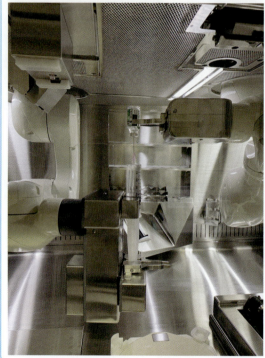

図 4-6 抗悪性腫瘍剤混合調製ロボット(ChemoRo((株)ユヤマ))による調製の様子
上：調製ロボットの全容.
下：バイアルから薬液を抜き取っている様子.
[神戸大学医学部附属病院薬剤部]

5 注射用キット製品・使用方法

学習の目標
- 代表的な注射用キット製品の種類と特徴を説明できる.
- 注射用キット製品の使用方法や使用上の注意点について，医療スタッフおよび患者に説明できる.

a キット製品とは

医療機関における投薬調製時の負担軽減，細菌汚染・異物混入の防止などを目的として，医薬品と医療機器(容器を含む)または2以上の医薬品を1つの投与体系として組み合わせた製品を**キット製品**という．

臨床では，**プレフィルドシリンジ入り注射剤**(p. 373 参照)，**ペン型注入器付き注射剤**(p. 374 参照)，**ダブルバッグ**や**トリプルバッグ**(p. 377 参照)の輸液注射剤などが使用されている．

コンビネーション製品には，①セット製品，②キット製品，および③薬物と一体不可分な医療機器など，組み合わせられる薬物などが独立に流通不可能な製品(キット製品を除く)が含まれる．

b 注射用キット製品の使用目的と分類

注射用キット製品の使用により，①調製環境の清拭，②シリンジや針など必要物品の準備，③使用医薬品，ラベルの準備，④手指消毒・手袋・マスクなどの装備，⑤清潔操作による調製，⑥不要物品の廃棄処理など，投薬調製にかかる時間や労力の負担が軽減され，細菌汚染・異物混入のリスクが低減される．

1) **医療機器(シリンジなど)に医薬品をあらかじめ充てんしたもの**
   プレフィルドシリンジ注射剤である(図 5-1)．アンプルやバイアルから薬液をシリンジに充てんする作業が不要になる．開封後速やかに使用できる．

2) **医薬品を組み合わせて単一の容器内にセットし，用時コネクターを介して混合可能としたもの**
   医薬品を複数組み合わせることが可能である．**ダブルバッグ**や**トリプルバッグ**の輸液注射剤がこれにあたる(図 5-2)．粉末状医薬品の溶解や液状医薬品同士の混合がコネクタの開通のみでできる．シリンジを用いた溶解操作や連結管を用いた混合操作にかかる時間を削減できる．

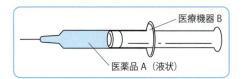

図5-1　プレフィルドシリンジ注射剤

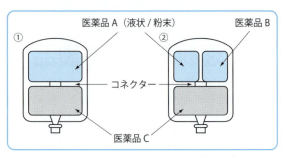

図5-2　ダブルバッグ(①), トリプルバッグ(②)の輸液注射剤

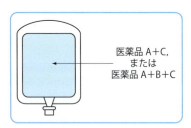

図5-3　複数の医薬品が充てんされたシングルバッグの輸液注射剤

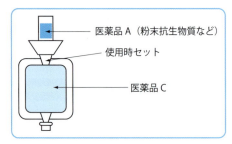

図5-4　バイアルと接続できる穿刺針付きのボトル型注射剤

3) 複数の医薬品をあらかじめ溶解または混合し単一容器内に充てんしたもの

　　バッグやプレフィルドシリンジの剤形となっている(**図5-3**).溶解や混合の操作にかかる時間を削減でき,速やかに使用できる.

4) 抗生物質など用時溶解型注射剤と溶液型注射剤を接続できるような容器に充てんしたもの

　　バイアルと直接接続できるように**穿刺針を備えたボトル**や**バッグ**の剤形である(**図5-4**).溶解や混合の操作にかかる時間を削減できる.

　　注射用キット製品は主に前述の4つに分類される.近年は特に容器(シリンジ,バッグ)や医療機器(ペン型注入器)の多様化・高機能化が進んでいる.容器や医療機器の進化に伴い使用上の利便性や安全性が向上し,医療機関のみならず,在宅医療における注射剤投与,および糖尿病や関節リウマチ患者における在宅自己注射の場面でもキット製品が役立っている.

c　注射用キット製品のメリットとデメリット

　　キット製品には,①投薬調製時の負担軽減,②細菌汚染・異物混入の防止のメリットがある.

　　また,薬価算定方式で示されている有用性の高いキット製品に対する加算の要件である次の4点もメリットに挙げられる.

　　①感染の危険を軽減すること,②調剤時の過誤の危険を軽減すること,③救急時の迅速な対応が可能となること,④治療の質を高めること.

5 注射用キット製品・使用方法　　**373**

　注射用キット製品の使用場面における具体的なメリットとデメリットを，安全面，衛生面，作業効率面，経済・管理面の4つに分けて示す（**表5-1**）．

表5-1　注射用キット製品のメリットとデメリット

	メリット	デメリット
安全面	調製時の薬剤曝露の可能性が低い	
	異物混入の可能性が低い	
	針やガラス片による怪我の可能性が低い	
	製品に薬品名・量が明記されており取り違えを防止できる	外観類似製品が存在する
	正確な濃度・量での使用が可能	薬剤選択・投与量調節の柔軟性が低い
	—	適切な使用のための知識が必要となる
衛生面	細菌汚染の危険性が低い	
	清潔操作にかかる注意が減る	
	在宅医療・災害時などの使用に便利	
作業効率面	投薬調製にかかる労力・時間が少ない	
	調製操作が簡単	
	救急時の迅速な使用が可能	
	使用後の分別廃棄が簡単	
経済・管理面	調製時に注射筒や注射針が不要	
	保管の省スペース化と廃棄物量の削減	同一成分の多規格・多剤型の採用が必要

d 注射用キット製品の構造，特徴，使用方法

　臨床で実際に使用されている注射用キット製品の実例を示して，その構造，特徴，使用方法などを紹介する．容器（シリンジ・バッグ）や医療機器（ペン型注入器）の多様化・高機能化が進んでいるため，これらの技術についても知識を持ち，医療スタッフおよび患者に注射用キット製品の使用方法や使用上の注意点を正しく情報提供し，安全で適正な使用を支援する必要がある．また，自己注射の患者には，長く使用するうちに指導した正しい使い方から自己流の使い方に変化していることもあるため，定期的に使用状況のフォローアップを行うことが重要である．

1）　プレフィルドシリンジ型

［**構　造**］

　シリンジに医薬品をあらかじめ充てんしたもの．使用時の利便性や安全性向上を目的とした製剤であり，治療や検査において広く使用されている．

　アドレナリン注0.1%シリンジ（1 mL）：開封し針を付けるのみですぐに使用できる．アナフィラキシーショックの補助治療や心停止の補助治療など，救急医療に使用される（**図5-5a**）．

　オムニパーク300注シリンジ100 mL：造影剤として血管撮影やCT検査で使用される．シリンジにICタグが付いており，適合する造影剤自動注入装置にセットすると，造影剤種

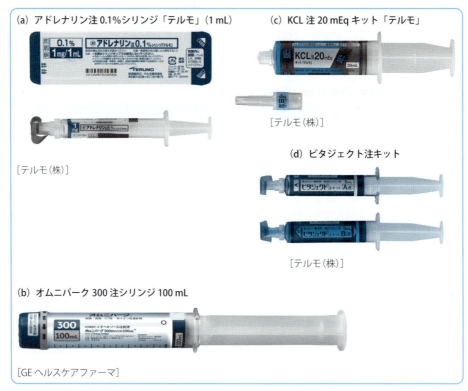

図 5-5 プレフィルドシリンジ型注射剤の具体例

別，用量，造影剤濃度などを自動認識し，データを利用できる（図 5-5b）．

KCL 注 20 mEq キット（20 mL）：カリウムイオンの補正に使用される．カリウム製剤の急速投与（心停止を引き起こす）を防止するための医療安全対策が施されている．本製品のシリンジには，輸液ルートに直接注入できない仕様の専用針しか接続できない（図 5-5c）．

ビタジェクト注キット：高カロリー輸液用総合ビタミン剤である．A 液と B 液の 2 本で 1 セットになっている．専用のホルダ（注射針）を用いて A 液と B 液を輸液に混合できる．調製時の無菌性確保や安全性の向上ならびに作業の効率化を図ることが可能であり，在宅における輸液療法でも使用しやすい（図 5-5d）．

スプレキュア MP 皮下注用 1.8：子宮内膜症や子宮筋腫の治療に用いられる GnRH 誘導体である．シリンジはゴム栓で凍結乾燥医薬品（前室）と注射用水（後室）に仕切られたダブルチャンバータイプであり，シリンジ内で医薬品を無菌的に溶解調製できる（図 5-6）．

2) **特殊注入器型**

［構　造］

ペン型注入器等に医薬品をあらかじめ充てんしたもの．使用時の操作性・安全性に配慮された製品が多く，医療機関のみならず，在宅自己注射でも広く使用されている．自己注射の患者指導にはメーカーが作成している資材を利用できる．

ヒューマログ注ミリオペン HD，ノボラピッド注フレックスタッチ/イノレットなど：糖尿病治療で用いられる**インスリンアナログ製剤**である（p. 290 参照）．薬液が専用の注入器にセットされた自己注射用のキット製品であり，投与量の調節かつ分割使用が可能である．適

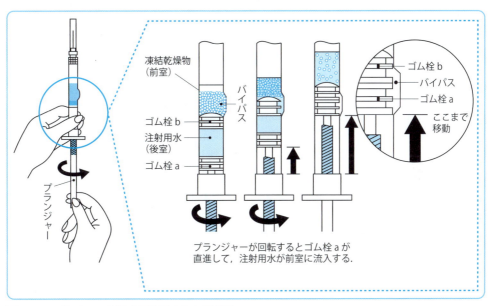

図 5-6　スプレキュア MP 皮下注用 1.8 の模式図

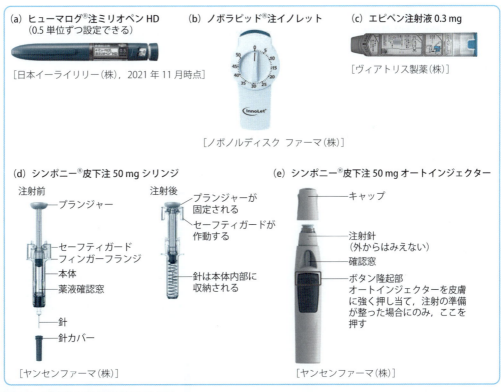

図 5-7　特殊注入器型注射剤の具体例

合する注射針を取り付け，ダイヤルを決められた単位数にセットして皮下注射することで，指示量のインスリンが投与される．また，目がみえにくい患者，手が不自由な患者に配慮して，注入器の単位数表示やダイヤルを大きくしたイノレットなどもある(図 5-7a, b)．

フォルテオ皮下注キット 600 μg：骨折の危険性の高い骨粗鬆症の治療に用いられるテリパラチド製剤であり，1 日 1 回 20 μg を自己注射できる．

エピペン注射液 0.15 mg/0.3 mg：成分はアドレナリンであり，蜂毒，食物および薬物などに起因するアナフィラキシー反応の補助治療に使用する．安全キャップを外して，太ももの前外側にニードルカバー先端を強く押し付けることにより，筋肉内注射ができる(図 5-7c)．患者とその家族に加えて，教職員，保育士，救急救命士による使用が可能である．

シンポニー皮下注 50 mg シリンジ/オートインジェクター：関節リウマチや潰瘍性大腸炎の治療に用いられる TNFα モノクローナル抗体製剤である．1 回投与量が注入器に充てんされている．シリンジには安全装置が付いており，注射後に注射針が本体内部に収納される．オートインジェクターはペン型で，皮膚に押し当ててボタンを押すのみで，注射針の穿刺と薬液注入が行われる(図 5-7d)．ほかに IL-6 レセプターモノクローナル抗体の自己注射製剤もある．

3) ダブルバッグ型(抗生物質など)

[構　造]

医薬品を溶解・希釈を目的とした別の医薬品と組み合わせて単一の容器内にセットし，用時に隔壁開通やコネクターを介して混合できるようにしたものである．抗生物質など，溶解・希釈液がある程度固定されている医薬品の投与時に使用される．

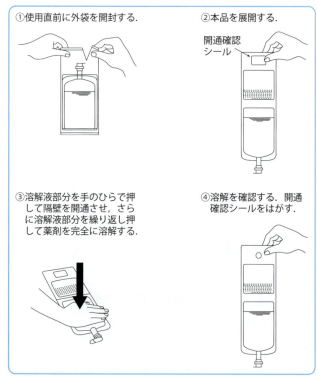

図 5-8　メロペン点滴用キット 0.5 g の溶解操作方法
[大日本住友製薬(株)，メロペン点滴用キットインタビューフォームより許諾を得て転載]

容器であるプラスチック製バッグを2室に分け，1室には抗生物質（粉末），別の1室には溶解液（生理食塩液）を充てんした製品である（メロペン®点滴用キット）．投与直前に手で押して隔壁を開通することにより短時間で無菌的な溶解操作が可能である（図 5-8）．ただし，溶解液の種類や量の調節ができない．

4) ダブルバッグ型（栄養輸液など）

[構　造]

2種類の医薬品を組み合わせて単一の容器内にセットし，用時コネクターを介して混合できるようにしたものである．糖・電解質の基本液とアミノ酸輸液の配合が，ある程度定型化されている栄養輸液の投与時に使用される．

プラスチック製バッグを隔壁により上室と下室に分けて，それぞれに糖・電解質輸液（基本液），アミノ酸輸液を充てんした製剤などがある．混合後のメイラード反応を防止するため，投与直前に手で押して隔壁を開通し混合する．ただし，基本液とアミノ酸の組成が限定される．

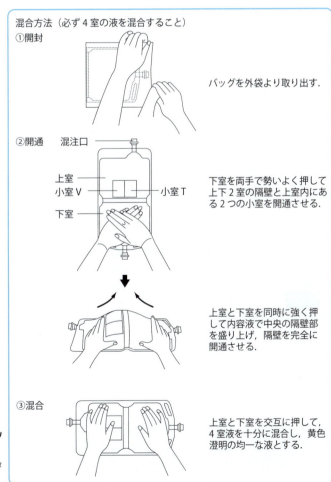

図 5-9　エルネオパ®NF1号輸液（クアッドバッグ製剤）の混合方法
[(株)大塚製薬工場，エルネオパ®NF1号輸液インタビューフォームより許諾を得て転載]

5) トリプルバッグ型・クアッドバッグ型

[構　造]

　3種類，4種類の医薬品を組み合わせて単一の容器内にセットし，用時コネクターを介して混合できるようにしたものである．ダブルバッグ製剤に総合ビタミン剤および微量元素剤の入った小室が追加されており，使用時に開通する．組成が定型化されている栄養輸液の投与時に使用される．

　TPN施行時のビタミン剤投与忘れを防止し，ビタミンB_1欠乏による代謝性アシドーシスやウェルニッケ脳症の発症予防に貢献できる(エルネオパ®NF1号輸液)．また，必須微量元素も確実に投与できる．混合調製の必要がないため，在宅輸液療法でも使用しやすい(図5-9)．

6) ワンバッグ型・プレミックス型

[構　造]

　2種類以上の医薬品をあらかじめ溶解・希釈・混合し，単一の容器内に充てんしたものである．一定量の生理食塩液や5%ブドウ糖液などで溶解・希釈することが決まっている薬剤の投与時などに使用され，そのままでの使用を可能としている．

　生理食塩液や5%ブドウ糖液で希釈済みであるため，溶解・希釈液の種類や量の調節ができない．バッグ製剤だけではなく，精密持続点滴で用いるためのシリンジ製剤もある．

7) ハーフキット型

[構　造]

　市販の多くのバイアル製剤と接続できるように溶解液の容器に注入針を一体化したもので，ほとんどのバイアル製剤の溶解に使用できる．

　バイアルに穿刺・溶解したのと反対側のポートより，輸液セットを刺入する．バイアルを装着したまま使用するため，溶解した薬剤の確認が容易である(図5-10)．ただし，溶解時の無菌性は確保されていない．

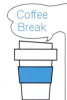

Coffee Break

デバイスの名称は覚えるのに苦労する？

　薬剤投与のための機器や装置（デバイス）の多様化・高度化に伴い，デバイスの名称のバリエーションが豊富になっている．「シリンジ」のみならず，「ペン」，「オートインジェクター」，「オートクリックス」，「オートミニドーザー」など，薬剤師であってもその名称を覚えるのに苦労する．インスリンなどのペンに至っては，メーカーごとにデバイス名称が異なり，「ソロスター」，「ミリオペン」，「フレックスタッチ」とさまざまである．「あてて，押す」という使い方に名称が由来する「アテオス」などもある．

5　注射用キット製品・使用方法　379

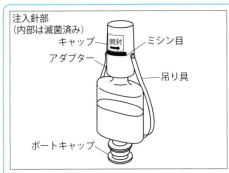

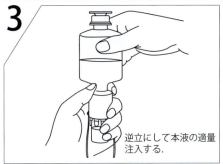

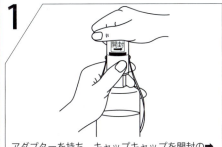

1　アダプターを持ち，キャップを開封の➡方向に回してシールを切り，キャップを外す．

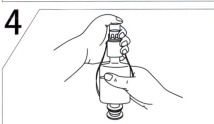

逆立にして本液の適量注入する．

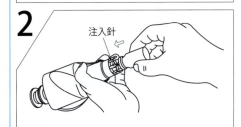

2　プラボトルの首部を持って傾け[注]，注入針の先端に薬剤瓶のゴム栓中央部をあて，薬剤瓶をまっすぐ最後まで押し込む．注入針が完全に差し込まれていることを確認する．
[注] プラボトルを正立にして接続すると，薬剤がプラボトルのゴム栓面にこぼれることがある．

4　プラボトルを下にし，薬剤瓶とプラボトルを手で固定して振り混ぜ薬剤を溶解した後，静置すれば溶解液はプラボトル内に戻る．なお，通液しない場合はポンピングまたは薬剤瓶を軽くたたいて通液させる．

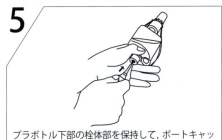

5　プラボトル下部の栓体部を保持して，ポートキャップを外し，ゴム栓の○印に輸液セットの針を真っすぐに刺し込む．薬剤瓶を外すことなく，吊り具を輸液スタンドにかける．

図5-10　大塚生食注2ポート100 mLを用いた溶解操作方法
[(株)大塚製薬工場，大塚生食注2ポート100 mLインタビューフォームより許諾を得て転載]

380 IV 臨床製剤

6 院内感染・消毒剤の意義

学習の目標
- 代表的な消毒剤を挙げてその特徴を説明できる.
- 代表的な消毒剤の用途, 使用濃度を説明できる.
- 消毒剤調製時および使用時の注意点を説明できる.
- 院内感染の予防対策について代表的な方法を説明できる.

消毒剤について学ぶ前に, 滅菌と消毒の違いについて理解する必要がある. 滅菌は, 物質中のすべての微生物を殺滅または除去することである(p. 258 参照). 一方, 消毒は生存する微生物の数を減らすための処置法で, 必ずしも微生物をすべて殺滅除去するものではない.

消毒法は, 流通蒸気消毒法, 煮沸消毒法, 間欠消毒法および紫外線照射消毒法の**物理的消毒法**と, 消毒剤を用いた**化学的消毒法**に分けられる. 消毒剤には, 用途に合った各種類の濃度の製品が市販されているが, すべての微生物に対して万能ではない. 目的に応じた消毒剤を選び, 最も有効な方法で使用するのが原則である. 高度な無菌設備の保守管理また GMP に基づいた製剤調製を行うためには, 消毒剤の使用法について十分に理解する必要がある.

a 消毒剤の種類と特徴

消毒剤の段階的評価法は, Spaulding が考案したもので, 微生物を消毒剤に対する殺菌性によって大きく区分し, それらの微生物に対する殺菌スペクトルにより殺菌性能を評価するものである(**表 6-1**). それぞれのランクに分類される消毒剤の種類および特性を下記に示す(**表 6-2**).

1) 高水準消毒剤

このランクの消毒剤は, 化学作用, タンパク質変性作用が強く, 殺菌力も強いため, 一定の条件下であらゆる微生物を殺滅し, 耐性菌を生じない.

グルタルアルデヒド製剤は, 使用直前に緩衝化剤である重炭酸ナトリウムを添加する.

表 6-1 Spaulding による殺菌性能の段階的評価法

菌種 / 評価	細菌			真菌[*2]	ウイルス[*3]	
	増殖型[*1]	結核菌	芽胞		脂質を含む中間サイズ	脂質を含まない小型サイズ
高度	(+)	(+)	(+)	(+)	(+)	(+)
中等度	(+)	(+)	(−)	(+)	(+)	(+)
低度	(+)	(−)	(−)	(±)	(+)	(−)

高度：効力が強力な消毒剤, 中等度：効力が中程度な消毒剤, 低度：効力が弱い消毒剤.
通常の濃度で適切に使用された場合の判定；(+)有効, (−)無効, (±)菌種により有効または無効.
[*1] 通常の細菌. [*2] 無性胞子, 乾燥有莢胞子, 有性胞子を含まない. [*3] ヒト肝炎ウイルスを除く.

表 6-2 消毒剤一覧表

環境	金属	非金属	手指・皮膚	粘膜	排泄物	消毒剤	一般細菌	MRSA	緑膿菌セパシアなど	梅毒トレポネーマ	結核菌	真菌	芽胞	脂質を含む（中間サイズ）	脂質を含まない（小型サイズ）	HIV	HBV HCV	取り扱い上の注意
△	○	○	×	×	○	グルタルアルデヒド	●	●	●	●	●	●	●	●	●	●	●	劇薬．用時調製．浸漬には蓋付き容器を用い，使用中は蓋をする．炭素鋼製器具は24時間以上浸漬しない．タンパク質凝固性がみられる．眼，呼吸器粘膜の刺激あり
△	△	△	×	×	×	ホルマリン	●	●	●	●	●	△	●	●	●	●	●	強い刺激臭
△	×	○	△	△	○	次亜塩素酸ナトリウム	●	●	●	●	●	●	●	●	●	●	●	用時調製．有機物・日光で効果減弱
△	○	○	○	×	×	消毒用エタノール	●	●	●	●	●	●	×	●	△	●	×	火気厳禁．粘膜消毒は禁忌
△	○	○	○	×	×	イソプロパノール	●	●	●	●	●	●	×	●	×	●	×	
×	×	○	○	○	×	ポビドンヨード	●	●	●	●	●	●	×	●	△	●	×	有機物により効果減弱
×	×	○	○	×	×	希ヨードチンキ	●	●	●	●	●	●	×	●	△	●	×	金属を腐食する．皮膚刺激性あり
△	△	△	△	×	○	クレゾール フェノール	●	●	●	●	●	△	×	△	×	×	×	合成ゴム製品，光学器具，鏡器具，塗装カテーテルなどを変質する可能性あり
△	△	△	△	△	○	クレゾール石ケン液	●	●	●	●	●	△	×	△	×	×	×	常水で希釈すると，混濁し沈殿することがある
○	○	○	○	○	×	ベンザルコニウム塩化物	●	△	△	×	×	△	×	△	×	×	×	皮革製品を変質させることがある
○	○	○	○	○	×	ベンゼトニウム塩化物	●	△	△	×	×	△	×	△	×	×	×	
○	○	○	○	×	×	クロルヘキシジン	●	△	△	×	×	△	×	×	×	×	×	硫酸イオンなどにより沈殿を生じることがある
○	○	○	○	○	×	両性界面活性剤	●	△	△	×	●	△	×	△	×	×	×	

○：使用可，▲：注意，×：使用不可．　　●：有効，△：十分な効果が得られない場合がある，×：無効．
各消毒剤とも通常の使用濃度で適切に使用したときの評価を示した．

pH 7.5〜8.5 にした液は，不安定のため使用期間に注意する．内視鏡を含め種々の手術器械，麻酔用具などに使用されるが，人体には適用しない．

a）アルデヒド系消毒剤

（i）グルタラール（グルタルアルデヒド）

[作用機序]

アルデヒド基を有する化合物は一般に殺菌力を示すものが多い．アルデヒド基（−CHO）が微生物中の細胞表層タンパク質および内部タンパク質の—NH$_2$ や ＝NH，—SH 基などの活性基と反応し，強いタンパク質凝固作用を起こす．また，酵素タンパク質の作用を失活す

タンパク質—NH$_2$ $\xrightarrow{\text{R−CHO}}$ タンパク質—NH−CH(R)(OH) $\longrightarrow$ タンパク質—NH=CH−R

タンパク質—SH $\xrightarrow{\text{R−CHO}}$ タンパク質—S−CH(R)(OH)　（R：アルキル基）

る．その結果，強力な殺菌・殺ウイルス作用を現す．

[製剤的特性]

　上記の反応はアルカリ性で特に速くなる．グルタラールは，製剤の安定性を考慮し酸性であるため，通常緩衝化剤を入れてアルカリ性にして使用する．酸性のままでは芽胞に対する殺菌力が劣る．

[特　徴]

　グルタラールは極めて強い殺菌力を示す．各種細菌をはじめ，結核菌，真菌，ウイルス，最も抵抗性の強い細菌芽胞にも有効である．MRSA，緑膿菌，HIV，B型肝炎ウイルス（HBV）にも短時間で効果を示す．**耐性菌ができない**という点や，ほかの消毒剤に耐性となった微生物に対しても殺菌作用を示すため有用性が高い．ただし**生体には使用できない**．また，大きな特長として種々の材質を劣化させないという点がある．金属，ゴム，プラスチックに対して腐食性がなく，有機物による効力の低下が小さい．溶液，蒸気に刺激性があるため，使用する際はゴーグル，マスク，ゴム手袋などの保護具を装着する．

[適　応]

　医療器具の化学的滅菌または殺菌消毒，内視鏡の殺菌消毒．

[製品例]

　ステリハイド®L（2 w/v％，20 w/v％）液，ステリスコープ®（3 w/v％）液，サイデックスプラス®28（3.5％液）．ステリハイド®L液は，ステリハイドの臭気を改善するために刺激臭を抑えた製剤設計がなされ，界面活性剤も添加されている．ステリスコープ®液は，内視鏡専用の殺菌消毒製剤で臨床上での使用を考慮して，短時間消毒を可能とした製剤である．さらに，28日間使用可能としたサイデックスプラス®28が開発され，汎用されている．

(ii)　フタラール

[作用機序]

　グルタラールと同様の機序である．

[製剤的特徴]

　使用濃度としては0.55％が一般的である．

[特　徴]

　基本的にはグルタラールと同じである．適切な使用濃度であれば，グルタラールと同程度の効果を示す．使用する際の濃度が0.55％と低いため，グルタラールよりも揮発性が低い．

[適　応]

　医療機器の化学的殺菌，消毒．

[製品例]

　ディスオーパ®消毒液0.55％，フタラール消毒液0.55％「ケンエー」．

2)　中水準消毒剤

　このランクの消毒剤は，**芽胞を死滅させることはできない**が，それ以外の微生物に効果があり，耐性菌を生じることがほとんどない．

　アルコール類はほかの殺菌剤と比較して速効性があり，容易に蒸発して残留物を残さない．無色であり皮膚への刺激性も少ないが，**粘膜には使用しない**．注射部位の消毒によく用いられている．**フェノール**は有機物が混在しても有効で，床，壁，家具，排泄物などの消毒に使用されるが，水銀化合物同様排水規制の対象とされている．**クレゾール**は，フェノールより強い殺菌力を持つが，水に溶解しにくいため石ケンと混和した製品を使用する．**次亜塩**

素酸ナトリウムは，結核菌に効果がない点を除いてすべてのウイルスなどに有効な消毒剤であるが，直射日光や有機物の混入により効力が低下する．**ヨウ素系製剤**は，ヨウ素 I_2 を遊離し殺菌作用を発揮する．ヨウ素 I_2 そのものは水に溶けにくいので，ヨウ化カリウムを加えて水またはエタノールに溶解して使用する．ヨウ素は中性より酸性側でヨウ素 I_2 の遊離が多くなり殺菌力が増加し，アルカリ性側では殺菌効果は弱くなる．ヨウ素製剤のなかでも皮膚刺激，ヨウ素臭が少ないヨードホール製剤が主流となっている．

a) 塩素系消毒剤

(i) 次亜塩素酸ナトリウム

[作用機序]

塩素系消毒薬は，水と接触すると次亜塩素酸（HOCl）または塩素（Cl_2）を生成する．生成した次亜塩素酸は細菌の細胞膜，細胞質中の有機物を酸化分解して殺菌作用を現す．また，ウイルスの構成タンパク質などを酸化して不活性化する．

$$Cl_2（塩素）+H_2O \leftrightarrow HOCl（次亜塩素酸）+HCl$$

$$HOCl（次亜塩素酸） \longrightarrow HCl+O\uparrow（酸化作用　強力）$$

$$\underset{（次亜塩素酸ナトリウム）}{NaOCl} \rightleftarrows Na^+ + \underset{（次亜塩素酸イオン）}{OCl^-} \overset{+H_2O}{\rightleftarrows} Na^+ + OH^- + \underset{（次亜塩素酸）}{HOCl}$$

[製剤的特性]

殺菌力の強さは遊離の次亜塩素酸の濃度に比例する．上式は中性〜酸性で反応が右に進み，次亜塩素酸が多くなって殺菌力が増強される．また，アルカリ性が強くなると反応は左側に進み遊離の次亜塩素酸が少なくなり，殺菌力は弱くなる．しかし酸性が強すぎると安定性が悪く，塩素ガスが発生しやすいため，アルカリ側に調製された製剤が市販されている．

[特　徴]

一般細菌，真菌，ウイルスに効果があるが，すべての芽胞を殺菌することはできない．ごく低濃度においても細菌に対して速効的な殺菌力を示す．また，比較的短時間で成分が揮発し，残留性がほとんどないという点で安全であるため，ノロウイルスおよび新型コロナウイルスの消毒に広く用いられている．一方，血液などの有機物の混入により効果が低下するため，消毒時には洗浄を入念に行い，1 回限りの使用が望ましい．

金属製品に対しては，強い腐食性があり使用できない．

[適　応]

医療用具の消毒，病室・家具などの消毒，排泄物の消毒，HBV の消毒，患者用プールの消毒，ごく限られた場合のみ手指・皮膚の消毒，ごく限られた場合のみ手術部位の皮膚・粘膜の消毒（**表 6-3**）．

表 6-3　次亜塩素酸ナトリウムの適応と使用濃度

対象	有効塩素濃度
医療用具，病室・家具，物品など	200〜500 ppm（0.02%〜0.05%）
手指・皮膚	100〜500 ppm（0.01%〜0.05%）
手術部位の皮膚・粘膜	50〜100 ppm（0.005%〜0.01%）
排泄物	1,000〜10,000 ppm（0.1%〜1%）
B 型肝炎ウイルス（血液などによる汚染）	10,000 ppm（1%）

384 IV 臨床製剤

[製品例]

次亜塩（0.05％，0.1％，0.5％，1％，6％）液.

b) ヨウ素系消毒剤

(i) ポビドンヨード

[作用機序]

ヨウ素系消毒剤は，ヨウ素 I_2 を遊離し，ヨウ素そのものの酸化力によって殺菌作用を現す．アミノ酸，ヌクレオチドの N—H 結合に作用して N—I 結合とし，水素結合を阻害することによりタンパク質構造を障害する．また，アミノ酸の S—H 基を酸化してタンパク質合成を阻害すると考えられている．ヨウ素は中性より酸性で強い殺菌力を示すが，アルカリ性にするとほとんど殺菌力がなくなり，褐色が消える．

$$I_2 \ + \ 2NaOH \longrightarrow NaI \ （ヨウ化ナトリウム）＋NaOI \ （ヨウ素酸ナトリウム）＋H_2O$$
（褐色）　（無色）　　　　　（無色）　　　　　　　　　　（無色）

[製剤的特性]

ポビドンヨードは水に溶けにくいヨウ素をキャリアであるポリビニルピロリドン（PVP）に結合させた水溶性の複合体**ヨードホール**である．これは，水中で徐々にヨウ素 I_2 を放出することによって殺菌に必要なヨウ素を確保し，反面，皮膚・粘膜に対する刺激を少なくした製剤である．

[特　徴]

一般細菌はもちろん MRSA，緑膿菌，真菌，結核菌，ウイルス（HBV を除く）に対して有効である．速効性があり，生体への刺激も少なく，比較的副作用も少ないすぐれた消毒剤である．しかし，比較的短時間のうちに揮発し失活するため，持続効果についてはあまり期待できない．ヨウ素は有機物や還元性物質によって容易に不活化され，また希釈液は開放容器中で揮発し光に対しても安定性が悪いため，注意が必要である．その他，金属に対して腐食作用があり，着色の問題もあるため，器械・器具や環境の消毒には適さない．

[適　応]

手指・皮膚の消毒，手術部位の皮膚・粘膜の消毒，皮膚・粘膜の創傷部位の消毒，熱傷皮膚面の消毒，感染皮膚面の消毒．

[製品例]

イソジン®液 10％，イソジン®スクラブ液 7.5％，イソジン®フィールド液 10％，イソジン®ゲル 10％，産婦人科用イソジン®クリーム 5％，メイスパン®配合軟膏，イソジン®ガーグル液 7％，イソジン®パーム液 0.5％.

生体に適用される消毒剤のなかで，抗菌スペクトルも広く，最も使用されている消毒剤である．そのため，液，スクラブ，ゲル，クリーム，パスタ，ガーグル，手術野消毒用，手指消毒用など多様なタイプの製剤が市販されている．液タイプには，ポビドンヨード自体を高圧蒸気滅菌にかけることは不可能であるため特殊なシステムを用いてろ過滅菌して製しているイソジン®液 10％がある．スクラブタイプには，手術時の手指の消毒，皮膚の消毒用として界面活性剤を混合したイソジン®スクラブ液 7.5％がある．また，手術野の消毒にはエタノールを含んだイソジン®フィールド液 10％も使用される．その他，塗布して用いる製剤としてゲルタイプのイソジン®ゲル 10％，産婦人科で使用するクリームタイプの産婦人科用イソジン®クリーム 5％，褥瘡に対してポビドンヨードと白糖を配合し，殺菌・創傷治癒作用

を期待して使用されるメイスパン®配合軟膏などがある．また，うがい用としてイソジン®ガーグル液7％，擦式手指消毒用でエタノールを加えて速乾性を持たせたイソジン®パーム液0.5％などがあり，それぞれポビドンヨードの濃度が調節されている．最近では，使い切りタイプの1回量包装の製剤や綿球に薬液が含浸されている製剤なども市販され，在宅医療などの使用にも適している．

(ii) ヨードチンキ

[作用機序]

ポビドンヨードと同様の機序である．

[製剤的特性]

ヨウ素にヨウ化カリウムを加えて可溶化しエタノール液とした製剤である．

[特 徴]

皮膚にヨウ素の被膜を形成して持続効果をもたらす．殺菌力は強いが生体に対する刺激も強いため，最近ではヨードホールのほうが主流になり，あまり使用されなくなった．

[適 応]

皮膚表面の一般消毒，創傷・潰瘍の殺菌・消毒，歯肉および口腔粘膜の消毒，根管の消毒．

[製品例]

ヨードチンキ．

c) アルコール系消毒剤

(i) エタノール

[作用機序]

アルコールは水と混ざりやすく浸透性がよいので菌体膜を通過しやすく，殺菌速度がほかの消毒剤に比べて速く，効果も確実である．微生物の細胞内に入ってタンパク質を凝固し，殺菌作用を現す．また，微生物のタンパク質の変性，代謝障害，溶菌作用により効果を現す．

[製剤的特性]

使用濃度としては60〜90 v/v％が適当であるが，70 v/v％において一般細菌に対して最も効果が高いといわれている．

[特 徴]

芽胞を除くほとんどすべての微生物に対して有効である．芽胞に対して殺菌作用は示さないが，**静菌的作用**は有する．耐性菌ができないという点やほかの消毒剤に耐性となった微生物に対しても殺菌作用を示すため，有用性が高い．

生体および非生体のいずれにも汎用される消毒剤で，揮発性で残留性がなく，短時間で殺菌できるため使用しやすい．また，ほかのアルコール系消毒剤に比べ低毒性であるが，刺激が強いので創傷面や粘膜には使用しない．アクリルやポリスチレンなどを原料とする物品に対しては，劣化させるため使用しない．

[適 応]

手指・皮膚の消毒，手術部位の皮膚の消毒，医療用具の消毒．

[製品例]

消毒用エタノール，エコ消エタ®消毒液．病院製剤としてエタノールを希釈して使用していたが，省力化や感染防止の目的で消毒用エタノールとして76.9〜81.4％の製剤が市販されている．

エタノールは揮発性が高いため，乾きが速く使用しやすい．また，ほかのアルコール系消

毒薬に比べて毒性が低いといった利点があるが，飲用が可能であるため価格に酒税相当の原価が上乗せされており，あまり経済的ではない．そのため，消毒用エタノールに添加物として日局ユーカリ油を微量含有するエコ消エタ®消毒液が市販されている．その他，使い切りタイプの1回量包装の製剤やカット綿・綿棒に消毒用アルコールを含浸した製剤なども市販され，衛生的で在宅医療などの使用にも適している．

(ii) イソプロパノール

［作用機序］

エタノールと同様の機序である．

［製剤的特性］

使用濃度として50〜70 v/v%が一般的な濃度だが，50 v/v%より70 v/v%の効果が強い．

［特　徴］

基本的にはエタノールと同じである．ほとんどのエンベロープを有しないウイルスには消毒用エタノールより効力が劣る．エタノールに比べて毒性が強いため，高度の安全性を求められる小児科などで使用されることは少ない．また，手術部位の皮膚には適応されない．

［適　応］

手指・皮膚の消毒，医療用具の消毒．

［製品例］

イソプロパノール消毒液70%．病院製剤としてイソプロパノールを希釈して使用していたが，省力化や感染防止の目的であらかじめ希釈して滅菌した製剤が市販されている．エタノールより脱脂作用が強く，また特異な臭気があるが，工業用アルコールであるため酒税が課されず経済的で，使用している施設も多い．まれに皮膚に対して肌荒れや湿疹様皮膚炎を起こす．

d) アルコールを基剤とする消毒剤

消毒剤を水溶液ではなくエタノール液とすることにより，速乾性を持たせた製剤が市販されている．このような消毒剤にはほとんどに消毒用エタノールと同等の濃度のエタノールが含まれており，有効成分として配合されている殺菌作用のほか，エタノールによる殺菌作用も期待できる．エタノールは速効的に作用し抗微生物スペクトルも広いので，その作用だけでも十分な殺菌作用が得られる．そのため，配合されている殺菌成分は，殺菌力の強化というよりも持続的な効果などを目的としている．これらの製剤は速乾性のためタオルを必要とせず，短時間で十分な殺菌を可能としている．

(i) 0.5%クロルヘキシジンエタノール液

［特　徴］

0.5%クロルヘキシジンで消毒する場合の問題点を補うべく考案された．エタノールを添加することで抗菌力を上げ，さらに乾燥を速める．緊急時の消毒に使用される．臨床的にも手術野の消毒などにすぐれた効果を示す．

［適　応］

手術部位の皮膚の消毒，医療用具の消毒．

［製品例］

マスキン®R・エタノール液(0.5 w/v%)，マスキン®W・エタノール液(0.5 w/v%)．界面活性剤を含有する製剤(赤色色素含有)と含有しない製剤があり，消毒部位の着色や脱脂作用の必要性の有無など目的に応じて選択が可能である．

(ii) クロルヘキシジンエタノール擦式製剤，ベンザルコニウム塩化物エタノール擦式製剤

[特　徴]

　簡易的に手指を消毒するためにクロルヘキシジンやベンザルコニウム塩化物に消毒用エタノールを添加した擦式製剤である．エタノールを含有しているため，一般細菌，真菌，結核菌，ウイルスにも有効である．必要量を直接手指にとって消毒するため**交叉感染**を防ぎ，速乾性のためタオルを使用しないといった利点がある．手荒れ防止用に皮膚保護のための湿潤剤や香料などが含有されている．

[適　応]

　手指の消毒．

[製品例]

　クロルヘキシジンエタノール擦式製剤：ウエルアップ®手指消毒液 0.2％，ウエルアップ®ハンドローション 1％，ヒビスコール液 A 0.5％，1％，**ベンザルコニウム塩化物エタノール擦式製剤**：ウエルパス®手指消毒液 0.2％，オスバンラビング®．

　液状だけでなく泡やジェルタイプなど，さまざまな製剤が市販されている．

　ラビング法（p. 395 参照）による手術時手洗いに速乾性擦式手指消毒剤が用いられるようになり，ウエルアップ®ハンドローション 1％やヒビスコール液 A 1％などの濃度の異なる製剤も市販されている．

(iii) 10％ポビドンヨードエタノール液

[適　応]

　手術部位の皮膚の消毒．

[製品例]

　イソジン®フィールド液 10％．

e) フェノール系消毒剤

(i) クレゾール

[作用機序]

　細胞膜に対する浸透性が強く，細胞膜の表層に取り込まれ，細胞膜の機能低下や破壊を起こし細胞質内のタンパク質を沈殿させて細菌を死滅させる．また，タンパク質と結合し，タンパク質の変性を起こす．高濃度においてはタンパク質溶解作用があり，低濃度においては酵素活性の不活性化，酵素の漏出を起こし作用する．

[製剤的特性]

　水に溶けにくいため石ケン液に可溶化して用いる．

[特　徴]

　同じ系のフェノールより低毒性で低濃度において微生物を殺菌できること，結核菌に有効であることから，広く使用されてきた．また，有機物存在下でもほかの消毒剤に比べて効力の低下が少ないという特長がある．しかし，近年クレゾール石ケン液は特異な臭気と水質汚染防止法，下水道法による排水規制のため，排泄物の消毒や特に結核菌の消毒が必要な場合の環境消毒など限定した使用のみとなっている．

[適　応]

　手指・皮膚の消毒，手術部位の皮膚の消毒，医療用具の消毒，病室・家具などの消毒，排泄物の消毒，腟の洗浄．

[製品例]

　クレゾール石ケン液．

(ii) フェノール

[作用機序]

クレゾールと同様の機序である.

[特 徴]

使用濃度において一般細菌および結核菌に効果を示すが,芽胞およびほとんどのウイルスには効果を示さない.クレゾールのほうが低毒性であるため,使用頻度は低い.クレゾールと同様に排水規制を受ける.

[適 応]

手指・皮膚の消毒,医療用具,手術室・病室・物品などの消毒,排泄物の消毒.

[製品例]

消毒用フェノール.

3) 低水準消毒剤

このランクの消毒剤は通常,増殖型の細菌(栄養型細菌)に効果が認められるが,芽胞,結核菌,ウイルスなどには効果がない.殺菌スペクトルが限定される,微生物のタイプによって殺菌の有無がある,耐性菌を生じやすいといった欠点がある.しかし,安全性が高く経済性にもすぐれるため,手指や器具などの一次消毒に使用される.このランクの消毒剤は,耐性菌対策を実施すること,また消毒技法の巧拙によって殺菌力に著しく差が出るため使用法を理解しておく必要がある.

a) ビグアナイド系消毒剤

(i) クロルヘキシジングルコン酸塩

[作用機序]

低濃度で細菌の細胞膜表面のリン酸基部位に吸着し,細胞壁を通過して細胞膜透過性を障害する.その後,低分子成分の漏出を引き起こしたり,膜結合酵素を阻害して静菌的に作用する.高濃度で細胞内に急速に侵入し,高分子物質を凝固し沈殿を生成して殺菌的に作用する.

[特 徴]

常用濃度では主に一般的な細菌にしか効果が認められず,結核菌,ウイルス,芽胞には無効である.においがほとんどなく,低毒性で皮膚に対する刺激が少ないことや金属やリネンに対しても腐食作用が少ないことから,手指消毒剤などに広く使用されている.適用時に殺菌力を発揮するのみならず,皮膚に残留して持続的な抗菌力を示す.しかし,耐性菌が多数報告されており,耐性菌対策の必要な消毒剤である.また,結膜嚢以外の**粘膜には使用禁忌**となっている.

[適 応]

手指・皮膚の消毒,手術部位の皮膚の消毒,医療用具の消毒,皮膚の創傷部位の消毒,病室・家具などの消毒.

非イオン性界面活性剤を含まない製剤のみ:結膜嚢の洗浄・消毒,産婦人科・泌尿器科における外陰・外性器の皮膚消毒.

[調製法]

あらかじめ精製水を滅菌して冷却後,20%クロルヘキシジングルコン酸塩を各濃度になるよう入れ製する(**表6-4**).硫酸イオンが多い水で希釈すると,クロルヘキシジンが反応して水に不溶性の硫酸クロルヘキシジンを生成し,沈殿を発生することがある.

6 院内感染・消毒剤の意義 **389**

表 6-4　クロルヘキシジングルコン酸塩消毒剤の処方例

濃度	精製水 1,000 mL 中の 20%クロルヘキシジングルコン酸塩量
0.02%	1.0 mL
0.05%	2.5 mL
0.1%	5.0 mL
0.5%	25.0 mL

［滅菌法］

精製水のみ高圧蒸気滅菌 121℃，20 分．

［製品例］

マスキン®水(各種濃度)，ヘキザック®水 W(各種濃度)，ヘキザック®水 R(各種濃度)．病院製剤として各種濃度の製剤を希釈して製していたが，省力化や感染防止の目的であらかじめ希釈して滅菌した製剤が市販されている．これにより同時に希釈ミスなども防止できる．使用時に汚染の可能性があることから，ゴム栓と一体化したキャップに改良された．

b) 第四級アンモニウム塩系消毒剤

(i) ベンザルコニウム塩化物，ベンゼトニウム塩化物

［作用機序］

第四級アンモニウム塩の陽電荷を持つ原子団が陰電荷を持つ菌体表面に吸着，侵入してタンパク質変性を起こし，さらに呼吸系を阻害して殺菌作用を現す．

［製剤的特性］

陽イオン界面活性剤(逆性石ケン)であり，石ケンとは逆の電荷を有している．そのため陰イオン界面活性剤である石ケンと反応して沈殿を生じ，殺菌力が低下するので両者を混合しない．

［特　徴］

一般細菌，多くの真菌に対して有効であるが，結核菌，芽胞，ウイルス，一部の真菌には効果がなく，緑膿菌，MRSA の中に抵抗性を有する株が存在するため耐性菌対策の必要な消毒剤である．実用濃度では皮膚粘膜に対する刺激性が少なく臭気もほとんどないので粘膜などの生体消毒に適応される場合もあるが，微生物に汚染されやすいので注意が必要である．

［適　応］

手指・皮膚の消毒，手術部位の皮膚・粘膜の消毒，皮膚・粘膜の創傷部位の消毒，感染皮膚面の消毒，腟洗浄，結膜囊の洗浄・消毒，医療用具の消毒，病室・家具などの消毒．

表 6-5　第四級アンモニウム塩系消毒剤の処方例

濃度	精製水 1,000 mL 中の 10%ベンザルコニウム塩化物量 (精製水 1,000 mL 中の 10%ベンゼトニウム塩化物量)
0.01%	1.0 mL
0.02%	2.0 mL
0.025%	2.5 mL
0.05%	5.0 mL
0.1%	10.0 mL

IV

臨床製剤

[調製法]

　あらかじめ精製水を滅菌して冷却後，10%ベンザルコニウム塩化物（10%ベンゼトニウム塩化物）を各濃度になるよう入れ製する（**表6-5**）．

[滅菌法]

　精製水のみ高圧蒸気滅菌121℃，20分．

[製品例]

　ベンザルコニウム塩化物製剤：プリビーシー®液（各種濃度），オスバン®消毒液（各種濃度），**ベンゼトニウム塩化物製剤**：ベゼトン®液（各種濃度），ハイアミン®液10%．病院製剤として各種濃度の製剤を希釈して製していたが，省力化や感染防止の目的であらかじめ希釈して滅菌した製剤が市販されている．これにより同時に希釈ミスなども防止することができる．ネジ式のキャップにプルトップの栓を冠して製造されている．また，栓の口径が大きいため，開栓してそのままチューブなどを浸漬可能とした製剤などもある．

c) 両性界面活性剤系消毒剤
(i) アルキルジアミノエチルグリシン塩酸塩

[作用機序]

　両性界面活性剤中の陽イオンが殺菌作用を示し，ベンザルコニウム塩化物と同様の機序と考えられている．

[製剤的特性]

　1分子中に陰イオンと陽イオンを含み，陰イオンの洗浄作用と陽イオンの殺菌作用をあわせ持っている．

[特　徴]

　一般細菌に幅広く有効で，高濃度では結核菌にも有効であるが，一部の真菌，芽胞，ウイルスには無効で，緑膿菌，MRSAの中に抵抗性を有する株が存在するため耐性菌対策の必要な消毒剤である．逆性石ケンと比較すると殺菌作用の速効性は劣るが，幅広いpH領域で殺菌効果がある．においがほとんどなく，金属，布などに対して腐食性がほとんどないことから，器具の一次洗浄や環境の消毒に用いられている．強い脱脂作用があるため，手指の消毒に用いると手荒れを起こすことがある．また，石ケン類は本剤の殺菌効果を弱めるので，石ケン分を洗い落としてから使用する．

[適　応]

　手指・皮膚の消毒，手術部位の皮膚・粘膜の消毒，皮膚・粘膜の創傷部位の消毒，医療用具の消毒，病室・家具などの消毒．

[製品例]

　エルエイジー®液（各種濃度），ハイジール®消毒用液10%，ハイジール®水（各種濃度）．病院製剤として各種濃度の製剤を希釈して製していたが，省力化や感染防止の目的であらかじめ希釈して滅菌した製剤が市販されている．これにより同時に希釈ミスなども防止することができる．

4) その他の消毒剤
(i) オキシドール（過酸化物系消毒剤）

[作用機序]

　過酸化物が分子中の酸素(O)を容易に放出して，強力な酸化作用により脂質膜，DNA，細

胞内容物を攻撃し，殺菌作用を現す．

$$H_2O_2(過酸化水素) \longrightarrow H^+ + OOH^- \longrightarrow H_2O + O\uparrow$$

［特　徴］

粘膜や血液に存在するカタラーゼにより分解されるため，創傷・潰瘍部位において瞬間的に殺菌作用を発揮する．低毒性で，分解時に酸素の泡を放出して洗浄作用を発揮する．また，同時に漂白，脱色，脱臭，腐食作用も有している．

［適　応］

創傷・潰瘍の殺菌・消毒，耳鼻咽喉の粘膜の消毒，口腔粘膜の消毒，齲窩および根管の清掃・消毒，歯の洗浄，口内炎の洗口．

［製品例］

オキシドール．

b 使用法

1) 効果に影響をおよぼす因子

消毒は化学反応によって成立するため，その効果は次の3つの因子の影響を受ける．

a) 濃　度

消毒剤の濃度とその効果の関係は，一般的に消毒剤の濃度が高くなれば殺菌力も強くなる．その濃度と効果の関係の程度はそれぞれ消毒剤によって異なる．消毒剤の濃度において，細菌の増減が認められなくなる濃度を**最小発育阻止濃度**（MIC），細菌が死滅して生存が認められなくなる濃度の下限を**最小殺菌濃度**（MBC）と呼ぶ（図6-1）．

消毒剤を実際に使用する場合の注意としては，消毒剤の揮発や吸着，有機物の混入などにより濃度が低下した場合でも，消毒が終了した時点において**有効濃度**が保たれていなければならないということである．また，最も重要なポイントは，消毒剤を使用時に希釈する際は必ず計量器を用いて正確な濃度に調製する必要があり，目分量や概算などで行わないという点である（図6-2）．

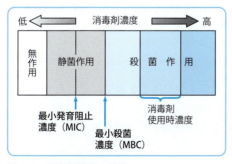

図6-1　消毒剤濃度と効果

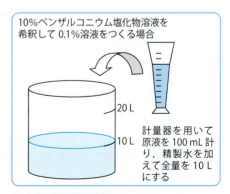

図6-2　消毒剤の調製

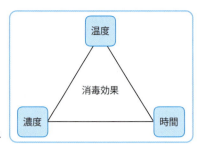

図 6-3　消毒効果に影響をおよぼす 3 つの因子

b) 温　度

　消毒剤使用時の温度とその効果の関係は，一般的に温度が高くなれば殺菌力も強くなり，温度が低くなれば弱くなる．温度と効果の関係の程度はそれぞれ消毒剤によって異なる．消毒剤は 20℃ 以上で使用するのが一般的であり，5℃ 以下になると殺菌効果はほとんど期待できないと考えられる．そのため，冬場でも 20℃ 以上で消毒薬を使用することが望ましい．もし温度が低い状況で使用する必要がある場合は，消毒時間を長くすることが重要である．

c) 時間（消毒時間）

　微生物を一瞬で殺菌することが可能な消毒剤はない．消毒剤は，微生物とある一定の時間接触しなければ殺菌効果を発揮できない．一般に消毒時間が長いほど効果は高くなるが，人体への使用では副作用に注意が必要である．

d) 注意点

　これらの 3 つの因子（**濃度**，**温度**，**時間**）は消毒を行ううえでそれぞれ関連しており，影響し合っている（**図 6-3**）．たとえば，消毒剤の濃度が多少低くても，消毒時の温度を高くしたり消毒時間を長くしたりすることで殺菌を行うことが可能であるが，これらのうちの条件のどれかが著しく悪化すると，ほかの条件を強化したとしても効果が得られない場合もある．

e) 有機物による影響

　消毒の対象物に血液などの有機物が付着していると，消毒剤の殺菌効果を減弱させることがある．付着する有機物としては，ほかに体液成分，分泌物，喀痰，糞便，嘔吐物などがある．これらの有機物が対象物に付着している場合には，洗浄，清拭などにより有機物を除去した後に消毒を行う必要がある．また，除去が困難な場合には，消毒剤の濃度を調整する必要がある．

f) 使用法の選択

　消毒剤の使用法を選択するときには，先の 3 つの因子を適切に守ったうえで，消毒の対象物となるものの形状や材質，使用する消毒剤の特性などを十分に考慮して選択する．その他，経済性なども考慮して選択することも大切なポイントである．

2) 器械・器具と環境の消毒

　a) 浸漬法

　　消毒の基本となる方法であり，一般的にもよく用いられている方法である．消毒の対象物

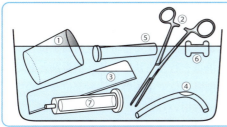

図 6-4　浸漬法における注意例

を十分な量の消毒剤に浸漬することによって殺菌を行う．消毒の対象物が消毒剤と十分に接触していることが重要であり，そのために器械や器具などが完全に浸漬可能な容器と消毒剤が必要となってくる．また，消毒の対象物に異物が付着していたり，気泡などが入っていると消毒効果に影響を与えるため，あらかじめ流水でよく洗浄するなどの点に注意しなければならない．消毒中は容器に蓋をして消毒剤が蒸発しないように留意する．

具体的には，器械などはできるだけ分解して浸漬する．消毒液中で表面に浮きやすいものがあれば落とし蓋などを用いて浸漬するなどの点に注意して行う．

浸漬法は簡便で確実な方法で，一般器具の消毒などに汎用されている基本的方法であり，上記の注意点をしっかりと守ることが確実な殺菌を可能とする．

図 6-4 に本法における注意例を示す．

b）清拭法（塗布法）

ガーゼやモップなどに消毒液をたっぷりと含ませて消毒対象物を清拭・塗布することで，汚染物を取り除いて清浄すると同時に，消毒剤の作用によって殺菌を行う方法である．床や壁，ベッドなどのように浸漬法を用いることができない場合などに用いられる方法である．ガーゼやモップに含ませる消毒剤の量が少なかったり，使用時に絞りすぎたりすると，消毒液の量が不足して消毒対象物の表面に残留しないため，十分な殺菌効果が期待できないので注意する．また清拭する際には，モップなどは往復させず，1 つの方向へ拭くようにする．これは，いったん拭き取った汚染物をまた広げないようにするためである．

c）噴霧法

噴霧器を使用して消毒液を噴霧し，殺菌を行う方法である．平面を有する場所や複雑な形状の機械の消毒などに適している．基本的には浸漬法も清拭法も不可能な場合に用いられる方法である．噴霧法はあまり効果がないという説もあり，現在では確実な消毒という観点からは推奨されていない．

d）管流法（灌流法）

カテーテルやチューブ，蛇管などの内腔を有する器具や内視鏡などの管状の器械，および透析装置，麻酔装置，レスピレーターなどの回路部分の消毒に用いられる方法である．上記のような消毒対象物の内腔に消毒剤を満たした状態で消毒液を流して殺菌する．管流法で消毒した後は，水で管内を洗い流し，チューブ乾燥器に入れて速やかに乾燥させることが必要である．

3) 手指の消毒
a) スワブ法（清拭法）

綿球やガーゼに消毒剤をたっぷりと含ませ，消毒する部分の皮膚面を拭き取ることによって汚染を取り除いて清浄すると同時に，消毒を行う方法である．消毒剤としては消毒用エタノールが用いられることが多い．通常は創傷部位や手術野，注射部位などの皮膚の消毒によく用いられる方法であるが，手指の消毒にも用いられる．皮膚と消毒剤が一定時間接触していなければ効果が期待できないため，十分量の薬剤で清拭する必要がある．

b) スクラブ法（洗浄法）

洗浄剤入りの消毒剤と流水を使用して，手指をもみ合わせたり擦りながら泡立て，洗い流して消毒する方法である．消毒剤としては**ヨードホール**や**クロルヘキシジン**の**スクラブ製剤**が使用される．このスクラブ法を2～3回繰り返すときはそれぞれ目的が異なる．1回目は皮膚面に付着している汚染を洗浄剤の作用で取り除くことが主目的であり，2，3回目は清潔になった皮膚面を消毒剤の作用で殺菌することが主な目的である（図6-5）．この繰り返しの操作で微生物は消毒剤とより長い時間接触することとなり，より高い効果が得られる．消毒剤を用いて行う手洗いには**衛生的手洗い**と**手術時手洗い**とがある．前者は医療現場での**無菌操作時**やその他の**手指消毒時**に行う方法で，後者は**手術などの侵襲的な手技の前**に行う方法である．医療従事者は正しい手洗い方法をマスターし，目的に合ったレベルの手洗いができ

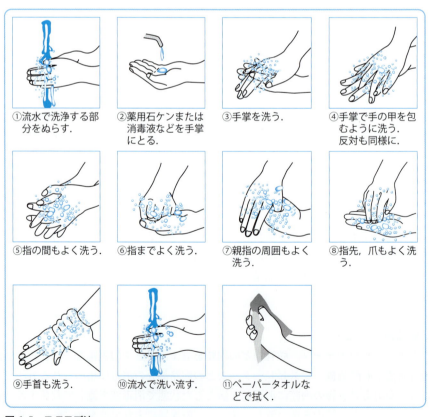

図6-5　スクラブ法
［吉田製薬(株)資料より引用］

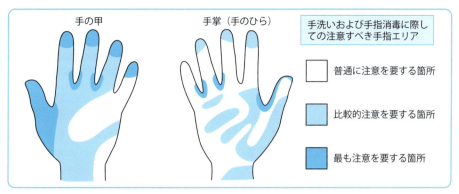

図 6-6 手洗いミスの生じやすい部位
[「医療の安全に関する研究会」安全教育分科会, "ユニバーサルプレコーション実践マニュアル", 南江堂, 1998, p. 22-28 より引用]

るようにしておかなければならない.

　手洗いは，何気なく行うだけでは不十分である．**図 6-6** に手洗いミスの発生しやすい部位について示す．手洗いはこのような部位に特に注意をしながら行うこと，また日頃から練習をすることが重要である．

c）ラビング法（擦拭法）

　速乾性の消毒剤を手掌にとり，その薬液を乾燥するまで手指の皮膚に擦り込んで消毒する方法であり，水を使用しない消毒方法である（**図 6-7**）．基本的には洗浄剤で手指をよく洗った後用いるが，手指の汚れが著明でなければ，ラビング法だけで消毒を行う簡便法も可能である．このときには指先まで消毒剤が十分行きわたるよう注意する．最近は必要な状況で有効な手洗いを実行するために，簡便に使用でき確実に手の付着菌を減少させる本法を実践することが推奨されている．消毒剤としては**クロルヘキシジンエタノール擦式製剤**や**ベンザル**

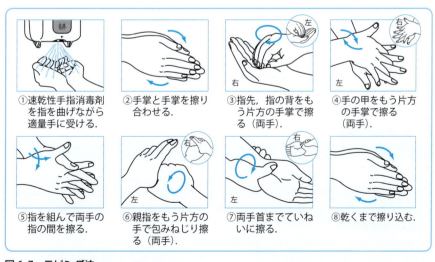

図 6-7　ラビング法
[サラヤ(株)資料より引用]

396　Ⅳ　臨床製剤

コニウム塩化物エタノール擦式製剤が使用される.

c　院内感染防止対策

1)　院内感染とは

　　病院内で体内に侵入した微生物によって引き起こされる感染症である．退院後に発症しても，入院中に侵入した微生物により引き起こされたものであれば，これを院内感染という.

　　患者への院内感染では日和見感染，つまり通常では問題とならない常在菌が抵抗力の弱い易感染患者に感染することがある．また感染症は，その感染の経路により，患者自身に由来する菌によって起こる内因性感染と，環境由来の菌によって起こる外因性感染に分けられる．典型的な内因性感染としては，抗菌薬の投与による菌交代現象によって起こる感染症などがあるが，この場合は抗菌薬の投与法が感染対策のポイントとなる．典型的な外因性感染としては，医療従事者の手指などを介して細菌が伝播し発生するMRSA（メチシリン耐性黄色ブドウ球菌）感染などがあるが，この場合は消毒を含めた感染経路の遮断が感染対策のポイントとなる.

　　感染症が発生するためには，次に述べるすべての条件が揃わなければならない.

　①原因微生物の存在
　②生体の感染しやすい部位の存在
　③感染症を発生させるのに十分な菌量
　④感染経路の成立

　　感染制御とは，これらの条件の少なくとも1つを満たさないようにして，感染症の発生を未然に防いだり，発生した感染症を制圧することである．病院における感染制御の方法には表6-6に示すようなものがある.

　　感染経路の遮断による予防策としては，CDC（米国疾病管理予防センター）が発行したスタンダードプリコーション（標準予防策）と感染経路別予防策が実践されている.

2)　スタンダードプリコーション（標準予防策）

　　あらゆる感染症に対する基本的な感染予防対策である．だれが感染しているかを見分けることは容易ではないため，すべての患者を対象とする．つまり，すべてのヒトの血液・体液（汗を除く）・粘膜・損傷皮膚は感染性があるものと考えて，できるだけ直接接触することを避けることで院内感染を予防する方法である．これは，患者から患者，患者から家族，そして患者からすべての医療従事者への感染の危険性を減少させる予防策である.

表6-6　感染予防の方法

方法	内容
感染経路の遮断による予防策	感染源としての感染症例に対する予防策 （標準予防策と感染経路別予防策） 感染源としての環境・医療従事者に対する予防策 （基本的な伝播予防策を含む標準予防策）
一般媒介物の管理	空調，飲料水，給食などの管理
患者・医療従事者への抗微生物薬予防的投与，患者への生体消毒薬適用	患者本人が感染源となる内因性感染の予防 本人以外が感染源となる外因性感染の予防
患者・医療従事者の感染防御機構増強	ワクチンによる免疫化，顆粒球産生刺激薬投与など

a) なぜ必要か

これまでの検査結果をもとに行う感染症対策では，感染症の有無を判断するのに限界があるため，十分とはいえなかった．たとえば，検査をしても**潜伏期間**であれば判定ができなかったり，感染していても無症候であれば，検査をするまで感染が判明しないからである．

b) 具体的方法

具体的方法を**表6-7**に示す．

スタンダードプリコーションの基本は手洗いであり，すべての医療従事者が正しい知識を持ち，確実な手洗いを行えるかが重要なポイントである．**表6-8**に手洗いの種類と方法を示す．わが国においては，医療施設において，流水設備の不足や不備のため速乾性手指消毒薬の使用が推奨されている．ただし，目にみえるような汚染がある場合と消毒薬に抵抗性のある微生物に汚染されている可能性がある場合には，流水による手洗いが必要と考えられる．

> **point** 消毒薬配合スクラブや速乾性手指消毒薬にはどのような薬剤があるかを復習しよう！

表6-7 スタンダードプリコーション（標準予防策）の具体的方法

種類	具体的な方法
手洗い	• 血液，体液，粘膜，損傷皮膚に接触した後（手袋着用の有無にかかわらず） • 患者の皮膚に直接接触した後 • 手袋を脱いだ後 • 同一患者であっても異なる部分に触れる間 • 汚染物を取り扱った後 • 侵襲的処置前や免疫機能低下者に接触する前
手袋の着用	• 血液，体液に接触する可能性があるとき • 粘膜や損傷皮膚に触れる直前（清潔な手袋） ほかの患者へ移るときは手袋を交換し，同一患者であっても処置と処置の間では手袋を交換する
プラスチックエプロン，マスク，ゴーグルの着用	• 血液，体液の飛散や飛沫が生じる可能性があるとき • 空気感染する感染症，その疑いのある患者のケアを行うとき

その他，感染性廃棄物の取り扱い方や環境対策，リネン，患者配置などの内容がある．

表6-8 手洗いの種類と方法

種類	方法		
社会的手洗い	日常において行う手洗い		
衛生的手洗い （病院感染予防のための手洗い）	流水による手洗い	抗菌成分を含まない石ケン（薬用石ケンを用いることもある）	生体消毒薬を用いない手洗い
		消毒薬配合スクラブ	
	擦り込みによる手洗い	速乾性手指消毒薬	生体消毒薬を用いた手洗い
手術時手洗い （術中感染予防のための手洗い）	消毒薬配合スクラブや速乾性手指消毒薬を用いた組み合わせによる厳密な手洗い		

3) 感染経路別予防策

感染性の強い病原体を持っていたり，またそのような病原体に感染している可能性がある患者に対して行う予防策で，①**接触感染予防策**，②**飛沫感染予防策**，③**空気感染（飛沫核感染）予防策**の3種類がある．これらはスタンダードプリコーションに追加して行うことで効果が発揮される．簡単な特徴と代表的な病原体を**表6-9**に示す．

4) 器具や環境における院内感染対策——消毒の観点から

患者ケアに用いられる器具は感染リスクの程度により，**表6-10**のように分類される．
器具や環境における清浄化のレベルは，器具の分類や環境の種類ごとに予防策が異なる．また，手洗いについても予防策が異なってくる．必要な清浄化のレベルと消毒剤の水準について**表6-11**にまとめた．

表6-9 感染経路別予防策の特徴と代表的な病原体

感染経路	予防策の特徴	代表的な病原体
接触感染	皮膚と皮膚との接触，あるいは汚染物との接触による感染症の伝播を防ぐ．手洗いと手袋，ガウンなどの使用を徹底する	MRSA，VRE，大腸菌 O-157，緑膿菌，COVID-19*
飛沫感染	ある特定の診療処置や咳，くしゃみ，会話などによる感染性の飛沫粒子(5 μm以上)の伝播を防ぐ．特別な換気や呼吸器防護具の必要はない．マスクを適切に使用し，手洗いを徹底する	インフルエンザウイルス，マイコプラズマ，風疹ウイルス，COVID-19*
空気感染	空気を媒介する飛沫核(5 μm以下)あるいは感染性塵埃粒子(**図6-8**)の伝播を防ぐ．陰圧に制御された特別な空調と，換気，呼吸器防護具が必要	結核菌，麻疹ウイルス，水痘ウイルス

* 飛沫感染と接触感染が主であり，特殊な環境・変異株では飛沫核感染の可能性もある．

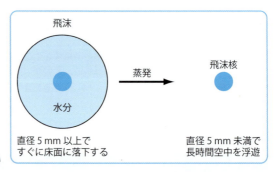

図6-8 飛沫と飛沫核の違い

表6-10 患者のケア用器具分類と具体例

分類	用途	器具例
クリティカル器具	無菌の組織や血管に挿入するもの	手術用具，カテーテル，針など
セミクリティカル器具	粘膜や損傷皮膚に接触するもの	内視鏡，気管内挿管など
ノンクリティカル器具	健常皮膚に接触するもの	聴診器，リネンなど

表 6-11 器具や環境の予防策別消毒水準

対象	スタンダードプリコーション	感染経路別予防策 空気	感染経路別予防策 飛沫	感染経路別予防策 接触
クリティカル器具	滅菌	滅菌	滅菌	滅菌
セミクリティカル器具	洗浄＋高水準消毒	洗浄＋高水準消毒	洗浄＋高水準消毒	洗浄＋高水準消毒
ノンクリティカル器具	洗浄・清拭（中・低水準消毒）	洗浄・清拭（中・低水準消毒）	洗浄・清拭（中・低水準消毒）	洗浄・清拭＋中・低水準消毒（なるべく患者専用がよい）
周辺の物品・環境	清拭・清掃	清拭・清掃	清拭・清掃	清拭・清掃＋低水準消毒薬入り洗浄剤またはアルコール
床などの環境	清掃	清掃	清掃	清掃
手洗い	衛生的手洗い	衛生的手洗い	衛生的手洗い	衛生的手洗い

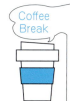
Coffee Break

手指に消毒剤を噴霧するだけで満足していないだろうか？

　新型コロナウイルス感染症拡大防止のために，飲食店やスーパー，ドラッグストアの入り口などのほか，多くの場所に消毒剤が設置されている．誰でも気軽に，そして自由に消毒できる環境になり，消毒剤に触れる機会も増えた．消毒剤は適切に使用しないと効果を発揮しない．そのため，ただ噴霧するだけの手指消毒は効果が不十分となる可能性がある．消毒剤は量，濃度，温度，種類，タイミングが重要である．

　次に，手指消毒する際に，十分な量を手に取れているか確認してみてほしい．実際にラビング法を行い，両手首まで広がれば十分だろう．また，寒い時期には消毒剤を設置している場所の気温が下がるため，使用する際の温度も重要となる．消毒剤の種類や濃度は，ボトルの横に記載してある場合には確認できるので，どの消毒剤が設置されているかみてみるのも面白い．本項目は，医療現場だけでなく日常生活でも役立つものである．自身だけでなく周囲の方を感染症から守るために，ぜひ活用してほしい．

400　Ⅳ　臨床製剤

練習問題

☐ 問1　院内製剤に関する記述のうち，正しいのはどれか．**1つ**選べ．（☞ p. 307〜313, 411）
1　試薬や医薬品でないものを原料として調製した製剤はクラスⅠに分類される．
2　新規院内製剤を導入する際には依頼する医師と病院長で適否を判断する．
3　海外で承認されている医薬品は有効性および安全性に関する情報が充実しているのでインフォームドコンセントは不要である．
4　院内製剤を評価する臨床試験は特定臨床研究に該当する可能性がある．
5　院内製剤の使用期限は原則6ヵ月以内と定められている．

☐ 問2　薬局製剤に関する記述のうち，<u>誤っている</u>のはどれか．**1つ**選べ．（☞ p. 324〜326, 411）
1　薬局製剤の製造販売時には，添付文書を作成しなければならない．
2　製造販売できる薬局製剤の品目は「薬局製剤指針」で定められている．
3　薬局製剤はPL法の適用を受けない．
4　薬局製剤はGMP省令の適用を受けない．
5　条件を満たせばインターネット販売が可能である．

☐ 問3　投与速度に注意が必要な薬物とその投与速度の組み合わせのうち，正しいのはどれか．**2つ**選べ．（☞ p. 337, 411）

	薬物	投与速度
1	バンコマイシン塩酸塩	2,000 mg あたり60分以上かけて投与する
2	5%ブドウ糖液	体重1 kg あたりブドウ糖として0.5 g/h 以下で投与する
3	イントラリポス（脂肪乳剤）	体重1 kg あたり脂肪として1.0 g/h 以下で投与する
4	塩化カリウム注	0.3%以下に希釈し，1時間に80 mL を超えない速度で投与する
5	アスパラカリウム注	0.68%以下に希釈し，1分間に8 mL を超えない速度で投与する

☐ 問4　静脈栄養剤に関する記述のうち，正しいのはどれか．**1つ**選べ．（☞ p. 338〜340, 346, 411）
1　肝不全患者には，芳香族アミノ酸を多く含む製剤が有用である．
2　糖の代謝にはビタミンB_{12}が必要であるため，糖を投与する際にはビタミン剤および微量元素製剤の併用が必要である．
3　脂肪乳剤の多くはダイズ油よりつくられているため，ω-3系脂肪酸の含有率が最も高い．
4　1号液は，術後尿量が十分でない場合の水分および電解質の補給を目的としている．
5　患者の侵襲が大きい手術後は，ビタミンA含有量が多い製剤の使用が推奨される．

☐ 問5　輸液療法に関する次の記述について，正しいのはどれか．**1つ**選べ．（☞ p. 338〜340, 354, 412）
1　TPN（total parenteral nutrition）基本液に，ほかの注射剤を配合することは，禁忌である．
2　ロイシン，グリシン，バリンなど分岐鎖アミノ酸（BCAA）は筋肉や脳で直接エネルギー源として利用されるので，肝不全の患者にも効果がある．
3　代謝性アシドーシスとは，血漿炭酸ガス分圧の上昇により血液pHが低下した状態を指す．
4　長期間TPNを施行すると血栓性静脈炎などが生じやすいので，適用期間は1週間以内を目途とする．
5　乳酸加リンゲル液中の乳酸は肝臓で代謝されて重炭酸イオンを生成する．

□問6　注射剤および輸液に関する記述のうち，正しいのはどれか．**1つ**選べ．（☞ p. 346〜349, 359, 411）
    1　メイラード反応は，脂肪酸のカルボニル基とアミノ酸のアミノ基による着色反応である．
    2　混合直後から使用時まで全く外観変化のないことが確認された注射剤は，そのまま投与できる．
    3　生理食塩液やリンゲル液などの細胞外液補充液は，低張性脱水時や血圧低下時に使用されるが，カリウム含有量が多いことに注意すべきである．
    4　成人での輸液における水分維持量は，1日あたり，1,500〜2,000 mL である．
    5　中心静脈栄養輸液の調製にあたっては，電解質量およびカロリーの計算が必要であり，水分量には特に注意する必要はない．

□問7　経口および経腸栄養補給が困難な60歳男性に対して高カロリー輸液に総合ビタミン注射液を混合して投与していた．3ヵ月経過したところで経口摂取が可能となり，高カロリー輸液が中止になった．その後，男性より「ちょっとしたことで鼻血が出るようになった」との訴えがあった．この原因として欠乏が考えられるのはどれか．**1つ**選べ．（☞ p. 345, 411）
    1　ビタミンA　　2　ビタミンB₁　　3　ビタミンK　　4　ビオチン　　5　Zn　　6　Se

□問8　55歳男性．体重60 kg．絶飲絶食であり，維持期に用いる1日あたりの高カロリー輸液の組成を考えることになった．この患者の1日あたりに必要な総エネルギー量は，予測式から基礎代謝量を求め，活動因子および障害因子を考慮して算出したところ，1,800 kcal であった．高カロリー輸液組成において，非タンパクカロリー/窒素比（NPC/N）が150になるようにしたい．10％アミノ酸輸液の投与量（mL）として最も近いのはどれか．**1つ**選べ．ただし，アミノ酸には窒素が16％含まれるものとする．また，10％脂肪乳剤250 mL（225 kcal）1本を末梢静脈より投与する予定である．（☞ p. 344, 348, 349, 412）
    1　65　　2　150　　3　210　　4　450　　5　650

□問9　配合変化に関する記述のうち，正しいのはどれか．**1つ**選べ．（☞ p. 355〜361, 412）
    1　セフトリアキソンは，ナトリウムと難溶性塩の結晶を形成する危険性がある．
    2　pH が5.4で変化点 pH が10.2の薬剤 A と，pH が9.4で変化点 pH が2.8の薬剤 B を混合する場合，pH 変動による物理的配合変化は起こらない．
    3　パクリタキセルは，可塑剤としてフタル酸ジ(2-エチルヘキシル)(DEHP)を使用する輸液セットに吸着するため，投与にはポリブタジエン(PB)製の輸液セットを用いる．
    4　pH 変動スケールを作成したときに変化点が示されない2つの薬剤の混合では，配合変化は起こらない．
    5　ナファモスタットメシル酸塩は，亜硫酸塩と配合変化を生じるため，混合時にはよく注意して観察する必要がある．

□問10　抗悪性腫瘍剤の取り扱いに関する記述のうち，<u>誤っている</u>のはどれか．**2つ**選べ．（☞ p. 362〜366, 412）
    1　抗悪性腫瘍剤の調製において，生物学的安全キャビネットはクラスⅠ，Ⅱ，Ⅲのいずれかを用いることが推奨されている．
    2　閉鎖式薬物移送システム（CSTD）は，すべての抗悪性腫瘍剤の調製に使用することが推奨されている．
    3　抗悪性腫瘍剤の注射薬調剤時において，抗悪性腫瘍剤との接触の可能性を回避するため手袋（1重），ガウン，キャップ，眼・顔面保護具を着用することが推奨されている．
    4　抗悪性腫瘍剤の注射薬調製時において，抗悪性腫瘍剤との接触の可能性を回避するため手袋（2重），ガウン，キャップ，眼・顔面保護具を着用することが推奨されている．
    5　抗悪性腫瘍剤の散剤調製時において，抗悪性腫瘍剤との接触の可能性を回避するため手袋（2重），ガウン，キャップ，眼・顔面保護具を着用することが推奨されている．

402 IV 臨床製剤

□ 問11 注射用キット製品に関する記述のうち，誤っているのはどれか．**2つ**選べ．(☞ p. 371〜376, 412)
1 投薬調製時の時間や労力の負担軽減，および投薬調製時の細菌汚染・異物混入の防止ができる．
2 プレフィルドシリンジ製剤は開封後速やかに使用できるため，救急医療における利便性が高い．
3 ペン型注入器の自己注射方法は患者が自己学習で習得し，必要時のみ医療従事者が説明する．
4 IC タグ付きの造影剤シリンジ製剤は，適合する造影剤自動注入装置にセットすると，造影剤種別，用量，造影剤濃度などを自動認識し，データを利用できる．
5 アナフィラキシー補助治療剤であるエピペン（成分：アドレナリン）の使用は，患者とその家族のみに限られている．

□ 問12 消毒に関する記述のうち，誤っているのはどれか．**2つ**選べ．(☞ p. 380〜392, 412)
1 エンドトキシンを不活化できる．
2 物質中のすべての微生物を殺滅または除去することをいう．
3 消毒剤は，一般に20℃以上で使用し，定められた接触時間を守る必要がある．
4 血液や分泌物などの有機物が存在すると，消毒剤の効果が減弱することがある．
5 消毒法は，化学薬剤を用いる化学的消毒法と，湿熱や紫外線などを用いる物理的消毒法に分けられる．

□ 問13 外科病棟の看護師から医薬品情報室に「HIV 感染患者の血液が付着した金属製の作業台の消毒に何を用いたらよいか」と問い合わせがあった．適切な消毒剤はどれか．**2つ**選べ．(☞ p. 381〜389, 412)
1 2.0 w/v%グルタラール水溶液
2 10 w/v%ポビドンヨード水溶液
3 70 v/v%イソプロパノール水溶液
4 3.0 v/v%クレゾール石ケン水溶液
5 0.1 w/v%次亜塩素酸ナトリウム水溶液
6 0.05 w/v%クロルヘキシジングルコン酸塩水溶液

□ 問14 消毒剤に関する記述のうち，正しいのはどれか．**1つ**選べ．(☞ p. 381〜391, 412)
1 グルタラールは，そのケトン基が強力なタンパク質凝固作用を持つため，ほかの消毒剤に耐性となった微生物に対しても殺菌作用を示す．
2 ベンザルコニウム塩化物は，両性界面活性剤中の陰イオンが菌体表面に吸着し，タンパク質を変性させることで殺菌作用を現す．
3 オキシドールは，粘膜や血液に存在するカタラーゼにより分解されるため，創傷部位では効果が減弱する．
4 ポビドンヨードは，ヨウ素そのものの酸化力で殺菌作用を現すため，アルカリ性で強い殺菌力を示す．
5 エタノールは，70 w/w%の濃度の濃度において最も効果が高くなり，芽胞に対して静菌的作用を示す．

□ 問15 ノロウイルスの感染対策として，トイレの消毒には次亜塩素酸ナトリウムを塩素濃度 300 ppm の濃度で使用する．薬局には，6.0 w/v%塩素濃度の次亜塩素酸ナトリウム消毒液があるため，これを蒸留水で希釈して塩素濃度 300 ppm の次亜塩素酸ナトリウム液を作成することとなっている．
　300 ppm の次亜塩素酸ナトリウム液を 3.0 L 準備するには，6.0 w/v%塩素濃度の次亜塩素酸ナトリウム消毒液が何 mL 必要か．正しいのを**1つ**選べ．(☞ p. 383, 391, 413)
1 1.5　**2** 3.0　**3** 15　**4** 30　**5** 150

□ 問16 病院内の感染予防に関する記述のうち，正しいのはどれか．**2つ**選べ．(☞ p. 396〜398, 413)
1 スタンダードプリコーションは，易感染状態になっている患者に対する対策である．
2 接触感染予防策では，手洗いおよび手袋，ガウンなどの使用の徹底を基本とする．
3 飛沫感染予防策では，患者の病態に応じて特別な呼吸器防護具の使用が必要となることがある．
4 退院後に発症した感染症でも，入院中に感染した可能性が高い場合は院内感染とみなされる．
5 空気感染予防策では，病原体を病室の外に出してはいけないため，換気を行わないことが重要である．

参考文献（さらに勉強したい人のために）

I　製剤の基礎物理化学

- 日本化学会(編)，“現代界面コロイド化学の基礎”，第4版，丸善，2018
- 近藤保，“新版 界面化学”，三共出版，2003
- 竹内節，“界面活性剤”，米田出版，1999
- 宮嶋孝一郎(編)，“医薬品の開発　第15巻　製剤の物理化学的性質”，廣川書店，1989
- 渡部善照・芳賀信(編)，“標準製剤学”，第4版，南江堂，2017
- 日本レオロジー学会(編)，“講座・レオロジー”，高分子刊行会，1992
- 尾崎邦宏，“キッチンで体験レオロジー”，裳華房，1996
- 杉山雄一・山本恵司(編)，“総合製剤学”，南山堂，2000

II　医薬品の開発と品質・安全性の確保

- 日本臨床薬理学会(編)，“CRCテキストブック”，第4版，医学書院，2021
- 川村邦夫，“医薬品の設計・開発・製造におけるバリデーションの実際”，第3版，じほう，2006
- 川村邦夫，“バリデーション総論”，第3版，じほう，2005
- 石井明子，川西徹，長野哲雄(編)，“バイオ医薬　基礎から開発まで”，東京化学同人，2020
- 川崎ナナ，石井明子(編)，“有効性・安全性確保のためのバイオ医薬品の品質管理戦略　第2版”，じほう，2020

III　各種医薬品製剤

- 赤池昭紀ほか(編)，“第十八改正日本薬局方解説書”，廣川書店，2021
- 仲井由宣(編)，“医薬品の開発　第11巻　製剤の単位操作と機械”，廣川書店，1988
- 一番ヶ瀬尚・上釜兼人・小田切優樹(編)，“医薬品の開発　第12巻　製剤材料I，II”，廣川書店，1990
- 製剤機械技術研究会(編)，“製剤機械技術ハンドブック”，第2版，地人書館，2010
- Rowe R. C., Sheskey P. J., Quinn M., “Handbook of Pharmaceutical Excipients”, 6th Ed, Pharmaceutical Press, 2009

IV　臨床製剤

- 日本薬剤師会(編)，“薬局製剤業務指針”，第6版，薬事日報社，2016
- 日本薬剤師会(編)，“第14改定　調剤指針”，薬事日報社，2018
- 佐川賢一(監)，“錠剤・カプセル剤粉砕ハンドブック”，第8版，じほう，2019
- 藤島一郎(監)，“内服薬 経管投与ハンドブック―簡易懸濁法可能薬品一覧―”，第4版，じほう，2020
- 江藤隆史・大谷道輝・内野克喜(監)，“軟膏・クリーム配合変化ハンドブック”，第2版，じほう，2015
- 宮崎勝巳・水柿道直・丹野慶紀・高杉益充・大石了三(編)，“病院薬局実務体系”，医薬ジャーナル，1998
- 日本病院薬剤師会(監)，“病院薬局製剤事例集”，薬事日報社，2013
- 勝見章男・三浦崇則(監)，“薬剤師が知っておきたい臨床知識”，改訂4版，じほう，2013
- 黒山政一・矢後和夫，“注射薬調剤”，じほう，2002
- 井関健(監)，“表解　注射薬の配合変化”，改訂10版，じほう，2015
- 日本静脈経腸栄養学会(編)，“静脈・経腸栄養ガイドライン”，第3版，照林社，2013
- 福嶋齕行・森潔，“注射薬の配合変化”，第2版，エフ・コピエント・富士書院，2002
- 日本病院薬剤師会(監)，“抗悪性腫瘍剤の院内取扱い指針 抗がん薬調製マニュアル”，第4版，2019
- 幸保文治，“注射薬投与法の基本と工夫　安全かつ有効な投与法を考える”，メディカルトリビューン，2001
- 矢野邦夫，“院内感染対策ガイド―米国疾病管理センターによる科学的対策”，第2版，日本医学館，2004

練習問題解答

I 製剤の基礎物理化学（p.71〜76）

問1 3, 4
1 誤：固体 A と固体 B は，X 線回折ピークの強度は異なるが，回折角度は同一である．すなわち同一の結晶形であり，結晶格子の大きさは同一であるが，結晶の外観が異なる．
2 誤：固体 B と固体 C は，X 線回折ピークの回折角度が異なることから，異なる結晶形である．
3 正：固体 C と固体 A は，X 線回折ピークの回折角度が異なることから，異なる結晶形である．
4 正：固体 D は，明瞭な回折ピークが存在しないことから，固体中に分子がランダムに存在する．この固体は非晶質である．

問2 2
1 誤：過飽和の溶解度を持つ準安定形の固体（無水物）が，結晶化することなく安定に溶解する場合．
2 正：過飽和の溶解度を持つ準安定形の固体（無水物）が，結晶化して水和物に転移して溶解する場合．
3 誤：0 次放出曲線．
4 誤：加速的な放出曲線．

問3 1
1 正：時間と粒子径の 2 乗は反比例する．ゆえに時間の平方根と粒子径も反比例する．
2 誤：「反比例」を「比例」に変更すれば記述は正しい．
3 誤：粒子の「真密度」を「粒子径」に変更すれば記述は正しい．

問4 1, 5
沈降時間が大きな粒子と小さな粒子では 2 倍違うので，粒子径の比はその平方根となる．
t の時点で大粒子はすべて採取点より下部に沈降している．このときの採取点の濃度は $1/3C_0$ であり，これが小粒子の存在量である．したがって懸濁液中の存在量は $2/3C_0$ となり，これより大粒子と小粒子の量比は 2：1 となる．

問5 2, 3
1 誤：比表面積とは固体 1 g あたりの表面積のことである．粉砕により比表面積は大きくなる．
2 正：かさ密度は空隙の部分も含めた密度であり，粒子自体の真密度より小さい．
3 正：粉砕して粒子径が小さくなるほど粒子同士の付着力が大きくなり，流動性は悪くなるため安息角は大きくなる．
4 誤：個数平均径 d_n と重量平均径 d_w を比較すると，$d_n < d_w$ である．一般に算術（個数）平均径＜体面積平均径＜重量平均径の順である．

問6 2
1,280 g/(1.6 g/cm^3) = 800 cm^3 が粉体自体の占める容積である．
ゆえに，粉体のかさ（見かけ）体積は 800 cm^3 ÷ 0.8（充てん率）= 1,000 cm^3．

10％の余分を見込むので，1,000 cm^3 × 1.1 = 1,100 cm^3 = 1.1 × 10^3 cm^3 となる．

問7 1, 3
3 正：接触角は角度 A である．
接触角が 0 度のとき拡張ぬれが起こる．

問8 2, 3
1 誤：粉体に対する液体の接触角が大きいほど，ぬれにくい粉体である．
2 正：水溶性の結晶性粉体は臨界相対湿度（CRH）未満ではほとんど吸湿しないが，CRH 以上の相対湿度で急激に吸湿する．
3 正：CRH の状態は，薬物粉体の飽和水蒸気圧と空気中の水蒸気圧がほぼ等しい状態である．
4 誤：一般に粉体は吸湿すると流動性が悪くなるので，粉体の流動性の指標である安息角は大きくなる．
5 誤：水溶性の結晶体粉末同士を混合すると，混合粉体の CRH は低下する．たとえば CRH 60％と CRH 70％の粉体を混同すると，混合粉体の CRH は 42％となる．

問9 2, 4
1 誤：結晶多形においては，溶解性にすぐれる準安定形のほうが安定形よりモル融解熱が小さい．
2 正：溶解速度は表面積に依存する．
3 誤：弱酸性の難溶性薬物は，塩基性である第 2 液への溶解度が酸性である第 1 液の溶解度より大きい．
4 正：シクロデキストリンは難溶性薬物と複合体を形成し溶解性を改善する．

問10 2
$dC/dt = KSC_s$ より，(10 μg/mL)/5 min = K · 10.0 cm^2 · 1000 μg/mL より
$K = 0.0002$ min^{-1}·cm^{-2} が算出できる．

問11 1, 4
1 正：薬物放出の初期においては，累積薬物放出量は時間の平方根に対して直線となる．
2 誤：マトリックスからの薬物の放出は 0 次速度ではない．
3 誤：A ≫ C_s のとき，(1)式は次式に近似できる．
$Q = [2A · D · C_s · t]^{1/2}$
4 正：(1)式は，Higuchi 式と呼ばれる．

問12 2, 4
1 誤：曲線 I を示す物質は，界面活性剤である「イ」のラウリル硫酸ナトリウムである．「ア」はプロパノール（アルコール）を示す．
2 正：曲線 I において C_1 は臨界ミセル形成濃度（cmc）である．ラウリル硫酸ナトリウムは低い濃度では水相表面に吸着し，表面張力を低下させる．溶質濃度が C_1 に達すると表面張力が一定となることから，C_1 は cmc であり，水相表面への界面活性剤の吸着量が飽和していることがわかる．
3 誤：曲線 II を示す物質は，「ア」のプロパノール（アルコール）である．「ウ」は塩化ナトリウムを示す．
4 正：曲線 I のラウリル硫酸ナトリウム，II のプロパノールのように右下がりの曲線となるような物質の水相表面への吸着様式を正吸着という．
5 誤：曲線 III を示す物質は，「ウ」の塩化ナトリウムで

ある．無機塩類は，溶質が水中に溶けるため，水中より水相表面の濃度が低くなる．

問13　2, 4
1　誤：界面活性剤は，通常低濃度で界面に正吸着し表面張力を小さくする．
2　正：ベンザルコニウム塩化物は殺菌消毒薬として使用される．
3　誤：油中に存在するミセルでは，親水基が中央部に集まる．
4　正：非イオン性界面活性剤は，温度が上昇すると親水性が減少し，溶解性が低下してある温度で二層分離を起こす．この温度を曇点という．

問14　4
洗浄力は，cmc域でミセル形成によって大きく増大する（図中A）．表面張力は，界面活性剤の少量添加で劇的に低下し，一定値になる（図中B）．モル伝導率は，界面活性剤の添加とともに低下し，特にcmc以上で大きく低下する（図中C）．

問15　3, 4
1　誤：w/o型エマルションの水滴の粒子径は，乳化剤の種類や濃度の影響を受ける．
2　誤：分散滴は水であり，比重が油より大きいので，ストークスの式に従って沈降する．
3　正：イオン性界面活性剤を用いて乳化したとき，電解質を加えると粒子表面の電気二重層が薄くなり，やがては凝集する．
4　正：コロイドに富む高濃度相と，コロイドに乏しい低濃度相の2つに分離してコアセルベーションが起きる．

問16　2, 3
1　誤：全範囲において液体に加わるせん断応力とせん断速度との間に直線関係が成立するニュートン流動では，原点を通る．限界値（降伏値）以降にせん断応力とせん断速度との間に直線関係が成立する流動は塑性流動（ビンガム流動）である．
2　正：高分子溶液の極限粘度と分子量との関係式，$[\eta]=K \cdot M^a$ から高分子の分子量を知ることができる．
3　正：濃厚な懸濁液（デンプン50％溶液）のダイラタント流動が代表的である．
4　誤：ひずみや応力の増大とともに粘度が一時的に低下する現象がチキソトロピーである．

問17　2
レオグラムとは，S は横軸のせん断（ずり）応力，D は縦軸にせん断（ずり）速度をとり，S-D 関係を示すグラフのことをいう．グラフは原点を通らない非ニュートン流動に分類される塑性流動（ビンガム流動）のレオグラムである．せん断応力のある値から流動を始め，その後はせん断応力の増加につれてせん断速度は直線的に大きくなる．直線部分の外挿線が横軸と交わる点Aは降伏値とよばれる．

問18　1, 3
1　正：①のグラフはニュートン流動を表す．直線の傾きは流体の $1/\eta$ であるため，その逆数は η（粘度）を表す．
2　誤：②のグラフは準粘性流動を表す．アルギン酸ナトリウム，メチルセルロースなどの1％程度の水溶液が②の特性を示す．精製白糖・ポビドン

ヨード配合軟膏は⑤塑性流動（ビンガム流動）の特性を示す．
3　正：③のグラフはダイラタント流動を表す．デンプンの高濃度（50％以上）水性懸濁液は③の特性を示す．
4　誤：④のグラフは存在しない．スルファジアジン銀クリームのようなクリーム剤は⑤の特性を示す．
5　誤：⑤のグラフは塑性流動（ビンガム流動）を表す．チキソトロピーはせん断応力とせん断速度の時間関係において，せん断応力を上げていく過程の変化とせん断応力をなくしたときの過程の変化が異なり，ヒステリシスループを描くグラフを示す．

問19　1, 2
1　正：比較的低粘度のニュートン流体に使用される．
2　正：流体の中に入れた円柱や円錐のローターを回転させ，せん断速度を変化させてレオグラムを得ることができるので，ニュートン液体，非ニュートン液体の両方に使用できる．
3　誤：軟膏の硬さを評価する装置がペネトロメーター（針入度計）である．
4　誤：マクスウェルモデルが直列，フォークトモデルは並列である．

問20　4
薬物Aの初濃度は 1.5 g/10 mL＝15 w/v％であり，溶解度より十分に高い．また，溶解速度が分解速度に比べて十分に速いことから，薬物Aは濃度が溶解度に至るまで，見かけ上0次反応（擬0次反応）で進行する．
擬0次反応で進行するとき反応速度は $-dA/dt=k \cdot C_S=k'$ より，$k'=0.02\ \text{h}^{-1} \times 5\ \text{w/v}\% =0.10\ \text{w/v}\%\text{h}^{-1}$ となるため，残存率が90％になる時間は $C=C_0-k_0 \cdot t$ より，$t=(15-13.5)/0.10$　$t=15$（h）となる．

問21　3
0次反応の場合，初濃度と半減期は比例関係にあり，2次反応の場合は反比例の関係にある．Aが2次反応，Bが1次反応，Cが0次反応を示すグラフであることから，それぞれの半減期は2, 4, 8時間となる．

問22　4
本問で示されたグラフはアレニウスプロットである．
$\ln k=\ln A-E/RT$ より傾きは E/R となり，これが8,400である．
$E/R=8,400$ より，$E=8,400\,R$，$E=8,400 \times 8.3\ \text{J/(K} \cdot \text{mol)} =6.9720 \times 10^4\ \text{J/mol}$ となる．

問23　2, 4
1　誤：活性化エネルギーが大きくなるほど，速度定数の温度依存性は増大する．
2　正：緩衝液の適切な選択が薬物の安定性に重要である．
3　誤：溶媒の誘電率が増加すると，同符号のイオン間の反応速度は増加するが，異符号のイオン間では反応速度は減少する．
4　正

問24　1, 4
1　正：バカンピシリンはアンピシリンの消化管吸収改善を目的としたプロドラッグ．
2　誤：テガフールは肝臓で徐々に代謝され，親化合物（フルオロウラシル）に変換される．
3　誤：テストステロンプロピオン酸エステルは薬理効

果の持続化を目的としたプロドラッグ.
4　正：フルスルチアミンはチアミンの消化管改善を目的としたプロドラッグ.

問25　2, 3
1　誤：バラシクロビルは, アシクロビルのL-バリンエステルである. バリンのカルボキシル基にアシクロビルがエステル結合した構造を有するので, エチレングリコールを結合させた化合物ではない.
2　正
3　正：アシクロビルの低バイオアベイラビリティの改善を主な目的として開発されたプロドラックである.
4　誤：吸収の改善によりバイオアベイラビリティが向上するが, 肝臓での代謝を回避するためではない.

Ⅱ　医薬品の開発と品質・安全性の確保（p.99）

問1　2
　臨床薬理試験は主に第Ⅰ相で実施される. 1は第Ⅱ相, 3は第Ⅲ相, 4と5は第Ⅳ相（治療的使用）で主に実施される.

問2　1, 4
1　正
2　誤：バイオ医薬品とバイオ後続品は一般に異なる製法で製造されるため, 有効成分の構造に違いが生じる. バイオ後続品は, 原則的には先行バイオ医薬品と投与経路が同一である必要があるが, 複数の投与経路および妥当な用量を選択することができる.
3　誤：先行バイオ医薬品の製法などの情報を入手することは困難であり, バイオ後続品を製造する製造業者は独自に製法を開発する必要がある.
4　正：バイオ後続品は, 開発段階の同等性/同質性評価では十分に評価できなかった安全性プロファイル等について, 製造販売後に引き続き調査する必要がある.
5　誤：承認申請時に生物学的同等性に関する資料の提出は不要である.

問3　2, 4
1　誤：GMPは, 製造に関する工程を管理して医薬品の品質を確保することを目的にしており, 人為的な誤りを最小限にすることが基本要件である.
2　正：GMPの基本要件「汚染および品質低下を防止する」に該当する.
3　誤：製造業者等は, 製造部門において, 手順書等に基づき, 製品の製造に関する記録をロットごとに作成させ, これを保管させなければならない.
4　正

問4　4
1　誤：「医薬品の臨床試験の実施の基準」.
2　誤：「医薬品の安全性に関する非臨床試験の実施の基準」.
3　誤：「医薬品, 医薬部外品, 化粧品, 医療機器および再生医療等製品の製造販売後安全管理の基準」. GVPは医薬品製造販売業の許可を得るために適合する必要がある.

4　正：「医薬品および医薬部外品の製造管理および品質管理の基準」.
5　誤：「医薬品の製造販売後の調査および試験の実施の基準」.

問5　1, 3
1　正
2　誤：再評価制度に関する内容である.
3　正
4　誤：再審査制度に関する内容である.
5　誤：市販直後調査は医薬品製造販売業者が行うもので, 医薬品リスク管理として行う.

Ⅲ　各種医薬品製剤（p.296〜304）

問1　4
1　誤：作用発現時間が持続する.
2　誤：経口投与した場合は, 必ず肝初回通過効果を受ける.
3　誤：最高血中濃度の急激な上昇を抑制する.
4　正：最高血中濃度の急激な上昇を抑制し, 一定に保つことで副作用発現が低減される.
5　誤：最小有効濃度は有効成分の種類により決まるため, 徐放性にしても変化しない.

問2　2
1　誤：胃内での分解を抑制できる.
2　正
3　誤：胃内（酸性下）では溶解せず, 腸内のpHで溶解する.
4　誤：酸性で溶解しないコーティング剤を用いる.
5　誤：腸溶性製剤は通常の製剤より溶出開始時間が遅延する.

問3　2
　a, bは賦形剤または崩壊剤, cは結合剤, dは滑沢剤となる.
　これに適合するものはa乳糖（賦形剤）, bクロスカルメロースナトリウム（崩壊剤）, cヒドロキシプロピルセルロース（結合剤）, dステアリン酸マグネシウム（滑沢剤）.

問4　5
1　誤：ガム剤は咀嚼により有効成分を放出する口腔用錠剤.
2　誤：リモナーデ剤は甘味および酸味のある澄明な経口液剤.
3　誤：経口フィルム剤は経口投与するフィルム状の製剤.
4　誤：経口ゼリー剤は経口投与する流動性のない成形したゲル状の製剤.
5　正

問5　3
1　正
2　正
3　誤：結合剤, コーティング剤などとして用いられる.
4　正
5　正

問6　2
1　誤：溶解錠は, 水に溶解して服用する錠剤である.
2　正
3　誤：チュアブル錠は, 咀嚼して服用する錠剤である.

4　誤：口腔内崩壊錠は，口腔内で速やかに溶解または崩壊させて服用する錠剤である．

5　誤：分散錠は，水に分散して服用する錠剤である．

問7　5

1　誤：口腔内崩壊錠は，口腔内で速やかに溶解または崩壊させて服用する錠剤である．

2　誤：発泡錠は，水中で急速に発泡しながら溶解または分散する錠剤である．

3　誤：チュアブル錠は，咀嚼して服用する錠剤である．

4　誤：舌下錠は，舌下ですみやかに溶解させ，有効成分を口腔粘膜から吸収させる口腔用錠剤である．

5　正：バッカル錠は，臼歯と頬の間で徐々に溶解させ，有効成分を口腔粘膜から吸収させる口腔用錠剤である．

問8　1

付着錠の構造である．付着層にはヒドロキシプロピルセルロースおよびカルボキシビニルポリマーを含んでおり，口腔内の水分により膨潤し付着するハイドロゲルを形成する．このゲルによりアフタ性口内炎の患部を被覆保護するとともに，有効成分であるトリアムシノロンアセトニドを持続的に放出することができる．医療用医薬品として用いられているのはアフタッチ®口腔用貼付剤である．

問9　1，3

1　正

2　誤：原則として，注射剤にはエンドトキシン試験法もしくは発熱性物質試験法が適用される．しかし，皮内，皮下および筋肉内投与に用いる注射剤はエンドトキシン試験法の適用を除かれている．

3　正

4　誤：非水性注射剤の溶剤には植物油を用いる．また，鉱油試験とは鉱油の混在を確認する試験であり，流動パラフィンとは，まさに鉱油のことである．

5　誤：注射用水0.9％以下の塩化ナトリウム液またはpHを調節するための酸もしくはアルカリを溶剤に用いた場合を除き，溶剤の名称を記載しなければならない．したがって，注射用水の場合は記載する必要はない．

問10　3

オスモル濃度とは1 L中に存在する粒子（分子やイオンなど）の濃度をいう．塩化ナトリウム1 g/100 mL溶液の塩化ナトリウムのモル濃度（mol/L）は

$$50 \times \frac{10}{58.5} \fallingdotseq 0.171 \,(\mathrm{mol/L})$$

$NaCl \rightarrow Na^+ + Cl^-$ となるため，1 molのNaClから2 molのイオンが生じる．したがって，$0.171 \times 2 = 0.342$（osmol/L＝Osm）となる．

一方，ブドウ糖は非イオン性物質であるため，モル濃度とオスモル濃度は同一とみなすことができる．したがって，5％ブドウ糖1 L中に含まれるブドウ糖は

$$1,000 \times \frac{5}{100} = 50 \,(\mathrm{g})$$

ブドウ糖のオスモル濃度は

$$\frac{50}{180} \fallingdotseq 0.278 \,(\mathrm{osmol/L})$$

浸透圧比は

$$\frac{342 + 278}{286} \fallingdotseq 2.16 \qquad \therefore \ 2.2$$

問11　6

血清（等張溶液）の氷点降下度は0.52℃である．100 mLあたりの求めるホウ酸の量（g）をxとすると，

$$0.09 \times 1 + 0.28x = 0.52$$

$$x = \frac{0.52 - 0.09}{0.28} = 1.53 \qquad \therefore \ 1.5\,\mathrm{g}$$

（等張溶液の氷点降下度は，0.9％塩化ナトリウム溶液が等張であることから求めることができる．$0.58 \times 0.9 = 0.522$℃）

問12　1

50 mL中に含まれる硝酸銀の量（g）は，

$$50 \times \frac{1.5}{100} = 0.75 \,(\mathrm{g})$$

硝酸銀の等張容積価は36.7 mLなので，0.75 gの硝酸銀で等張になる水の量（mL）は$0.75 \times 36.7 = 27.525$（mL）

等張にすべき水の量（mL）は，$50 - 27.5 = 22.5$（mL）

この22.5 mLを等張にするために必要な塩化ナトリウムの量（g）は，

$$22.5 \times \frac{0.9}{100} = 0.2025 \,(\mathrm{g})$$

次に，食塩価を用いて必要な硝酸ナトリウムの量（g）を求めると，$0.20 \div 0.68 = 0.297$（g）　　$\therefore \ 0.30\,\mathrm{g}$

問13　2

100 mLで等張な溶液中には，食塩なら0.9 w/v％，すなわち0.9 g入っている．よって，ピロカルピン塩酸塩1 w/v％溶液中には，$0.9 - 0.66 = 0.24\,\mathrm{g}$の食塩に相当する量の溶質が含まれている．1 w/v％で食塩0.24 gに相当するのであるから，3 w/v％ではその3倍の食塩0.72 gに相当する．したがって，必要な食塩の量は$0.9 - 0.72 = 0.18\,\mathrm{g}$となる．

問14　1，4

吸入粉末剤（処方1）から吸入エアゾール剤（処方2）に処方が変更されている．吸入器（デバイス）の吸入方法等がそれぞれ異なることから，その違いを指導する必要がある．

1　正：吸入粉末剤（処方1）は使用する前に振る必要はないが，吸入エアゾール剤（処方2）はボンベの中の薬が均一に混ざり合うように使用する前によく振る必要がある．

2　誤：両デバイスとも，吸入する前には無理をしない程度に息を吐く．

3　誤：吸入粉末剤（処方1）はできるだけ勢いよく速く吸い込む必要があるが，吸入エアゾール剤（処方2）は噴霧するタイミングと吸入のタイミングを合わせてゆっくり吸い込みながら，ボンベの底を強く1回押して吸入する．

4　正：吸入粉末剤（処方1）は噴射剤を使用せず，吸気によりエアゾールを発生させるため，タイミングを気にせず吸入することができる．それに対して，吸入エアゾール剤（処方2）は噴射剤とともに有効成分を噴霧するため，薬剤側の噴霧と患者自身の吸引のタイミングを合わせる必要がある．そのため，吸入粉末剤（処方1）では吸入補助具（スペーサー）を使用することはないが，吸入エアゾール剤（処方2）では噴霧と吸気のタイミングが合わない（同調が不良の）ときには吸

練習問題解答　*409*

　　入用補助器具(スペーサー)を装着することが有
　　効である.
5　誤：両デバイスとも，吸入後にそのまま3～4秒程度
　　息を止める.
問15　1, 5
1　正：吸入粉末剤(ディスカス)は，吸入量が一定とな
　　るように調製された固体粒子のエアゾールとし
　　て吸入する製剤である.
2　誤：吸入エアゾール剤の製法は，有効成分に溶剤お
　　よび適切な分散剤，安定化剤などを加えて，溶
　　液または懸濁液とし，液状の噴射剤とともに耐
　　圧性の容器に充てんし，定量バルブを装着する.
3　誤：吸入エアゾールに関する記述である.
4　誤：吸入エアゾール剤の容器は，通例，耐圧性の密
　　封容器と規定されている.
5　正：吸入エアゾール剤はバルブ部にアクチュエー
　　ターが装着されており，エアゾール缶を押すこ
　　とにより噴射孔が開き，医薬品が噴出される.
問16　2, 3
1　誤：吸入液剤はネブライザなどにより適用する液状
　　の吸入剤.本剤には気密容器を用いる.
2　正
3　正
4　誤：外用エアゾール剤に用いる容器は，通例，耐圧
　　性の容器とする.ポンプスプレー剤に用いる容
　　器は，通例，気密容器とする.
5　誤：吸入エアゾール剤の容器は，通例，耐圧性の密
　　封容器と規定されている.
問17　2, 4
1　誤：点眼剤の非水性溶剤としては，植物油が用いら
　　れる.
2　正
3　誤：発熱性物質試験は，注射剤に対して行われる試
　　験である.点眼剤は，発熱性物質試験に適合し
　　なければならないわけではない.
4　正
5　誤：眼軟膏に保存剤を加えてはいけないということ
　　はない.
問18　2, 4
1　正：ブプレノルフィン塩酸塩坐剤は，直腸から吸収
　　されて循環血液中に移行し，中枢神経系に到達
　　して全身作用(鎮痛効果)を目的として投与する
　　製剤である.
2　誤：バンコマイシン塩酸塩散は，ほとんど消化管か
　　ら吸収されることなく，消化管で局所作用(感染
　　症腸炎)を目的として投与する製剤である.
3　正：デスモプレシン酢酸塩水和物点鼻液は，鼻粘膜
　　から吸収されて循環血液中に移行し，全身作用
　　(中枢性尿崩症の治療)を目的として投与する製
　　剤である.
4　誤：ブデゾニド吸入液は，ほとんど吸収されること
　　なく，気道において局所作用(抗炎症作用)を目
　　的として投与する製剤である.
5　正：ツロブテロール貼付剤は，皮膚から吸収されて
　　循環血液中に移行し，全身作用(気管支拡張)を
　　目的として投与する製剤である.
問19　3
1　誤：ハードファットは油脂性基剤であり，体温によ

　　り溶融し主薬を放出する.
2　誤：ハードファットは室温で保存すると溶解するお
　　それがあるため，冷所に保存する必要がある.
3　正：ハードファットは，直鎖飽和脂肪酸のモノ，
　　ジ，トリグリセリドの混合物である.
4　誤：坐剤の成形には，プラスチック容器や金属製
　　容器を用いることができる.
5　誤：ハードファットには結晶多形は存在しない.
問20　4
　熱性けいれんに対してアセトアミノフェン坐剤とジア
ゼパム坐剤を併用する場合には，ジアゼパム坐剤を挿入
し，その後，30分以上してからアセトアミノフェン坐
剤を挿入する.
問21　4
　アセトアミノフェンを先に使用すると，アセトアミノ
フェンの基剤であるハードファットにより粘膜表面に油
膜が形成される.その後，脂溶性薬物であるジアゼパム
を投与すると，ジアゼパムがその油膜に分配し，吸収量
が減少する.
問22　1, 2
1　正
2　正
3　誤：マクロゴール軟膏は，固体のマクロゴール4000
　　と液体のマクロゴール400の等量混合物である.
4　誤：マクロゴール軟膏は，水溶性基剤として用いら
　　れる.
5　誤：マクロゴール軟膏は，基剤の組成比を10%以内
　　の量を互いに増減し，適当な稠度の軟膏を調製
　　することができる.
問23　3
　本症例では，医師より「外用剤に滲出液を吸収させた
い」と相談されていることから，滲出液を吸収できる水
溶性基剤の使用が適している.したがって，マクロゴー
ル軟膏を提案すべきである.白色ワセリンと単軟膏は創
傷面の保護に用いられる油脂性基剤，親水クリームや吸
水クリームは乾燥した組織に水分を与える際に用いられ
る乳剤性基剤であるため不適である.
問24　5
1　正
2　正
3　正
4　正
5　誤：テープ剤は，ほとんど水を含まない基剤を用い
　　た製剤である.なお，パップ剤は水を含む基剤
　　を用いた製剤である.
問25　1, 5
1　正
2　誤：放射線を照射した血液製剤を輸血すると高カリ
　　ウム血症を起こしやすい.
3　誤：採血後72時間有効である.
4　誤：血液凝固第Ⅷ因子製剤は血友病A患者に有効で
　　ある.
5　正
問26　1, 2
1　正
2　正
3　誤：カビなどが発生しやすいため，保存剤が加えら
　　れる.

4 誤：重金属試験法が適用される製剤は，エキス剤と流エキス剤.

5 誤：浸剤，煎剤にはパーコレーション法は使用しない．エキス剤，流エキス剤の調製には使用する.

問27 3

1 正

2 正

3 誤：真密度は物質そのものの密度で，造粒により変動しない.

4 正

5 正

問28 1, 5

1 正

2 誤：Ｖ型混合器は容器が回転する.

3 誤：糖衣はフィルムコーティングより工程が多く時間を要する.

4 誤：打錠の際には滑沢剤が添加される.

5 正

問29 4

アの単位操作は造粒工程である.

1 誤：ボールミル.

2 誤：スクリュー型混合装置.

3 誤：攪拌装置.

4 正：押し出し造粒装置.

5 誤：噴霧乾燥造粒装置．本装置では練合操作が不要で，造粒と同時に乾燥される.

問30 1, 3

1 正：粉砕により発生する熱で有効成分が分解する場合がある.

2 誤：溶液状で用いたほうが均質なものが得られる.

3 正

4 誤：滑沢剤の添加には適量がある．多すぎると打錠障害（キャッピングやラミネーション）を発生したり，疎水性のため水の吸収が抑制され錠剤の崩壊時間の遅延を起こしたりする.

5 誤：トローチ剤には崩壊剤が添加されない.

問31 3

	［Ｉ］	［Ⅱ］		［Ⅲ］
1	キャッピング	剥離	錠剤上部の剥離	顆粒中の水分不足結合剤量の不足
2	ラミネーション	剥離	錠剤の層状剥離	
3	バインディング	擦り傷	側面の傷	滑沢剤量の不足
4	ピッキング		杵への粉体の付着と錠剤表面の傷（ピッキングはスティッキングの一種．杵への付着がごくわずかな場合）	顆粒中の水分過多結合剤量の過多
5	スティッキング	上杵		

問32 2, 4

1 誤：糖衣には，下掛け，中掛け，上掛け，ポリッシングなどの工程があり，フィルムコーティングより工程数が多く，時間も長い.

2 正

3 誤：顆粒剤やカプセル剤はコーティングできる.

4 正

5 誤：有機溶剤に溶解して用いる場合もある.

問33 2

1 誤：注射剤および点眼剤には鉱油を用いることはできない．また，鉱油試験法は，注射剤の非水性溶剤中への鉱油の混在を確認する試験である.

2 正

3 誤：発熱性物質試験法はウサギを用いて行う．カブトガニの血球成分を用いるのはエンドトキシン試験法.

4 誤：アルコール数測定法は，チンキ剤や酒精剤など，エタノールを含む製剤中のエタノール含量を測定する試験である.

5 誤：用時溶解の注射剤には質量偏差試験が適用される.

問34 1

1 正

2 誤：加速試験は，申請する貯蔵方法で長期間保存した場合の化学的変化を予測すると同時に，輸送中に起こり得る貯蔵方法からの短期的な逸脱の影響を評価する試験である.

3 誤：苛酷試験のほうが加速試験よりも過酷な条件下で保存され，品質の安定性が評価される.

4 誤：加速試験において品質の明確な変化が認められた場合，中間的試験を実施し，品質の明確な変化の基準を評価しなければならない.

5 誤：光安定性試験では，その製剤が曝光の影響を受けないことを実証できるまで容器・包装を変化させて試験を実施する.

問35 2

1 誤：SP（Strip Package）包装は，錠剤，カプセル剤，散剤，顆粒剤などを2枚の材料の間にじかに挟み込み，その周囲を接着した包装のことである．プラスチックなどで成形したくぼみに錠剤やカプセル剤をいれた包装はブリスター包装である.

2 正

3 誤：密閉容器は固体の侵入を防ぐことができる容器．気密容器は固体および液体の侵入を防ぐことができる容器であることから，気密容器を用いることは可能である.

4 誤：バイアルとは，注射剤などに用いる透明または着色のガラス製またはプラスチック製の容器をいう．外筒（バレル），ガスケット，押し子（プランジャー），トップキャップからなる容器はシリンジである.

5 誤：タンパレジスタント包装とは，人が無意識に扱った場合，または悪意をもって「いたずら」をした場合にも危険を生じないような工夫を施した包装をいう．子どもが危険物を摂取するリスクを減らすために用いられる特別な包装は，チャイルドレジスタント包装である.

練習問題解答　　411

問 36　3
1　誤：マルチプルユニットタイプの説明である.
2　誤：グラデュメット型製剤の説明である.
3　正
4　誤：リザーバー型製剤では，薬物放出速度は常に一定である.
5　誤：マトリックス型製剤では，時間とともに薬物放出速度は低下する.

問 37　4
1　正
2　正
3　正
4　誤：ヒプロメロースは pH が 5 以下でも溶解する. 腸溶性のコーティング剤にはヒプロメロースフタル酸エステル，ヒプロメロース酢酸エステルコハク酸エステルなどがある.
5　正

問 38　1, 5
1　正
2　誤：小腸は肝初回通過効果を回避することができない.
3　誤：バカンピシリンは，膜透過性を改善したプロドラッグ製剤である.
4　誤：エレクトロポレーションの説明である.
5　正

問 39　4
1　誤：能動的ターゲティングの説明である.
2　誤：リポソームの説明である.
3　誤：リピッドマイクロスフェアの説明である.
4　正
5　誤：昇圧化学療法は，昇圧剤であるアンギオテンシンⅡを投与し，血圧を一時的に上昇させることで腫瘍組織の血液量を増加させ，抗悪性腫瘍薬の腫瘍移行性を高める手法である.

問 40　3
1　誤：リピッドマイクロスフェアの説明である.
2　誤：マイクロカプセルの説明である.
3　正
4　誤：PEG 修飾することで，血漿タンパク質の付着やマクロファージによる貪食を回避することができる.
5　誤：抗体や糖鎖などを表面修飾することで，能動的ターゲティングが可能となる.

Ⅳ　臨床製剤　（p.400〜402）

問 1　4
1　誤：治療・診断目的でない場合はクラスⅡとなる.
2　誤：薬剤部(薬剤部長)や未承認新規医薬品等評価委員会なども関わる.
3　誤：特にクラスⅠではインフォームドコンセントは必須である.
4　正
5　誤：一律ではなく，安定性試験の結果などに基づいて設定する.

問 2　3
1　正
2　正

3　誤：PL 法の対象となる.
4　正
5　正

問 3　2, 5
1　誤：通常，バンコマイシン塩酸塩として 1 日 2 g(力価)を 1 回 0.5 g(力価)6 時間ごと，または 1 回 1 g(力価)12 時間ごとに分割して，それぞれ 60 分以上かけて点滴静注する. 投与速度が速い場合は，レッドネック症候群の発症するリスクが高まる.
2　正
3　誤：イントラリポスは，通常，1 日 500 mL(ダイズ油として 10%の場合)を 3 時間以上かけて点滴静注する.
4　誤：塩化カリウム注は，0.3%(K$^+$として 40 mEq/L)以下に希釈し，1 分間に 8 mL を超えない速度で投与する. ハイリスクの薬剤であるため，特に注意が必要である.
5　正

問 4　5
1　誤：肝不全患者には，分岐鎖アミノ酸を多く含む製剤が有用である. 複数種の高分岐鎖アミノ酸製剤が発売されている.
2　誤：糖の代謝にはビタミン B$_1$ が必要であるため，糖を投与する際にはビタミン剤の併用が必要である. TPN 時にビタミン B$_1$ の投与を行わないと乳酸アシドーシスを発症することがある.
3　誤：わが国の脂肪乳剤はダイズ油由来である. ダイズ油由来の脂肪酸では，ω-6 系脂肪酸のリノール酸が脂肪酸の 50%以上を占めており，ω-3 系脂肪酸の含有量は少ない.
4　誤：1 号液は，脱水時の体液量の欠乏に対する水分補給を目的としている. 術後尿量が十分でない場合の水分および電解質の補給を目的としているのは 4 号液である.
5　正

問 5　5
1　誤：必要に応じてアミノ酸製剤，ビタミン剤，微量元素製剤などが安定性や配合変化を考量して用時混合される.
2　誤：分岐鎖アミノ酸は，イソロイシン，ロイシン，バリンである.
3　誤：血漿炭酸ガス分圧の上昇によるものは，呼吸性アシドーシスである.
4　誤：血栓静脈炎は末梢静脈栄養施行時に生じる. TPN 療法は，長期に栄養を補給できる方法である.
5　正

問 6　4
1　誤：メイラード反応は，糖のカルボニル基とアミノ酸のアミノ基による着色反応である.
2　誤：注射剤の配合変化は外観変化だけではなく，肉眼的な変化は伴わないで成分の分解，力価の低下がみられる.
3　誤：細胞外液補充液はナトリウム含有量が多い.
4　正
5　誤：水分量にも注意する必要がある.

問 7　3

ビタミン K は血液凝固系に関与している．ビタミン K が欠乏すると，出血傾向がみられる．

問8 5

10％アミノ酸輸液の投与量を x（mL）とおき，糖質から得られるカロリーを y（kcal）とおく．カロリーの算出式と NPC/N 比の 2 つから連立方程式を立てて考える．脂肪乳剤から得られるカロリーは，脂肪 1 g から 9 kcal のエネルギーが産生するので 10/100×250×9＝225（kcal）．アミノ酸 1 g からは 4 kcal のエネルギーが産生するので，10％アミノ酸輸液 x（mL）のカロリーは 10/100×x×4＝0.4x となる．

よってトータルのカロリーは 1,800＝0.4x＋y＋225（①）となる．

次にこの条件で NPC/N 比を算出する．目的とする NPC/N 比は 150，窒素量は問題文より 10/100×x×16/100 であり，NPC/N 比はアミノ酸以外の摂取カロリーを窒素量で徐すため，

$$150 = \frac{y+225}{\dfrac{10}{100} \times x \times \dfrac{16}{100}} \quad （②）が成り立つ．$$

①と②より x（mL）を求めると，643 mL となる．

問9 2

1　誤：セフトリアキソンは，カルシウムと難溶性塩の結晶を形成する危険性がある．
2　正：混合する場合は基本的に両剤の間の pH となるため，変動点 pH が両剤の pH の外側にある場合，pH 変動による物理的配合変化は起こらない．
3　誤：パクリタキセルは，可塑剤として使用するフタル酸ジ（2-エチルヘキシル）（DEHP）を溶出させるため，投与にはポリブタジエン（PB）製の輸液セットを用いる．
4　誤：pH 変動スケールでは，注射剤 10 mL に 0.1 mol/L 塩酸または 0.1 mol/L 水酸化ナトリウム溶液を最大 10 mL まで加えていくときの変化を示している．それ以上の変化では配合変化が起こる場合がある．
5　誤：ナファモスタットメシル酸塩と亜硫酸塩の配合変化は見た目には変化が認められない．

問10 1, 3

1　誤：抗悪性腫瘍剤の調製に用いる生物学的安全キャビネットはクラスⅡまたはⅢが推奨されている．クラスⅠは調製者への曝露，感染防止の性能はよいが，キャビネット内に外部雑菌が混入するため無菌作業には適していない．
2　正
3　誤：注射剤の抗悪性腫瘍剤の調剤時にはガウン，眼・顔面保護具の着用は不要．また，手袋は 1 重でよいとされている．
4　正
5　正

問11 3, 5

1　正
2　正
3　誤：ペン型注入器を用いた自己注射を開始する患者には，必ず医療従事者から使用方法の説明と手技の確認を行っている．治療薬の有効性・安全

性を確保するため，患者への手技指導とフォローアップは必須である．
4　正
5　誤：エピペンは，蜂毒，食物および薬物などに起因するアナフィラキシー反応の補助治療に使用する．教職員，保育士，救急救命士による使用も可能である．

問12 1, 2

1　誤：滅菌と異なり，エンドトキシンを不活化することはできない．
2　誤：消毒は，生存する微生物の数を減らすための処置法のことである．一方，滅菌は，物質中のすべての微生物を殺滅または除去することをいう．
3　正
4　正
5　正

問13 1, 3

HIV ウイルスに効果を示す消毒剤は，グルタラール，ポビドンヨード，イソプロパノール，次亜塩素酸ナトリウムである．ただし，ポビドンヨードと次亜塩素酸ナトリウムは金属に対する腐食性があるため，今回のケースでは使用できない．

問14 5

1　誤：グルタラールは，そのアルデヒド基が強力なタンパク質凝固作用を持つ．アルデヒド基を有する化合物は殺菌力を示すものが多い．
2　誤：ベンザルコニウム塩化物は，その第 4 級アンモニウム塩が殺菌作用を示す．
3　誤：オキシドールは，粘膜や血液に存在するカタラーゼにより分解され，強力な酸化作用により殺菌力を示す．
4　誤：ポビドンヨードは，ヨウ素そのものの酸化力で殺菌作用を現すが，アルカリ性になると殺菌力をほとんど示さなくなる．
5　正

問15 3

300 ppm＝0.03％である．そのため，100 mL 中に次亜塩素酸を 0.03 g 含む溶液である．

この消毒液を作成するのに必要な次亜塩素酸ナトリウム（g）は，3,000（mL）×0.03 g/100（mL）＝0.9 g である．

次に，6.0 w/v％の溶液を考える．この溶液 100 mL には 6 g の次亜塩素酸ナトリウムが含まれる．必要な量を x（mL）とおいて，

100 mL：x mL＝6：0.9

これを計算して x＝15 mL となる．

問16 2, 4

1　誤：スタンダードプリコーションは，すべての患者を対象とする基本的な感染予防対策である．
2　正
3　誤：飛沫感染予防策では，特別な換気や呼吸器防護具を使用する必要はない．マスクを適切に使用し，手洗いを徹底する．
4　正
5　誤：空気感染予防策では，陰圧に制御された特別な空調での換気と呼吸器防護具の使用が必要である．

索 引

薬剤索引

欧文を冠する語(接頭辞は除く)は欧文索引参照.

5-アミノサリチル酸(5-ASA) 281
EL-3号輸液 342
KCL注 337, 374
KN 3号輸液 342
KNMG 3号輸液 342
L-ケフラール顆粒 281
MS温シップ 196
MSコンチン®錠 280
MS冷シップ 196

 ア

アクアチム®ローション 189
アクチット輸液 342
アコニップ®パップ 196
アサコール®錠 281
アシクロビル 65
　——内服ゼリー 124
アジスロマイシン点眼液 170
アジマイシン® 170
アスパラ®カリウム注 337
アスパラギン酸カリウム 337
アスプール® 164
アズマネックス® 157
アセチルシステイン 164
アセトアミノフェン 177
　——坐剤 179
アセメタシン 66, 67, 289
アダラートCR®錠 280
アデスタン®腟錠 185
アドエア 158, 163
アドフィード®パップ 196
アドレナリン 63, 373
アトロベント® 157
アニュイティ 157, 163
アノーロ 158, 163
アバスチン®点滴静注用 293
アービタックス®注射液 293
アピドラ®注ソロスター 290
アフィニトール®錠 293
アブストラル® 133
アフタッチ® 134, 282

アブラキサン® 289, 368
アミグランド輸液 342
アミノトリパ® 343
アミノフリード輸液 342
アミパレン®輸液 338
アムビゾーム®点滴静注用 282
アムホテリシンB 282
アムロジピンODフィルム 125
アラセプリル 66, 68
アルキルジアミノエチルグリシン塩酸塩 390
アルブミン懸濁型パクリタキセル 368
アルプロスタジル 285
アルプロスタジル　アルファデクス 63, 289
アルベカシン硫酸塩 337
アレサガ®テープ 197
アンテベート®ローション 189
アンピシリン 65, 288
アンヒバ® 179
アンモニア 207

 イ

イクセロン®パッチ 197, 279
イソコナゾール硝酸塩 185
イソソルビド内服ゼリー 124
イソプレナリン塩酸塩 164
イソプロパノール 386
イドメシンコーワパップ 196
イナビル® 158
イノバン®注 337
イノリン® 164
イーフェン® 133
イマチニブ 292
イミペネム・シラスタチンナトリウム 337
イリノテカン塩酸塩 289
イレッサ®錠 292
インサイド®パップ 196
インジウム塩化物 207

インターフェロン 202
インタール® 164
インテナース®パップ 196
インドメタシン 66, 196, 289
イントラリポス®輸液 338

 ウ

ウイテプゾール® 178
ウリナスタチン 316, 338
ウルティブロ 158, 162
ウレパール®ローション 189

 エ

エクストラニール 154
エクリラ® 157
エスクレ® 182
エストラジオール 65, 197, 288
　——安息香酸エステル 288
エストラーナ®テープ 197
エストリオール 185
エストリール®腟錠 185
エスフルルビプロフェン 196
エタネルセプト 294
エタノール 385
エチニルエストラジオール 65, 288
エトポシド注 358, 368
エネフリード輸液 342
エピペン 376
エベロリムス 293
エメダスチンフマル酸塩 197
エリスロシン®点滴静注用 337
エリスロマイシン 65, 288
　——エチルコハク酸エステル 67
　——ラクトビオン酸塩 337
エルネオパ®1号輸液 341
エルネオパ®2号輸液 341
エレメンミック® 341
塩化カリウム 337
エンクラッセ 157, 163
エンブレル®皮下注 294

414　索引

エンペシド®腟錠　185

オキシコナゾール硝酸塩　185
オーキシス®　157, 162
オキシドール　390
オキシブチニン塩酸塩　197
オキナゾール®腟錠　185
オキュサート®　282
オクソラレン®ローション　189
オセルタミビルリン酸塩　158
オナセムノゲン アベパルボベク
　　　　　　　　　　　　　203
オプジーボ®点滴静注用　293
オムニパーク　373
オルテクサー®　137
オルベスコ®　157
オンパットロ®点滴静注　295
オンブレス®　157, 162

解凍人赤血球濃厚液　204
ガーダシル®　201
葛根湯　327
過テクネチウム酸ナトリウム　207
カトレップ®　196
カフェイン　63
カプトプリル　66
ガベキサートメシル酸塩　338
カーボスター®　155
ガリウムクエン酸塩　207
カリンダシリン　65
カルフェシリン　65
カルベニシリン　65
カルモフール　66
乾燥濃縮人アンチトロンビンⅢ
　　　　　　　　　　　　　204
乾燥濃縮人血液凝固第Ⅷ因子　204
カンプトテシン　289

キシロカインポンプスプレー　191
キセノンガス　207
キニーネ　67, 68
キムリア®点滴静注　203
キュバール™　157
金コロイド　207
キンダリー®　155

クエン酸第二鉄　207
グラニセトロン内服ゼリー　124
グリベック®錠　292
クリンダマイシンリン酸エステル
　　　　　　　　　　　　　189
グルカゴン　175
グルタラール　381
グルタルアルデヒド　381
クレゾール　382, 387
クロトリマゾール　185
クロベタゾールプロピオン酸エステル　189, 199
クロマイ®腟錠　185
クロム酸ナトリウム注射液　207
クロモグリク酸ナトリウム　164
クロラムフェニコール　67, 185, 289
　──パルミチン酸エステル
　　　　　　　　　3, 18, 67, 289
クロルプロマジン　63
クロルヘキシジン　394
　──エタノール　386, 395
　──グルコン酸塩　388

ケトコナゾール　189
　──外用ポンプスプレー　191
ケトプロフェン　177, 189, 196
ゲフィチニブ　292
ゲメプロスト　186
ゲンタマイシン硫酸塩　189

合成血　204
抗人免疫グロブリン　204
ゴセレリン酢酸塩　147
コムクロ®シャンプー　199
コリフメシン®パップ　196
コンサータ®錠　281

酢酸　207
　──フタル酸セルロース　50
ザナミビル水和物　158
サーバリックス®　201
サブラッド®　155
サラゾスルファピリジン　177
サリチル酸メチル　196
サルタノール　157

サルブタモール硫酸塩　164
酸素ガス　207

次亜塩素酸ナトリウム
　　　　　　　　366, 382, 383
ジアゼパム　177
　──坐剤　179
　──注射液　358
シアノコバラミン　207
ジクロフェナクナトリウム
　　　　　　　　177, 189, 196
シクロホスファミド　289
ジゴキシン注射液　358
シーブリ®　157, 162
ジフルコルトロン吉草酸エステル
　　　　　　　　　　　　　177
脂肪乳剤　338
シムジア®皮下注　294
ジムソ®膀胱内注入液　322
シムビコート®　158, 162
ジメチルスルホキシド　321
ジメルカプトコハク酸錯体　207
硝酸イソソルビド
　　　　　　197, 279, 280, 281
　──口腔内スプレー　136
シルガード9®　201
ジルチアゼム塩酸塩　280
シロスタゾール内服ゼリー　124
新鮮凍結人血漿　204
シンポニー　376

ステロネマ®　182
スピオルト®　158, 165
スピリーバ®　157, 161, 165
スピンラザ®髄注　295
スプレキュア®　174, 374
　──MP皮下注射用　282
スミル®外用ポンプスプレー　191
スミル®テープ　196
スミル®ローション　189

ゼヴァリン®イットリウム(⁹⁰Y)静脈
　用セット　294
ゼヴァリン®インジウム(¹¹¹In)静脈
　用セット　294
セクター®ローション　189
セツキシマブ　293
セファクロル　281

薬剤索引　　415

セファレキシン　5
セフチゾキシムナトリウム　177
ゼポラス®　196
ゼムパック®パップ　196
セラスター®テープ　196
セラセフェート　50
セルタッチ®　196
セルトリズマブ ペゴル　294
セレニカR®顆粒　281
セレベント　157, 161, 163
洗浄人赤血球浮遊液　204

 ソ

ゾラデックス®　147
ソラフェニブ　292
ソリタックス-H 輸液　342
ソリタ T3 号輸液　342
　——G 輸液　342
ゾリンザ®カプセル　293
ゾルゲンスマ®点滴静注　203
ソルコセリル®腟坐剤　186
ソルデム 3A 輸液　342

 タ

ダイアップ®　179
ダイアニール PD　154
タカルシトール　189
タミフル®　158
ダラシン T®ローション　189
タリウム塩化物　207

 チ ツ

チアミン　63, 65
チエナム®点滴静注用　337
チオ硫酸ナトリウム　366
チサゲンレクルユーセル　203
チニダゾール　185
注射用エフオーワイ®　338
注射用タゴシッド®　337
注射用フサン®　338
ツロブテロール　197, 279

 テ

テイコプラニン　337
デオキシグルコース　207
テオドール®　280, 281
テオフィリン　280, 281
テオロング®錠　280
テガフール　66, 68, 288
デキサメタゾン　288
　——パルミチン酸エステル　288
テストステロン　66, 288
　——エナント酸エステル　66, 288
　——プロピオン酸エステル
　　　　　　　　　66, 288
デスモプレシン　174
デパケン®R 錠　280
テモカプリラート　65
テモカプリル塩酸塩　65
デュロテップ®MT パッチ　197, 279
テリルジー　158
デルモゾール G®ローション　189
デルモベート®ローション　189

 ト

ドキシフルリジン　66, 67, 289
ドキシル®　285, 368
ドキソルビシン塩酸塩　285
ドキソルビシンリポソーム化　368
トコフェロール　288
トシリズマブ　202
ドネペジル塩酸塩内服ゼリー　124
ドネペジル塩酸塩 OD フィルム
　　　　　　　　　125
ドパミン　66, 289, 337
ドブタミン塩酸塩　337
ドブトレックス®注射液　337
トラスツズマブ　293
トラフェルミン　172
トリアムシノロンアセトニド
　　　　　　　　　137, 282
トリパレン®　343
トリフリード輸液　342
トリメトキノール塩酸塩水和物
　　　　　　　　　164
トレシーバ®注フレックスタッチ®
　　　　　　　　　290
ドレニゾン®テープ　196
ドンペリドン　177

 ナ

ナイトロジェンマスタード　289
ナサニール点鼻液　174
ナジフロキサシン　189
ナファモスタットメシル酸塩　338
ナファレリン酢酸塩　174
ナボール®　196
ナルフラフィン塩酸塩 OD フィルム
　　　　　　　　　125

 ニ・ヌ

ニカルジピン塩酸塩　281
ニコチネル®TTS　197
ニコチン　134, 197
ニゾラール®ローション　189
ニトログリセリン　63, 197, 279
　——舌下錠　133
　——舌下スプレー　136
ニトロダーム®TTS　197, 279
ニトロフラントイン　4, 21
ニトロペン®　133
ニトロール®　136
　——R カプセル　281
ニフェジピン　63, 280
ニボルマブ　293, 368
乳酸リンゲル液　338
ニュープロ®パッチ　197
尿素　189
ヌシネルセン　295

 ネ・ノ

ネオキシ®テープ　197
ネクサバール®錠　292
ノボラピッド®　374
　——30 ミックス注フレックスペ
　ン®　290
ノボリン®N 注フレックスペン®
　　　　　　　　　290
ノボリン®R 注フレックスペン®
　　　　　　　　　290
ノルスパン®テープ　197

 ハ

バカンピシリン　65, 67, 288
パキシル®CR 錠　281
バクスミー®　175
パクリタキセル　289, 358, 368
バシリキシマブ　202
パスタロン®ローション　189
ハーセプチン®注射用　293
パチシランナトリウム　295
白血球除去赤血球　204
ハップスター®ID　196
ハベカシン®注射液　337
バラシクロビル　65, 288
パルクス®注　285
バルプロ酸ナトリウム　280, 281
パルミコート®　157, 162, 164
ハルロピ®テープ　197
パレセーフ輸液　342

416 索引

パロキセチン塩酸塩水和物　281
バンコマイシン塩酸塩点滴静注用　337
パンデル®ローション　189

ピーエヌツイン®1号輸液　341
ピーエヌツイン®2号輸液　341
ピーエヌツイン®3号輸液　341
ビサコジル　177
ビスダイン®静注用　285
ビソノ®テープ　197
ビソプロロール　197
ビソルボン®　164
ビタジェクト　374
ビタミンB_1　288
人血小板濃厚液　204
人血清アルブミン　204
人赤血球濃厚液　204
人全血液　204
人ハプトグロビン　204
人免疫グロブリン　204
ヒドロコルチゾン　66, 288
　──コハク酸エステルナトリウム　68
ビーフリード輸液　342
ビベスピ®　158
ヒューマリン®3/7注ミリオペン®　290
ヒューマリン®N注ミリオペン®　290
ヒューマリン®R注ミリオペン®　290
ヒューマログ®　374
　──ミックス50注ミリオペン®　290
ビーリンサイト®点滴静注用　294
ヒルドイド®ローション　189
ビレーズトリ®　158
ピロカルピン塩酸塩　282

ファルジー®テープ　196
フィアスプ®注フレックスタッチ®　290
フィジオ35輸液　342
フェノバルビタール注射液　358
フェノバルビタールナトリウム　177
フェノール　382, 388
フェルビナク　189, 196
　──外用ポンプスプレー　191

フェロ・グラデュメット®錠　280
フェンタニル　197, 279
　──舌下錠　133
フェントス®テープ　197
フォルテオ　376
ブコラム®　135
ブセレリン酢酸塩　174, 282
フタラール　382
ブデソニド　164, 183
ブプレノルフィン　177, 197
フラジール®腟錠　185
プラスアミノ輸液　342
フランドル®錠　280
フランドル®テープ　197, 279
ブリナツモマブ　294
フルオロウラシル　66, 288, 289
フルオロデオキシグルコース　207
フルオロドーパ　207
フルカリック®1号輸液　341
フルカリック®2号輸液　341
フルカリック®3号輸液　341
フルクトラクト注　342
フルスルチアミン　65, 67, 288
フルタイド®　157, 161, 163
フルチカゾンプロピオン酸エステル　174
フルティフォーム®　158
フルドロキシコルチド　196
フルナーゼ®　174
フループ®テープ　196
フルメタ®ローション　189
フルルバン®パップ　196
フルルビプロフェン　196
フルルビプロフェン　アキセチル　337
プレグランディン®腟坐剤　186
プレドニゾロン　66, 288
　──吉草酸エステル酢酸エステル　189
プレドネマ®　182
プロカイン　63
プロカテロール塩酸塩水和物　164
プロゲステロン　186
プロスタンディン®注射用20µg　289
ブロナンセリン　197
ブロマゼパム　177
ブロムヘキシン塩酸塩　164
フロリード®腟坐剤　186

ペガプタニブナトリウム　295

ベタメタゾン吉草酸エステル　189
ベタメタゾン酪酸エステルプロピオン酸エステル　189
ベバシズマブ　293
ヘパリン類似物質　189
ペラミビル水和物　158
ペリセート®　154
ベルケイド®注射用　292
ベルテポルフィン　285
ペルニジピン®LAカプセル　281
ヘルベッサー®　280
ベロテック®　157
ベンザルコニウム塩化物　389, 395
ベンジルペニシリン　63
ベンゼトニウム塩化物　389
ベンゾカイン　63
ペンタサ®　182, 281
ペンレス®テープ　196

抱水クロラール　177
ホクナリン®テープ　197, 279
ボグリボースODフィルム　125
ホスコ®　178
ポタコール®R輸液　338
ポビドンヨード　384, 387
ボリノスタット　293
ホーリンV®腟用錠　185
ボルタレン®テープ　196
ボルタレン®ローション　189
ボルテゾミブ　292
ボンアルファ®ローション　189

マクジェン®硝子体内注射用キット　295
マクロゴール　179
ミオコール®　136
ミキシッド®　341
ミコナゾール硝酸塩　186
ミダゾラム　135
ミッドペリック®　154
ミノサイクリン塩酸塩　337
ミノマイシン®点滴静注用　337
ミラクリッド注射液　338
ミリス®テープ　279
ミレーナ®　279, 282

ムコフィリン®　164
メサラジン　177, 281

薬剤索引

メチオニン　207
メチルスピペロン　207
メチルフェニデート塩酸塩　281
メトキサレン　189
メドレニック®注　341
メトロダニゾール　185
メプチン　157, 164

モメタゾンフランカルボン酸エステル　189
モーラス®　196
モルヒネ塩酸塩水和物　177
モルヒネ硫酸塩水和物　280

ヤクバン®テープ　196
ユニカリック®L輸液　341
ユニカリック®N輸液　341
ユニフィル®LA錠　280

ヨウ化血清アルブミン　207
ヨウ化ナトリウムカプセル　207
ヨウ化ヒプル酸ナトリウム　207
ヨードチンキ　385
ヨードホール　394

酪酸プロピオン酸ヒドロコルチゾン　189
ラクティオン®パップ　196
ラクテック®注　338
ラニナミビルオクタン酸エステル水和物　158
ラニビズマブ　294
ラピアクタ®　158
ランタス®注ソロスター®　290

リスパダールコンスタ®　148
リスペリドン　148
リツキサン®点滴静注　293
リツキシマブ　293
リティンパ®　172
リドカイン　177, 196
　──ポンプスプレー　191
リドメックスコーワ®ローション　189
リバスタッチ®パッチ　197
リバスチグミン　197, 279
リボフラビンリン酸エステルナトリウム　68
硫酸鉄　280
リュープリン®注射用　282
リュープロレリン酢酸塩　282
リレンザ®　158, 161
リンデロンV®ローション　189

リンデロンVG®ローション　189

ルセンティス®硝子体内注射用キット　294
ルテウム®腟用坐剤　186
ルムジェブ®注ミリオペン®　290

レクタブル®　182, 183
レチノール酢酸エステル　63
レベミル®注フレックスペン®　290
レボドパ　66, 67, 289
レボノルゲストレル放出子宮内システム　282
レルベア　158, 163

ロキソニン®　196
ロキソプロフェンナトリウム外用ポンプスプレー　191
ロキソプロフェンナトリウム水和物　196
ロコア®テープ　196
ロチゴチン　197
ロナセン®テープ　197
ロピオン®静注　337
ロピニロール塩酸塩　197
ロラタジンODフィルム　125

和文索引

亜鉛(Zn) 340, 345
アクティブインデックス 348
アクティブターゲティング 283
アニオン性界面活性剤 28
アプタマー 295
アミノ酸製剤 338, 339
アミノ酸の代謝 344
アミノ酸プール 344
アルコール系消毒剤 366, 385
アルコール数測定法 254
アルデヒド系消毒剤 381
アレニウス式 60
安全キャビネット 362
安全性 89
　──検討事項 97
　──定期報告制度 95
安息角 11
アンダーセンカスケードインパクター測定装置 249
アンチセンスオリゴ核酸 295
安定形結晶 18, 22
安定性試験 85, 261
　──ガイドライン 83
安定性の評価 89, 261
安定度定数 69
アンテドラッグ 272, 289
アンドレアゼンピペット法 7
アンプル 267

い

イオン強度 60
イオン結晶 2
イオン交換型システム 275
イオン性高分子 50
イオン性薬物 287
イオントフォレシス 287
育薬 320
移植片対宿主病 203
1号液(開始液) 346
1次反応 54
一般酸 59
一般試験法 227
一般製剤 307
遺伝毒性 362
イムノリポソーム 284

医薬品 78
医薬品医療機器等法 78
医薬品の安全管理 92
医薬品の回収 97
医薬品の開発 77
医薬品の品質管理 92, 96
医薬品リスク管理計画 96
医療用医薬品最新品質情報集 86
陰イオン性界面活性剤 28
陰イオン性高分子電解質 50
インジケーター 258
インスリン懸濁性注射剤 39
インスリン製剤 290
インターフェロン 87
院内感染 396
院内製剤 306
　──の安定性試験 315
　──の調製及び使用に関する指針 310
　──の品質試験 315
　──標準書 313
インフォームド・コンセント 311, 319

ウィルヘルミーの吊り板法 28
ウインドウピリオド 205
うがい 136
ウベローデ粘度計 45
埋め込み注射剤 147

エアシャワー室 332
エアゾール 158
エアロスフィア 158
エアロゾル 364
栄養素 335
栄養評価 349
栄養輸液 145
エキス剤 208
エキセントリック型錠剤機 221
液滴法 12, 27
エリキシル剤 121
エリスロポエチン 87
エリプタ 158, 163
エルダーの仮説 13
エレクトロポレーション 287

円環法 27
塩基触媒 58
遠心式分級機 214
円錐-平板型回転粘度計 45
塩析 50
塩素系消毒剤 383
エンドトキシン 238
　──試験法 237

オーガー式 226
押し出し造粒 112, 117, 217
押し出しチューブ 267
オスモル濃度 148
オリフィス 12
温浸 208
音波ふるい振とう機 215

加圧噴霧式定量吸入器 156
外因性感染 396
灰化試験 242
会合コロイド 33, 34
解砕造粒 117
外耳 171
回収情報 97
回転円盤法 21
回転粘度計 46
回転バスケット法 232
回転揺動型混合機 215
界面 25
　──活性剤 26, 28, 63, 129
　──張力 25
　──動電位 34
外用エアゾール剤 190
外用液剤 188
外用固形剤 187
外用散剤 188
化学的消毒法 380
化学的変化 355
化学反応速度論 52
可逆反応 57
核酸医薬品 294
拡散律速 20
　──溶解速度式 21
拡張ぬれ 12
撹拌 215

和文索引　419

――造粒　117, 217
苛酷試験　262
かさ密度　6
過酸化物系消毒剤　390
ガスバリア包装　270
加速試験　85, 262
可塑剤　128
硬さ　48
滑沢剤　127
カテーテル　351
カードテンションメーター　47
カートリッジ剤　141, 142
カプセル関連添加剤　128
カプセル基剤　128
カプセル剤　115
カブトガニ　237
過飽和溶液　15
ガム剤　134
可溶化　32
カラギナン　131
顆粒圧縮法　112
顆粒剤　117
カロブビーンガム　131
感圧粘着テープ剤（PSA）　274
還元粘度　48
丸剤　209
乾式顆粒圧縮法　112
乾式造粒法　117
乾式法　219
緩衝能　357
間接加熱型乾燥装置　220
感染経路別予防策　398
乾燥　219
　　――エキス剤　209
含嗽剤　136
寒天　131
眼軟膏剤　169
　　――の金属性異物試験法　251
乾熱滅菌法　259
漢方薬　327
管理基準　329
管流法　393
含量均一性試験　229, 319

気圧差　333
擬1次速度定数　54
擬1次反応　54
規格　85
気管支・肺に適用する製剤　156
希釈法　36
キット製剤　341
キット製品　371

ギブスの等温吸着式　26
基本液　338
気密容器　105, 263
キメラ抗体　291
逆性石ケン　29
キャッピング　221
キャビテーション　224
吸湿性　13
吸収改善　272, 285
吸収促進剤　286
吸着　25, 360
吸入エアゾール剤　164
　　――の試験法　247
吸入液剤　164
吸入剤　156
　　――の空気力学的粒度測定法　249
　　――の送達量均一性試験法　246
吸入ステロイド薬　156, 157
吸入粉末剤　159
　　――の試験法　248
吸熱反応　60
凝固点降下度法　149
共軸二重円筒形回転粘度計　45
凝集　37
矯臭剤　128, 131
凝集性　9
凝集体　34
凝集沈降　38
強電解質　17
矯味剤　128, 131
共有結合結晶　2
極限粘度　48
擬0次反応　53
菌交代現象　396
金属結晶　2
筋肉内注射（im）　140, 336

クアッドバッグ型　378
空気感染（飛沫核感染）予防策　398
空気透過法　8
空隙率　6
空調システム　329
クラフト点　31
グラフ法　56, 152
クリープ　44
クリーミング　37
クリーム剤　181, 193
グリーン径　6
クリーンベンチ　332, 333, 363
クリーンルーム　332, 333
グルタルアルデヒド製剤　380

クルムバイン径　6
クレンメ　352
クロム（Cr）　345
クロルヘキシジンエタノール擦式製剤　396

経口液剤　120
経口徐放性製剤技術　275
経口ゼリー剤　124
経口投与する製剤　111
経口フィルム剤　125
傾斜式ボールタック試験法　252
経皮吸収型製剤　187
経皮吸収治療システム　273
経皮治療システム　187
ケーキング　38
ゲスト分子　63
血液凝固因子製剤　204
血液製剤　203
　　――管理簿　206
血液透析用剤　154
結合剤　126
結晶　2
結晶化度　18
血漿増量用輸液　145
結晶多形　2, 6, 18
結晶レジボアシステム　274
血中濃度-時間曲線下面積　86
結膜嚢　167, 169
ケミカルインジケーター（CI）　258
ゲル化剤　131
ゲル化法　238
ゲル剤　181, 194
検証的試験　82
懸濁化　223
　　――剤　38, 39, 130
懸濁剤　38, 121
懸濁性シロップ剤　39
懸濁性点眼剤　39, 167
懸濁性・乳濁性注射剤　141
限度試験法　239

コアセルベーション　35, 49
コアセルベート　35, 49
抗悪性腫瘍剤　362
　　――自動調製ロボット　369
　　――調製監査システム　369
高圧ホモジナイザー　225
合一　37
光学顕微鏡法　6

420　索　引

光学的定量法　239
硬カプセル　115, 225
高カロリー輸液　139, 337, 338
後期第Ⅱ相　82
口腔内崩壊錠　114
口腔内崩壊フィルム剤　125
口腔用液剤　135
口腔用錠剤　132
口腔用スプレー剤　136
口腔用半固形剤　137
硬膏剤　195
抗酸化剤　62, 145
高周波滅菌法　259
高水準消毒剤　380
合成高分子　48
光線力学的療法　284
抗体医薬品　291, 293
抗体関連医薬品　292
高張溶液　148
抗毒素　201
高濃度糖質液　338
後発医薬品　84
降伏値　41
高分岐鎖アミノ酸製剤　339
高分子ゲル　50
高分子電解質　50
高分子ミセル　277
鉱油　240
鉱油試験法　240
国際的ハーモナイゼーション
　　　　　　　　　　79, 84
個人防護具　364
固相反応　60
コソルベンシー　20
コーティング　223
　　──剤　128
　　──錠　114
呼熱反応　17
鼓膜穿孔　172
コモン・テクニカル・ドキュメント
　　　　　　　　　　　84
固有粘度　48
コールターカウンター法　7
コロイド分散系　33
コロイドミル　224
混合　215
　　──溶媒　20
コントロールドリリース　272, 273
コンビネーション製品　371
混練　215

催奇形性　362

剤形各論　109
最高血中濃度　86
最終滅菌法　258
最小殺菌濃度(MBC)　391
最小発育阻止濃度(MIC)　391
再審査制度　94
再生医療等製品　202
再評価制度　94
細胞毒性試験　242
細粒剤　117
錯体　63
坐剤　176
酸化エチレン(EO)ガス滅菌法　259
酸化防止剤　360
3号液(維持液)　346
散剤　117, 119
三方活栓　352

ジェットミル　213
ジェネリック医薬品　84
色素法　36
子宮内システム　278
シクロデキストリン　19, 63, 70
試験検査　326
時限放出型システム　277
試験方法　85
示差走査熱量測定　3
示差熱分析　4
持続性注射剤　147
持続的携行式腹膜透析　154
湿式顆粒圧縮法　112
湿式造粒法　117
湿式法　217
湿製法　113
湿熱滅菌法　259
質量偏差試験　229, 319
自動調製ロボット　369
市販直後調査　96
脂肪乳剤　339
脂肪の代謝　344
シームレス法　226
弱電解質　17
弱毒生ワクチン　201
遮光包装　270
遮光保存　63
遮光容器　63, 263, 270
収着　360
自由沈降　38
充てん済みシリンジ剤　141, 142
充てん性　10
重力式分級機　214
酒精剤　210

受動的ターゲティング　283
準塑性流動　42
準粘性流動　42
証　327
昇圧化学療法　284
錠剤　112
　　──機　220
使用成績調査　95
脂溶性ビタミン　345
消毒　380
　　──用エタノール　394
衝突説　62
承認申請　83
情報提供　86
静脈内注射(iv)　140, 336
生薬　208
　　──関連製剤　208
初回通過効果　177
初期溶解速度　21
食塩価法　151
食塩当量法　151
徐放錠　114
徐放性カプセル剤　275
徐放性錠剤　275
徐放性製剤　112
シリンジ　267
シリンダー法　253
シロップ剤　123
シロップ用剤　123
新医薬品等の開発　79
親液性コロイド　34
シンク条件　21
シングルユニットタイプ　275
浸剤　210
心静脈栄養法　337
親水基　28
親水性基剤　178
親水性コロイド　34
浸漬ぬれ　12
浸漬法　392
診断用医薬品　206
シンチレーションカメラ　207
浸透圧　148
　　──測定法　148
　　──ポンプ型システム(OROS®)
　　　　　　　　　　　275
真密度　6
親油基　28
親油性コロイド　33

す

水蒸気透過性試験　242
水性ゲル剤　194

和文索引 *421*

水性点眼剤　167
水性点耳剤　171
水中油型　193
水中油 o/w 型乳剤　36
垂直気流型　334
垂直気流/循環型　334
垂直気流/排気型　334
垂直層流方式　331
垂直板法　27
水平気流型　334
水平層流方式　331
水溶性医薬品　13
水溶性基剤　178, 192
水溶性高分子　19
水溶性軟膏剤　192
水溶性ビタミン　345
スクラブ法　394
スクリュー型　216
スタンダードプリコーション　396
スティッキング　221
ステルスリポソーム　284
ストークスの式　7, 37, 38
ストークスの法則　45
ストリップ包装　266
ストレスインデックス　348
スピルキット　367
スプレー剤　190
スプレッドメーター　47, 255
スラッグ法　112
スルホン酸塩　29
スワブ法　394

正吸着　26
生菌数試験　257
静菌的作用　385
製剤均一性試験法　228
製剤室　308
製剤総則　102, 109
製剤の品質確保　260
製剤の粒度の試験法　236
製剤包装通則　109
清拭法　393
清浄度　329
生殖毒性　362
製造販売後調査　80, 93
製造販売後データベース調査　95
製造販売後臨床試験　95
製造販売承認申請　82
製造方法　85
生物医薬品　200, 202
生物学的安全キャビネット　362
生物学的同等性試験　85

生物関連医薬品　200
生物起源由来医薬品　200, 202
生物由来製品　200
脊髄腔内注射(it)　140
ゼータ(ζ)電位　34
舌下錠　133
石ケン　28
接触角　12
接触感染予防策　398
セミ直打法　113
ゼラチン　128
セレン(Se)　340, 345
遷移状態理論　62
前期第Ⅱ相　82
煎剤　210
前室　332
せん断弾性率　43
線量計　258

相加性　30
臓器毒性　362
相分離　49
造粒　217
層流方式　331
即放性製剤　112
咀嚼錠　114
素錠　114
塑性流動　41
粗大分散系　33
速乾性手指消毒薬　397
ゾーニング　332
ソノフォレシス　287
ソフトミスト吸入器　156
ゾル-ゲル転移温度　50
ソルビタンエステル類　30

体外診断用医薬品　207
ダイコンプレス式　226
代謝水　350
ダイズ油　283
体積相当径　7
代入法　56
ダイフリクション　222
第四級アンモニウム塩系消毒剤
　　　　　　　　　　　389
ダイラタンシー　42
ダイラタント流動　42
第Ⅰ相　81
第Ⅱ相　82
第Ⅲ相　82

第Ⅳ相　82
多価アルコール脂肪酸エステル　30
多形　2
ターゲティング　67, 272, 282
打錠　220
　　——機　220
　　——障害　221
多層錠　114
縦型拡散セル法　254
タービュヘイラー®　158, 162
ダブルバッグ　359, 371, 376, 377
単位操作　213
単一円筒形回転粘度計　45
単一フォトン放射断層撮影　207
探索的試験　82
短時間作用性抗コリン薬　157
短時間作用性 β_2 刺激薬　157
弾性　43
タンパク質医薬品注射剤の不溶性微
　粒子試験法　245
単発式錠剤機　221
タンパレジスタント包装　120, 270

チキソトロピー　42
逐次反応　57
治験　79
腟錠　184
チッピング　221
腟用坐剤　185
チャイルドレジスタント包装　270
着色剤　128, 131
茶剤　210
チュアブル錠　114
中耳　171
注射剤　138
　　——の採取容量試験法　246
　　——の不溶性異物検査法　244
　　——の不溶性微粒子試験法　244
　　——用ガラス容器試験法　241
注射用キット製品　372
中心静脈栄養(TPN)用基本液　145
中心静脈用カテーテル　352
注腸剤　182
注腸フォーム　183
チューブ式　226
超音波ホモジナイザー　224
長期保存試験　261
長時間作用性抗コリン薬　157
長時間作用性 β_2 刺激薬　157
稠度試験法　255
貼付剤　195
腸溶錠　114

422 索引

腸溶性コーティング剤　50
腸溶性製剤　112
直接加熱型乾燥装置　219
直接粉末圧縮法　113
直接法　237
直打法　113
直腸　176
　　——用半固形剤　181
治療的使用　82
治療用医薬品　206
チンキ剤　211
沈降法　7

通則　102
低水準消毒剤　388
ディスカス®　158, 163
ディスク式　225
ディスクヘラー®　161
低張電解質輸液　346
低張溶液　148
低分子医薬品　291
定量試験法　239
滴重法　27
滴数法　27
滴定酸度　357
デコイ核酸　295
テープ剤　195
手指の消毒　394
展延性　48
展延性試験法　255
電解質維持液　341
電解質輸液　145
添加剤　126
点眼剤　167
　　——の不溶性異物検査法　250
　　——の不溶性微粒子試験法　250
電気伝導度法　36
電気二重層　34
点耳剤　171
電磁式ふるい振とう機　215
転相　37
転動造粒　117, 217
デンドリマー　278
天然高分子　48
点鼻液剤　174
点鼻剤　173
点鼻粉末剤　173

糖衣錠　114
糖加電解質アミノ酸液　342

凍結乾燥装置　220
凍結乾燥注射剤　141
糖原性アミノ酸　343
透析用剤　153
等張　148
　　——電解質輸液　346
　　——容積法　151
動的アセスメント　349
動粘度　40
糖の代謝　343
動脈内注射(ia)　140
透明性試験　242
銅(Cu)　345
トキソイド　201
特殊酸　58
特殊錠剤　114
特殊製剤　307
特殊注入器型　374
毒性試験　79
特定機能病院　311
特定生物由来製品　200
特定微生物試験　257
特定臨床研究　313
独立行政法人医薬品医療機器総合機
　　構(PMDA)　83
塗布法　393
ドライシロップ　123
ドライパウダー吸入器　156
ドラッグデリバリーシステム　272
ドリップチェンバー　352
トリプルバッグ　371, 378
トローチ剤　133
曇点　32

ナイアシン　345
内因性感染　396
中水準消毒剤　382
軟エキス剤　209
軟カプセル　115, 225
軟膏剤　181, 192
難溶性塩　63, 359

2号液(脱水補給液)　346
2次反応　52, 54
日米欧三極医薬品規制ハーモナイ
　　ゼーション国際会議　79
日本薬局方　102
乳化　223
　　——剤　36, 129
乳剤　36, 122

　　——性基剤　178
乳酸アシドーシス　342
乳酸-グリコール酸共重合体
　　(PLGA)　148, 277
ニュートンの粘性法則　40
ニュートン流体　45
ニュートン流動　41

ぬれ　12
ネクストジェネレーションインパク
　　ター測定装置　250
捏和　215
熱可逆性ゲル　50
熱質量測定法　4
ネブライザ　164
粘性　40
粘弾性　43
粘着力試験法　252
粘度　40
　　——平均分子量　49

能動的ターゲティング　283
ノンプロテインカロリー/窒素　344

バイアル　268
バイオ医薬品　86
バイオクリーンルーム　329
バイオ後続品　90
バイオシミラー　90
バイオテクノロジー応用医薬品
　　　　　　　　　　200, 202
バイオロジカルインジケーター(BI)
　　　　　　　　　　258
配合変化　355
ハイドロゲル　50
パイロジェン　239
バインディング　222
破壊　37
白色ワセリン　192
爆発反応　60
箱型乾燥装置　219
パーコレーション法　208
パーコレーター　208
破砕造粒装置　217, 219
パスボックス　333
ハッカ油　196
バッカル錠　133
発がん性　362

和文索引

パッシブターゲティング 283
発生毒性 362
発熱性物質 239
　　──試験法 239
発熱反応 60
パップ剤 197
発泡顆粒剤 118
発泡錠 115
ハードファット 178
パドルオーバーディスク法 253
パドル法 232
ハーフキット型 378
バリデーション 92, 93
半乾式顆粒圧縮法 113
バンクロフトの経験則 36
半減期 55
　　──法 56
半合成高分子 48
半固形製剤の流動学的測定法 255
パンコーティング装置 223
判定値 230
ハンディヘラー® 161
パントテン酸 345
反応次数 52, 55
反応速度 52
汎発性血管内凝固症候群（DIC）
　　　　　　　　　　　　204
ハンマーミル 213

非圧縮成形法 113
非イオン性界面活性剤 29
ビオチン 345
皮下注射（sc） 140, 336
光安定性試験 263
ビグアナイド系消毒剤 388
非晶質 2
　　──固体 4
　　──分散体 19
比色法 239
非水性点眼剤 167
非水性溶剤 358
非水溶性化合物 14
非水溶性点耳剤 171
ヒステリシスループ 42
微生物限度試験法 256
非層流方式 331
比濁法 239
ビタミン剤 340
ビタミンの役割 345
ビタミンA 345
ビタミンB_1 342, 345
ビタミンB_2 345

ビタミンB_6 345
ビタミンB_{12} 345
ビタミンC 345
ビタミンD 345
ビタミンE 345
ビタミンK 345
ピッキング 221
ヒトインスリン 87
ヒト化抗体 291
皮内注射（ic/id） 140, 336
非ニュートン流体 46
非ニュートン流動 41
比表面積 8
皮膚に適用する製剤の放出試験法
　　　　　　　　　　　　253
飛沫感染予防策 398
標準予防策 396
標的指向 272
　　──化 282
氷点降下度法 149
表面自由エネルギー 25
表面張力 25
日和見感染 396
非理想溶液 16
微粒子試験 242
微粒子特性 249
微量元素 340
　　──の役割 345
非臨床試験 79
ピール粘着力試験法 252
ピールプッシュタイプ 271
ピロータイプ包装 268
ピロー包装 268
ビンガム流動 41
品質管理 89
品質評価 86
品質保証システム 92
貧溶媒 49

ファンデルワールス力 2
フィルター 352
フィルムコーティング錠 114
フェノール系消毒剤 387
フェレー径 6
フォークトモデル 44
フォールドアンドティアタイプ
　　　　　　　　　　　　271
不活化ワクチン 201
不感蒸泄 350
負吸着 26
複合体 19, 63
複合反応 57

副作用・感染症報告制度 94, 95
副作用被害救済制度 320
腹膜透析用剤 153
賦形剤 119, 126
付着 9
　　──凝集力 10
　　──錠 133
　　──ぬれ 12
フックの法則 43
プッシュアンドターンタイプ 271
プッシュスルータイプ 270
物理的消毒法 380
物理的変化 355
ブドウ糖 342
不飽和溶液 15
不溶性異物 244, 250
不溶性微粒子 245, 250
ブラウン運動 34
プラスター剤 195
プラスチック製医薬品容器試験法
　　　　　　　　　　　　241
プラスチック製水性注射剤容器
　　　　　　　　　　　　242
プラスチックバッグ 269
プラスチベース 192
ブリスター包装 265
ブリーズヘラー® 158, 162
ふるい分け法 7, 214
ブルーブック 86
プレフィルドシリンジ化 142
プレフィルドシリンジ型 373
　　──頬粘膜投与製剤 135
プレフィルドシリンジ注射剤 371
プレミックス型 378
フロースルーセル法 232
プロドラッグ 64, 285
プローブタック試験法 253
分級 214
粉砕 213
分散系 33
分散コロイド 34
分散錠 115
分散相 36
分散媒 36
分子結晶 2
分子コロイド 33
分子標的医薬品 272, 291
分子複合体 69
分子分散系 33
粉体 23
　　──の粒子径 6
　　──粒子 6
分包品 269
粉末圧縮法 113

粉末注射剤 142
粉末の溶解速度式 23
噴霧乾燥装置 220
噴霧乾燥造粒装置 219
噴霧造粒 117
噴霧法 393

ヘイウッド径 6
平均粒子径 7, 8, 9
平衡定数 69
閉鎖式薬物移送システム 364
併発反応 58
ペクチン 131
ベネトリン 164
ペネトロメーター 47, 255
ヘルシンキ宣言 80
変化点 356
ベンザルコニウム塩化物エタノール
　擦式製剤 387, 396

ポアズイユの法則 45
泡圧法 27
崩壊剤 126
崩壊試験法 234
芳香水剤 211
ホウ砂 168
ホウ酸 168
防湿包装 270
放射性医薬品 206
放射線滅菌法 259
放出制御 272, 273
　──型製剤 112
放出特性 147
膨潤 51
包接化合物 63
包接複合体 19
包装 263
飽和溶液 15
ポジトロン断層撮影 207
ホスト分子 63
保存剤 121, 128, 131
ポリオキシエチレン系 30
ポリソルベート類 30
ボールミル 213
ポンプスプレー剤 190

マイクロカプセル 35, 277
マイクロニードル 286

マイクロ波乾燥装置 220
マウス抗体 291
マクスウェルモデル 44
膜制御型システム 275
マーク・フウィンクの式 49
マーチン径 6
末梢静脈栄養法 337
末梢静脈栄養輸液製剤 341
マトリックス型システム 275
マトリックス型徐放性製剤 274
マルチステージリキッドインピン
　ジャー測定装置 249
マルチプルプニットタイプ 275
マンガン(Mn) 345
慢性閉塞性肺疾患 156

見かけ密度 6
未承認新規医薬品 311
ミセル 31, 34
　──形成 63
　──コロイド 33
密封容器 105, 263
密閉容器 105, 263
ミニタブレット 115

無菌 105
　──試験法 236
　──室 332
　──製剤 138, 148, 167
　──製剤処理法 364
　──性保証水準 258
　──操作 105
　──操作法 258
無晶形 2
無水物・水和物結晶 19

メイラード反応 359
メジアン径 9
滅菌 105, 258, 380
　──指標体 258
メラノイジン 359
メンブランフィルター法 237

毛管法 12, 13
毛細管上昇法 27
毛細管粘度計 45

モード径 9
モノクローナル抗体 202
モリブデン(Mo) 345
漏れ試験 242

薬物送達システム 64
薬物動態試験 79
薬理試験 79
薬局製剤 324, 327
薬局等構造設備規則 308
ヤング率 43

有核錠 114
有機溶剤 358
誘電率 61
輸液剤 145
輸液セット 368
輸液ポンプ 352
輸液用ゴム栓試験法 243
輸液ライン 352
油脂性基剤 178, 192
油脂性軟膏剤 192
油性ゲル剤 195
油中水 w/o 型乳剤 36
油中水型 193

陽イオン性界面活性剤 29
陽イオン性高分子電解質 50
溶液 15
　──性注射剤 141
溶解現象 20
溶解錠 115
溶解度 15, 16
溶解熱 16
溶解補助剤 19, 358
容器 263
葉酸 345
溶出挙動 85
溶出試験法 231
溶出物試験 242
用時溶解 62
容積価法 151
ヨウ素系消毒剤 384
ヨウ素系製剤 383
溶媒和物 4
溶融性 176
翼状針 352
ヨードチンキ 210

和文索引　425

予備調査　317
予備的検討　318
予防接種　201

ライセート試薬　237
ラビング法　395
ラミネーション　221

リオゲル　50
リザーバー型徐放性製剤　273
理想溶液　16
律速段階　58
リニメント剤　188
リピッドマイクロスフェア　283
リボザイム　295
リポソーム　277
　　——注射剤　148
リボン型　215
リモナーデ剤　122
流エキス剤　211
硫酸エステル塩　28
粒子　2
　　——径　18
　　——形状　6
　　——密度　6
流動化剤　127
流動曲線　41
流動性　11, 255
流動層造粒　117, 217, 220, 223
粒度測定法第1法　6
粒度測定法第2法　7
粒度分布　9
両親媒性化合物　28
両性界面活性剤　29
　　——系消毒剤　390
両性高分子電解質　50
良溶媒　49
臨界相対湿度　13
臨界ミセル濃度　31
臨床研究　79, 313
臨床試験　79
臨床製剤　305
臨床薬理試験　81

ルアーロックタイプ　366
0次反応　53

冷浸　208
レオグラム　41
レオロジー　40
レシチン　29, 283
レスピマット　158
連続反応　58

ローション剤　188
ロータップふるい振とう機　215
ロータリー式錠剤機　221
ロータリーダイ法　226
ローラーミル　213
ローリングボールタック試験法　252

ワクチン　201
ワンバッグ型　378

欧文索引

acemetacin 66
aciclovir 65
Aerosols for Cutaneous Application 190
alacepril 66
amorphous 2, 4
ampicillin 65
area under the blood concentration-time curve（AUC） 86
Aromatic Waters 211

bacampicillin 65
Bancroftの経験則 36
BETの式 9
binders 126
biological safety cabinet（BSC） 362
Biopharmaceutical 200
Buccal Tablets 133

captopril 66
carbenicillin 65
carfecillin 65
carindacillin 65
carmofur 66
Cataplasma 197
Chewable Tablets 114
chloramphenicol 67
chloramphenicol palmitate 67
chronic obstructive pulmonary disease（COPD） 156
closed system drug transfer device（CSTD） 364
Common Technical Document（CTD） 84
concentration 15
continuous ambulatory peritoneal dialysis（CAPD） 154
CpGオリゴ核酸 295
critical micelle concentration（cmc） 31
critical relative humidity（CRH） 13
crystal 2

Decoctions 210
Dialytic Preparations 153
differential scanning calorimetry（DSC） 3
differential thermal analysis（DTA） 4
diluents 126
Dimethyl sulfoxide（DMSO） 321
disintegrants 126
Dispersible Tablets 115
DLVO理論 34
dopamine 66
doxifluridine 66
drug delivery system（DDS） 64, 272
dry powder inhaler（DPI） 156
Dry Powder Inhalers 159

Ear Preparations 171
Effervescent Granules 118
Effervescent Tablets 115
Elderの仮説 13
Elixirs 121
Emulsions 122
Enemas for Rectal Application 182
erythromycin 65
erythromycin ethylsuccinate 65
estradiol 65
ethinylestradiol 65
Extracts 208

FAPG基剤 195
fatty alcohol（FA） 195
Films for Oral Administration 125
Fluidextracts 211
fluorouracil 66
fursultiamine 65

Gel Patches 197
generic name 84
Gibbsの等温吸着式 26
glidant 127

Good Clinical Practice（GCP） 80, 81
Good Laboratory Practice（GLP） 80
Good Manufacturing Practice（GMP） 80, 92, 93, 308, 313, 329
Good Post-marketing Study Practice（GPSP） 80, 94
Good Quality Practice（GQP） 80, 96
Good Vigilance Practice（GVP） 80, 324
GQP 324
graft versus host disease（GVHD） 203
Granules 117

half life 55
Hemodialysis Agents 154
HEPAフィルター 331
Higuchi式で説明 274
Hixon-Crowellの立方根則 24
HPVワクチン 201
hydrate 4
hydrocortisone 66
hydrocortisone sodium succinate 66
hydrophile-lipophile balance（HLB） 30

ICH-Q 84
Implant Saellets 147
indomethacin 66
Infusions 210
Inhalation Liquids and Solutions 164
Inhalations 156
inhaled corticosteroid（ICS） 156
Injections 138
International Conference on Harmonisation of Technical Requirements for Registration of Pharmaceuticals for Human Use（ICH） 79
intraarterial injection（ia） 140
intracutaneous injection（ic） 140
intradermal injection（id） 140, 336
intramuscular injection（im） 140, 336
intraspinal injection（is） 140
intrathecal injection（it） 140

intravenous hyperalimentation(IVH) 337
intravenous injection(iv) 140, 336
IV Push 法 361

Jellies for Oral Administration 124

Kozeny-Carman の式 8

Lemonades 122
levodopa 66
Liniments 188
Liposome Injections 148
Liquids and Solutions for Oral Administration 120
long-acting β_2 agonist(LABA) 157
long-acting muscarinic antagonist(LAMA) 157
Lotions 188
Lozenges 133
lubricants 126, 127

Mark-Houwink の式 49
Medicated Chewing Gums 134
Metered-Dose Inhalers 164
micro RNA(miRNA) 295
MRSA 感染 396
Mucoadhesive Tablets 133

Nasal Dry Powder Inhalers 173
Nasal Preparations 173
Nasal Solutions 174
Nernst-Noyes-Whitney の式 21, 24
NPC/N 339, 344

oil-in-water 36
Ointments 192
ω-6 系脂肪酸 339
Ophthalmic Ointments 169
Ophthalmic Preparations 167
Orally Disintegrating Films 125

Orally Disintegrating Tablets/Orodispersible Tablets 114

Parenteral Infusions 145
particle 2
Patches 195
PEG 修飾リポソーム 284
Periodic Benefit-Risk Evaluation Report(PBRER) 95
peripheral parenteral nutrition(PPN) 337
personal protective equipment(PPE) 364
pH の変動 355
pH プロファイル 59
pH 分配仮説 68
pH 変動試験 355
pH 変動スケール 356
pharmaceutical excipients 126
Pharmaceutical Inspection Convention and Pharmaceutical Inspection Co-operation Scheme(PIC/S) 93
Photodynamic therapy(PDT) 284
Piggyback 法 361
Pills 209
PMDA 83
polymorph 2
polymorphism 2
positoron emission tomography(PET) 207
post marketing surveillance(PMS) 80, 93
Powders 119
prednisolone 66
prednisolone acetate 66
Preparations for Gargles 136
Preparations for Inhalation 156
Preparations Related to Crude Drugs 208
Press Through Package(PTP)包装 265
pressurized metered dose inhaler(pMDI) 156
Prolonged Release Injections 147
propylene glycol(PG) 195
Pump Sprays for Cutaneous Application 190

quinine 67
quinine ethyl carbonate 67

Radiopharmaceuticals 206
Risk Management Plan(RMP) 96
Rumpf の式 10

Semi-solid Preparations for Oro-mucosal application 137
single photon emission computed tomography(SPECT) 207
small interfering RNA(siRNA) 295
soft mist inhaler(SMI) 156
solubility 15
Soluble Tablets 115
solvate 4
Span 類 30
Spirits 210
Sprays for Cutaneous Application 190
Sprays for Oro-mucosal Application 136
Stokes の式 7, 37, 38
Strip package(SP) 266
subcutaneous injection(sc) 140, 336
Sublingual Tablets 133
Suppositories for Rectal Application 176
Suspensions 121
Syrups 123

Tablets for Oro-mucosal Application 132
Tapes 195
Teabags 210
tegafur 66
temocaprilat 65
temocapril hydrochloride 65
testosterone 66
testosterone enanthate 66
testosterone propionate 66
thermogravimetry(TG) 4
thiamine 65
Tinctures 211
total parenteral nutrition(TPN) 139, 337
transdermal therapeutic system(TTS) 187, 273
TRF(Tamper Resistant Formulation)改変防止技術 120

Troches 133
Tween 類 30

V 型混合機 215

valaciclovir hydrochloride 65
van der Waals 2
virus-like particles(VLP) 201

Washburn の式 13
water-in-oil 36
Young の式 12

臨床製剤学（改訂第 5 版増補）［電子版付］

2006 年 4 月 1 日	第 1 版第 1 刷発行	編集者 内田享弘，鈴木豊史，四方敬介
2017 年 3 月 30 日	第 4 版第 1 刷発行	発行者 小立健太
2022 年 3 月 30 日	第 5 版第 1 刷発行	発行所 株式会社 南 江 堂
2025 年 1 月 20 日	改訂第 5 版増補発行	〠113-8410 東京都文京区本郷三丁目 42 番 6 号

☎（出版）03-3811-7236 （営業）03-3811-7239
ホームページ https://www.nankodo.co.jp/
印刷・製本 小宮山印刷工業
装丁 渡邊真介

Clinical Pharmaceutics
© Nankodo Co., Ltd., 2025

定価は表紙に表示してあります．
落丁・乱丁の場合はお取り替えいたします．
ご意見・お問い合わせはホームページまでお寄せください．

Printed and Bound in Japan
ISBN978-4-524-40492-6

本書の無断複製を禁じます．

JCOPY 〈出版者著作権管理機構 委託出版物〉

本書の無断複製は，著作権法上での例外を除き禁じられています．複写される場合は，そのつど事前に，
出版者著作権管理機構（TEL 03-5244-5088，FAX 03-5244-5089，e-mail: info@jcopy.or.jp）の許諾
を得てください．

本書の複製（複写，スキャン，デジタルデータ化等）を無許諾で行う行為は，著作権法上での限られた例外
（「私的使用のための複製」等）を除き禁じられています．大学，病院，企業等の内部において，業務上
使用する目的で上記の行為を行うことは私的使用には該当せず違法です．また私的使用であっても，代行
業者等の第三者に依頼して上記の行為を行うことは違法です．